新编临床用药速查手册
速查手册
第 3 版

主 编
苏冠华　华中科技大学同济医学院附属协和医院心血管内科
王朝晖　华中科技大学同济医学院附属协和医院老年病科

副主编
姜华军　华中科技大学同济医学院附属协和医院肾内科
宋　优　华中科技大学同济医学院附属协和医院风湿免疫科
肖　宏　武汉大学人民医院

编 委（按姓氏笔画排序）
王　珏　华中科技大学同济医学院附属同济医院血液内科
王　奕　武汉市中心医院药学部
王朝晖　华中科技大学同济医学院附属协和医院老年病科
孔　浩　武汉大学中南医院消化内科
苏冠华　华中科技大学同济医学院附属协和医院心血管内科
李　泉　襄阳市中心医院肿瘤科
李文庭　安徽省立医院（中国科学技术大学附属第一医院）感染科
杨　艺　华中科技大学同济医学院附属同济医院综合科
肖　宏　武汉大学人民医院
汪　铮　河南省人民医院呼吸与危重症医学科
汪玉琴　华中科技大学同济医学院附属协和医院肾内科
宋　优　华中科技大学同济医学院附属协和医院风湿免疫科
张利莉　重庆医科大学附属第二医院内分泌代谢科
林　克　福建省福安市医院内科
周　庆　武汉市中心医院药学部
姜华军　华中科技大学同济医学院附属协和医院肾内科
涂　蕾　华中科技大学同济医学院附属协和医院消化内科
曹　旭　深圳大学总医院神经内科

人民

版权所有，侵权必究！

图书在版编目（CIP）数据

新编临床用药速查手册 / 苏冠华，王朝晖主编 . —
3 版 . —北京：人民卫生出版社，2021.1（2024.3 重印）
ISBN 978-7-117-30597-6

Ⅰ. ①新⋯　Ⅱ. ①苏⋯②王⋯　Ⅲ. ①药物 – 手册
Ⅳ. ①R97-62

中国版本图书馆 CIP 数据核字（2020）第 187490 号

| 人卫智网 | www.ipmph.com | 医学教育、学术、考试、健康，购书智慧智能综合服务平台 |
| 人卫官网 | www.pmph.com | 人卫官方资讯发布平台 |

ISBN 978-7-117-30597-6

9 787117 305976 >

新编临床用药速查手册

Xinbian Linchuang Yongyao Sucha Shouce

第 3 版

主　　编： 苏冠华　王朝晖
出版发行： 人民卫生出版社（中继线 010-59780011）
地　　址： 北京市朝阳区潘家园南里 19 号
邮　　编： 100021
E - mail： pmph @ pmph.com
购书热线： 010-59787592　010-59787584　010-65264830
印　　刷： 三河市宏达印刷有限公司
经　　销： 新华书店
开　　本： 889×1194　1/48　印张：14　插页：4
字　　数： 488 千字
版　　次： 2012 年 6 月第 1 版　2021 年 1 月第 3 版
印　　次： 2024 年 3 月第 8 次印刷
标准书号： ISBN 978-7-117-30597-6
定　　价： 49.00 元

打击盗版举报电话：010-59787491　E-mail：WQ @ pmph.com
质量问题联系电话：010-59787234　E-mail：zhiliang @ pmph.com

主编简介

苏冠华,男,医学博士,现任华中科技大学同济医学院附属协和医院心血管内科副主任医师,硕士研究生导师,中国医师协会心血管内科医师分会第二期"未来之星"成员,中国医疗保健国际交流促进会心血管病分会会员,中国医疗保健国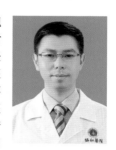际交流促进会高血压分会会员,湖北省医学生物免疫学会医学科普专委会副主任委员,湖北省科普作家协会医学创作委员会内科分会常委,心力衰竭国际学院特聘导师,武汉医学会第四届医疗事故技术鉴定库专家,中国医学论坛报壹生 APP、梅斯医学APP 特邀专栏讲者。

主要从事心力衰竭和冠心病的基础与临床研究,对心血管急危重症、冠心病介入治疗、顽固性心力衰竭以及血脂异常诊治有较丰富的经验。主编《新编临床用药速查手册》等专著 2 部,副主编《内科疑难病例:循环分册》1 部,参编《心力衰竭》《老年心脏病学》《心血管疾病临床诊疗思维》《心脏病学实践 2011》《心脏病学实践 2013》《GAP-CCBC精彩病例荟萃(2015)》《血脂异常合理用药指南》(第 2 版)等专著 / 指南 / 教材十余部,参译 Kaplan's Clinical Hypertension(10th Edition)。主持国家自然科学基金、湖北省生物靶向治疗研究重点实验室基金、华中科技大学自主创新基金、华中科技大学教材建设项目基金等多项课题项目,以第一或通讯作者发表中英文学术论文近 40 篇,担任 *Current Medical Science* 和《临床心血管病杂志》青年编委,*Disease Markers*、*Scandinavian Cardiovascular Journal* 等多种 SCI 期刊审稿人。2016 年赴澳大利亚 George Institute for Global Health 学习。曾代表华中科技大学同济医学院附属协和医院荣获国家卫生计生委 2017 年改善医疗服务行动"全国医院擂台赛"金奖,多次荣获武汉医学会心血管病学分会"工作优秀奖",2019 年荣获华中科技大学教师教学竞赛二等奖。迄今发表医学科普作品百余篇次,担任主要创作者的科普作品《爱"心"手册》被评为"湖北 70 年优秀科普作品(图书类)",2018 年荣获中华医学会科学普及分会和《大众医学》杂志社联合颁发的"医学科普新生力量奖",2019 年荣获世界心脏日"心脏英雄"称号和中国心血管健康联盟首届年度科普之星总决选冠军。

主编简介

王朝晖，女，主任医师、二级教授、博士生导师，现任华中科技大学同济医学院附属协和医院老年医学研究所所长，湖北省医师协会老年医学科医师分会主任委员，湖北省医学会老年医学分会副主任委员，湖北省老年保健协会常务理事，湖北省健康管理学会常务理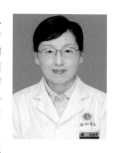事，湖北省康复医学会理事，武汉老年医学会常务理事，中华医学会老年医学分会委员，中国医师协会老年医学科医师分会常委，中国女医师协会老年医学专业委员会副主任委员，中国老年学和老年医学学会老年病学分会常委，中国老年学和老年医学学会心血管病分会常委，中国老年学和老年医学学会智慧医疗与养老照护专家委员会副主任委员，中国老年学和老年医学学会抗衰老分会委员，中国老年保健医学研究会保健管理分会委员，中国医疗保健国际交流促进会第二届高血压分会委员。

长期从事心血管和老年医学临床、教学和科研工作，特别是在心脏急、危、重症的诊治，冠心病再灌注后康复，老年心和肺血管血栓性疾病的诊治和研究中有丰富经验和积累。承担国家自然科学基金、教育部博士点科学基金、省市级课题多项，主编和参编临床医学专著多部，发表 SCI 论文 30 余篇，获得国家发明专利 3 项，培养了一批心血管内科、老年医学和全科医学硕、博研究生。

第3版　前言

　　《新编临床用药速查手册》的前身为我们在中国协和医科大学出版社出版的《临床用药速查手册》，自 2009 年面世以来，便深受广大临床一线医师尤其是住院医师和医学生的喜爱和欢迎，在包括我院在内的诸多医院几乎成为人手一册的临床用药参考书和工具书。2012 年，经过原班人马的精心修订和完善，《新编临床用药速查手册》第 1 版在人民卫生出版社正式出版，新书出版后得到了广大读者一如既往的支持，反响热烈、供不应求。2016 年，在华中科技大学教材建设基金的支持下，我们与时俱进，进行了第 2 次修订，内容得到进一步完善和规范。从 2009 年至今，本书历版累计重印超过了 25 次，发行量超过了 30 万册，成为名副其实的"精品"和"名牌"临床药学参考书。

　　近 4 年来，伴随着各领域基础和临床研究的不断深入，大量的新药和循证医学证据不断涌现，各种疾病诊疗指南和药物临床应用专家共识（建议）不断更新，一些热心读者也提出了不少宝贵的改进建议和反馈，我们决定再次组织具有丰富临床经验的专科医师，对相关内容进行调整和修订。本次修订除增加了不少近年在国内外上市的新药之外，也删除了一些已经退市或临床上已被淘汰或基本不用的药物，包括部分缺乏循证医学证据的中成药。比如在相应章节增加了如新型降脂药 PCSK9 抑制剂，治疗肺动脉高压和肺癌的新型靶向治疗药物，治疗糖尿病的钠 - 葡萄糖协同转运蛋白 2（SGLT-2）抑制剂和胰高血糖素样肽 -1（GLP-1）受体激动剂，治疗多发性硬化的新型疾病修正治疗（DMT）药物，抗丙型肝炎病毒的直接抗病毒药物（DAAs），治疗类风湿关节炎、系统性红斑狼疮以及银屑病的新型生物制剂等新药的介绍，使得全书内容更加丰富、全面。同时在介绍部分药物时新增了【关联药物】一栏，主要用于记录该药相应的特异性解毒剂/逆转剂，国外已经上市或富有前景的同类药物。比如，在介绍口服抗凝药达比加群酯时，在【关联药物】一栏介绍了它的特异性逆转剂依达赛珠单抗的药理作用和用法。在介绍抗血小板药物替格瑞洛时，在【关联药物】一栏介绍了它的特异性逆转剂 PB 2452。在介绍抗心力衰竭药物重组人脑利钠肽时，在【关联药物】一栏介绍了在国外已经上市或富有前景的类似药物乌拉立肽（ularitide）、卡培立肽（carperitide）等。

此次修订结合最新指南或专家共识进一步增加了关于临床用药指导和建议方面的篇幅并进行了理念更新，比如在第一章心血管系统疾病用药结合了《ESC/EACTS 冠心病双联抗血小板治疗指南》《中国心力衰竭诊断和治疗指南 2018》《中国肺高血压诊断和治疗指南 2018》《2019 ESC/EAS 血脂异常管理指南》《洋地黄类药物临床应用中国专家共识》；在第二章呼吸系统疾病用药结合了《支气管哮喘防治指南（2016 年版）》《特发性肺纤维化诊断和治疗中国专家共识》；在第三章消化系统疾病用药结合了《第五次全国幽门螺杆菌感染处理共识报告》《炎症性肠病诊断与治疗的共识意见（2018 年，北京）》，增加了胃肠镜术前准备用药、肠内/肠外营养支持用药；在第四章泌尿系统疾病用药中新增了《肾性贫血诊断与治疗中国专家共识（2014 修订版）》的部分内容；在第五章神经系统疾病用药部分结合了《中国成人失眠诊断与治疗指南（2017版）》《中国痴呆与认知障碍诊治指南》《多发性硬化诊断和治疗中国专家共识（2018 版）》；在第六章内分泌和代谢疾病用药部分结合了《中国 2 型糖尿病防治指南（2017 年版）》《原发性骨质疏松症诊疗指南（2017）》《中国高尿酸血症与痛风诊疗指南（2019）》；在第七章血液和造血系统疾病用药部分结合了《静脉铁剂应用中国专家共识（2019 年版）》，美国国家综合癌症网络（NCCN）急性/慢性髓性白血病、淋巴瘤、多发性骨髓瘤等疾病诊治的临床实践指南；在第八章病毒性肝炎及肝病用药结合了《慢性乙型肝炎防治指南（2019 年版）》《慢性乙型肝炎中医诊疗指南（2018 年版）》《丙型肝炎防治指南（2019 年版）》《中国临床肿瘤学会（CSCO）原发性肝癌诊疗指南（2018 年版）》《原发性肝癌诊疗规范（2019 年版）》；在第九章风湿免疫性疾病用药结合了《2018 中国类风湿关节炎诊疗指南》等用药相关的最新内容，这些内容都进一步增强了手册的临床实用性、科学性和权威性。

本书始终坚持"新颖、科学、简明、实用"的总体撰写风格，密切联系临床实际。本书绝大部分章节仍由原作者编写，撰稿医师几乎全部是具有博士学位的副教授/副主任医师等中青年骨干力量，并且由高年资临床药师协助把关、审校，他们都长期活跃在临床一线，有着扎实的理论基础和丰富的临床用药经验，书中的每个章节都经他们精雕细琢而成。建议读者在使用本书涉及的药物时，认真研读药物使用说明书，尤其对于新药或不常用药更应如此，根据具体病情实施个体化治疗，而不应该盲目生搬硬套。由于编写时间仓促，疏漏及谬误之处在所难免，望广大读者不吝赐教、批评、指正，以便今后再版时更正。主编联系邮箱：suguanhua@163.com。

感谢广大读者一直以来的支持和厚爱，愿《新编临床用药速查手册》第 3 版能给大家带来更多的新知，让更多的读者受益。

编者
2020 年 10 月于华中科技大学
同济医学院附属协和医院

编写及使用说明

《新编临床用药速查手册》第 3 版所包含的内容主要来源于药品说明书、指南 / 专家共识 / 专家建议，以及最新国内外临床 / 基础研究文献。本书所收录药物范围主要为国家基本药物、《中华人民共和国药典》收录的药物以及部分国外已上市而国内尚未上市的品种。全书共九章，涵盖心血管、呼吸、消化、泌尿、神经、内分泌代谢、血液与造血、肝病、风湿免疫等各方面的常用药物，每个药物根据临床实际应用情况选择性地按以下项目介绍。

【药物名称】包括药物的中、英文通用名和部分常用的商品名或别名。

【主要成分】介绍复方制剂或中成药（包括少数民族医药如苗医、傣医、藏医）制剂的主要有效成分或组成配方。

【药理作用 / 作用特点】简明扼要地叙述药物所属类别、基本药理作用或作用机制，以及该药的作用特点。

【适应证】包括国家药品监督管理局（NMPA）批准的药物适应证和权威参考文献所收载的临床应用信息。若同一类型药物的适应证、禁忌证和不良反应相似或相同，则统一撰写，不再按每个药物详述。

【功能主治】主要介绍中成药制剂按中医辨证论治的作用机制和适应证。

【禁忌证】包括 NMPA 批准的药物说明书和权威参考文献所收载的禁忌证。

【不良反应】包括用药后可能出现的各系统异常反应,药物的耐受性和耐药性。一般按发生频率和严重程度简要叙述主要的不良反应。

【注意事项】包括临床用药前后及用药时应当检查或监测的项目、注射剂配伍、特殊的给药条件、特殊给药方式以及严重不良反应的处理方法等。

【剂型规格】包括药物的各种剂型和每种剂型的单位剂量,并列举了常用口服药物每盒(瓶)包装所含的药物数量(片/粒);吸入剂/粉针剂/注射液每支所含的药物剂量和容积。如未特殊说明,药物计量单位均为克。

【用法用量】主要描述成人的用法用量,并按不同适应证或给药方式分别叙述。用量用法的内容包括药物的单次剂量、用药次数、日剂量、疗程,以及起始剂量、维持剂量、最大剂量等。未特殊说明的即为成人用量、口服给药。药物对妊娠危险性等级的分类本书仍参照美国食品药品管理局(FDA)颁布的 ABCDX 分类标准。

【临床应用要点】简述与药物临床应用相关的各国指南/专家共识/专家建议推荐用法或循证医学证据。

【关联药物】主要用于记载该药相应的特异性解毒剂/逆转剂,国外已经上市或富有前景的类似药物或同类药物。

此外,文中的度量单位一律采用国际通用英文简写表示,如"kg、μl、mmol"分别代表"千克、微升、毫摩尔"。注射剂规格的写法如"10mg(2ml)/支"即代表每支 2ml 注射液中含 10mg 有效成分,余类推。配药液体或注射液使用"N.S 和 G.S"分别代表"生理盐水和葡萄糖溶液"。给药方式、时间、频次统一采用拉丁文简缩词(表附后),如"p.o.、i.v.、b.i.d."分别表示"口服、静脉注射、每日 2 次"。中文药名索引按汉语拼音顺序排列。

药物主要根据药理作用及临床应用来分类,同一药物在不同章节出现时,仅在该药主要应用的章节重点阐述,而在其他章节中不再重复介绍其基本信息,只叙述与该章节系统有关的内容和该专科的用法,同时注明其他用法可参阅的相应章节。

常用医学拉丁文简缩词表

缩写词	中文意义	缩写词	中文意义
[给药途径]		a.c.	餐前
p.o.	口服	p.c.	餐后
p.r.	灌肠	p.j.	早餐后
i.v.	静脉注射	p.prand.	午餐后
i.m.	肌内注射	p.coen.	晚餐后
i.h./s.c.	皮下注射	h.s.	睡时
i.c.	皮内注射	a.m.	上午
i.p.	腹腔注射	p.m.	下午
c.t.	皮试	[制剂]	
Ad us. ext./	外用	Co./Comp.	复方
pro us. ext.		Tab.	片剂
iv.gtt	静脉滴注	Caps.	胶囊剂
iv.drip	静脉滴注	Inj.	注射液
[给药次数、时间]		Pil.	丸剂
q.d.	每日 1 次	Gran.	颗粒剂
b.i.d.	每日 2 次	Supp.	栓剂
t.i.d.	每日 3 次	Gtt.	滴剂
q.i.d.	每日 4 次	Lot.	洗剂
q.o.d.	隔日 1 次	Neb.	喷雾剂
q.n.	每晚 1 次	Mist.	合剂
q.h.	每小时 1 次	Liq./Sol.	溶液剂
q4h.	每 4 小时 1 次	Em./Emuls.	乳剂

缩写词	中文意义	缩写词	中文意义
Emp.	硬膏剂	Cap.	应服用
Ung.	软膏剂	Stat./st.	立即
Syr.	糖浆剂	p.r.n.	必要时
Lin.	搽剂	s.o.s.	需要时
[其他]		Ut dict	遵医嘱
Rp.	请取	Feb.urg	发热时
Cit.	紧急	q.s.	足够量
Sig.	注明用法；标记		

英文缩略词表

5-HT　5-羟色胺

6-APA　6-氨基青霉烷酸

7-ACA　7-氨基头孢烷酸

ACC　美国心脏病学院

ACCF　美国心脏病学院基金会

ACE　血管紧张素转化酶

ACEI　血管紧张素转化酶抑制剂

ACh　乙酰胆碱

AChE　乙酰胆碱酯酶

ACR　美国风湿病学会

ACS　急性冠脉综合征

ACTH　促肾上腺皮质激素

AD　阿尔茨海默病

ADA　美国糖尿病学会

ADCC　抗体依赖细胞介导的细胞毒作用

ADCP　抗体依赖的细胞吞噬作用

ADP　腺苷二磷酸

ADV　阿德福韦酯

AE　自身免疫性脑炎

AEDs　抗癫痫药

AFF　非典型骨折

AGI　葡萄糖苷酶抑制剂

AHA　美国心脏病学会

AIDS　获得性免疫缺陷综合征

AIHA　自身免疫性溶血性贫血

ALB　血清白蛋白

ALL　急性淋巴细胞白血病

ALK　间变性淋巴瘤激酶

AMI　急性心肌梗死

AML　急性髓性白血病

AMPA　α-氨基-3-羟基-5-甲基-4-异恶唑丙酸

AmpC　头孢菌素酶

ANCA　抗中性粒细胞胞浆抗体

ANLL　急性非淋巴细胞白血病

Ang1-7　血浆血管紧张素1-7

AngⅡ　血管紧张素Ⅱ

APL　急性早幼粒细胞白血病

APTT　活化部分凝血活酶时间

Ara C 阿糖胞苷

ARB 血管紧张素Ⅱ受体
拮抗剂

ARF 急性肾衰竭

ARNI 血管紧张素受体-
脑啡肽酶抑制剂

ARTA 全反式维A酸

ASA 阿司匹林

ASP 门冬酰胺酶

AT_1 血管紧张素Ⅱ受体1

ATD 抗甲状腺药物

AT-Ⅲ 抗凝血酶Ⅲ

ATP 腺苷三磷酸

ATRA 维A酸

ATS 美国胸科学会

AUC 曲线下面积

AVB 房室传导阻滞

AVNRT 房室结折返性心
动过速

AVP 精氨酸加压素

Aza 硫唑嘌呤

BCR B淋巴细胞受体

BHP 良性前列腺增生

BLyS B淋巴细胞刺激因
子

BMS 裸金属支架

BOC 博赛泼维

BP 血压

BPH 良性前列腺增生

BTK 布鲁顿酪氨酸激酶

BTZs 苯硫䓬类

BZDs 苯二氮䓬类药物

BZRAs 苯二氮䓬类受体
激动剂

CABG 冠状动脉旁路移
植术

cAMP 环腺苷酸

CBP 卡铂

CCB 钙通道阻滞剂

CCNSA 周期非特异性药

CCSA 周期特异性药

CD 克罗恩病

CDC 补体依赖的细胞毒
性

CFTR 囊性纤维化跨膜
电导调节器

cGMP 环鸟苷酸

ChEIs 胆碱酯酶抑制剂

CHO 中国仓鼠卵巢细胞

CIC 慢性特发性便秘

CIN 造影剂肾病

CKD 慢性肾脏病

CLB 苯丁酸氮芥

CML 慢性粒细胞白血病

CMZ 卡比马唑

CNS 中枢神经系统

COMT 儿茶酚-O-甲基
转移酶

COPD 慢性阻塞性肺疾病

COX 环加氧酶

CPK 肌酸磷酸激酶

CPT-11 伊立替康

CR 完全应答

CRF 慢性肾衰竭

CrCl 内生肌酐清除率

CSCO　中国临床肿瘤学会

CSF　脑脊液

CSII　持续皮下胰岛素输注

CTC　循环免疫复合物

CTEPH　慢性血栓栓塞性肺动脉高压

CTLA4　细胞毒 T 淋巴细胞相关抗原 4

CTLA4-Ig　细胞毒 T 淋巴细胞相关抗原 4- 免疫球蛋白

CTX　环磷酰胺

CYP450　细胞色素 P450

DA　多巴胺

DAAs　直接抗病毒药物

DBP　舒张压

DDP　顺铂

DES　药物洗脱支架

DHA　二十二碳六烯酸

DHCT　氢氯噻嗪

DHPs　二氢吡啶类

DHT　双氢睾酮

DIC　弥散性血管内凝血

DM　皮肌炎

DMARDs　缓解病情抗风湿药

DMT　疾病修正治疗

DNA　脱氧核糖核酸

DNR　柔红霉素

DOC　多西他赛

DPP-Ⅳ　二肽基肽酶 -4

DR　多巴胺受体

EACA　氨基己酸

EASD　欧洲糖尿病研究学会

ECG　心电图

ECT　发射型计算机断层成像

ESAs　红细胞生成刺激剂

eGFR　估算肾小球滤过率

EGFR　表皮生长因子受体

EGFR-TKI　表皮生长因子受体酪氨酸激酶抑制剂

EMB　乙胺丁醇

EML4-ALK　棘皮动物微管相关类蛋白 4- 间变性淋巴瘤激酶

EN　肠内营养

ENaC　表皮钠通道

EPA　二十碳五烯酸

EPO　促红细胞生成素

ERA　内皮素受体拮抗剂

ESBLs　超广谱 β- 内酰胺酶

ESC　欧洲心脏病学会

ESRD　终末期肾脏病

ETV　恩替卡韦

EULAR　欧洲抗风湿病联盟

FD　功能性消化不良

FDA　美国食品药品管理局

FGF　成纤维细胞生长因子

FGFR 成纤维细胞生长因子受体

FIB 纤维蛋白原

FK-506 他克莫司

FQs 氟喹诺酮

G6PD 葡萄糖 -6- 磷酸脱氢酶

GABA γ- 氨基丁酸

GABA$_A$ γ 氨基丁酸受体 A

GBS 吉兰 - 巴雷综合征

GC 糖皮质激素

GC-C 鸟苷酸环化酶 -C

G-CSF 粒细胞集落刺激因子

GEM 吉西他滨

GERD 胃食管反流病

GFR 肾小球滤过率

GIK 葡萄糖 - 胰岛素 - 钾

GIP 促胰岛素释放多肽

GIST 转移性胃肠道间质瘤

GLP-1 胰高血糖素样肽 -1

GOT 谷草转氨酶

GP 糖蛋白

GPT 谷丙转氨酶

GSH 还原型谷胱甘肽

H$_2$RA H$_2$ 受体拮抗剂

HAI 肝炎活动指数

Hb 血红蛋白

HBeAg 乙型肝炎 e 抗原

HBV 乙型肝炎病毒

HCC 肝细胞癌

HCQ 羟氯喹

HCV 丙型肝炎病毒

HDAC 组蛋白去乙酰化酶

HDL-C 高密度脂蛋白胆固醇

HF-REF 射血分数下降的心力衰竭

HIF 低氧诱导因子

HIT 肝素诱导的血小板减少症

HIV 人类免疫缺陷病毒

HMG-CoA β- 羟 -β- 甲戊二酸单酰辅酶 A

HPA 下丘脑 - 垂体 - 肾上腺轴

H. pylori 幽门螺杆菌

HR 心率

HRS 美国心律学会

HSCs 造血干细胞

HTAs 宿主靶向药物

HU 羟基脲

IA 免疫吸附

IBD 炎症性肠病

IBS 肠易激综合征

IBS-C 便秘型肠易激综合征

ICS 吸入性糖皮质激素制剂

ICH 脑出血

IDSA 美国感染性疾病学会

IFN 干扰素

IGF-1 胰岛素样生长因子 -1

IGT　葡萄糖耐量异常

IL　白细胞介素

IMPDHA　次黄嘌呤单核苷酸脱氢酶

INH　异烟肼

INR　国际标准化比值

IPAH　特发性肺动脉高压

IPF　特发性肺纤维化

IRR　输注相关反应

IS　蔗糖铁

ISA　内在拟交感活性

ISDN　硝酸异山梨酯

ISMN　单硝酸异山梨酯

IST　不适当窦性心动过速

ITP　特发性血小板减少性紫癜

IUPHAR　国际药理学联合会

IVIg　静脉注射免疫球蛋白

JAK　酪氨酸激酶

JIA　幼年型特发性关节炎

K/DOQI　美国肾脏病/透析临床实践指南

LABA　长效 β_2 受体激动剂

LAM　拉米夫定

LAMA　长效抗胆碱药

L-Asp　门冬酰胺酶

LDL-C　低密度脂蛋白胆固醇

LDL-R　低密度脂蛋白受体

LdT　替比夫定

LEF　来氟米特

LMWH　低分子量肝素

LMWID　低分子量右旋糖酐铁

Lp(α)　脂蛋白(α)

Lp-PLA$_2$　脂蛋白磷脂酶 A$_2$

LVEF　左室射血分数

MACE　主要不良心血管事件

MAO-B　单胺氧化酶 B

MAOI　单胺氧化酶抑制剂

mCRC　转移性结直肠癌

MDP　亚甲基二膦酸

MDR-TB　耐多药结核病

MDS　骨髓增生异常综合征

MIC　最低抑菌浓度

MG　重症肌无力

MIN　米诺环素

MM　多发性骨髓瘤

MMI　甲硫咪唑

MMF　吗替麦考酚酯

MPA　麦考酚酸

MRSA　耐甲氧西林金黄色葡萄球菌

MRCNS　耐甲氧西林凝固酶阴性葡萄球菌

MS　多发性硬化

MSA　膜稳定性

MSSA　甲氧西林敏感金黄色葡萄球菌

MTC　甲状腺髓样癌

MTU　甲硫氧嘧啶

MTX 甲氨蝶呤

nAChR 神经元尼古丁乙酰胆碱受体

NAFLD 非酒精性脂肪肝

NARIs 去甲肾上腺素再摄取抑制剂

NAs 核苷（酸）类似物

NASH 非酒精性脂肪性肝炎

NCCN 美国国家综合癌症网络

NDHP-CCBs 非二氢吡啶类钙拮抗剂

NDRIs 去甲肾上腺素和多巴胺再摄取抑制剂

NHL 非霍奇金淋巴瘤

NMDA N-甲基-D-天冬氨酸

NMO 视神经脊髓炎

NMOSD 视神经脊髓炎谱系疾病

NO 一氧化氮

NOAC 新型口服抗凝药物

non-BZDs 非苯二氮䓬类药物

NPH 正常压力脑积水

NR 无应答

NRS 疼痛数字评分

NSAIDs 非甾体抗炎药

NSCLC 非小细胞肺癌

NSTEMI 非ST段抬高心肌梗死

NTG 硝酸甘油

NT-proBNP N末端B型钠尿肽原

NUCs 核苷类似物

NVAF 非瓣膜性房颤

NVT 米托蒽醌

NYHA 纽约心脏病学会

OHA 口服降糖药

PAAs 苯烷胺类

PAE 抗生素后效应

PAH 肺动脉高压

PAMBA 止血芳酸

PAR-1 蛋白酶活化受体-1

PCI 经皮冠状动脉介入术

PCSK9 前蛋白转化酶枯草溶菌素9

PCWP 肺毛细血管楔压

PD 帕金森病

PD-1 程序性死亡受体1

PDE 磷酸二酯酶

PDGF 血小板衍生生长因子

PDGFR 血小板衍生生长因子受体

PE 肺栓塞

Peg-IFN 聚乙二醇干扰素

pFOX 部分脂肪酸氧化

PG 前列腺素

PGE_1 前列腺素 E_1

PH 脯氨酰羟化酶

PLT 血小板

PM 多发性肌炎

PML/RARα 早幼粒细胞白血病/维A酸受体融合蛋白α

PN 肠外营养

PNH 阵发性睡眠性血红蛋白尿

POTS 体位性心动过速综合征

PPAR-γ 过氧化物酶体增殖物激活受体γ

PPD 结核菌素试验

PPI 质子泵抑制剂

PR 部分应答

PS 功能状态评分

PSA 前列腺特异抗原

PT 凝血酶原时间

PTH 甲状旁腺素

PTFE 聚四氟乙烯

PTU 丙硫氧嘧啶

PUFAs 多不饱和脂肪酸

PZA 吡嗪酰胺

RA 类风湿关节炎

RAAS 肾素-血管紧张素-醛固酮系统

RANKL 核因子κB受体活化因子配体

RAS 肾素-血管紧张素系统

RCT 随机对照试验

REM 快速眼球运动

RFP 利福平

rh-EPO 重组人促红细胞生长素

rhG-CSF 重组人粒细胞集落刺激因子

rhG-MCSF 重组人粒-巨噬细胞集落刺激因子

RNA 核糖核酸

ROS-1 *c-ros* 癌基因1

RRMS 复发-缓解型多发性硬化

r-PA 瑞替普酶

rt-PA 重组组织型纤溶酶原激活物

RVB 利巴韦林

SAARDs 慢作用抗风湿药

SABA 中短效β₂受体激动剂

SAMA 短效抗胆碱药

SASP 柳氮磺吡啶

SBP 收缩压

SCLC 小细胞肺癌

SCr 血清肌酐

SERCA-2 肌浆网钙ATP同工酶2

SERMs 选择性雌激素受体调节剂

SERT 5-羟色胺转运体

sGC 可溶性鸟苷酸环化酶

SGLT-2 钠-葡萄糖协同转运蛋白2

SIADH 抗利尿激素分泌异常综合征

SIRS　全身炎症反应综合征

SK　链激酶

SLE　系统性红斑狼疮

SMZ　磺胺甲噁唑

SNRIs　5-羟色胺和去甲肾上腺素再摄取抑制剂

SPC　单片复方制剂

SREBP　甾醇调控结合蛋白

SSNRIs　选择性5-羟色胺和去甲肾上腺素再摄取抑制剂

SSRIs　选择性5-羟色胺再摄取抑制剂

SSZ　柳氮磺吡啶

STEMI　ST段抬高心肌梗死

SU　磺酰脲类

SVR　持续病毒学应答

$t_{1/2}$　血浆半衰期

TAF　富马酸丙酚替诺福韦

TAX　紫杉醇

TC　总胆固醇

TCAs　三环类抗抑郁药

TDF　富马酸替诺福韦二吡呋酯

TG　甘油三酯

TGF-β　转化生长因子β

TH　甲状腺激素

TIA　短暂性脑缺血发作

TMP　甲氧苄啶

TNF-α　肿瘤坏死因子α

TPO　血小板生成素

TPOR　血小板生成素受体

TSAT　转铁蛋白饱和度

TVR　特拉泼维

TXA_2　血栓素A_2

TZD　噻唑烷二酮类

UA　不稳定型心绞痛

UC　溃疡性结肠炎

UFH　普通肝素

UK　尿激酶

ULN　正常值上限

VaD　血管性痴呆

VCR　长春新碱

VEGF　血管内皮生长因子

VEGFR　血管内皮生长因子受体

VIP　血管活性肠肽

VKORC1　维生素K环氧化物还原酶复合物1

VM-26　替尼泊苷

VP-16　依托泊苷

VPI　血管肽酶抑制剂

VRE　耐万古霉素肠球菌

VTE　静脉血栓栓塞

WBC　白细胞

XO　黄嘌呤氧化酶

XOR　非嘌呤类黄嘌呤氧化酶

αRB　α受体拮抗剂

βRB　β受体拮抗剂

药物的妊娠危险性等级分类

　　本书为了进一步指导妊娠期的安全用药,将根据药物对胎儿的危险性而进行危害等级分类(即 A、B、C、D、X 级)。这一分类便于用药者给孕妇用药时迅速查阅。危害等级的标准是美国食品药品管理局(FDA)于 1979 年颁布的。大部分药物的危害性级别均由制药厂按上述标准拟定。某些药物标有两个不同的危害性级别,是因为其危害性可因其用药持续时间的不同所致。分级标准如下。

　　[一] A 级:在设对照组的研究中,在妊娠 3 个月的妇女未见到对胎儿危害的迹象(并且也没有对其后 6 个月的危害性的证据),可能对胎儿的影响甚微。

　　[二] B 级:在动物繁殖性研究中(并未进行孕妇的对照研究),未见到对胎儿的影响。在动物繁殖性研究中表现有不良反应,这些不良反应并未在妊娠 3 个月的妇女得到证实(也没有对其后 6 个月的危害性的证据)。

　　[三] C 级:在对动物的研究中证明它有对胎儿的不良反应(致畸或杀死胚胎),但并未在对照组的妇女中进行研究,或没有在妇女和动物并行地进行研究。本类药物只有在权衡了对孕妇的好处大于对胎儿的危害之后,方可应用。

　　[四] D 级:对人类胎儿的危害有明确证据。尽管有危害性,但孕妇用药后有绝对的好处(例如孕妇受到死亡的威胁或患有严重的疾病需要用它,如应用其他药物虽然安全但无效)。

［五］X 级：在对动物或人的研究中，表明它可使胎儿异常。或根据人类的经验认为对人，或对人及对动物，是有危害性的。而且该药物对孕妇的应用，其危险明显地大于任何有益之处。本类药物禁用于妊娠或将妊娠的患者。

上述分类方法虽然简单易行，但也存在分类系统过于简单，不能反映出有效的可用信息，未能有效地传递妊娠期、哺乳期及潜在备孕男女的用药风险等缺点。因此，2014 年 12 月，美国 FDA 发布了一项指导草案，制定新式的"怀孕与哺乳期标示规则"（pregnancy and lactation labeling rule，PLLR），并以格式化的文字说明，取代简化的字母分类系统。新式的 PLLR 标示法包括三个小节（subsections）的具体内容：妊娠期、哺乳期、对女性和男性生殖系统影响。每个小节都会有风险概要、支持性数据的讨论，与协助医护人员开立处方与咨询决策的相关信息，如果缺乏可指引决策的数据，则须加以说明。具体信息可参阅链接：https://www.drugs.com/pregnancy-categories.html。

但目前国内大部分药品说明书尚未参照美国 FDA 的新规进行修订，故本书仍暂应用 ABCDX 分类法则来指导妊娠期临床用药。

循证医学的证据推荐级别

本书采用国际通用的方式,对部分诊疗措施标明了推荐类别和证据水平的分级,以利于在临床实践中正确应用。

推荐类别:

Ⅰ类:已证实和 / 或一致认为某诊疗措施有益、有用和有效。

Ⅱ类:关于某诊疗措施有用性和有效性的证据尚不一致或存在不同观点。

其中Ⅱa类指有关证据和 / 或观点倾向于有用和 / 或有效;Ⅱb类指有关证据和 / 或观点尚不能充分说明有用和有效。

Ⅲ类:已证实或一致认为某诊疗措施无用和无效,在有些病例中可能有害,不推荐使用。

证据水平的分级:

A级为证据来自多项随机对照临床试验或多项荟萃分析。

B级为证据来自单项随机对照临床试验或非随机研究。

C级为专家共识和 / 或证据来自小型研究。

目 录

第一章　心血管系统疾病用药…………………………… 1

　第一节　钙通道阻滞剂………………………………… 1

　第二节　血管紧张素转化酶抑制剂…………………… 9

　第三节　血管紧张素Ⅱ受体拮抗剂…………………16

　第四节　β受体拮抗剂………………………………23

　第五节　利尿剂………………………………………29

　第六节　α受体拮抗剂及其他类型降压药…………36

　第七节　高血压急症的处理…………………………41

　第八节　抗心肌缺血药物……………………………47

　　一、硝酸酯类………………………………………47

　　二、钙通道阻滞剂…………………………………50

　　三、β受体拮抗剂…………………………………50

　　四、中成药制剂……………………………………50

　　五、改善心肌代谢及其他类型……………………51

　第九节　抗血小板药与抗凝血药……………………52

　　一、抗血小板药……………………………………52

　　二、抗凝血药………………………………………59

　第十节　纤维蛋白溶解药（溶栓药）………………68

　第十一节　调血脂药…………………………………74

　　一、β-羟-β-甲戊二酸单酰辅酶A还原酶
　　　　抑制剂（他汀类）……………………………76

　　二、苯氧酸类（贝特类）…………………………79

　　三、烟酸及其衍生物………………………………80

　　四、胆固醇吸收抑制剂……………………………81

五、前蛋白转化酶枯草溶菌素9抑制剂……81

六、中成药及其他类型调脂药……82

第十二节　抗心律失常药……84

一、Ⅰ类抗心律失常药……85

二、Ⅱ类抗心律失常药……88

三、Ⅲ类抗心律失常药……89

四、Ⅳ类抗心律失常药……93

五、中成药及其他抗心律失常药物……95

第十三节　正性肌力药与其他抗心力
　　　　　衰竭药物……98

第十四节　抗休克药物……104

第十五节　抗肺动脉高压药物……109

第十六节　中成药制剂……116

第十七节　营养支持类药物……122

第十八节　心血管疾病辅助用药……128

第十九节　心血管系统常用急救药物
　　　　　静脉微泵剂量表……132

一、硝普钠……132

二、硝酸甘油……132

三、酚妥拉明……133

四、乌拉地尔……133

五、尼卡地平……134

六、地尔硫草……134

七、拉贝洛尔……134

八、艾司洛尔……135

九、异丙肾上腺素……135

十、胺碘酮……136

十一、利多卡因……136

十二、多巴胺/多巴酚丁胺……136

十三、米力农……137

十四、左西孟旦……138

十五、重组人脑利钠肽…………………… 138

十六、替罗非班…………………………… 139

十七、依替巴肽…………………………… 140

十八、阿替普酶…………………………… 140

第二章 呼吸系统疾病用药……………… 143

第一节 呼吸系统药物应用的基本常识…… 143

一、剂量换算……………………………… 143

二、皮肤过敏试验………………………… 143

三、注射药物的稀释……………………… 143

四、冲管…………………………………… 144

五、输液过程中不良反应的处理………… 144

六、孕期抗微生物类药物的用药安全

范围……………………………………… 145

七、化疗药体表面积计算………………… 145

第二节 抗微生物药物…………………… 145

一、抗生素………………………………… 146

（一）β- 内酰胺类………………………… 147

1. 青霉素类…………………………… 147

2. 头孢菌素类………………………… 150

3. 单环 β- 内酰胺类………………… 157

4. 头霉素类…………………………… 157

5. 碳青霉烯类………………………… 157

（二）喹诺酮类…………………………… 159

（三）氨基糖苷类………………………… 163

（四）大环内酯类及林可霉素类………… 165

（五）糖肽类……………………………… 167

（六）硝基咪唑类………………………… 168

（七）多黏菌素类、磺胺类、四环素类及

其他抗生素……………………………… 169

二、抗结核药……………………………… 174

三、抗真菌药···················· 177

四、抗病毒药···················· 181

附:普通感冒常用对症治疗药物······ 183

第三节 支气管扩张剂和吸入糖皮质激素··· 184

一、茶碱类(甲基黄嘌呤类)········ 185

二、β肾上腺素受体激动剂·········· 186

(一)中短效β₂受体激动剂········ 186

(二)长效β₂受体激动剂·········· 187

三、抗胆碱药···················· 188

(一)短效抗胆碱药·············· 188

(二)长效抗胆碱药·············· 189

四、吸入糖皮质激素制剂·········· 189

五、吸入支气管扩张剂+糖皮质激素
复合制剂···················· 190

六、吸入双支气管扩张剂·········· 191

七、吸入双支气管扩张剂+糖皮质
激素························ 193

八、抗炎症介质药················ 193

第四节 糖皮质激素················ 194

一、静脉用糖皮质激素············ 195

二、口服糖皮质激素·············· 195

第五节 镇咳祛痰药················ 196

一、镇咳药···················· 196

二、祛痰药···················· 199

第六节 呼吸系统疾病的特殊药物治疗····· 201

一、慢性阻塞性肺疾病············ 201

二、肺栓塞···················· 202

(一)溶栓治疗·················· 202

(二)抗凝治疗·················· 203

三、呼吸兴奋剂·················· 203

四、抗肺纤维化药物·············· 204

第七节 常用肺癌治疗药物……………………… 206
　　一、化疗药…………………………………… 207
　　二、靶向治疗药物…………………………… 210
　　三、抗血管治疗药物………………………… 213
　　四、免疫治疗药物…………………………… 214
　　五、肺癌主要治疗方案……………………… 216
　　六、抗肿瘤中成药…………………………… 219
　　七、骨转移用药（双膦酸盐类）……………… 221
　　八、正常细胞保护剂………………………… 222
　　九、免疫调节及生物治疗药物……………… 223
　　十、化疗镇吐药……………………………… 223
　　十一、升血细胞治疗药物…………………… 223
第八节 对症用药………………………………… 223
　　一、发热……………………………………… 224
　　二、咯血……………………………………… 225
　　三、癌性疼痛………………………………… 227
　　四、抗过敏药………………………………… 230

第三章　消化系统疾病用药……………………… 232
第一节 抗消化性溃疡药………………………… 232
　　一、质子泵抑制剂…………………………… 232
　　二、H_2受体拮抗剂 ………………………… 236
　　三、胃黏膜保护药及其他抗溃疡药………… 238
第二节 助消化药………………………………… 242
第三节 止吐药…………………………………… 244
第四节 促胃肠动力药…………………………… 247
第五节 胃肠解痉药……………………………… 249
第六节 止泻药及微生态制剂…………………… 254
第七节 泻药、胃肠镜术前准备用药 …………… 259
第八节 止血药及抗炎症性肠病药……………… 263
第九节 营养支持用药…………………………… 269

一、肠外营养药…………………………… 269

（一）氨基酸 …………………………… 269

（二）脂肪乳 …………………………… 270

（三）糖类 ……………………………… 270

（四）维生素及辅酶类 ………………… 271

（五）多腔袋类肠外营养制剂 ………… 272

二、肠内营养药…………………………… 272

第四章　泌尿系统疾病用药…………………… 276

第一节　糖皮质激素……………………… 276

第二节　免疫抑制剂……………………… 281

第三节　原发性和继发性肾小球肾炎

　　　　（或肾病综合征）用药 ………… 289

一、血管紧张素转化酶抑制剂与血管

　　紧张素Ⅱ受体拮抗剂………………… 289

二、中成药制剂…………………………… 291

三、糖皮质激素及其他免疫抑制剂……… 293

四、抗凝、抗血小板、改善肾小球微

　　循环用药……………………………… 293

五、纠正高脂血症用药…………………… 294

六、过敏性紫癜肾炎用药………………… 294

七、狼疮肾炎用药………………………… 296

八、乙型肝炎或丙型肝炎相关性肾炎

　　用药…………………………………… 296

九、糖尿病肾病用药……………………… 297

第四节　肾功能不全用药………………… 298

一、降肌酐药物…………………………… 298

二、营养支持药物………………………… 300

三、肾性贫血的治疗用药………………… 301

四、肾性高血压的治疗用药……………… 304

五、肾性骨病及高磷血症的治疗用药…… 304

六、电解质紊乱的处理及维持机体内
环境稳定·········· 306
第五节 尿路感染用药·········· 307
第六节 抗前列腺增生及前列腺炎用药··· 309
一、5α- 还原酶抑制剂·········· 309
二、α 受体拮抗剂·········· 310
三、M 胆碱受体拮抗剂·········· 312
四、植物药及中成药制剂·········· 313

第五章 神经系统疾病用药·········· 317
第一节 抗帕金森病药·········· 317
一、拟多巴胺药物·········· 319
二、促多巴胺释放剂·········· 320
三、多巴胺受体激动剂·········· 320
四、抗胆碱药·········· 323
五、单胺氧化酶 B 抑制剂·········· 323
六、儿茶酚 -O- 甲基转移酶抑制剂··· 324
七、其他类·········· 325
第二节 精神类药物·········· 325
一、镇静催眠药·········· 326
（一）苯二氮䓬类受体激动剂·········· 327
（二）褪黑素受体激动剂 331
（三）食欲素受体激动剂 332
（四）抗抑郁药 332
（五）其他类 333
二、抗抑郁药·········· 334
（一）选择性 5- 羟色胺再摄取抑制剂··· 335
（二）5- 羟色胺和去甲肾上腺素再摄取
抑制剂·········· 336
（三）去甲肾上腺素和多巴胺再摄取
抑制剂·········· 338

（四）5-羟色胺拮抗／摄取抑制剂 ········· 338

（五）去甲肾上腺素和特异性5-羟色胺
　　　受体拮抗剂 ·············· 339

（六）三环类抗抑郁药 ············· 339

三、抗焦虑药物 ················ 339

四、抗精神病药物 ·············· 340

第三节　抗癫痫药和抗神经痛药 ········· 345

一、传统抗癫痫药 ·············· 347

二、新型抗癫痫药 ·············· 350

三、抗神经痛药 ··············· 353

第四节　护脑和营养神经药、醒脑药 ······ 354

一、护脑和营养神经药 ············ 355

（一）GABA 环化衍生物 ··········· 355

（二）改善脑代谢药物 ············ 356

（三）核苷酸衍生物 ············· 358

（四）辅酶类／维生素类 ··········· 359

（五）促神经再生类药物 ··········· 360

（六）麦角生物碱类 ············· 361

二、醒脑药物 ················ 362

第五节　改善脑血液循环、改善头痛
　　　　头晕药物 ··············· 363

第六节　抗痴呆药物 ·············· 370

一、胆碱酯酶抑制剂 ············· 372

二、兴奋性氨基酸受体拮抗剂 ········· 374

第七节　抗血小板、降纤、溶栓和止血
　　　　药物 ················· 374

（一）抗血小板药 ·············· 376

（二）溶栓药 ················ 378

（三）降纤药及抗凝血药 ··········· 379

（四）止血药 ················ 380

第八节　脱水、降颅内压药 ··········· 381

第九节 中枢性肌松药……………………… 384
第十节 神经系统免疫性疾病用药………… 386
　　一、吉兰 - 巴雷综合征………………… 386
　　二、重症肌无力………………………… 386
　　三、多发性硬化………………………… 389
　　四、视神经脊髓炎谱系疾病…………… 393
　　五、自身免疫性脑炎…………………… 393
第十一节 中枢神经系统感染性疾病及
　　　　　辅助用药………………………… 394

第六章 内分泌和代谢疾病用药…………… 399
第一节 口服降糖药………………………… 399
　　一、磺酰脲类药物……………………… 400
　　二、非磺酰脲类胰岛素促分泌剂……… 403
　　三、双胍类……………………………… 404
　　四、噻唑烷二酮类……………………… 406
　　五、α- 葡萄糖苷酶抑制剂…………… 408
　　六、二肽基肽酶 -Ⅳ 抑制剂…………… 409
　　七、钠 - 葡萄糖协同转运蛋白 2
　　　　抑制剂…………………………… 412
第二节 胰高血糖素样肽 -1 受体
　　　　激动剂……………………………… 413
第三节 胰岛素及胰岛素类似物…………… 416
第四节 甲状腺疾病相关用药……………… 424
第五节 抗骨质疏松药物…………………… 428
第六节 抗痛风药…………………………… 438
第七节 其他内分泌腺疾病相关用药……… 442
第八节 内分泌系统辅助用药……………… 450

第七章 血液和造血系统疾病用药………… 456
第一节 抗贫血药…………………………… 456

第二节 血液相关制品及血容量扩充剂…… 463

第三节 刺激造血类药物……………… 470

第四节 化疗药物…………………… 476

第五节 抗血小板药和抗凝血药………… 496

第六节 纤维蛋白溶解药……………… 496

第七节 止血药……………………… 496

第八章 病毒性肝炎及肝病用药………… 502

第一节 抗乙型肝炎病毒药物………… 502

一、干扰素………………………… 503

二、核苷(酸)类似物 ……………… 506

三、具有抗病毒作用的中成药……… 509

第二节 丙型肝炎的抗病毒治疗药物…… 511

第三节 抗肝纤维化及抗肝癌药物……… 517

第四节 降酶护肝药物………………… 523

第五节 退黄利胆护肝药物…………… 530

第六节 抗肝性脑病药物……………… 535

第七节 免疫调节药物………………… 538

第九章 风湿免疫性疾病用药……………… 544

第一节 非甾体抗炎药………………… 544

一、吲哚乙酸类…………………… 547

二、芳基丙酸类…………………… 548

三、苯乙酸类……………………… 549

四、吡喃羧酸类…………………… 550

五、非酸类………………………… 550

六、昔康类………………………… 551

七、磺酰苯胺类…………………… 552

八、昔布类………………………… 553

九、其他类………………………… 554

第二节 慢作用抗风湿药……………… 554

第三节　生物制剂……………………………… 567

第四节　植物提取药及中成药制剂………… 575

第五节　糖皮质激素…………………………… 579

第六节　风湿科特殊治疗……………………… 582

　　一、关节腔内注射…………………………… 582

　　二、局部外用药治疗………………………… 584

第七节　抗骨质疏松药和抗痛风药………… 586

第八节　其他药物……………………………… 587

中文药名索引…………………………………… 591

第一章 心血管系统疾病用药

第一节 钙通道阻滞剂

钙通道阻滞剂(calcium channel blockers,CCB)是一类选择性阻滞电压门控钙通道,抑制细胞外Ca^{2+}内流,降低细胞内Ca^{2+}浓度的药物。适用于高血压、冠心病、外周血管疾病(如雷诺综合征、间歇性跛行等)、心律失常、肥厚型心肌病、原发性肺动脉高压、神经系统疾病等。本类药物不宜用于严重心力衰竭和主动脉瓣狭窄,非二氢吡啶类CCB不宜用于显著窦房结功能低下或心脏传导阻滞患者。FDA妊娠危险级别为C级。

【钙通道阻滞剂的IUPHAR分类】

1992年,国际药理学联合会(IUPHAR)按照电压门控钙通道的亚型(L、T、N、P、R、Q),将钙通道阻滞剂分为3类。

(1) Ⅰ类:选择性作用于L-型钙通道。

1) I_a类:二氢吡啶类(DHPs),如硝苯地平、氨氯地平、非洛地平等。

2) I_b类:苯硫䓬类(BTZs),如地尔硫䓬等。

3) I_c类:苯烷胺类(PAAs),如维拉帕米等。

4) I_d类:粉防己碱。

(2) Ⅱ类:选择性作用于其他电压门控钙通道的药物。

1) 作用于T通道:如米贝地尔等。

2) 作用于N通道:如ω-conotoxin-GⅥA等。

3）作用于 P 通道：如某些蜘蛛毒素等。

（3）Ⅲ类：非选择性通道调节药物，如氟桂利嗪、芬地林、普尼拉明、卡罗维林等。

同时能阻断 L 型钙通道与 T 型钙通道的马尼地平和同时能阻断 L、N 型钙通道的西尼地平均为双通道 CCB，而同时能阻断 L、T、N 型钙通道的贝尼地平为三通道 CCB。

【钙通道阻滞剂的不良反应】

（1）反射性激活交感神经系统引起的头痛、头晕、颜面潮红、心动过速。

（2）抑制心肌收缩力 维拉帕米 > 地尔硫䓬 > 硝苯地平。

（3）心动过缓或房室传导阻滞（AVB） 多见于非二氢吡啶类 CCB。

（4）胫前、踝部水肿。

（5）直立性低血压 主要在与其他降血压药物合用时发生，多发生于老年患者。

（6）疲劳、失眠、恶心、便秘（药物影响肠道平滑肌 Ca^{2+} 的转运所致）、腹痛等胃肠不适。

（7）牙龈增生。

【钙通道阻滞剂的临床应用要点】

（1）CCB 降压疗效相对较强，药效呈剂量依赖性。长效 CCB 可作为高血压伴有动脉粥样硬化的首选药物。CCB+ 血管紧张素转化酶抑制剂（ACEI）或血管紧张素 Ⅱ 受体拮抗剂（ARB）是多国高血压指南优先推荐的联合降压治疗方案之一。

（2）肾衰竭对 CCB 的药物代谢动力学影响很小，故 CCB 可用于终末期肾病。在服用各种二氢吡啶类 CCB 时，应注意不要同时大量饮用葡萄柚或塞维利亚橙汁（它们能干扰此类药物的代谢，可导致药物浓度峰值增加 3 倍以上）。CCB 不能被透析。

（3）具有负性肌力作用的 CCB（如维拉帕米、地尔硫䓬）对心肌梗死后伴左室射血分数（LVEF）下降、无症状的心力衰竭患者可能有害,不宜应用。当心力衰竭合并有高血压或者心绞痛时,CCB 宜选用氨氯地平或者非洛地平,长期应用安全性较高。

（4）2015 年《非二氢吡啶类钙拮抗剂在心血管疾病中应用的专家建议》指出:①非二氢吡啶类钙拮抗剂（NDHP-CCBs）维拉帕米和地尔硫草是 CYP3A4 的抑制剂,可以影响经 CYP3A4 代谢的其他药物如环孢素、卡马西平等的血药浓度,在使用时应予以注意。②高血压长期采用 NDHP-CCBs 降压治疗可减少心脑血管终点事件。③冠心病使用 NDHP-CCBs 治疗均有明确的适应证,并为指南所推荐。研究发现,对冠脉血运重建后冠脉无复流和慢血流的患者冠脉内注射地尔硫草或维拉帕米可以部分地改善冠脉血运。④对心房颤动（简称房颤）、心房扑动（简称房扑）伴快速心室率患者使用静脉 NDHP-CCBs（如地尔硫草）心室率的控制好于地高辛和胺碘酮。

常用药物

1. 硝苯地平（心痛定、宜欣、得高宁、伲福达、圣通平、拜新同） Nifedipine

【作用特点】①普通片:短效降压,可作为变异型心绞痛的首选药之一;治疗用量时对窦房结与房室结功能影响小。不推荐用于急性冠脉综合征（acute coronary syndrome, ACS）合并高血压患者,禁用于急性 ST 段抬高心肌梗死（STEMI）。日剂量 >120mg 时,突然停药可能会产生"撤药综合征"。②缓释或控释剂型:具有作用平稳、持续时间久,抗动脉粥样硬化、抗心肌缺血,改善动脉内皮功能,高谷峰比,剂量与疗效呈正相关等特点。

【剂型规格】①普通片（心痛定）:10mg × 100 片。②缓释片:得高宁 10mg × 50 片;伲福达 20mg × 30 片;圣通平、宜欣 10mg × 30 片。③控释片（拜新同）:30mg × 7 片。

Sig:（1）**普通片**，①心绞痛，起始剂量 10mg，p.o.，t.i.d.；维持剂量 10~20mg，t.i.d.；对部分有明显冠状动脉痉挛的患者可 20~30mg，t.i.d.~q.i.d.；成人单次最大量为 30mg，每日总量不超过 120mg。心绞痛发作时可舌下含服 10mg，5~10 分钟内生效。②高血压，起始剂量为 10mg，p.o.，t.i.d.，根据血压水平调整。（2）**缓释片**，10~20mg，p.o.，b.i.d.；极量，40mg/ 次，120mg/d。（3）**控释片**，起始剂量 30mg，p.o.，q.d.，可根据情况增至 60mg/d，最大剂量 120mg/d，晨服，不能掰开。

2. 非洛地平（波依定） Felodipine

【作用特点】具有高度血管选择性和抗动脉粥样硬化的特点，缓释剂不能掰、压、嚼碎，口服后主要经肝脏细胞色素 P450（CYP450）系统代谢，肝功能不良者需减量。

【剂型规格】缓释片：2.5mg×10 片，5mg×10 片。

Sig：起始剂量 5mg，p.o.，q.d.；维持剂量 5~10mg，q.d.，晨服，最大剂量 20mg/d。

3. 氨氯地平（络活喜、安内真、弘明远、压氏达、兰迪） Amlodipine

【作用特点】血管选择性强，但与受体结合和解离速度较慢，药物作用出现相对较迟而维持时间长，血浆半衰期长达 30~50 小时，最大降压效应出现在用药后 4 周；可用于心力衰竭伴高血压患者。

【剂型规格】苯磺酸氨氯地平：络活喜 5mg×7 片；安内真 5mg×28 片；弘明远 2.5mg×14 片；压氏达 5mg×14 片；兰迪 5mg×7 片。

Sig：①高血压和心绞痛，起始剂量 5mg，p.o.，q.d.，根据临床反应可加至最大剂量 10mg/d；②低体重和肝功能不全者可从 2.5mg/d 开始。

4. 左氨氯地平（施慧达、欣他、玄宁） Levamlodipine

【作用特点】本品采用手性药物拆分技术，去除了氨氯地平中右旋成分,仅保留了其左旋体,半衰期约50小时,其最大疗效一般出现于用药2周以后。苯磺酸左氨氯地平降压作用是右旋体的1 000倍,是1∶1外消旋体的2倍。

【适应证】高血压与冠心病心绞痛。

【剂型规格】苯磺酸左氨氯地平片(施慧达、欣他):2.5mg×14片;马来酸左氨氯地平(玄宁):2.5mg×14片。

Sig:起始剂量2.5mg,p.o.,q.d.,如控制不佳可加至最大剂量5mg/d。

5. 氨氯地平阿托伐他汀钙(多达一) Amlodipine Besylate and Atorvastatin Calcium

【适应证】高血压合并高胆固醇血症或混合型高脂血症。

【剂型规格】片剂:苯磺酸氨氯地平5mg/阿托伐他汀钙10mg×7片。

Sig:一般1片,p.o.,q.d.,可在一天任何时间服用,空腹或者餐后服用均可。

6. 氨氯地平贝那普利(百安新) Amlodipine Besylate and Benazepril Hydrochloride

【剂型规格】片剂:氨氯地平2.5mg/贝那普利10mg×7片。

Sig:一般1片,p.o.,q.d.。

7. 拉西地平(司乐平、乐息平、贝苹) Lacidipine

【作用特点】第三代高度脂溶性DHP类CCB,作用时间长,可每日给药1次。

【剂型规格】片剂:司乐平4mg×15片,30片;乐息平4mg×7片;贝苹4mg×15片。

Sig:①一般成人,4mg,p.o.,q.d.,晨服,必要时3~4周后增加至6~8mg/d;②老年人,起始剂量2mg,p.o.,q.d.,如有必要可增至4~6mg/d。

8. 乐卡地平(再宁平) Lercanidipine

【作用特点】独特的膜控动力学,降压平稳、持久;高血管选择性、高组织亲和力、长血清半衰期。

【适应证】轻、中度原发性高血压。

【剂型规格】片剂:10mg×7 片,10mg×14 片。

Sig:10mg,p.o.,q.d.,餐前 15 分钟服。根据患者反应情况可增至每次 20mg。

9. 贝尼地平(可力洛) Benidipine

【作用特点】第二代,L 型、N 型和 T 型三亚型钙通道阻滞剂,均衡扩张肾小球出、入球小动脉,具有肾脏保护作用。

【适应证】原发性高血压、心绞痛。

【剂型规格】片剂:4mg×7 片,8mg×7 片。

Sig:①原发性高血压,一般 2~4mg,p.o.,q.d.;最大剂量 8mg,q.d.(早餐后服)。②心绞痛,4mg,p.o.,b.i.d.。

10. 尼莫地平(尼莫同、尼达尔、尼膜同、尼立苏) Nimodipine

【作用特点】具有神经/血管双重保护作用;轻度降压作用,大剂量(口服≥240mg/d,静脉≥2mg/h)才会引起显著的血压下降。(可参阅第五章第五节)

【适应证】各种原因的蛛网膜下腔出血后的脑血管痉挛和急性脑血管病恢复期的血液循环改善。

【剂型规格】①片剂:尼莫同 30mg×20 片;尼达尔 20mg×50 片。②注射液:尼膜同 10mg(50ml)/支;尼立苏注射液 2mg(10ml)/支。

Sig:①蛛网膜下腔出血,起始量为 0.5mg/h 持续静脉泵入,2 小时后增至 1mg/h,治疗 5~14 日后,继以尼莫地平片,每次 60mg,每日 6 次,服用 7 日;②老年性脑功能障碍,30~40mg,p.o.,t.i.d.~q.i.d.,最大剂量 240mg/d。

11. 尼群地平(洛普思) Nitrendipine

【作用特点】存在明显的首过效应,降压作用在 1~2 小时最大,持续 6~8 小时;对冠状动脉和外周血管均有较强的选择性扩张作用。

【剂型规格】片剂：10mg×100 片。

Sig：起始剂量 10mg，p.o.，q.d.~b.i.d.，根据病情调整，最大剂量不超过 30mg，b.i.d.。

12. 尼卡地平（佩尔）　Nicardipine

【作用特点】第二代 DHPs，高选择性地作用于中、小动脉，对血管平滑肌和心肌的选择性约为 30 000：1，对心率影响较小。

【适应证】静脉主要用于控制高血压危象合并急性脑血管病时高血压急症；手术时异常高血压的紧急处理。在日本还用于急性心力衰竭合并高血压。

【禁忌证】禁用于颅内出血估计尚未完全止血的患者，脑卒中急性期颅内压增高者。

【剂型规格】缓释胶囊剂：40mg×30 粒；注射液：2mg(2ml)/ 支，10mg(10ml)/ 支。

Sig：①原发性高血压，40mg，p.o.，q.d.~b.i.d.；②高血压急症，静脉滴注从 0.5μg/(kg·min) 开始，密切观察血压，逐步增加剂量，最高可用至 6μg/(kg·min)；③手术时异常高血压，静脉滴注以 2~10μg/(kg·min) 给药，根据血压调节滴速，必要时可增至 10~30μg/(kg·min)。

13. 地尔硫䓬（合心爽、合贝爽）　Diltiazem

【作用特点】①对血管作用：NDHP-CCBs 抑制钙离子内流与 DHP-CCBs 一致，但对外周血管的选择性不如 DHP-CCBs，不会引起反射性交感神经激活；能扩张冠状动脉增加其血流量，预防和解除冠脉痉挛；还能够保护血管内皮细胞，抗动脉硬化，抑制血管平滑肌细胞增生。②对心脏作用：具有负性肌力和负性频率作用，能够减弱心肌收缩力，改善心室充盈，缓解心肌缺血及减轻左室肥厚。③肾脏保护作用。

【适应证】①冠心病（包括 ACS 及稳定性冠心病）；②高血压及高血压急症；③房颤、房扑、室上性快速型心律失常；④肥厚型心肌病、抗 L 型钙通道抗体阳性的扩张型心肌病（DCM）；⑤肺动脉高压、雷诺病、偏头痛等治疗；⑥冠脉无复流和慢血流。

【禁忌证】病态窦房结综合征、严重房室传导阻滞、急性心肌梗死伴左心功能不全、心源性休克、孕妇。

【剂型规格】合心爽片剂：30mg×50片；合贝爽缓释胶囊：90mg×10粒；合贝爽粉针剂：10mg/支。

Sig：①高血压，缓释胶囊90~360mg/d，1~2次/d，一般口服需270mg/d才有明显降压作用。②高血压急症，常用10mg静脉推注，之后维持5~15μg/(kg·min)静脉泵入，根据血压调整速度。③稳定性冠心病，90mg，q.d.~b.i.d.，整粒吞服。④不稳定型心绞痛，1~5μg/(kg·min)，iv.gtt，最高滴速5μg/(kg·min)。⑤不伴低血压及收缩功能不全的房颤，15~25mg(0.25mg/kg)缓慢静脉注射2分钟，随后5~15mg/h静脉滴注。可根据病情同时开始口服控制心室率的药物。口服缓释胶囊120~360mg/d，一旦口服药物起效，可停用静脉地尔硫䓬。⑥终止室上性心动过速，15~20mg(0.25mg/kg)，静脉注射2分钟，间隔15分钟，如需要再给予20~25mg(0.35mg/kg)。⑦肥厚型心肌病，90mg，q.d.~b.i.d.，口服；⑧抗L型钙通道抗体阳性的扩张型心肌病患者，从小剂量(60~90mg/d)口服开始，根据病情调整剂量。⑨冠脉无复流和慢血流，冠状动脉内应用单次剂量400μg，最大剂量2 000μg。与冠脉慢血流相关的微血管性心绞痛，缓释胶囊90mg，q.d.~b.i.d.。

14. 维拉帕米（异搏定）Verapamil

【适应证】心律失常、高血压、冠心病心绞痛、肥厚型心肌病、冠脉无复流和慢血流。

【禁忌证】病态窦房结综合征和严重房室传导阻滞，中重度心力衰竭，心源性休克或严重低血压，预激综合征伴房颤或房扑[NDHP-CCBs可缩短旁道不应期，导致心室率加快，诱发心室颤动或低血压的发生〕。已使用胺碘酮、地高辛、β受体拮抗剂患者慎用。

【剂型规格】缓释片：240mg×10片；普通片：40mg×30片；注射液：5mg（2ml）/支。（静脉用法参阅本章第十二节）

Sig：①抗心绞痛和抗心律失常，起始剂量120mg，p.o.，q.d.，然后按需要增量，最大剂量240mg，b.i.d.。②高血压，起始剂量120~240mg，p.o.，q.d.，然后按需要增量，最大剂量240mg，b.i.d.。③肥厚型心肌病，80~240mg/d。④不伴低血压及收缩功能不全的房颤，0.075mg/kg缓慢静脉注射2分钟。如果需要，间隔30分钟再给予10mg，然后0.005mg/（kg·min）静脉维持。口服（缓释）180~480mg/d。⑤冠脉无复流和慢血流，冠状动脉内应用维拉帕米单次剂量200μg，最大剂量1 000μg。

第二节　血管紧张素转化酶抑制剂

血管紧张素转化酶抑制剂（angiotensin converting enzyme inhibitors，ACEI）通过阻断循环和组织中血管紧张素转化酶（ACE）的作用，减少血管紧张素Ⅱ（AngⅡ）生成，作用于肾素-血管紧张素-醛固酮系统（RAAS），从而消除或减轻 AngⅡ 的心血管毒性作用，能显著改善左心室收缩功能障碍及心力衰竭患者的血流动力学状况。同时 ACEI 抑制缓激肽的降解，提高机体内的缓激肽及前列环素的水平；提高 ACE2 和血管紧张素 1-7（Ang1-7）表达水平，发挥心血管保护作用。本类药物还可以降低交感神经系统活性，改善内皮功能及血管重构，改善胰岛素抵抗，保护肾脏，适用于高血压、冠心病、心力衰竭、急性心肌梗死后、左心室肥厚、左心室功能不全、慢性肾脏病、蛋白尿/微量白蛋白尿、代谢综合征患者，并且可用于降低心脑血管疾病死亡风险，能显著降低患者的病残率和病死率。

【ACEI 的分类】

(1) 根据活性部位化学结构分类:ACEI 可根据其活性部位所含的特殊基团分为以下 3 类。

1) 疏基类 ACEI:代表药物是卡托普利,其他还有芬替普利、阿拉普利等。

2) 羧基类 ACEI:包括大多数常用的 ACEI,代表药物是依那普利,其他还有贝那普利、培哚普利、雷米普利、咪达普利、西拉普利、群多普利等。

3) 磷酸基类 ACEI:代表药物是福辛普利,其他有塞拉普利等。

(2) 根据药代动力学特点分类

1) 前体药类 ACEI:包括大多数常用的 ACEI,代表药物是依那普利,其他有贝那普利、培哚普利、咪达普利等。

2) 活性药类 ACEI:不经历代谢的水溶性 ACEI,代表药物是赖诺普利。

3) 卡托普利类 ACEI:同时具有前体药和活性药的特征,代表药物是卡托普利。

(3) 根据组织亲和力分类:可分为水溶性(如依那普利、福辛普利、赖诺普利)和脂溶性(如培哚普利、雷米普利)ACEI。

【ACEI 的禁忌证】

(1) 对 ACEI 曾有致命性不良反应(如血管神经性水肿导致喉头水肿)。

(2) 妊娠期妇女。

(3) 血肌酐水平显著增高 >3mg/dl(265.2μmol/L) 或无尿性肾衰竭且未透析治疗。

(4) 双侧肾动脉明显狭窄。

(5) 左心室流出道梗阻患者(如严重主动脉瓣狭窄、梗阻性肥厚型心肌病)。

(6) 高钾血症。

(7) 有症状性低血压[SBP<12kPa(90mmHg)]。

（8）严重心力衰竭伴低钠血症等。

【ACEI 的不良反应】

（1）刺激性干咳：最常见，一般认为与缓激肽聚积相关，但与给药的剂量无关，多见于用药初期。干咳一般在停药 2 周内可逐渐消失。

（2）血管神经性水肿：与缓激肽聚积相关，多见于首次用药或治疗最初 24 小时，表现为喉头水肿、呼吸困难等。处理需立即停用本药，皮下注射肾上腺素，静脉注射氢化可的松等。

（3）（首剂）低血压：较常见，尤其在老年、血容量不足和心力衰竭患者容易发生。

（4）高钾血症：抑制醛固酮的释放所致，在合用保钾利尿剂或口服补钾时更容易发生。

（5）肾功能恶化、蛋白尿：由于 ACEI 可以使肾小球滤过率呈不同程度的降低，从而出现程度不等的血肌酐升高现象，在存在基础肾功能不全或心力衰竭患者更易发生。

（6）其他：皮疹和味觉障碍（与巯基有关）、胃肠功能紊乱等。

【ACEI 的临床应用要点】

（1）ACEI 是慢性心力衰竭治疗的基石，应从小剂量开始，若可以耐受则每隔 3~7 天逐渐加量，滴定过程及剂量需个体化。起始治疗后 1~2 周应监测肾功能和血钾。血清肌酐增高超过基础值的 30%~50% 为异常反应，应减量或停药。

（2）ACEI 对于心力衰竭患者（除非有禁忌证）应无限期、终身应用，避免突然撤除；并且尽早联用 β 受体拮抗剂，有协同作用，可根据临床情况调整各自的剂量。注意切勿因为不能达到 ACEI 的目标（靶）剂量而推迟 β 受体拮抗剂的使用。治疗心力衰竭疗效在数周、数月或者更长时间才出现。

（3）出现血管神经性水肿的患者终身禁用 ACEI，换用 ARB 应极度谨慎。不良反应可能在早期发生,但不妨碍长期应用。

(4)不同的 ACEI 降压表现为"类效应"(class effect),组织亲和力并未显示疗效差异。ACEI+ 利尿剂或 CCB 是多国高血压指南优先推荐的联合降压方案之一。

(5)ISIS-4、GISSI-3、SMILE、CCS-1 等大型临床试验证实,急性心肌梗死(AMI)早期使用 ACEI 能降低病死率,尤其是前 6 周的病死率降低最显著,而前壁心肌梗死伴有左心室功能不全的患者获益最大。在无禁忌证的情况下,溶栓治疗后血压稳定,即可小剂量开始使用 ACEI。

(6)2013 年美国《ACCF/AHA 急性 ST 段抬高心肌梗死(STEMI)治疗指南》推荐:对于前壁、伴有心力衰竭或 LVEF≤40% 的急性 STEMI 患者,除非有禁忌证,均应在 24 小时内尽早给予 ACEI(I 类推荐)。

常 用 药 物

1. 卡托普利(开博通) Captopril

【作用特点】第一个含巯基的竞争性 ACEI,药效一般持续 6~12 小时,约数周达最大降压作用,具有较强的氧自由基清除作用。

【剂型规格】片剂:12.5mg × 20 片。

Sig:①高 血 压,起 始 剂 量 12.5mg,p.o.,b.i.d.~t.i.d.,按需要 1~2 周内可增至 50mg,b.i.d.~t.i.d.,一般不主张超过 150mg/d。②慢性心力衰竭,起始剂量 6.25mg,t.i.d.,常用剂量 25~50mg,b.i.d.~t.i.d.,靶剂量为 50mg,t.i.d.,餐前 1 小时服。

2. 复方卡托普利制剂(开富特)

【作用特点】适用于各种程度高血压以及慢性心力衰竭治疗。

【剂型规格】片剂:卡托普利 10mg/ 氢氯噻嗪 6mg × 100 片。

Sig：①高血压，起始剂量 1~2 片，p.o.，b.i.d.~t.i.d.，按需要 1~2 周内增至 2 片，b.i.d.~t.i.d.，疗效仍不满意时可加用其他降压药。②慢性心力衰竭，起始剂量 1 片，b.i.d.~t.i.d.，必要时逐渐增至 2 片，b.i.d.~t.i.d.，若需进一步加量，宜观察疗效 2 周后再考虑。

3. 依那普利（怡那林、依苏、悦宁定）　Enalapril

【作用特点】第二代羧基类、水溶性 ACEI，有效血药浓度的半衰期为 11 小时，药理作用比卡托普利强 5~10 倍，且更持久。

【剂型规格】马来酸依那普利片：怡那林 10mg×16 片；依苏 5mg×16 片；悦宁定 10mg×10 片。

Sig：①高血压，起始剂量 5~10mg，p.o.，b.i.d.，常用维持量 10mg，b.i.d.，最大剂量 40mg/d。②慢性心力衰竭，起始剂量 2.5mg，b.i.d.，逐渐增至靶剂量 10mg，b.i.d.。

4. 依那普利拉（常欣怡）　Enalaprilat

【适应证】不宜口服降压药的高血压急症的快速降压。

【药理作用】起效时间 10~15 分钟，半衰期约 11 小时，最大作用出现在给药后 4 小时，作用持续 6~12 小时，90% 经肾脏以原型代谢。

【剂型规格】注射液：1.25mg（1ml）/ 支。

Sig：常规剂量，1.25~5mg+N.S/G.S 20ml，i.v.，q6h.，推注时间不少于 5 分钟，最大剂量不超过 10mg/d。首次使用，2.5mg（2 支）；围手术期首次，1.25mg（1 支），首剂避免与利尿剂同时使用，6 小时降压幅度决定下次用药剂量，如舒张压下降超过 2.7kPa（20mmHg），收缩压低于 26.7kPa（200mmHg），则减半以维持血压；如舒张压下降 1.3~2.5kPa（10~19）mmHg，则维持原剂量；未达到此标准，加量至 2.5mg；如 2.5mg 仍无法达到降压目标，可增加至 5mg。

5. 依那普利叶酸片（依叶）

【适应证】H 型高血压，即伴有同型半胱氨酸升高的高血压。

【剂型规格】片剂:依那普利10mg/叶酸0.8mg×7片,10片。

Sig:起始剂量,半片,p.o.,q.d.;维持剂量,1~2片,p.o.,q.d.。

6. 贝那普利(洛汀新、信达怡) Benazepril

【作用特点】第二代羧基类ACEI,半衰期约10小时,作用维持约24小时,2~3天达稳态。可增加肾血流和排钠作用,改善肾功能。

【剂型规格】片剂:10mg×14片。

Sig:①高血压,起始剂量10mg,p.o.,q.d.,可增至20mg/d,最大剂量40mg/d。②慢性心力衰竭,起始剂量2.5mg,q.d.,逐渐加量至靶剂量5~10mg,b.i.d.或10~20mg,q.d.。

7. 贝那普利氢氯噻嗪(依思汀、双赛普利)

【适应证】单药治疗不能控制血压。

【剂型规格】片剂:贝那普利10mg/氢氯噻嗪12.5mg×7片,14片。

Sig:一般1片,p.o.,q.d.;最大剂量,2片,p.o.,b.i.d.。

8. 咪达普利(达爽) Imidapril

【作用特点】第三代羧基类ACEI,长效高选择性,6~8小时活性代谢物浓度达峰值,一般连续服用3~5天血浆浓度达稳态,咳嗽发生率较低,可每天给药1次。

【剂型规格】片剂:5mg×10片,10mg×10片。

Sig:①高血压,2.5~10mg,p.o.,q.d.,最大剂量20mg/d。②慢性心力衰竭,2.5~5mg,p.o.,q.d.。

9. 福辛普利(蒙诺) Fosinopril

【作用特点】第三代水溶性、含磷酸基的ACEI,磷酸基团使其较少引起咳嗽,谷峰比64%。肝、肾双通道代谢,尤其适用于肾功能不全以及老年患者。

【剂型规格】片剂:10mg×14片。

Sig：①高血压，起始剂量 10mg，p.o.，q.d.，维持剂量 10~40mg/d，最大剂量 40mg/d。②慢性心力衰竭，起始剂量 10mg，p.o.，q.d.，可渐增至靶剂量 20~30mg/d。③急性心肌梗死后，起始剂量 5mg，q.d.，一般用量 5~20mg/d。

10. 培哚普利（雅施达）　Perindopril

【作用特点】第三代脂溶性、前体药类 ACEI，有效半衰期长（>24 小时），谷峰比高（87%~100%），长效 24 小时血压控制，能改善动脉顺应性。

【剂型规格】片剂：4mg×30 片，8mg×15 片。

Sig：①高血压，起始剂量 4mg，p.o.，q.d.，早餐前服，最大剂量 8mg/d；②高血压伴冠心病，起始剂量 8mg，q.d.；③慢性心力衰竭，起始剂量 2mg，q.d.，维持剂量 2~4mg，q.d.，靶剂量 4~8mg，q.d.。

11. 培哚普利吲达帕胺（百普乐）

【剂型规格】片剂：培哚普利 4mg/ 吲达帕胺 1.25mg×20 片。

Sig：1 片，p.o.，q.d.，清晨餐前服；血压不能控制时，可以增至每日 2 片。

12. 培哚普利氨氯地平（开素达）

【适应证】单药治疗不能充分控制高血压的成人患者；或在作为替代疗法适用于相同剂量水平的培哚普利和氨氯地平联合治疗下病情得以控制的原发性高血压。

【剂型规格】片剂：精氨酸培哚普利 10mg/ 苯磺酸氨氯地平 5mg×30 片。

Sig：一般 1 片，p.o.，q.d.，早餐前服药。

13. 雷米普利（瑞泰、瑞素坦）　Ramipril

【作用特点】第三代脂溶性、部分前体药类 ACEI，有效半衰期长（13~17 小时），谷峰比 50%~63%，能显著降低总病死率或主要心血管病事件发生率。

【剂型规格】片剂：瑞泰 2.5mg×14 片，5mg×7

片;瑞素坦 1.25mg,2.5mg × 14 片。

Sig:①高血压,起始剂量 2.5mg,q.d.(晨服),可增至 5~20mg,q.d.;②急性心肌梗死后(2~9 天)或轻、中度心力衰竭患者,起始量 1.25mg,b.i.d.,可酌情增至 2.5mg,b.i.d.,靶剂量为 10mg/d;③降低心血管高危患者事件发生率,起始剂量 2.5mg,q.d.,推荐 1 周剂量加倍,维持剂量 10mg/d;④非糖尿病肾病,起始剂量 1.25mg,q.d.,维持剂量 5mg/d。

14. 赖诺普利(捷赐瑞、帝益洛) Lisinopril

【作用特点】第三代,唯一本身为水溶性、不需经肝代谢转换即有活性的 ACEI;峰值时间为 6 小时,半衰期为 12 小时,不与血浆蛋白结合,服药 2~3 天达稳态血药浓度。

【剂型规格】捷赐瑞片:10mg × 14 片;帝益洛胶囊:10mg × 14 粒。

Sig:①高血压,起始剂量 10mg,q.d.,一般维持剂量 10~40mg/d,最大剂量 80mg/d;②慢性心力衰竭,起始剂量 2.5~5mg,q.d.,靶剂量 20~40mg/d。

第三节 血管紧张素 II 受体拮抗剂

血管紧张素 II 受体拮抗剂(angiotensin- II receptor blocker,ARB)的问世,被誉为 20 世纪 90 年代心血管药物的一个里程碑。其适应证和禁忌证基本同 ACEI,治疗心力衰竭和冠心病一般作为不能耐受 ACEI 的替代选择。目前发现血管紧张素 II 受体(AT 受体)有 4 种亚型,即 AT_1~AT_4 受体。临床上广泛应用的主要为选择性 AT_1 受体拮抗剂,在受体水平阻断 RAAS,避免了"血管紧张素 II 逃逸现象",与 ACEI 相比,具有作用专一的特点。此外,ARB 的治疗不增高缓激肽的水平,从而显著减少了咳嗽等不良反应(可能还有血管性水肿)的发生率。同时,ARB 具有多效性,能有效逆转左心室肥厚,显著减少蛋白尿,抗动脉粥样硬化，预防新发房颤，降低血尿酸等。

【ARB 的分类】

（1）根据对受体的作用分为选择性和非选择性两类。非选择性药物如沙拉新（saralasin）能阻断所有各型 Ang Ⅱ受体；选择性药物又可分为选择性 AT_1 受体拮抗剂和 AT_2 受体拮抗剂。目前临床使用的均为选择性 AT1 受体拮抗剂。

（2）根据药代动力学，分为前体药和活性药。氯沙坦、坎地沙坦西酯、奥美沙坦酯、美阿沙坦（Azilsartan）、阿利沙坦酯等为前体药物，在肝内分别代谢为活性物质 E-3174、坎地沙坦、奥美沙坦、阿齐沙坦、EXP-3174。其中，氯沙坦较为特殊，母体药和代谢产物均具有活性。

（3）根据化学结构，可分为：①二苯四咪唑类，如氯沙坦、厄贝沙坦、替米沙坦、坎地沙坦、阿利沙坦等；②非二苯四咪唑类，如伊贝沙坦等；③非杂环类，如缬沙坦等。也可分为：①肽类，如沙拉新；②非肽类，如氯沙坦、缬沙坦、坎地沙坦、替米沙坦等。

【ARB 的不良反应】

常见的有如头痛、眩晕、心悸、低血压；少见的有咳嗽、高钾血症、肾功能恶化、血管性水肿等。

【ARB 的临床应用要点】

（1）目前 ARB 拥有的适应证包括高血压、急性心肌梗死后、心力衰竭、左心室肥厚、慢性肾脏病、蛋白尿/微量白蛋白尿、预防房颤、代谢综合征、不能耐受 ACEI 的替代治疗。

（2）治疗心力衰竭或 ACS，从小剂量起服用，避免首剂低血压反应，在患者耐受的基础上逐步增至推荐剂量或靶剂量。治疗心力衰竭有循证医学证据的 ARB，包括氯沙坦、缬沙坦、坎地沙坦。在开始应用 ARB 及改变剂量的 1~2 周内，应监测血压（包括直立性低血压）、肾功能和血钾。

（3）对因咳嗽或血管性水肿不能耐受 ACEI 者，

缬沙坦和坎地沙坦已经显示出降低住院率和病死率的益处。

（4）对于常规治疗（包括 ACEI）后心力衰竭症状持续存在且 LVEF 低下者，可考虑加用 ARB。但目前尚不推荐 ACEI+ARB+醛固酮受体拮抗剂同时应用，避免高钾血症的发生。

（5）ARB 降压作用起效缓慢，平稳增强，一般在 4~8 周时才达最大作用。限制钠盐摄入或合并使用利尿剂可使起效迅速和作用增强，ARB+利尿剂或 CCB 是多国指南优先推荐的联合降压方案之一。

常 用 药 物

1. 氯沙坦钾（科素亚、山坦） Losartan Potassium

【作用特点】第一个用于治疗高血压的非肽类高选择性 ARB，治疗 3~6 周达最大抗高血压效应。其代谢产物 E-3174 作用较原药强 10~40 倍，两者均有药理活性。

【剂型规格】片剂：50mg×7 片，100mg×7 片。

Sig：①高血压，起始剂量 50mg，q.d.，维持剂量 25~100mg，q.d.；②慢性心力衰竭，起始剂量 25~50mg，q.d.，靶剂量 150mg，q.d.。

2. 氯沙坦钾氢氯噻嗪（海捷亚） Losartan Potassium and Hydrochlorothiazide

【适应证】轻、中度高血压。

【剂型规格】片剂：氯沙坦钾 50mg/氢氯噻嗪 12.5mg×7 片。

Sig：1 片，p.o.，q.d.；对反应不足的患者可增至最大剂量 2 片/d。

3. 缬沙坦（代文、怡方、易达乐、平欣） Valsartan

【作用特点】强效、特异性的非肽类 ARB，对 AT_1 的拮抗作用比 AT_2 强 20 000 倍，治疗 2~4 周达到最大抗高血压效应，降压的同时不影响心率。

【剂型规格】①胶囊剂,代文、怡方80mg×7粒。②片剂,易达乐80mg×7片;平欣40mg×24片。

Sig:①高血压,起始和维持剂量一般为80mg,p.o.,q.d.~b.i.d.,最大剂量320mg/d;②慢性心力衰竭,起始剂量40mg,q.d.,靶剂量160mg,b.i.d.。

4. 缬沙坦氢氯噻嗪(复代文) Valsartan and Hydrochlorothiazide

【适应证】轻、中度高血压。

【剂型规格】片剂:缬沙坦80mg/氢氯噻嗪12.5mg×7片。

Sig:1片,p.o.,q.d.;对反应不足的患者可增至2片,q.d.。

5. 沙库巴曲缬沙坦钠(诺欣妥) Sacubitril Valsartan(Entresto)

【作用特点】全球第一个上市的血管紧张素受体-脑啡肽酶抑制剂(ARNI),可替代ACEI/ARB作为射血分数下降的心力衰竭(HFrEF)的起始治疗。沙库巴曲可水解为有活性的脑啡肽酶抑制剂LBQ657,升高利钠肽、缓激肽和肾上腺髓质肽及其他内源性血管活性肽的水平。

【适应证】用于射血分数降低的慢性心力衰竭(NYHA Ⅱ~Ⅳ级,LVEF≤40%)成人患者,降低心血管死亡和心力衰竭住院的风险。

【禁忌证】①有血管神经性水肿病史;②双侧肾动脉严重狭窄;③妊娠妇女、哺乳期妇女;④重度肝损害(Child-Pugh分级C级)、胆汁性肝硬化和胆汁淤积;⑤已知对ARB或ARNI过敏。

【注意事项】由于与ACEI合用时存在血管性水肿的潜在风险,禁止本品与ACEI合用。从ACEI转换成本品,必须在停止ACEI治疗至少36小时之后方能使用。

【剂型规格】片剂:50mg(沙库巴曲24mg/缬沙坦26mg)×14片;100mg(沙库巴曲49mg/缬沙坦

51mg）×14 片。

Sig：一般起始剂量为 50~100mg，po，b.i.d.，；根据患者耐受情况，本品剂量可每 1~2 周倍增 1 次，直至达到 100~200mg，b.i.d. 的目标维持剂量。

6. 缬沙坦氨氯地平（倍博特） Valsartan and Amlodipine（Exforge）

【适应证】单药治疗不能控制血压的患者。

【作用特点】ARB 可以减轻 CCB 引起的外周水肿，提高依从性，起协同效应。

【剂型规格】片剂：缬沙坦 80mg/ 氨氯地平 5mg×7 片。

Sig：一般 1 片，p.o.，q.d.。

7. 替米沙坦（美卡素、欧美宁、安内强） Telmisartan

【作用特点】以特异的异芳香基团修饰，使该药具有较强的脂溶性和组织穿透性，半衰期 >20 小时，一般治疗 4~8 周达到最大抗高血压效应，是唯一具有降低心血管风险适应证的 ARB。它完全通过与葡糖醛酸的结合经肝脏代谢（99%），不依赖于 CYP450 系统的代谢。

【剂型规格】片剂：美卡素 80mg×7 片；欧美宁 80mg×14 片；安内强 40mg×7 片。

Sig：①高血压，起始剂量 40mg，p.o.，q.d.，维持剂量 20~80mg，q.d.；②慢性心力衰竭，起始剂量 40mg，p.o.，q.d.，靶剂量 80mg，q.d.。

8. 替米沙坦氢氯噻嗪（美嘉素） Telmisartan and Hydrochlorothiazide

【剂型规格】片剂：替米沙坦 80mg/ 氢氯噻嗪 12.5mg×7 片。

Sig：一般 1 片，p.o.，q.d.。

9. 坎地沙坦酯（必洛斯、诺压坦、搏力高、维尔亚、悉君宁、伲利安） Candesartan Cilexetil

【作用特点】前体药，谷峰比值高，作用呈剂量依赖性,双通道排泄;具有治疗心力衰竭的循证医学证据。

【剂型规格】①片剂:必洛斯 8mg×7 片;诺压坦 8mg×8 片;搏力高 8mg×7 片,14 片;维尔亚、悉君宁 4mg×14 片。②胶囊剂:伲利安 4mg×10 粒。

Sig:①高血压,起始剂量 4~8mg,p.o.,q.d.,必要时增至 16mg/d;②慢性心力衰竭,起始剂量 4mg,q.d.,靶剂量 32mg,q.d.。

10. 坎地氢噻片(波开清) Candesartan Cilexetil and Hydrochlorothiazide

【剂型规格】片剂:坎地沙坦酯 16mg/ 氢氯噻嗪 12.5mg×7 片。

Sig:一般 1 片,p.o.,q.d.。

11. 奥美沙坦酯(傲坦) Olmesartan Medoxomil

【作用特点】前体药,咪唑环上同时具有羟基和羧基侧链,与 AT_1 受体有 4 个结合位点,对 AT_1 的拮抗作用比 AT_2 约强 12 500 倍。降压作用在 1 周内起效,2 周后达到明显效果。

【剂型规格】片剂:20mg×7 片。

Sig:①高血压,起始剂量 20mg,p.o.,q.d.,最大剂量 40mg/d;②慢性心力衰竭,起始剂量 10~20mg,q.d.,靶剂量 20~40mg,q.d.。

12. 奥美沙坦酯氢氯噻嗪(复傲坦) Olmesartan Medoxomil and Hydrochlorothiazide

【剂型规格】片剂:奥美沙坦酯 20mg/ 氢氯噻嗪 12.5mg×7 片。

Sig:1 片,p.o.,q.d.。

13. 奥美沙坦酯氨氯地平(思卫卡) Olmesartan Medoxomil and Amlodipine

【剂型规格】片剂:奥美沙坦酯 20mg/ 苯磺酸氨氯地平 5mg×7 片。

Sig:1 片,p.o.,q.d.。服用 2 周后可按需增量,最大推荐剂量为每日 2 片。

14. 厄贝沙坦（安博维、格平、吉加、科苏）

Irbesartan

【作用特点】拮抗 AT_1 的作用为 AT_2 的 8 500 倍，其环戊烷结构能和 AT_1 受体底部的袋状结构紧密契合，亲和度高，解离度低，受体阻断率高。6~12 岁儿童剂量减半。

【剂型规格】片剂：安博维、格平、吉加 150mg× 7 片；科苏 75mg×20 片。

Sig：①高血压，起始剂量 150mg，p.o.，q.d.，最大剂量 300mg/d；②慢性心力衰竭，起始剂量 150mg，p.o.，q.d.，靶剂量 300mg，q.d.。

15. 厄贝沙坦氢氯噻嗪（安博诺、依伦平、安利博、倍悦、利培） Irbesartan and Hydrochlorothiazide

【剂型规格】片剂：厄贝沙坦 150mg/ 氢氯噻嗪 12.5mg×7 片。

Sig：起始量 1 片，p.o.，q.d.，可酌情加至每日 2 片。

16. 阿利沙坦酯（信立坦） Allisartan Isoproxil

【作用特点】经胃肠道酯酶水解生成降压活性物 EXP-3174，不经过 CYP450 代谢；治疗 4 周可达到最大降压效果。食物会降低本品的吸收，建议不与食物同时服用。

【适应证】轻、中度原发性高血压。

【剂型规格】片剂：240mg×7 片。

Sig：通常起始和维持剂量为 240mg，p.o.，q.d.；继续增加剂量不能进一步提高疗效。

17. 其他类型 RAS 抑制剂

阿利吉仑（锐思力） Aliskiren

【作用特点】全球第一个直接肾素抑制剂，源头阻断 RAS，降低血浆肾素活性（PRA），降压持久强效。不推荐阿利吉仑与 ACEI/ARB 联用降压。

【适应证】原发性高血压。

【禁忌证】基本同 ACEI，出现过血管性水肿患者禁用。

【剂型规格】片剂：150mg×7 片，300mg×7 片。

Sig：起始剂量 150mg，p.o.，q.d.；对于血压仍不能控制者，可以加至 300mg，q.d.。

第四节　β受体拮抗剂

β受体拮抗剂（beta-receptor blockers，βRB）的发现和应用是现代药学领域中最重要的进展之一，其主要发明者 James Black 因此获得了 1988 年诺贝尔生理学或医学奖。βRB 具有抗高血压，降低心肌氧耗，增加冠状动脉血流，改善心室重塑，改善心功能和提高左室射血分数，抗心律失常，预防再发室颤和心源性猝死，降低血浆肾素和交感神经活性等作用，适用于不同程度的高血压、冠心病、心力衰竭、心律失常、肥厚型心肌病、主动脉夹层、二尖瓣脱垂综合征、原发性长 Q-T 间期综合征等。

【β受体拮抗剂的分类】

①按选择性，可分为选择性的 $β_1$ 受体拮抗剂和非选择性的 β 受体拮抗剂；②也可按是否具有内在拟交感活性（ISA）、膜稳定性（MSA）或组织亲和力（水溶性/脂溶性）分类。

【β受体拮抗剂的内在拟交感活性】

有些 β 受体拮抗剂与 β 受体结合后除能阻断受体外，对 β 受体具有部分激动作用，称之为内在拟交感活性（intrinsic sympathomimetic activity，ISA）。ISA 较强的 βRB（如吲哚洛尔、阿普洛尔）在临床应用时，其抑制心肌收缩力、减慢心率和收缩支气管的作用一般较无 ISA 的药物为弱。

【β受体拮抗剂的禁忌证】

（1）支气管哮喘急性发作期。

（2）显著的心动过缓，如病态窦房结综合征。

（3）Ⅱ度及以上房室传导阻滞（除非已安装起搏器）。

（4）急性心力衰竭伴明显体液潴留需大量利尿者。

（5）血流动力学不稳定，需静脉应用正性肌力药者。

（6）症状性低血压[收缩压<12kPa（90mmHg）]。

（7）严重的外周血管疾病。

【β受体拮抗剂的不良反应】

不良反应常发生在治疗早期，但一般不妨碍长期用药。常见的不良反应如下。

（1）直立性低血压：一般在首剂或加量的24~48小时内发生，注意首先停用不必要的扩血管剂。

（2）体液潴留（常发生于起始治疗3~5天内）和心力衰竭恶化。

（3）抑制心肌收缩力，引起心动过缓和传导阻滞。

（4）支气管痉挛及乏力。

（5）引起血脂代谢异常（TG升高和HDL-C降低），掩盖早期的低血糖症状（如震颤、心动过速）。

（6）抑郁、疲乏、头痛、失眠、睡眠紊乱等。水溶性βRB此类反应较少。

（7）撤药综合征：长期治疗后突然停药可发生，表现为高血压、心律失常和心绞痛恶化。

（8）加重性功能障碍和末梢循环障碍，加重外周循环性疾病（雷诺现象）等。

【β受体拮抗剂的临床应用要点】

（1）如果在应用βRB降压时需加药，应优先考虑CCB，而不加用噻嗪类利尿剂，避免增加发生新发糖尿病的危险。亲脂性βRB容易透过血脑屏障，可发生与其相关的中枢神经系统不良反应，如多梦、幻觉、失眠、疲乏以及抑郁等症状。

（2）目前临床试验已证实可有效降低慢性心力衰竭病死率的只有3种，即美托洛尔、比索洛尔、卡维地洛。βRB的3种效应影响心力衰竭预后：脂溶性(越高,保护性越强);内在拟交感活性(无,效果更好);选择性(越高,越好)。

(3) 任何 β 受体拮抗剂对 β 受体亚型的选择性作用都会随着药物剂量的增加而逐渐降低,直至消失。剂量依赖的失选择性也是 β 受体拮抗剂的一个不可忽视的特性。

(4) βRB 治疗心力衰竭应尽早使用,心功能 NYHA IV 级患者应在血流动力学稳定后使用。βRB 治疗心力衰竭的生物学效应需持续用药 2~3 个月才逐渐产生,故起始剂量须小,每隔 2~4 周可剂量加倍,逐渐达到指南推荐的目标剂量或最大可耐受剂量(静息心率降至 55~60 次 /min 的剂量),并长期使用。滴定的剂量及过程需个体化,要密切观察心率、血压、体重、呼吸困难、淤血的症状及体征。有液体潴留或最近曾有液体潴留的患者,必须同时使用利尿剂。避免突然停药引起反跳现象——"撤药综合征"(长期应用拮抗剂可使相应受体数量升高,产生受体向上调节所致)。减量应缓慢。在一天不同时间服用 βRB 和 ACEI 可以减少发生低血压的危险。

(5) **以下高血压人群优选 βRB**:对于快速型心律失常(如窦性心动过速、房颤)、冠心病、心力衰竭合并高血压患者;交感神经活性增高患者(高血压发病早期伴心率增快者,社会心理应激者,焦虑等精神压力增加者,围手术期高血压,高循环动力状态如甲状腺功能亢进、高原生活者);不能耐受 ACEI/ARB 的年轻高血压患者。

(6) 2013 年美国《ACCF/AHA 急性 STEMI 指南》、2014 年《AHA/ACC NSTE-ACS 治疗指南》均推荐,只要无心力衰竭、低心排血量状态、心源性休克风险增高或其他禁忌证,推荐入院 24 小时内尽早使用 β 受体拮抗剂。对心绞痛发作频繁、心动过速、血压较高的患者,可先采用静脉 β 受体拮抗剂(如美托洛尔、艾司洛尔等),以尽快控制血压、心率,缓解心绞痛发作。

常 用 药 物

1. 美托洛尔(倍他乐克) Metoprolol

【作用特点】脂溶性、高选择性 β_1 受体拮抗药($\beta_1:\beta_2=20:1$),无 ISA 和 MSA,半衰期 2~6 小时。高血压患者服药后收缩压可较快下降,但舒张压下降达到最大的幅度往往需要数周的时间。剂量需个体化,在增加剂量过程中密切观察患者症状变化。缓释剂型采用先进的多单位微囊缓释系统,24 小时平稳释放,可以掰开,但不能咀嚼或压碎。

【剂型规格】普通剂型(酒石酸美托洛尔):25mg,50mg × 20 片;缓释剂型(琥珀酸美托洛尔):47.5mg,95mg × 7 片;注射液:5mg(5ml)/ 支。(可参阅本章第十二节)

Sig:(1)普通片

①心力衰竭:起始剂量 6.25mg,b.i.d.~t.i.d.,靶剂量 50mg,b.i.d.~t.i.d.;②高血压:25~100mg,b.i.d.,最大剂量 200mg/d。

(2)缓释片

①高血压:47.5~190mg,q.d.;②心绞痛:95~190mg,q.d.,国外可用至最大剂量 400mg/d;③心功能 Ⅱ级的稳定性心力衰竭:起始剂量 23.75mg,q.d.,2 周后剂量可增至 47.5mg,q.d.,以后可每 2 周加倍,靶剂量 190mg,q.d.;④心功能Ⅲ~Ⅳ级的稳定性心力衰竭:起始剂量 11.875mg,q.d.。

(3)注射剂:首剂 2.5~5mg(溶于生理盐水后缓慢静脉注射至少 5 分钟),单次最大剂量 5mg,必要时每 5 分钟重复 1 次,最大剂量 10mg(极少数情况下可用 15mg)。

2. 比索洛尔(康忻、博苏、苏莱乐) Bisoprolol

【作用特点】长效,水、脂双溶性,高选择性($\beta_1:\beta_2=75:1$),无 ISA 和 MSA,无明显负性肌力作用,半衰期 10~12 小时。通常在 2 周后达到最大抗高血压效应,注意个体化治疗。不影响糖脂代谢,肝、肾双通道清除。

【剂型规格】片剂:5mg×10 片。

Sig:①慢性心力衰竭,起始剂量 1.25mg,q.d.,靶剂量 10mg,q.d.;②高血压,2.5~10mg,p.o.,q.d.,最大剂量 10mg/d。

3. 阿替洛尔(氨酰心安) Atenolol

【作用特点】中效、水溶性、选择性 β_1 受体拮抗剂,无 ISA 和 MSA,半衰期 7~20 小时;肾功能不全患者需减量。不推荐用于治疗慢性心力衰竭,主要用于高血压和冠心病的治疗。

【剂型规格】片剂:25mg×60 片;注射液:5mg(10ml)/支。

Sig: ① 口 服,12.5~50mg,p.o.,q.d.~b.i.d.,最大剂量 100mg/d;②静脉推注,单次最大剂量 2.5mg,速度 1mg/min,必要时每 5 分钟重复 1 次,最大剂量 10mg。

4. 艾司洛尔(爱络、欣洛平) Esmolol

【作用特点】超短效的选择性 β_1 受体拮抗剂,半衰期大约 9 分钟,该药的活性在给药 20~30 分钟内即消失。主要用于围手术期高血压、室上性心动过速、房颤和房扑紧急控制心室率患者。(具体用法参阅本章第七节、第十九节)

【剂型规格】注射液:0.2g(2ml)/支。

5. 普萘洛尔(心得安) Propranolol

【作用特点】高亲脂性、非选择性 β 受体拮抗剂,无 ISA,具有中等强度的 MSA。

【适应证】窦性心动过速,特别是甲状腺功能亢进症(简称甲亢)、β 受体反应亢进症、运动和精神因素与交感神经兴奋性增高有关者;高血压;心绞痛;原发性震颤;预防偏头痛等。

【剂型规格】普通片:10mg×100 片。

Sig：①心绞痛，10~20mg，t.i.d.~q.i.d.，根据病情调整，最大剂量240mg/d；②心律失常，10~30mg，t.i.d.~q.i.d.，餐前和睡前服用；③高血压，起始剂量10~30mg，t.i.d.，以后根据患者反应逐渐增加剂量，常用维持剂量30~90mg，b.i.d.~t.i.d.，最大剂量320mg/d。

6. 奈必洛尔　Nebivolol

【药理作用】具有血管扩张活性的高选择性 β_1 受体拮抗剂，无ISA，半衰期12~19小时。

【适应证】用于轻至中度高血压的治疗，亦可用于心绞痛和充血性心力衰竭的治疗。

【不良反应】最常见的有头痛、眩晕、乏力、感觉异常、便秘、腹泻等。

【剂型规格】片剂：2.5mg×30片。

Sig：2.5~5mg，p.o.，q.d.；肝、肾功能不全及老年人可适当减量。

7. 索他洛尔　Sotalol

【作用特点】同时具有非选择性 β 受体拮抗和Ⅲ类抗心律失常作用。

【适应证】用于转复和预防室上性心动过速、房扑、房颤（用法参阅本章第十二节）。

8. 拉贝洛尔（迪赛诺）　Labetalol

【作用特点】①高亲脂性，同时具有竞争性的 α_1 受体、非选择性的 β 受体拮抗作用，具有ISA而无MSA。α_1、β 受体拮抗强度口服时约为1：3，静脉注射时约1：7。与单纯的 βRB 不同，能降低卧位血压和周围血管阻力，一般不降低心排血量或每搏输出量。②静脉注射尤其适用于高肾上腺能状态、妊娠、肾功能不良时高血压急症，几乎不影响心脑血流。缺点：作用持续时间相对较长（3~6小时）。

【剂型规格】片剂：50mg×30片；注射液：50mg（10ml）/支。（用法参阅本章第七节、第十九节）

Sig：①口服，100~200mg，b.i.d.~t.i.d.，最大剂量600mg/d；②静脉，对于高血压急症，可先20~80mg

静脉推注,维持剂量 0.5~2mg/min,根据反应调整剂量,围手术期高血压剂量可增至 1~4mg/min,24 小时总量不超过 300mg。

9. 阿罗洛尔(阿尔马尔) Arotinolol

【作用特点】水、脂双溶性,对 α、β 受体的阻断强度比约为 1:8,无 ISA、MSA,半衰期 10~12 小时。具有降压、抗心绞痛、抗心律失常和抗震颤作用。

【适应证】高血压、心绞痛、快速型心律失常、原发性震颤等。

【剂型规格】片剂:10mg×10 片。

Sig:①轻中度高血压、心绞痛、快速型心律失常,起始剂量 10mg,b.i.d.,可适当增减,最大剂量 30mg/d;②原发性震颤,起始剂量 10mg,q.d.,维持剂量 10mg,b.i.d.,最大剂量 30mg/d。

10. 卡维地洛(达利全、金络) Carvedilol

【作用特点】第三代高亲脂性,阻断 α_1、β_1、β_2 受体,对 α_1、β 受体的阻断强度比为 1:10,具有较强的 ISA 而无 MSA。同时具有抗氧化、抗增殖作用,对心率影响较小。

【剂型规格】片剂:达利全 25mg×10 片;金络 10mg×28 片。

Sig:①高血压,起始剂量 6.25mg,b.i.d.,如能耐受可 1~2 周后增至 12.5~25mg,b.i.d.,最大剂量 50mg/d;②慢性心力衰竭,起始剂量 3.125mg,b.i.d.,每 2 周递增 1 次,至靶剂量 25mg,b.i.d.。

第五节　利　尿　剂

利尿剂/利尿药(diuretics)是一类主要通过影响肾小管的重吸收和分泌,促进体内电解质(以 Na^+ 为主)和水分的排出,从而实现利尿作用的药物,适用于不同程度的高血压、心力衰竭、非心源性水肿疾病、急性中毒等。它能与其他降压药起到协同作用,可逆转左心室肥厚。黑色人种对利尿剂的反应较好。此类药物禁用或慎用于痛风、肝性脑病、低钾血症、超量服用洋地黄患者。新型利尿剂血管升压素受体拮抗剂(如托伐普坦)被推荐用于充血性心力衰竭,常规利尿剂治疗效果不佳,有低钠血症或有肾功能损害倾向患者,可显著改善充血相关症状;对心力衰竭伴低钠血症的患者能降低心血管病所致的死亡率。腺苷受体拮抗剂疗效有待进一步研究。

【利尿剂的分类】

1. 根据利尿剂的作用部位分类

(1) 主要作用于髓袢升支髓质部的袢利尿剂:包括呋塞米、托拉塞米、布美他尼等。

(2) 主要作用于髓袢升支皮质部和远曲小管:主要是噻嗪类利尿剂,如氢氯噻嗪等。氯噻酮、美托拉宗、吲达帕胺在化学结构上与噻嗪类不同,但药理作用相似,一般也归于此类。

(3) 主要作用于远曲小管和皮质集合管:主要包括血管升压素 V_2 受体拮抗剂托伐普坦、螺内酯、氨苯蝶啶、阿米洛利等保钾利尿剂。

(4) 主要作用于近曲小管:如碳酸酐酶抑制剂,包括乙酰唑胺等。

(5) 渗透性利尿剂:甘露醇、山梨醇等。

2. 根据利尿剂的作用强度分类 作用强度主要取决于其作用部位。

(1) 强效利尿剂:主要是袢利尿剂。

(2) 中效利尿剂:主要是噻嗪类利尿剂。

(3) 低效利尿剂:主要是保钾利尿剂和碳酸酐酶抑制剂。

【利尿剂的不良反应】

(1) 血电解质紊乱,如低钾或高钾、低镁、低钠血症等。

(2) 血脂代谢紊乱(TG 和 TC 升高)、糖耐量降低、血尿酸升高甚至痛风(多发生于大剂量长期应用噻嗪类利尿剂时)。

（3）直立性低血压或血压下降。

（4）耳毒性（多见于袢利尿剂）。

（5）诱发氮质血症、肾功能不全,在肾小球滤过率 <25ml/min 时应慎用。

（6）胃肠道反应和过敏反应。

（7）神经内分泌激活等。

【利尿剂的临床应用要点】

（1）袢利尿剂适合用于大多数慢性心力衰竭患者;而噻嗪类更适用于合并高血压、轻度水钠潴留和肾功能正常的心力衰竭患者,缘于其有更长久的抗高血压效应。

（2）用于控制血压的利尿剂主要是噻嗪类利尿剂,分为噻嗪型利尿剂和噻嗪样利尿剂两种,前者包括氢氯噻嗪和苄氟噻嗪等,后者包括氯噻酮和吲达帕胺等。在我国,常用的噻嗪类利尿剂主要是氢氯噻嗪和吲达帕胺。

（3）利尿剂缓解心力衰竭症状较 ACEI、β 受体拮抗剂等药物迅速,有液体潴留者须尽早应用;小剂量开始,逐渐加量,病情控制后以最小有效量长期间断给药维持。

（4）治疗心力衰竭如出现利尿剂抵抗或反应不佳时,可采取:①增加利尿剂剂量和次数,可在严密监测肾功能和电解质的情况下增加剂量和次数,并根据尿量和症状的改善状况调整剂量;②静脉推注联合持续静脉滴注,静脉持续和多次应用可避免因为利尿剂浓度下降引起的钠水重吸收,如呋塞米40mg 静脉推注,然后静脉滴注维持（10~40mg/h）;③ 2 种或 2 种以上不同作用机制的利尿剂联用（如袢利尿剂 + 噻嗪类利尿剂）;④短期应用小剂量的增加肾血流药物,如多巴胺 100~250μg/min 或重组人脑利钠肽（新活素）;⑤加用托伐普坦;⑥加用醛固酮受体拮抗剂或增加剂量;⑦纠正低氧,酸中毒,低钠、低钾等,尤其注意纠正低血容量;⑧考虑超滤治疗。

常 用 药 物

1. 呋塞米(速尿) Furosemide(Lasix)

【适应证】①水肿性疾病:包括充血性心力衰竭、肝硬化、肾脏疾病引起的水肿,并可与其他药物合用治疗急性肺水肿和急性脑水肿等;②高血压;③预防急性肾衰竭;④高钾血症及高钙血症;⑤稀释性低钠血症;⑥急性药物、毒物中毒等。

【作用特点】强效袢利尿剂,大多数心力衰竭患者的首选药物,特别适用于有明显体液潴留或伴有肾功能受损的患者。利尿效果呈剂量依赖性,剂量不受限制;每日体重变化是最可靠的监测效果指标。呋塞米能抑制前列腺素分解酶的活性,使前列腺素 E_2 含量升高,从而具有扩张血管作用。

【剂型规格】片剂:20mg×100 片;注射液:20mg(2ml)/支。

Sig:(1) *慢性心力衰竭*,①口服,起始剂量 20mg,q.d.,维持剂量 20~40mg,q.d.~b.i.d.。②静脉,起始剂量20~40mg,缓慢静脉注射,最大单次剂量可达 160mg;顽固性水肿患者 80~120mg,缓慢静脉注射,q.d.~b.i.d.;需长期应用者,宜采用间歇疗法。

(2) *急性左心衰竭*,起始剂量 20~40mg,i.v.(2分钟内推完),必要时可酌情重复。

(3) *水肿性疾病*,①口服,起始剂量 20~40mg,q.d.,必要时 6~8 小时后追加 20~40mg,直至出现满意利尿效果。每日用量宜控制在 100mg 以内,分次服用。②静脉,起始剂量 20~40mg,缓慢静脉注射,必要时每 2 小时追加剂量,直至出现满意疗效。维持用药阶段可分次给药。

(4) *急性肾衰竭*,可用 200~400mg+N.S 100ml,iv.gtt,滴注速度 <4mg/min,或静脉泵入;最大剂量1g/d。

（5）慢性肾功能不全，一般 20~40mg，p.o.，t.i.d.，必要时静脉推注。

2. 托拉塞米（泽通、丽泉、特苏尼、拓赛、丽芝、伊格迈）Torasemide

【作用特点】磺酰脲吡啶类强效利尿药，其利钠、利尿活性明显高于呋塞米，但排钾作用却弱于呋塞米，适用于需要迅速利尿或不能口服利尿的充血性心力衰竭、肝硬化腹水、肾脏疾病所致的水肿患者。不推荐与其他药物混合后静脉注射。

【剂型规格】泽通粉针剂：10mg/支；丽泉注射液：10mg（2ml）/支；特苏尼注射液：20mg（2ml）/支；拓赛片：10mg×12片；丽芝胶囊：10mg×10粒；伊格迈片：20mg×6片。

Sig：①口服，一般 10~20mg，p.o.，q.d.；②静脉，起始剂量 10~20mg+100ml N.S，iv.gtt，q.d.，也可直接稀释后静脉推注，最大剂量 100mg/d，疗程不超过 1 周。

3. 托伐普坦（苏麦卡）Tolvaptan

【作用特点】选择性血管升压素 II 型受体拮抗剂，阻断 V_2 受体介导的集合管水重吸收，增加自由水排泄。托伐普坦主要通过非肾途径，经 CYP3A4 酶代谢后，进行清除，终末半衰期约为 12 小时。较少出现排钠利尿剂所通有的电解质紊乱、血脂代谢紊乱、神经激素激活等不良反应。对血压、心率无明显影响，在血钠和血浆白蛋白偏低时，依然能够发挥作用。

【适应证】心力衰竭、肝硬化等所导致的容量超负荷。

【不良反应】口干、口渴、尿频、高钠血症等。

【注意事项】注意血钠变化，服药后 24 小时内不限液。

【剂型规格】片剂：15mg×5 片。

Sig：推荐的起始剂量为 7.5~15mg，q.d.，餐前餐后均可口服。可根据容量状况和血钠水平调节剂量，酊情增加到 30mg/d 或者最大剂量 60mg/d。

4. 氢氯噻嗪（双氢克尿噻） Hydrochlorothiazide（HCTZ）/Dihydrochlorothiazide（DHCT）

【作用特点】中效噻嗪类利尿剂，口服后 2 小时发挥作用，3~6 小时达最大效应。降压作用温和而确切，长期应用可能影响血糖、血脂、血尿酸代谢。糖尿病患者慎用，痛风禁用。

【剂型规格】片剂：25mg×100 片。

Sig：①高血压，6.25~25mg，p.o.，q.d.（晨服），推荐使用小剂量；②慢性心力衰竭，起始剂量 25mg，p.o.，q.d.，一般用到 100mg/d 已达最大效应；③水肿性疾病，25mg，p.o.，q.d.~t.i.d.，必要时可增至 50mg，b.i.d.。

5. 吲达帕胺（纳催离、寿比山） Indapamide

【作用特点】磺胺类利尿剂，利尿作用是氢氯噻嗪的 10 倍。同时有扩张血管作用，可逆转左心室肥厚，降低微白蛋白尿。其抗高血压和排钠利尿作用是分离的，低剂量时降低血压，较高剂量时其附加的利尿作用才明显。

【禁忌证】磺胺过敏者，严重肾衰竭，肝性脑病或严重肝功能不全，低钾血症。

【剂型规格】缓释片（纳催离）：1.5mg×10 片；普通片（寿比山）：2.5mg×30 片。

Sig：①缓释片：1.5mg，p.o.，q.d.；②普通片：1.25~2.5mg，p.o.，q.d.，晨服，最大剂量 5mg/d。

6. 螺内酯（安体舒通） Spironolactone/Antisterone

【作用特点】低效保钾利尿剂，醛固酮受体拮抗剂（MRA），能抑制心血管重构。利尿作用弱且较缓慢，但作用持久；可有致男子乳房女性化作用（新型 MRA 依普利酮较少发生），用量 <100mg/d 较少见。（25~50mg/d）对部分难治性高血压患者有一定疗效。

【适应证】高血压辅助治疗，NYHA Ⅲ~Ⅳ 级的中重度心力衰竭，急性心肌梗死后合并心力衰竭（LVEF<40%）患者，原发性醛固酮增多症。

【剂型规格】片剂：20mg×100 片。

Sig：①慢性心力衰竭，起始剂量 10mg，p.o.，q.d.，最大剂量 20~40mg/d；②水肿性疾病，20~40mg，t.i.d.；③原发性醛固酮增多症，一般建议应用大剂量 120~240mg/d，分次口服。

【关联药物】新型醛固酮受体拮抗剂 Finerenone（第三代口服非甾体 MRA）受体选择性强于螺内酯，受体亲和力和心血管保护作用均优于依普利酮。类似药物还有静脉制剂 Soludactone。

7. 氨苯蝶啶　Triamterene

【作用特点】弱效保钾利尿剂，可抑制继发性醛固酮分泌增多，拮抗其他利尿剂的排钾作用。

【剂型规格】片剂：50mg×100 片。

Sig：①慢性心力衰竭，起始剂量 25~50mg，p.o.，q.d.，最大剂量 200mg/d；②高血压，25~100mg/d，p.o.，分 1~2 次服用。

8. 复方阿米洛利（武都力、安利亚）　Amiloride

【作用特点】利尿效果较强，但保钾效果较弱，可用于高血压、心力衰竭。

【剂型规格】片剂：阿米洛利 2.5mg/ 氢氯噻嗪 25mg×24 片。

Sig：1~2 片，p.o.，q.d.；必要时 1~2 片，b.i.d.。

9. 利尿合剂

【作用特点】小剂量多巴胺 [<3μg/（kg.min）] 联合呋塞米或托拉塞米可以增加肾小球灌注量，多用于难治性心力衰竭高度水肿或利尿剂抵抗时。同时需限制水分摄入：静脉液体入量尽可能 <800ml/d；保证出量大于入量 600ml 以上（"量出为入"，出入量达负平衡）。

用法举例：如 N.S/5% G.S 250ml+ 呋塞米 200~300mg+ 多巴胺 40mg，iv.gtt，8~30 滴 /min；或 N.S 50ml+ 呋塞米 120mg+ 多巴胺 40mg，以 5ml/h 泵入，根据病情调整。

第六节 α受体拮抗剂及其他类型降压药

α受体拮抗剂（alpha-receptor blockers，αRB）能选择性地与α肾上腺素能受体结合，其本身不激动或较弱激动肾上腺素能受体，阻断神经递质及肾上腺素能受体激动药与α受体结合，从而拮抗它们对α受体的激动作用。本类药物目前为二线降压药，降压作用起效较迅速强力，但是随着时间延长，降压效力逐渐减弱。除长效制剂外，持续时间一般较短。单独口服一般仅对轻、中度高血压有明确疗效，有助于良性前列腺增生症状的改善（具体参阅第四章第六节）；静脉主要用于高血压急症或顽固性高血压的联合治疗，心力衰竭者慎用。长期应用α_1受体拮抗剂还可降低甘油三酯、总胆固醇、LDL-C的浓度，升高HDL-C浓度。其他类型降压药还包括中枢作用药物（如利血平、可乐定、甲基多巴）或直接血管扩张药（双肼屈嗪、二氮嗪、米诺地尔、非诺多泮）等。血管肽酶抑制剂（VPIs）如Omapatrilat、Fasidotril、Sampatrilat等新型降压药仍有待进一步研究。

【α受体拮抗剂的分类】

（1）根据对α受体的不同亚型如α_1、α_2受体有不同的亲和力或选择性，可分为非选择性α受体拮抗剂（如酚妥拉明、酚苄明）、选择性α_1受体拮抗剂（如哌唑嗪、特拉唑嗪）和选择性α_2受体拮抗剂（如育亨宾）。

（2）根据作用时间，又有长效（如酚苄明）、短效（如酚妥拉明）之分。

【α受体拮抗剂的不良反应】

（1）直立性低血压：这是最主要的不良反应，甚至伴发晕厥，在首次给药时、老年患者尤易发生。为避免首剂低血压的发生，建议首次给药宜在睡觉前，并且首剂减半。在给药后，嘱患者在体位变化时动作应缓慢。直立性低血压患者禁用。

（2）反射性心动过速、心绞痛（尤其静脉输注过快时）。

（3）一般反应：包括眩晕、头痛、嗜睡、心悸、鼻塞、恶心、乏力、便秘、皮疹等，偶有外周组织水肿、视物模糊等。高血压合并胃炎、溃疡病患者慎用。

【α受体拮抗剂的临床应用要点】

（1）作用于中枢的α受体拮抗剂由于其较明显的中枢镇静等副作用，目前已少用。有抑郁症病史者应避免使用可乐定、利血平、甲基多巴等中枢作用降压药。目前临床使用的主要是作用于外周的选择性 α_1 受体拮抗剂如特拉唑嗪、多沙唑嗪，用药剂量需个体化。

（2）多数选择性 α_1 受体拮抗剂对血脂有良好作用，主要是降低血浆 TG 水平和升高 HDL-C 浓度；能改善良性前列腺肥大增生的排尿症状。长期服用此类药物还可减低合并左心室肥厚的高血压患者的左心室质量。其中，阿夫唑嗪、坦索罗辛、萘哌地尔选择性地阻断尿路 α_1 受体，主要用于改善良性前列腺肥大增生的症状。

（3）对于嗜铬细胞瘤，由于βRB可引起α受体对循环中儿茶酚胺的敏感性相对增加而导致重度高血压，因此在接受足量的αRB治疗前应避免使用任何一种βRB，尤其是非选择性的βRB。停药顺序为：先停用βRB，后停用αRB。

常 用 药 物

1. 哌唑嗪（脉宁平） Prazosin

【作用特点】高选择性突触后 α_1 受体拮抗剂，2小时血药浓度达峰值，半衰期 2.5~4 小时，能扩张周围动脉和静脉，起到"口服硝普钠"的作用，降低血压，减轻前后负荷，增加心排血量。首次用药建议临睡前卧床给药。

【剂型规格】片剂:1mg×100片。

Sig:①轻、中度高血压,0.5~1mg,p.o.,b.i.d.~t.i.d.(首剂0.5mg,睡前服,3~7天后逐步调整),可逐渐增量至15mg/d,最大剂量20mg/d,分2~3次服;②心力衰竭,维持剂量常为4~20mg/d,分次服用。

2. 特拉唑嗪(高特灵、欧得曼) Terazosin

【作用特点】新型喹唑啉类、高选择性 α_1 受体拮抗剂,作用于周围血管,能使动脉阻力降低,但作用较哌唑嗪更均匀,降压起效慢,持续时间长,半衰期约12小时。一般认为20mg/d以上对血压无进一步影响。

【注意事项】老年人降压较敏感者,可能因此药体温降低。不宜用于12岁以下儿童。

【剂型规格】高特灵片:2mg×14片;欧得曼胶囊:2mg×20粒。

Sig:①高血压,首剂给药1mg,服后平卧,睡前服,以后逐步调至维持剂量1~20mg/d,最大剂量20mg/d;②良性前列腺增生,2mg,b.i.d.或每晚睡前服。

3. 多沙唑嗪(可多华、必亚欣) Doxazosin

【作用特点】长效、选择性 α_1 受体拮抗剂,半衰期19~22小时,通过降低外周阻力发挥降压作用,尚有改善脂质代谢、抗血小板聚集、抗前列腺肥大增生的作用。

【适应证】适用于不同程度的原发性高血压及肾性高血压、前列腺肥大,尤其适合于合并高脂血症的患者。

【剂型规格】可多华控释片:4mg×10片;必亚欣片剂:2mg×14片。

Sig:首次给药1mg,p.o.,q.n.(睡前服)开始,逐渐加量;维持剂量1~8mg/d,最大剂量16mg/d;超过4mg/d时可增加与体位相关的不良反应发生率。

4. 酚苄明(弘森、彼迪)　Phenoxybenzamine

【作用特点】长效、非选择性 α 受体拮抗剂,主要用于嗜铬细胞瘤的治疗和术前准备,周围血管痉挛性疾病,前列腺增生。

【剂型规格】片剂:10mg × 24 片。

Sig:一般起始剂量 10mg,p.o.,b.i.d.,隔日增加 10mg,直至获得预期临床疗效,或出现轻微 α 受体拮抗的不良反应,一般以 20~40mg,b.i.d. 维持。

5. 酚妥拉明(利其丁)　Phentolamine

【作用特点】短效、非选择性 α 受体拮抗剂,可同时扩张动、静脉,降低外周阻力和肺动脉压。对心脏有兴奋作用,可引起心率加快、心排血量增加、心肌耗氧量增加,故心肌缺血和心肌梗死患者慎用。静脉注射 1~2 分钟血药浓度达峰值,持续 10~30 分钟。

【适应证】高血压急症,尤其可作为嗜铬细胞瘤发作(高儿茶酚胺血症)、可乐定停药综合征时首选药;还可用于治疗男性勃起功能障碍、外周血管疾病、抗休克(参阅本章第十四节)、去甲肾上腺素静脉给药外溢等。

【禁忌证】ACS,胃、十二指肠溃疡和肾功能不全患者。

【剂型规格】甲磺酸酚妥拉明注射液:10mg(1ml)/ 支。

Sig:①嗜铬细胞瘤所致的阵发性高血压,静脉注射 2.5~5mg;②高血压急症,起始剂量 0.1~0.2mg/min,一般 0.3mg/min 即可取得明显效果,最大剂量 0.5~1mg/min;③也可 30mg+5% G.S 50ml,以 10ml/h 即 0.1mg/min 的速度起始泵入,再根据血压调节。(具体静脉微泵用法见本章第十九节)

6. 乌拉地尔(亚宁定、利喜定)　Urapidil

【作用特点】具有外周和中枢双重降压作用。作用强,起效快,维持时间短,安全性高,无反射性心率加快,不损害肝、肾功能,不减少心、脑、肾的血供。

【适应证】高血压急症首选药物之一,尤其是儿茶酚胺过多所致的高血压、可乐定撤药反应、主动脉夹层。也可用于围手术期高血压危象、充血性心力衰竭。伴有肾功能不全及前列腺肥大者亦可使用。

【禁忌证】孕妇及哺乳妇女,主动脉峡部狭窄,动静脉分流患者。

【剂型规格】注射液:亚宁定 25mg(5ml)/支;利喜定 25mg(5ml),50mg(10ml)/支。

Sig:①紧急降压时,缓慢静脉注射 10~50mg,一般 5 分钟后即可显示降压效应;②静脉滴注,起始剂量可达 2mg/min,维持剂量 6~24mg/h(即 100~400μg/min),最大药物浓度 4mg/ml;③也可 100mg+N.S 50ml,以 3~5ml/h 开始泵入(即 6~10mg/h),根据血压调节。(具体静脉微泵用法见本章第十九节)

7. 甲基多巴 Methyldopa

【作用特点】具有中枢作用的 α 受体拮抗剂,口服 4~6 小时后降压作用达高峰,主要经肾脏代谢;用药 2~3 个月后可产生耐药性,给利尿剂可恢复疗效。尤其适用于妊娠期高血压,避免应用于抑郁症患者。须定期复查肝功能。

【不良反应】镇静、头痛和乏力多于开始用药和加量时出现,通常是一过性。较常见的有水钠潴留所致的下肢水肿、口干。

【剂型规格】片剂:250mg×56 片。

Sig:250mg,p.o.,b.i.d.~t.i.d.,最大剂量 3g/d。

8. 传统固定配比单片复方制剂 Single Pill Combination,SPC

【作用特点】我国传统的固定配比复方制剂包括复方利血平片(复方降压片)、复方利血平氨苯蝶啶片(北京降压 0 号)、复方罗布麻片、珍菊降压片等。以当时常用的利血平、可乐定、双肼屈嗪和氢氯噻嗪为主要成分,此类复方制剂组成成分的合理性虽有争议,但仍在基层广泛使用。

(1)复方利血平片

【主要成分】本品为复方制剂,其成分为每片含:利血平 0.032mg,氢氯噻嗪 3.1mg,维生素 B_6 1.0mg,混旋泛酸钙 1.0mg,三硅酸镁 30mg,氯化钾 30mg,维生素 B_1 1.0mg,硫酸双肼屈嗪 4.2mg,盐酸异丙嗪 2.1mg,辅料适量。

Sig:1~2 片,p.o.,t.i.d.。

(2)复方利血平氨苯蝶啶片(北京降压 0 号)

【主要成分】本品为复方制剂,其成分为每片含:氢氯噻嗪 12.5mg,氨苯蝶啶 12.5mg,硫酸双肼屈嗪 12.5mg,利血平 0.1mg。

Sig:常用量 1 片,p.o.,q.d.,维持量 1 片,每 2~3 天 1 次。

(3)复方罗布麻片

【主要成分】本品为复方制剂,其成分为每 1 000 片含:罗布麻叶 218.5g、野菊花 171.0g、防己 184.2g、三硅酸镁 15g、硫酸双肼屈嗪 1.6g、氢氯噻嗪 1.6g、盐酸异丙嗪 1.05g、维生素 B_1 0.5g、维生素 B_6 0.5g、泛酸钙 0.25g。

Sig:起始剂量 2 片,p.o.,t.i.d.,维持剂量 2 片,q.d.。

(4)珍菊降压片

【主要成分】珍珠层粉、野菊花膏粉、芦丁、氢氯噻嗪、盐酸可乐定。

Sig:1 片,p.o.,t.i.d. 或遵医嘱。

第七节　高血压急症的处理

高血压急症是指在某些诱因作用下,血压显著升高[DBP>16kPa(120mmHg),SBP>24kPa(180mmHg)],同时伴有心、脑、肾等重要靶器官损害的表现(如高血压脑病、急性冠脉综合征、急性肺水肿、子痫、脑卒中、急性肾衰竭、主动脉夹层等)。治疗基本原则：积极寻找并祛除诱因；快速、平稳降压；保护靶器官；小剂量开始，根据靶目标调整剂量。一般治疗高血压急症理想的药物条件包括：①疗效出现快，停药后作用消失快；②有可以预测的剂量-反应曲线；③不良反应小。常用的药物有乌拉地尔、酚妥拉明、拉贝洛尔、艾司洛尔、尼卡地平、地尔硫䓬、硝普钠、硝酸甘油、依那普利拉、利尿剂(如呋塞米)、非诺多泮、肼屈嗪、硫酸镁等，**以上药物具体静脉微泵用法详见本章第十九节。**

【高血压急症的临床用药要点】

(1) 高血压急症降压的幅度及速度：在不影响脏器灌注基础上降压，渐进地将血压调控至适宜水平。初始阶段(1 小时内)血压控制的目标为平均动脉压的降低幅度不超过治疗前水平的 25%。在随后的 2~6 小时内将血压降至较安全水平，一般为 21.3/13.3kPa(160/100mmHg)左右。如果可耐受，在以后 24~48 小时逐步降压达到正常水平。

(2) 应注意血压水平的高低与急性靶器官损害的程度并非成正比。不同靶器官受损的高血压急症降压的幅度及速度不同。如为合并 ACS、急性左心衰竭，需要尽快将血压至可以改善心脏供血、降低心肌氧耗量、改善心功能的水平。如为合并急性主动脉夹层，应该迅速降压至维持组织脏器基本灌注的最低血压水平[如将 SBP 控制到 13.3~16kPa(100~120mmHg)]，一般需要联合使用降压药，并要重视足量 β 受体拮抗剂的使用。

(3) 注意高血压静脉用药的同时，就应开始合用口服降压药，待口服药 5~7 个半衰期后，可开始逐渐减少静脉药量直至停用，顺利完成剂型过渡。若在用药过程中血压波动大时，可随时调整静脉用药速度。

常 用 药 物

1. 硝普钠　Nitroprusside Sodium

【药理作用】硝基氢氰酸盐，直接作用于动、静脉的速效、短时强扩张剂。对急性左心衰竭，本药比呋塞米起效更快、更强，给药后几乎立即起作用并达到作用高峰，静脉滴注停止后维持时间仅 1~10 分钟。肾衰竭患者有蓄积性。

【适应证】高血压急症，尤其适用于合并肺水肿的急性左心衰竭，难治性心力衰竭伴高血压危象，主动脉夹层等。

【不良反应】①主要是低血压；②硫氰酸盐潴留/中毒：多见于长时间输注或肝、肾功能不良患者，血浆浓度达 50~100μg/ml 时可出现中毒症状；③冠状动脉窃血；④恶心、呕吐、精神不安、肌肉痉挛、头痛、心悸、皮肤色素沉着等。

【注意事项】①对于颅内压重度升高者，仍有增加颅内压、引起临床状态恶化的可能；②用药期间严密监测血压、心率。滴注需避光，应新鲜配制，配制后宜在 4~6 小时内使用，溶液变色应立即停用。

【剂型规格】粉针剂：50mg/支。

Sig：①小剂量起始 0.5μg/(kg·min)，无效时每 5~10 分钟增加 0.5μg/(kg·min)，直至达到所需效果，常用剂量 3μg/(kg·min)，最大剂量 10μg/(kg·min)；②也可 25mg+N.S/G.S 50ml，以 2ml/h 即约 0.25μg/(kg·min) 的速度开始静脉泵入，再根据血压或病情调节。一般不推荐持续应用 2 天以上。

2. 硝酸甘油　Nitroglycerol

【作用特点】主要扩张周围静脉，同时也扩张周围小动脉和冠状动脉。尤其适用于急性心力衰竭或 ACS 合并高血压急症患者。

【注意事项】硝酸甘油扩张脑血管床，增加脑血流量，禁用于颅内压增高患者。

【剂型规格】注射液：5mg（1ml）/支。

Sig：起始剂量 5~10μg/min，然后每 5~10 分钟增加滴速至 20~50μg/min，最大剂量 100μg/min，合并急性肺水肿时极量可至 200μg/min。也可 10mg+50ml G.S/N.S，3ml/h（即 10μg/min）开始泵入，再根据血压调整。（参阅本章第八节、第十九节）

3. 乌拉地尔（亚宁定、利喜定）Urapidil

【作用特点】具有外周 α 受体拮抗作用和中枢血压调节双重作用，为大多数高血压急症的首选，尤其是儿茶酚胺过多所致的高血压（嗜铬细胞瘤发作）、可乐定撤药反应；也可用于围手术期高血压危象、充血性心力衰竭。

【剂型规格】注射液（亚宁定）：25mg（5ml）/支；注射液（利喜定）：25mg（5ml）/支，50mg（10ml）/支。

Sig：①紧急降压时，缓慢静脉注射 10~50mg，一般 5 分钟后即可显示降压效应；②静脉滴注，起始剂量可达 2mg/min，维持剂量 6~24mg/h（即 100~400μg/min），最大药物浓度 4mg/ml；③也可 100mg+N.S 50ml，以 3~5ml/h 即 6~10mg/h 的速度开始静脉泵入，再根据血压调节。（参阅本章第六节、第十九节）

4. 酚妥拉明（利其丁）Phentolamine

【作用特点】非选择性 α 受体拮抗剂，尤其适用于嗜铬细胞瘤发作（高儿茶酚胺血症）、可乐定停药综合征、高血压合并心力衰竭。

【剂型规格】注射液：10mg（1ml）/支。

Sig：①起始剂量 0.1~0.2mg/min，最大剂量 0.5~1mg/min，紧急降压时可先静脉注射 2.5~5mg；②也可 30mg+5% G.S 50ml，以 10ml/h 即 0.1mg/min 的速度起始静脉泵入，再根据血压调节。（参阅本章第六节、第十九节）

5. 拉贝洛尔 Labetalol

【作用特点】选择性阻断 α1 和非选择性阻断 β 受体，尤其适用于高肾上腺能状态、妊娠高血压、老年嗜铬细胞瘤危象、肾衰竭时高血压急症。

【剂型规格】注射液:50mg(10ml)/支。

Sig:①静脉注射,20~80mg 或 1~2mg/kg 稀释后缓慢注射,必要时 15 分钟后重复;②静脉滴注,一般维持剂量为 0.5~2mg/min,治疗围手术期高血压可增至 1~4mg/min,24 小时总量不超过 300mg/d;③也可以 200mg+50ml G.S/N.S,7.5ml/h 即 0.5mg/min 的速度开始泵入,再根据血压调整。(参阅本章第四节、第十九节)

6. 艾司洛尔(爱络、欣洛平) Esmolol

【作用特点】超短效的选择性 β_1 受体拮抗剂,大剂量时选择性逐渐消失,静脉注射 5 分钟后达最大效应,不影响肝、肾功能。适用于除合并心力衰竭肺水肿以外的大多数临床类型的高血压急症,尤其是围手术期包括手术麻醉过程中的血压控制。

【禁忌证】支气管哮喘、严重慢性阻塞性肺疾病(COPD)、窦性心动过缓、Ⅱ~Ⅲ度 AVB、顽固性心力衰竭、心源性休克。

【剂型规格】注射液:0.2g(2ml)/支。

Sig:先给予 0.25~0.5mg/kg,在 30 秒内静脉注射,继之以 50~300μg/(kg·min)维持。举例:假设患者为 60kg 体重,将 5 支(1g)艾司洛尔 +40ml N.S 稀释后,先静脉推注 0.75~1.5ml(相当于 0.25~0.5mg/kg),然后以 9ml/h[相当于 50μg/(kg·min)]静脉泵入起始,再根据血压水平调整速度。

7. 尼卡地平(佩尔) Nicardipine

【作用特点】水溶性二氢吡啶类钙拮抗剂,主要扩张中小动脉,选择性高(血管平滑肌∶心肌约为 30 000∶1)。主要用于高血压危象或急性脑血管病时高血压急症。

【禁忌证】颅内出血估计尚未完全止血的患者,脑卒中急性期颅内压增高者。

【剂型规格】注射液:2mg(2ml)/支。

Sig：静脉滴注从 0.5μg/(kg·min) 开始，密切观察血压，逐步加量，可用至 6μg/(kg·min)。也可以 20mg+50ml G.S/N.S,7.5ml/h 即 0.5μg/(kg·min) 的速度开始泵入，再根据血压调整。（参阅本章第一节、第十九节）

8. 地尔硫䓬（合贝爽） Diltiazem

【作用特点】非二氢吡啶类钙拮抗剂，主要用于高血压危象和 ACS，尤其适合用于伴有心肌缺血或冠状动脉痉挛的高血压急症患者。

【剂型规格】粉针剂：10mg，50mg/ 支。

Sig：紧急降压时可先予 5~10mg 静脉注射，一般用 5~15μg/(kg·min) 维持。也可以 50mg+N.S 50ml，以 15ml/h 即约为 5μg/(kg·min) 起始静脉泵入，再根据血压调整。（参阅本章第一节、第十九节）

9. 依那普利拉（常欣怡） Enalaprilat

【作用特点】ACEI 依那普利的活性代谢物，起效时间 10~15 分钟，半衰期约 11 小时，最大作用出现在给药后 4 小时，作用持续 6~12 小时，90% 经肾脏以原型代谢。

【剂型规格】注射液：1.25mg（1ml）/ 支。

Sig：1.25~5mg+N.S/G.S 20ml，i.v.，q6h.，推注时间不少于 5 分钟，最大剂量不超过 10mg/d，首剂推荐 2.5mg。（参阅本章第二节）

10. 硫酸镁

【作用机制】具有神经肌肉阻滞、抑制钙离子内流的作用。

【适应证】严重先兆子痫的首选降压药物。

【注意事项】当尿量 <600ml/d，呼吸 <16 次 /min，腱反射消失时应及时停药。

【剂型规格】25% 硫酸镁注射液：10ml/ 支。

Sig：硫酸镁 5g 稀释至 20ml，静脉缓慢推注 5 分钟，随后 1~2g/h 维持；或 5g 稀释至 20ml，深部肌内注射，每 4 小时重复。总量 25~30g/d。

第八节 抗心肌缺血药物

抗心肌缺血药物（anti-ischemic drugs）指以治疗心肌缺血为主要目的的药物，主要包括以下几类：①硝酸酯类，以硝酸甘油为代表，疗效确切；②钙通道阻滞剂，如硝苯地平、地尔硫䓬，是临床用于预防和治疗心绞痛的常用药物，特别对变异型心绞痛效果最佳；③β受体拮抗剂，如美托洛尔，是抗心绞痛的一线药物，适合用于心率较快而使用硝酸酯类药物后疗效不满意的患者；④改善心肌能量代谢药物，如曲美他嗪、米屈肼、雷诺嗪、哌克昔林；⑤钾通道开放剂，如尼可地尔等；⑥窦房结起搏电流（I_f）抑制剂，如伊伐布雷定；⑦中草药及其制剂，如速效救心丸、麝香保心丸、复方丹参滴丸、复方丹参片、丹参酮、丹参川芎嗪、葛根素等；⑧其他类型抗心肌缺血药，如曲匹地尔、吗多明（Molsidomine）、伊莫拉明（Imolamine）等。

一、硝酸酯类

硝酸酯类（nitrates）药物的临床作用机制复杂，主要通过扩张容量静脉、动脉阻力血管降低心脏前后负荷，扩张冠状动脉，增加缺血区供血量，保护心肌细胞，减轻缺血性损伤等机制发挥抗心肌缺血作用。主要用于：①心肌缺血综合征；②充血性心力衰竭和肺动脉高压；③高血压及高血压急症等。常用剂型包括口服剂、舌下含化剂、吸入剂、静脉注射剂、经皮贴膏等，本节只讨论其中的口服剂、舌下含服剂和静脉注射剂，静脉注射剂的具体静脉微泵用法详见本章第十九节。

【硝酸酯类的分类】

（1）主要按化学结构分为以下4类：①硝酸甘油；②二硝酸异山梨酯；③单硝酸异山梨酯；④亚硝

酸异戊酯。

（2）根据药物作用半衰期及药效持续时间：可将其分为短、中、长效制剂。

【硝酸酯类的注意事项】

①左心室低充盈状态，青光眼，明显低血压，休克，梗阻性肥厚型心肌病，严重脑动脉硬化，急性心肌梗死合并低血压或心动过速，重度二尖瓣或主动脉瓣狭窄者禁用；②对乙醇过敏者不宜用硝酸甘油；③禁忌与西地那非联用；④下壁伴右心室梗死时即使无低血压也应慎用。

【硝酸酯类的不良反应】

（1）低血压：（大剂量）静脉给药时容易发生。

（2）头痛、面部潮红、灼热感、眩晕：扩张血管作用所致，多发生在用药的早期。

（3）心动过速：扩张血管后引起反射性交感神经兴奋所致，与β受体拮抗剂合用可以减轻心动过速的发生。

（4）硝酸酯耐药：若进行性缺血已控制，应强调尽早向非耐药剂型（如口服缓释片）过渡。宜采用"偏心剂量法间歇治疗"，避免耐药。

（5）其他：如恶心、呕吐、皮疹、视物模糊等。

常 用 药 物

1. 硝酸甘油　Nitroglycerin，NTG

【药理作用】外源性内皮源性舒张因子，能扩张冠状动脉和静脉血管，促进心肌血流重新分配，降低心肌耗氧量，增加心肌供血；促进冠状动脉侧支循环形成，并能拮抗去甲肾上腺素和血管紧张素的缩血管作用。本品可从口腔黏膜、胃肠道和皮肤吸收，以舌下最为迅速且较完全，生物利用度达80%以上。

【适应证】冠心病心绞痛、ACS、充血性心力衰竭、肺水肿、高血压急症。

【剂型规格】片剂：0.5mg/片；注射液：5mg（1ml）/支。

Sig：①舌下含服，防治心绞痛每次 0.25~0.5mg，如需要 5 分钟后可再用，一日总量不超过 2mg。舌下含服 2~3 分钟起效，5 分钟达最大效应，作用维持 10~45 分钟。②静脉注射，一般以 5~10μg/min 开始，每 5~10 分钟增加 5~10μg/min，直至症状缓解或血压控制满意，最大量一般不超过 100μg/min。根据症状、血压调整[心绞痛有效治疗剂量为使症状控制、血压正常者动脉收缩压降低 1.3kPa（10mmHg）或高血压患者降低 4kPa（30mmHg）]。③也可以硝酸甘油 10mg+50ml G.S/N.S，以 3ml/h 即 10μg/min 滴速开始泵入，再调整。一般不推荐连续静脉滴注超过 48 小时，避免产生耐药。

2. 硝酸异山梨酯（消心痛、畅欣达、异舒吉）
Isosorbide Dinitrate，ISDN

【作用特点】药理作用、适应证与禁忌证基本同硝酸甘油。与 NTG 相比作用起效较慢、弱，但较持久。口服吸收迅速而较完全，在肝脏脱硝基以后生成 2 个活性代谢产物——2-单硝酸酯和 5-单硝酸酯，其中 5-单硝酸酯活性更强。静脉滴入后 30 分钟达稳定血浆浓度。

【剂型规格】普通片（消心痛）：5mg×100 片；缓释片（畅欣达）：20mg×30 片；缓释胶囊剂（异舒吉）：20mg×50 粒；异舒吉注射液：10mg（10ml）/支。

Sig：①舌下含服，适用于心绞痛急性发作，常用量每次 5~10mg，一般 2~5 分钟起效，15 分钟达最大效应。②口服，普通片常用量 10~20mg，t.i.d.~q.i.d.，一般 15~20 分钟起效，有效作用持续 4 小时；缓释剂型常用量 20mg，q.d.~b.i.d.，一般 20~60 分钟起效，最大剂量 80mg/d。③静脉滴注，起始剂量 1~2mg/h，然后根据患者情况每隔 20~30 分钟递增 1~2mg/h，直至达到最佳疗效为止。一般维持剂量为 2~7mg/h，急性左心衰竭有可能需要较高剂量,最大剂量可达 10mg/h 即 10ml/h。

3. 单硝酸异山梨酯(依姆多、索尼特、欣康)

Isosorbide Mononitrate, ISMN

【药理作用】5- 单硝酸异山梨酯是新一代长效硝酸酯类抗心肌缺血药。母药无须经肝脏代谢而直接发挥药理学作用,无肝脏首过效应,生物利用度几乎 100%,口服 10 分钟后即可分布到全身组织,主要经肾脏和胆汁排泄。达峰时间不受食物影响,血药浓度稳定。不适用于心绞痛急性发作,适用于慢性长期治疗。

【剂型规格】缓释片:依姆多 60mg×7 片;索尼特 60mg×10 片;欣康 40mg×24 片。

Sig:①依姆多 / 索尼特,30~60mg,p.o.,q.d.,晨服,必要时可加倍。一般从小剂量 30mg,q.d. 开始,可以减少头痛等不良反应的发生,增加患者的耐受性和依从性。②欣康,一般 40mg,p.o.,q.d.,晨服,病情严重者可增至 80mg。以上缓释剂型均不可嚼服或碾碎。

二、钙通道阻滞剂

通过改善冠状动脉血流,减少心肌耗氧,促进侧支循环开放,保护缺血的心肌细胞发挥抗心绞痛作用,详见本章第一节。

三、β 受体拮抗剂

通过负性肌力和负性频率作用,降低心率、心肌需氧量和增加冠状动脉灌注时间,改善缺血区血液供应和心肌代谢发挥抗缺血作用,详见本章第四节。

四、中成药制剂

详见本章第十六节。

五、改善心肌代谢及其他类型

1. 尼可地尔（喜格迈） Nicorandil（Sigmart）

【作用特点】烟酰胺的硝酸盐衍生物,具有开放 K_{ATP} 通道（高选择性地作用于磺脲受体 2）和类硝酸酯双重作用机制,有效控制心绞痛症状,与硝酸酯类无交叉耐药,对血压、心率无显著影响,头痛发生率低。

【禁忌证】正在服用 5 型磷酸二酯酶抑制剂（如西地那非）的患者,烟酸过敏者。

【剂型规格】片剂:5mg×30 片。

Sig:5mg,p.o.,t.i.d.。

2. 曲美他嗪（万爽力） Trimetazidine

【作用特点】抑制脂肪酸 β 氧化,改善心肌能量代谢,详见本章第十七节。

【剂型规格】普通片:20mg×30 片;缓释片:35mg×30 片。

Sig:①普通片,20mg,p.o.,t.i.d.;②缓释片,35mg,p.o.,b.i.d.。

3. 伊伐布雷定（可兰特） Ivabradine（Corlanor）

【药理作用】首个选择性特异性的心脏窦房结起搏电流（I_f）抑制剂,以剂量依赖性方式抑制 I_f 电流,降低窦房结发放冲动的频率,从而减慢心率。由于心率减缓,舒张期延长,冠状动脉血流量增加,可产生抗心绞痛和改善心肌缺血的作用;而对心内传导、心肌收缩力或心室复极化无影响。

【适应证】①在欧盟被批准用于禁用或不耐受 β 受体拮抗剂、窦性心律正常的慢性稳定型心绞痛患者。②适用于窦性心律的射血分数降低的心力衰竭（HFrEF）患者。使用 ACEI 或 ARB、ARNI、βRB、MRA,已达到推荐剂量或最大耐受剂量,心率仍然≥70 次/min,并持续有症状（NYHA Ⅱ~Ⅳ级）,可加用伊伐布雷定。不能耐受 β 受体拮抗剂、心率 >

70 次 /min 的有症状患者，也可使用伊伐布雷定。

【禁忌证】①病态窦房结综合征、窦房传导阻滞、Ⅱ度及以上房室传导阻滞、治疗前静息心率 <60 次 /min；②血压 <12/6.7kPa（90/50mmHg）；③急性失代偿性心力衰竭；④重度肝功能不全；⑤房颤 /房扑；⑥依赖心房起搏。

【剂型规格】片剂：5mg×14 片。

Sig：①治疗心绞痛，一般起始剂量 5mg，p.o.，b.i.d.，3~4 周后再据病情增至 7.5mg，b.i.d.；②治疗心力衰竭，一般起始剂量 2.5mg，p.o.，b.i.d.，根据心率调整用量，最大剂量 7.5mg，b.i.d.，患者静息心率宜控制在 60 次 /min 左右。

第九节 抗血小板药与抗凝血药

一、抗血小板药

血小板在止血、血栓形成、动脉粥样硬化等过程中均起着重要作用。抗血小板药物（antiplatelet drugs）又称为血小板抑制药，即抑制血小板黏附、聚集以及释放等功能的药物。根据作用机制可分为：①环加氧酶 -1（COX-1）抑制药，如阿司匹林；②腺苷二磷酸（ADP）受体拮抗剂，主要为 P2Y$_{12}$ 受体拮抗剂，如氯吡格雷、普拉格雷、替格瑞洛、Elinogrel 等；③腺苷三磷酸（ATP）类似物，如坎格瑞洛（Cangrelor）；④血小板膜糖蛋白Ⅱb/Ⅲa 受体拮抗剂（GPI），如替罗非班、巴替非班（Batifiban）、来达非班（Lefradafiban）、阿昔单抗（Abciximab）、依替巴肽（Eptifibatide）等；⑤磷酸二酯酶抑制剂，如双嘧达莫、西洛他唑；⑥ 5-HT$_2$ 受体抑制剂，如沙格雷酯、Naftidrofuryl；⑦蛋白酶活化受体 -1（PAR-1）凝血酶受体拮抗剂，如 Vorapaxar、Atopaxar；⑧血栓素受体拮抗剂，Terutroban、Sulotroban、Daltroban、

Linotroban、塞曲司特（Seratrodast）、Picotamide、特波格雷（Terbogrel）等；⑨其他类型，如 GP Ⅰa/Ⅱa 受体拮抗剂、前列腺素类（如依前列醇）、奥扎格雷等。抗血小板药物在神经系统疾病中的用法可参阅第五章第七节。

【口服抗血小板药物的临床应用要点】

（1）2013 年《ACCF/AHA ST 段抬高心肌梗死指南》推荐：直接 PCI 术前口服阿司匹林 162~325mg，术后继续服用阿司匹林 100mg/d；术前给予负荷剂量的 $P2Y_{12}$ 受体拮抗剂，氯吡格雷 600mg，或替格瑞洛 180mg，或普拉格雷 60mg。ACS 患者在植入支架后 $P2Y_{12}$ 抑制剂常规使用 1 年，维持剂量为氯吡格雷 75mg/d；替格瑞洛 90mg，b.i.d.；普拉格雷 10mg/d。

（2）药物洗脱支架（DES）植入术后，如无高出血风险，一般应用 $P2Y_{12}$ 抑制剂和阿司匹林的双联抗血小板治疗（DAPT），推荐持续时间为 12 个月；接受裸金属支架（BMS）的患者，DAPT 至少服 1 个月；对于高出血风险的 PCI 术后的 ACS 患者（如 PRECISE-DAPT 评分≥25 分），应考虑 6 个月后停用 $P2Y_{12}$ 受体拮抗剂，如为稳定性冠心病患者可考虑 3 个月后停用。

（3）对于植入生物可吸收支架的 ACS 患者，应考虑 DAPT 至少持续 12 个月。

（4）对于耐受 DAPT 治疗无出血并发症的高缺血风险的心肌梗死患者，与氯吡格雷或普拉格雷相比，更倾向于替格瑞洛（60mg，b.i.d.）加上阿司匹林持续 12 个月以上。

（5）不论是 STEMI，还是非 ST 段抬高急性冠脉综合征（NSTE-ACS）患者，ESC 指南均推荐 PCI 术后 DAPT 方案中 $P2Y_{12}$ 受体拮抗剂首选替格瑞洛或普拉格雷，无法获得的情况下可选择氯吡格雷。慢性肾脏病（CKD）5 期患者不推荐使用替格瑞洛或普拉格雷。

（6）如果拟行 CABG，对于稳定型择期手术患者而言，在手术前 5~7 天停用氯吡格雷等 P2Y$_{12}$ 抑制剂是合理的；而对于处在血栓前状态和需要接受急诊手术的不稳定患者，就应当坚持使用这类药物至术前 24 小时；阿司匹林术前不需停药。如果择期行非心脏外科手术，一般建议至少术前 3 天停替格瑞洛，术前 5 天停氯吡格雷，术前 7 天停普拉格雷。

（7）静脉溶栓时的抗血小板治疗：推荐口服阿司匹林负荷剂量为 162~325mg，氯吡格雷负荷剂量为 300mg（年龄 <75 岁）或 75mg（年龄 >75 岁），溶栓后阿司匹林长期口服维持；氯吡格雷 75mg/d 至少维持 14 天，最好 1 年。

具体可参阅 2017 年 ESC/EACTS《冠心病双联抗血小板治疗指南》。

常 用 药 物

1. 阿司匹林（乙酰水杨酸钠、拜阿司匹灵）
Aspirin/Acetylsalicylic Acid, ASA

【药理作用】①小剂量（<500mg/d）：抗血小板作用；②中等剂量（0.5~3g/d）：解热、镇痛作用；③大剂量（>3g/d）：抗炎、抗风湿作用。

【作用特点】肠溶片在碱性环境中（小肠）分解，而在胃内不溶解，宜在餐后温水服用，不可空腹服用，必须整片服用。100mg 时抑制血小板聚集作用最为明显，主要阻断环加氧酶 - 花生四烯酸途径。

【适应证】①心脑血管疾病的一级、二级预防；②外周动脉闭塞性疾病；③房颤。

【不良反应】①上腹不适、恶心、纳差；②上消化道出血；③过敏反应；④皮肤出血点；⑤对外科手术伤口止血的影响；⑥诱发"阿司匹林哮喘"。

【剂型规格】肠溶片：100mg×30 片；普通片：25mg×100 片。

Sig: ①长期服用预防血栓性疾病，一般 100mg

（75~150mg），p.o.，q.d.，老年人剂量宜个体化。② PCI 患者，术前已经接受长期阿司匹林治疗的患者，在 PCI 前服用 100~300mg；以往未服用阿司匹林的患者应在 PCI 术前至少 2 小时，最好是 24 小时前给予负荷量 300mg 口服；PCI 术后 75~100mg/d 长期维持。

2. 氯吡格雷（波立维、泰嘉、帅泰） Clopidogrel

【作用特点】口服噻吩吡啶类前体药物，不可逆的 ADP 受体拮抗剂，主要经肝脏 CYP450 代谢。CYP2C19 基因多态性可能影响患者对氯吡格雷的反应，建议尽量避免与奥美拉唑、艾司奥美拉唑联用。

【适应证】ACS、缺血性脑卒中、外周动脉疾病等。

【不良反应】主要是出血和胃肠道反应。

【剂型规格】片剂：波立维 75mg×7 片；泰嘉、帅泰 25mg×20 片。

Sig：常用剂量 50~75mg，p.o.，q.d.，必要时可增至 150mg/d。首剂负荷量一般为 300mg，冠状动脉支架置入术前 300mg 顿服，急诊 PCI 术前最大剂量可用到 600mg。

3. 普拉格雷 Prasugrel

【作用特点】新型口服噻吩吡啶类前体药物，在肝脏经 CYP2C19 代谢，起效较快，不可逆地拮抗 ADP 受体，抗血小板效果较强，其代谢产物不受 CYP450 基因多态性及质子泵抑制剂的影响。但出血事件发生率明显高于氯吡格雷，不推荐用于年龄≥75 岁、既往有脑卒中和 TIA 发作病史患者。

【剂型规格】片剂：10mg×30 片。

Sig：负荷剂量 60mg，随后维持剂量 10mg，p.o.，q.d.。

4. 替格瑞洛（倍林达、泰仪、美洛林） Ticagrelor

【作用机制】第一种可逆性结合的 ADP-P2Y$_{12}$ 受体拮抗剂。不需经过肝脏代谢，不受体内代谢影响，起效更快更强，半衰期为 12 小时，需每天服药 2

次。除非有明确禁忌,本品应与阿司匹林联合用药。在服用首剂负荷阿司匹林后,阿司匹林的维持剂量为75~100mg/d,不能超过100mg/d。

【不良反应】出血并发症、呼吸困难、心动过缓及血尿酸升高等。

【剂型规格】片剂:60mg×14片,90mg×14片。

Sig:负荷剂量180mg,随后一般维持剂量90mg,p.o.,b.i.d.;高缺血风险的心肌梗死患者PCI术后可服用60mg,b.i.d. 1年以上。

【关联药物】2019年ACC年会公布替格瑞洛逆转剂的首次人体随机试验表明,PB 2452[一种中和的单克隆抗体片段(Fab)]可以迅速和持续地逆转替格瑞洛的抗血小板作用。PB 2452能结合替格瑞洛及其主要的活性循环代谢物,并且具有很高的亲和力,从而逆转替格瑞洛的抗血小板作用。

5. 吲哚布芬(辛贝) Indobufen

【作用机制】一种异吲哚啉基苯基丁酸衍生物,可逆性抑制血小板COX-1,阻断血栓素 B_2(TXB_2)合成;抑制ADP、肾上腺素和血小板活化因子(PAF)、胶原和花生四烯酸诱导的血小板聚集。

【适应证】动脉硬化所致的缺血性心脑血管和周围血管疾病,静脉血栓形成等。

【不良反应】常见消化不良、腹痛、便秘、皮肤过敏反应、齿龈出血等。

【剂型规格】片剂:200mg×6片。

Sig:100~200mg,b.i.d.,餐后口服。65岁以上老年患者及肾功能不全患者以100~200mg/d为宜。

6. 奥扎格雷(泉迪、丹奥、丹仑、华益通、华益迈) Ozagrel

【作用特点】高效、强力血栓素合成酶抑制剂,抗血小板聚集。

【适应证】主要用于治疗急性血栓性脑梗死及脑梗死所伴随的运动性障碍。

【剂型规格】丹奥针:20mg/ 支;泉迪针:40mg/ 支;奥扎格雷氯化钠注射液(华益通):80mg(100ml)/ 瓶;奥扎格雷葡萄糖注射液(华益迈、丹仑):80mg (250ml)/ 瓶。

Sig:40~80mg+250ml N.S/G.S,iv.gtt,q.d.~b.i.d., 1~2 周为 1 个疗程。

7. 双嘧达莫(潘生丁、升达) Dipyridamole

【作用特点】磷酸二酯酶抑制剂,双相抑制 ADP、TXA_2,增强内源性 PGI_2 的作用,抗血小板聚集,大剂量可引起"冠状动脉窃血"。

【剂型规格】片剂:25mg × 100 片。

Sig:25~100mg,p.o.,t.i.d.,餐前 1 小时服。

8. 西洛他唑(培达、赛活灵、邦平) Cilostazol

【作用机制】抑制血小板及血管平滑肌内的环腺苷酸磷酸二酯酶,发挥抗血小板和血管扩张作用。

【适应证】改善慢性动脉闭塞引起的溃疡、肢痛、间歇性跛行的缺血症状。也可考虑用于 Brugada 综合征。

【剂型规格】培达、赛活灵片:50mg × 12 片;邦平胶囊:50mg × 12 粒。

Sig:100mg,p.o.,b.i.d.。

9. 沙格雷酯(安步乐克) Sarpogrelate

【作用特点】选择性 5-HT_2 受体抑制剂,抗血小板聚集,改善侧支循环。

【适应证】慢性动脉闭塞症所引起的溃疡、疼痛以及冷感等缺血性诸症状的改善。

【剂型规格】片剂:100mg × 9 片。

Sig:100mg,p.o.,t.i.d.,餐后服。

10. 替罗非班(欣维宁、艾卡特) Tirofiban

【作用特点】小分子非肽类酪氨酸衍生物,剂量依赖性地抑制 GP Ⅱb/Ⅲa 受体介导的血小板聚集,是抗血小板药物中最强效的一类,起效快,维持时间短(半衰期 1.4~1.8 小时)。主要用于高危缺血患者,一般在阿司匹林、氯吡格雷、低分子量肝素的基础上联合使用,也可冠状动脉内注射。对已给予DAPT并使用比伐芦定抗凝的患者暂不建议常规给予GPI。

【适应证】①有血栓的病变;② ACS;③介入治疗中发生慢血流或无复流现象;④静脉旁路移植血管病变;⑤糖尿病小血管病变。

【剂型规格】欣维宁注射液:5mg(100ml)/瓶;艾卡特注射液:12.5mg(50ml)/瓶。

Sig:① ACS(UA/NSTEMI)保守药物治疗,起始30分钟滴速为0.4μg/(kg·min),继之以0.1μg/(kg·min)的静脉滴注速度维持48~108小时;② ACS(UA/NSTEMI)PCI介入治疗,起始剂量10μg/kg,3分钟左右推注完毕,继之以0.15μg/(kg·min)的静脉滴注速度维持36小时。具体静脉微泵用法参阅本章第十九节。

11. 依替巴肽(泽悦) Eptifibatide

【适应证】用于治疗ACS(UA/NSTEMI),包括接受药物治疗或PCI的患者。

【剂型规格】注射液:20mg(10ml)/支。

Sig:①对于肾功能正常的ACS患者和准备接受PCI患者,推荐成人剂量是诊断后及早快速静脉推注180μg/kg,继之持续静脉输注2.0μg/(kg·min),直至出院或开始行CABG手术,治疗总时程可达72小时。如患者在用依替巴肽时准备接受PCI,则静脉输注应持续至出院或PCI术后18~24小时(以短者为准),治疗总时程可达96小时。②肌酐清除率<50ml/min的ACS患者负荷量180μg/kg,维持剂量减为1.0μg/(kg·min)。具体静脉微泵用法参阅本章第十九节。

【GPⅡb/Ⅲa受体拮抗剂在冠心病患者中的应用推荐】

接受直接PCI的STEMI患者无论是否置入支

架,在无禁忌证的情况时,出现下列情况时建议应用GPI。①患者血栓负荷重,造影出现慢血流、无复流等情况;②患者出现呕吐或处于无法进食的状态,双联抗血小板药物服用时间距直接PCI时间间隔较短或存在氯吡格雷抵抗等情况;③高危STEMI患者可考虑在转运行直接PCI前给予GPI。在UA/NSTEMI患者中的应用建议:①对于保守治疗的NSTE-ACS患者,双联抗血小板药物及抗凝治疗后仍有高血栓风险时可考虑在冠状动脉造影明确冠状动脉病变情况后应用GPI;②具有高危因素且未预先接受足够抗血小板药物治疗的NSTE-ACS患者行介入治疗时,推荐应用GPI;③对于接受双联抗血小板药物治疗且合并缺血高危因素的患者介入治疗中可考虑应用GPI。

二、抗凝血药

抗凝血药(anticoagulants)是一类干扰凝血因子、抑制凝血过程某些环节而阻滞血液凝固的药物,主要用于血栓栓塞性疾病的预防和治疗。主要包括:①间接凝血酶抑制剂,如肝素、低分子量肝素(LMWH)等,主要是通过激活抗凝血酶Ⅲ(AT-Ⅲ)发挥作用;②直接凝血酶抑制剂,主要包括二价抑制剂(如水蛭素、比伐芦定、来匹卢定、地西卢定)和一价抑制剂(如阿加曲班、达比加群酯等);③Ⅹa因子抑制剂,如磺达肝癸钠、利伐沙班、阿哌沙班、艾多沙班;④维生素K拮抗剂,如香豆素类的华法林等;⑤其他类型,Ⅸ因子抑制剂、组织因子抑制剂、舒洛地特等。

常 用 药 物

1. 普通肝素　Unfractionated Heparin,UFH

【药理作用】普通肝素为含有多种氨基葡聚糖苷的混合物,对凝血过程中的多个环节产生作用。

主要通过激活 AT-Ⅲ 发挥作用,起效时间与给药方式有关,个体差异较大,静脉注射后半衰期为 1~6 小时,平均 1.5 小时,主要通过单核吞噬细胞系统清除,其次为肾脏清除。UFH 使用后 15 分钟内,1mg 鱼精蛋白能中和 80~100U 的 UFH。

【适应证】防治血栓形成或血栓性疾病(如心肌梗死、血栓性静脉炎、体循环栓塞或肺栓塞等、弥散性血管内凝血尤其是高凝阶段),也可用于血液透析、体外循环、导管术、微血管手术等操作中的体外抗凝处理。

【禁忌证】活动性大出血和有出血性疾病的患者、血小板 $<60 \times 10^9/L$ 或有肝素诱导的血小板减少症(HIT)病史者、对肝素过敏者、感染性心内膜炎患者、恶性高血压患者、黄疸和严重肝功能不全患者、消化性溃疡患者等。

【不良反应】①局部刺激:可见注射局部小结节和血肿,数日后可自行消退;②长期用药可引起出血(最常见)、HIT(Ⅱ型可能致命)、肝素抵抗及骨质疏松等;③过敏反应。

【剂型规格】肝素钠注射液:12 500U(2ml)/支。

Sig:治疗 ACS,①静脉内弹丸式注射 5 000U 为起始剂量,其后 500~1 000U/h 持续静脉滴注。②也可用 5 000U,生理盐水稀释后每 6 小时静脉注射 1 次,48 小时后改为皮下注射;总量一般为 20 000~40 000U/d。③深部皮下注射,5 000~7 500U,q12h.,共 5~7 天。注射部位以左下腹壁为宜。监测活化部分凝血活酶时间(APTT)延长至正常值的 1.5~2.5 倍。

2. 依诺肝素钠(克赛) Enoxaparin Sodium

【作用特点】平均分子量最低(3 200Da);抗 Xa:抗Ⅱa 活性比值最高(约 3.8:1),治疗 ACS 的循证医学证据丰富。

【适应证】ACS;预防静脉血栓栓塞性疾病,尤其是与手术有关的血栓形成;肺栓塞;血液透析体外循环中预防血栓形成。

【剂型规格】依诺肝素钠注射剂:4 000IU(0.4ml)/支。

Sig:①治疗 ACS 和深静脉血栓,每次 1mg/kg[1mg=100IU(抗Ⅹa活性)],q12h.,i.h.,根据体重调整剂量;②预防静脉血栓,4 000IU,q.d.,i.h.,一般不超过 14 天。

3. 那屈肝素钙(速碧林) Nadroparin Calcium

【作用特点】平均分子量 3 600Da,抗因子Ⅹa:Ⅱa活性比约3.2:1。

【剂型规格】那曲肝素钙注射剂:4 100IU(0.4ml)/支。

Sig:①治疗 ACS,86IU/kg,q12h.,i.h.;②治疗深静脉血栓,85IU/kg,q12h.,i.h.,一般不超过 10 天,预防性剂量减半,或根据病情个体化给药。

4. 达肝素钠(法安明) Dalteparin Sodium

【作用特点】平均分子量 5 000Da,抗因子Ⅹa和Ⅱa活性比约 2.5:1。

【剂型规格】达肝素钠注射剂:5 000IU(0.2ml)/支。

Sig:①治疗 ACS,120IU/kg,q12h.,i.h.(最大剂量10 000IU,q12h.);②急性深静脉血栓,200IU/kg,q.d.,i.h.(不超过 18 000IU/d)或 100IU/kg,q12h.,i.h.;③预防与手术有关的血栓形成,2 500~5 000IU,q.d.,i.h.,用药时间根据病情决定。

【低分子量肝素的临床应用要点】① LMWH作用主要取决于特异的"戊多糖序列",后者能高亲和力地结合抗凝血酶,增强其抗凝作用。临床制剂平均分子量主要在 4 000~6 500Da。②所有 LMWH的抗Ⅹa活性均高于抗Ⅱa(凝血酶)活性,分子量较低的有较高抗Ⅹa活性,体内清除较慢。③ LMWH的代谢主要依赖于体内的血小板因子 4(PF_4)和鱼精蛋白使其抗凝活性下降。LMWH 主要通过肾脏清除,因此肾功能不全患者应慎用,避免"蓄积效应",一般建议用 eGFR 评估肾功能。LMWH 半衰期按抗 Xa 活性计算,大多为 4 小时左右。1mg 鱼精蛋白能中和 100U 的达肝素钠抗 Xa 活性,中和效果较普通肝素差。④皮下注射同等剂量,抗凝活性钙盐 < 钠盐 LMWH;钙盐较少出现皮肤瘀斑,但其他出血症状无明显差异。LMWH 的作用要考虑到每种药物的个体特点,而不能作为一个整体看待。⑤ LMWH 与 UFH 混用可能加重出血风险。出血风险的评估是决策过程的重要组成部分。抗血栓药物剂量过大,用药时间长,联合使用数种抗血栓药物,不同抗凝药物之间的转换时,均会增加出血风险。此外,高龄、肾功能减退、低体重、女性、基线血红蛋白含量低、侵入性治疗也会增加出血风险。

5. 华法林 Warfarin

【作用特点】双香豆素类维生素 K 拮抗剂(凝血因子 Ⅱ、Ⅶ、Ⅸ、Ⅹ 需经过 γ- 羧化后才能具有生物活性,而这一过程需要维生素 K 参与)同时具有抗血小板和抗凝功能。口服生物利用度高达 100%,主要经 CYP450 系统代谢,半衰期 36~42 小时。

【适应证】房颤、深静脉血栓形成、肺栓塞、换瓣术后的抗凝治疗等。

【禁忌证】孕妇,有出血倾向,严重肝、肾功能不全,活动性溃疡或新近手术而创口未愈者。

【不良反应】出血、急性血栓形成(表现为皮肤坏死和肢体坏疽)、骨质疏松、血管钙化等。

【剂型规格】片剂:(进口)3mg×100 片;(国产)2.5mg×60 片。

Sig:起始剂量 3mg,p.o.,q.d.;>75 岁的老年人和有出血危险的患者,2mg,q.d. 开始,根据国际标准化比值(INR)调整剂量。INR 目标值,一般用于预防血栓栓塞性疾病,INR 控制在 2.0~3.0,凝血酶原时间(PT)延长为 1.5~2.0 倍;75 岁以上老年人或伴有出血风险因素患者可维持 INR 值在 1.6~2.5。

【华法林过量时的处理】① INR 3.0~4.5：无明显出血者，减量或停服 1 次观察；② INR 4.5~10：停华法林 1~2 次，如患者出血危险性高，停药并肌内注射维生素 K_1 1~2.5mg；③ INR≥10 但无明显出血时：停药并肌内注射维生素 K_1 5mg，6~12 小时后复查 INR，必要时可重复应用；④严重出血（无论 INR 水平如何）或 INR≥10 合并出血高危因素：停药并肌内注射或静脉注射维生素 K_1 5~10mg，静脉输注新鲜血浆、凝血酶原浓缩物或重组凝血因子 Ⅶa，随时监测 INR。（参阅 2013 年《华法林抗凝治疗中国专家共识》）

【华法林的临床应用要点】①可空腹，也可与食物混食。②食物（尤其蔬菜中富含维生素 K 食物在饮食中的比例）宜保持相对固定，其中菠菜、绿花椰菜、芦笋、莴苣等含量较高；忌中草药及茶，忌易伤运动。③剂量差异大，维生素 K 环氧化物还原酶复合物 1（VKORC1）和 CYP2C9 基因多态性可能是影响亚裔华法林剂量个体差异的主要因素。④ INR 监测频率：服用后的第 3 天开始每周 2 次至稳定后，每周 1 次，每 2 周 1 次，每个月 1 次。⑤大手术前 5~7 天前停药，拔牙提前 3 天停药。⑥注意药物相互作用：与阿司匹林为协同作用；奎尼丁、胺碘酮、保泰松、甲硝唑、西咪替丁、阿奇霉素、头孢菌素类（如头孢甲肟、头孢哌酮）、喹诺酮类（如左氧氟沙星、莫西沙星）、磺胺类、抗真菌药物（如氟康唑）增强其作用；苯妥英钠、巴比妥类（诱导肝药酶）、口服避孕药减弱其作用。

6. 磺达肝癸钠（安卓、泽瑞妥）Fondaparinux Sodium

【作用特点】①第一个人工合成的直接 Xa 因子抑制剂，与 AT-Ⅲ 结合发挥作用；②不与血小板结合，不引起 HIT；③抗栓作用呈剂量依赖性，主要经肾脏代谢,$t_{1/2}$ 为 17 小时,每日仅需给药 1 次;④拟行 CABG,应在术前至少 24 小时停药;⑤对接触性血栓的作用不及肝素和比伐芦定,不推荐用于拟行直接 PCI 的患者,避免导管内血栓形成。

【适应证】① ACS;②预防进行下肢重大骨科手术如髋关节骨折、重大膝关节手术或髋关节置换术等患者静脉血栓栓塞事件的发生。

【剂型规格】注射剂:2.5mg(0.5ml)/ 支。

Sig:① UA/NSTEMI,2.5mg,i.h.,q.d.,最长治疗 8 天;② STEMI,首次静脉注射 2.5mg,以后 2.5mg,i.h.,q.d.,最长治疗 8 天;③进行重大骨科手术,2.5mg,i.h.,q.d.,第 1 次应在术后 6 小时,并确认止血的情况下注射,疗程至少持续到术后 5~9 天。

7. 利伐沙班(拜瑞妥) Rivaroxaban

【药理作用】口服 Xa 因子直接抑制剂;血浆达峰浓度时间为 2~4 小时,口服生物利用度空腹为 66%,与食物同服达 80%~100%,33% 经肾脏代谢,66% 经肝脏代谢,消除半衰期 5~13 小时。PT 延长可定性地反映血中存在利伐沙班或其他 Xa 因子抑制剂。

【适应证】用于择期髋关节或膝关节置换手术成年患者,以预防静脉血栓形成;非瓣膜性房颤(NVAF)卒中预防;急性肺栓塞或深静脉血栓形成。

【剂型规格】片剂:10mg×5 片,20mg×7 片,2.5mg×14 片。

Sig:①预防择期髋关节或膝关节置换术后静脉血栓形成,10mg,p.o.,q.d.;②建议多数非瓣膜性房颤患者使用利伐沙班 20mg,q.d.(下列患者可选择利伐沙班 15mg,q.d.,高龄、HAS-BLED 评分≥3 分、CrCl 30~49ml/min 的患者;对 CrCl 15~29ml/min 患者,抗凝治疗应慎重,如需要可给予 15mg,q.d.;老年人用量需个体化);③急性 VTE 或肺栓塞治疗,15mg,b.i.d.,3 周后改为 20mg,q.d. 至少维持 3 个月。

8. 阿哌沙班(艾乐妥、泽昕)　Apixaban

【药理作用】口服Ⅹa因子直接抑制剂,血浆达峰浓度时间为3小时,口服生物利用度50%,很少受食物影响,27%经肾脏代谢,消除半衰期9~14小时。适应证基本同利伐沙班。

【剂型规格】片剂:艾乐妥5mg×5片;泽昕2.5mg×14片。

Sig:①预防择期髋关节或膝关节置换术后静脉血栓形成,2.5mg,p.o.,b.i.d.,不受进餐影响。②房颤的抗凝治疗,5mg,p.o.,b.i.d.;满足以下情况中任意2项(年龄≥80岁;体重≤60kg;血清肌酐≥132.6μmol/L)的患者,推荐使用阿哌沙班2.5mg,b.i.d.。③急性VTE或肺栓塞治疗,10mg,p.o.,b.i.d.,7天后改为5mg,b.i.d.至少维持3个月。

【关联药物】2018年,美国FDA已批准Andexanet alfa(Andexxa,改良重组人类Ⅹa因子)作为首个及唯一一个凝血因子Ⅹa抑制剂(利伐沙班、阿哌沙班)的特异性解毒药物,用于当出现危及生命或无法控制的出血后的抗凝的逆转。

9. 艾多沙班(依度沙班、里先安)　Edoxaban

【药理作用】口服Ⅹa因子直接抑制剂,血浆达峰浓度时间为1~2小时,口服生物利用度62%,很少受食物影响,50%经肾脏代谢,消除半衰期10~14小时。

【适应证】①用于NVAF患者预防卒中和体循环栓塞;②深静脉血栓(DVT)和肺栓塞(PE)的防治。

【剂型规格】甲磺酸艾多沙班片:15mg×14片。

Sig:①房颤的卒中预防,60mg或30mg,p.o.,q.d.(如果有以下任何一项,CrCl 30~50ml/min;体重≤60kg;合并使用维拉帕米、奎尼丁或决奈达隆,建议艾多沙班剂量减半至30mg/15mg);②急性VTE或肺栓塞治疗,60mg,p.o.,q.d.(CrCl 30~50ml/min或体重<60kg者建议减为30mg,p.o.,q.d.)。

10. 达比加群酯（泰毕全） Dabigatran Etexilate

【药理作用】新型强效、非肽类的口服直接凝血酶（Ⅱa因子）抑制剂，前体药物，药物相互作用少。血浆达峰浓度时间为3小时，口服生物利用度6%，食物不影响吸收，80%经肾脏代谢，消除半衰期12~17小时。蝰蛇凝血时间（ECT）可定量评估达比加群的活性，如蝰蛇凝血时间升高3倍提示出血风险增加。APTT可以定性评价达比加群的水平和活性，但不同APTT试剂的敏感性差异很大。小出血事件的发生具有明显的剂量相关性。

【适应证】非瓣膜性房颤患者卒中和体循环栓塞的预防，关节置换术后血栓形成的预防，急性肺栓塞。

【剂型规格】胶囊剂：110mg×10粒，150mg×10粒。

Sig：①房颤的抗凝治疗，血清肌酐清除率（CrCl）>30ml/min时，110/150mg，p.o.，b.i.d.；达比加群酯150mg b.i.d.，适用于出血危险低的患者。达比加群酯110mg b.i.d.适用于出血风险较高的患者，如HAS-BLED评分≥3分；年龄≥75岁；中度肾功能不全（CrCl 30~50ml/min）；联用相互作用的药物等。CrCl为15~30ml/min时，75mg，p.o.，b.i.d.。②急性VTE或肺栓塞治疗，常规150mg，p.o.，b.i.d.，当患者年龄≥80岁或同时使用维拉帕米时建议用110mg，b.i.d.。

【关联药物】**依达赛珠单抗**（泰毕安）Idarucizumab（Praxbind）

【作用机制】达比加群的特异性逆转剂，是针对达比加群的人源化单克隆抗体Fab片段，与凝血酶结合亲和力比达比加群高约350倍，无促凝血或抗凝作用。RE-VERSE AD研究结果证实依达赛珠单抗可快速、有效、持续逆转达比加群的抗凝作用。

【适应证】适用于接受达比加群酯治疗的患者需要快速逆转达比加群抗凝效果的以下情况：①急

诊外科手术 / 紧急操作;②危及生命或无法控制的出血。

【剂型规格】即用型溶液:2.5g(50ml)/ 瓶。

Sig:推荐剂量 5g,(2×2.5g:50ml)通过两次连续静脉输注(每次输注时间为 5~10 分钟);或者采用一次静脉快速推注。

【新型口服抗凝药物的总体评价】新型口服抗凝药物(new oral anticoagulant,NOAC)主要包括因子 Xa 抑制剂(利伐沙班、阿哌沙班和艾多沙班)和因子 IIa 抑制剂(达比加群酯)。总体上,与华法林比较,NOAC 的共同优势是固定剂量,不需常规监测凝血,药物和 / 或食物相互作用很少,颅内出血并发症减少,其在非瓣膜病房颤患者具有更好的风险 / 获益等。但是,NOAC 也存在某些不足,如半衰期短,停药后失效快,导致药物依从性要求高;肾功能不全患者需要调整剂量(30%~80% 经肾脏代谢);尚无常用方法评估抗凝强度;目前价格较高等。(具体参阅 2014 年《非瓣膜病心房颤动患者应用新型口服抗凝药物中国专家建议》)

11. 比伐芦定(泰加宁、泽朗) Bivalirudin

【作用特点】水蛭素衍生物,IIa 因子直接抑制剂,主要用于 ACS 的抗凝治疗,静脉注射后立即起效,持续 1 小时,主要经肾脏代谢。

【适应证】尤其适用于由肝素诱导的血小板减少症,肝素过敏病史或高出血风险的拟行 PCI 患者的术中抗凝。

【剂型规格】粉针剂:250mg/ 支。

Sig:PCI 术前 0.75mg/kg 静脉推注,后以 1.75mg/(kg·h)速度静脉滴注持续至术后 3~4 小时,如病情需要,可再以 0.2mg/(kg·h)速度静脉滴注,持续时间不超过 20 小时。肌酐清除率 <30ml/min 患者维持剂量需减量。**配制举例:**肾功能正常者,将比伐芦定 1 支(0.25g)溶入 50ml N.S 稀释液中,配成 5mg/ml 溶

液,静脉负荷弹丸注射量＝患者体重(kg)×0.15ml(相当于 0.75mg/kg);静脉常规持续滴注量＝患者体重(kg)×0.35ml/h[相当于 1.75mg/(kg·h)]。

12. 阿加曲班(诺保思泰、达贝) Argatroban

【药理作用】高选择性的凝血酶(Ⅱa 因子)直接抑制剂,静脉滴注起效迅速,主要经肝脏代谢。

【适应证】主要用于改善慢性动脉闭塞症患者的四肢溃疡、静息痛及冷感;也用于发病 48 小时内的缺血性脑卒中急性期患者的神经症状和日常活动的改善。

【剂型规格】注射液:诺保思泰 10mg(2ml)/支;达贝 10mg(20ml)/支。

Sig:①慢性动脉闭塞症,10mg+N.S 250ml(2~3小时内滴完),iv.gtt,b.i.d.,可酌情减,1 个疗程 4 周以内。②缺血性脑卒中急性期,在开始的 2 日内每日 6 支(60mg)以适当量的液体稀释,24 小时持续经静脉滴注。其后的 5 日中每日 2 支(20mg),即 1支(10mg)以液体稀释后 3 小时静脉滴注,b.i.d.。可根据年龄、症状适当增减。

第十节 纤维蛋白溶解药(溶栓药)

心脑血管血栓病是人类致死、致残的首要原因。通过药物使已形成的血栓溶解,恢复被血栓堵塞的血管再通是治疗血栓性疾病的有效手段之一。纤维蛋白溶解药(fibrinolytics)又称为溶栓药(thrombolytics),这些药物都是纤溶酶原激活剂,进入体内激活纤溶酶原形成纤溶酶,使纤维蛋白降解,溶解已形成的纤维蛋白血栓,同时不同程度地降解纤维蛋白原。纤溶药物不能溶解血小板血栓,甚至还激活血小板。在使用溶栓药物时应严格掌握适应证、禁忌证和用药时间窗:急性 ST 段抬高心肌梗死(STEMI)溶栓的最佳时间窗为发病后 6 小时内(获益最大,且越早越好),一般不超过发病后 12 小时(最晚 24 小时内);急性肺栓塞溶栓的时间窗一般为发病后 2 周内;急性缺血性脑卒中有效溶栓时间窗为发病后 4.5 小时(rt-PA)或 6 小时内(UK)。本节主要叙述急性心肌梗死的溶栓治疗,其他适应证将在相应章节阐述。溶栓的辅助治疗如抗血小板、抗凝治疗具体可参阅《急性 ST 段抬高心肌梗死溶栓治疗的中国专家共识(2009 年版)》和 2019 年《急性 ST 段抬高心肌梗死溶栓治疗的合理用药指南》(第 2 版)。

【溶血栓药物的分类】

溶栓药物根据纤维蛋白选择性可大致划分为以下几类。

(1)第一代纤溶药物:如尿激酶(UK)、链激酶(SK),不具有纤维蛋白选择性,对血浆中纤维蛋白原的降解作用明显,可致全身纤溶状态。

(2)第二代纤溶药物:选择性作用血栓内纤溶系统,对循环中凝血因子及纤维蛋白降解较少,如单链尿激酶型纤维蛋白溶酶原激活剂(scu-PA)、乙酰纤维蛋白溶酶原 - 链激酶激活剂复合剂(APSAC)等。

(3)第三代纤溶药物:通过基因诱导突变、重组技术,对 t-PA、scu-PA 等分子结构进行修饰改造制成的突变体及嵌合体。主要特点是半衰期延长,更适合静脉给药,溶栓效能及特异性进一步提高,90 分钟血管再通率达 80% 左右。主要包括阿替普酶(alteplase)/ 重组组织型纤维蛋白溶酶原激活剂(recombinant tissue plasminogen activator,rt-PA)、瑞替普酶(reteplase,r-PA)、替奈普酶(tenecteplase,TNK-tPA)、兰替普酶(lanoteplase,n-PA)、尿激酶原等。

【溶血栓药物的适应证】

主要包括:急性心肌梗死、急性肺栓塞、缺血性脑卒中、人工机械瓣堵塞、血栓性动脉闭塞、血液透析插管、移植物和动静脉瘘、中心静脉插管等。

【溶血栓药物的禁忌证】

（1）2周内有活动性出血（胃肠道溃疡、咯血等），做过内脏手术、组织活检，有创伤或较长时间（>10分钟）心肺复苏术，不能实施压迫部位的大血管穿刺术及有创伤史者。

（2）高血压患者经治疗后在溶栓前血压仍≥24/13.3kPa（180/100mmHg）者。

（3）高度怀疑主动脉夹层者。

（4）既往发生过出血性脑卒中，3个月内发生过严重头颅外伤、缺血性脑卒中或其他脑血管事件［包括短暂性脑缺血发作（TIA）］；已知颅内肿瘤、脑血管畸形。

（5）近期（3个月）有颅内或椎管内手术。

（6）各种血液病、出血性疾病或有出血倾向者，或正在使用治疗剂量的抗凝药。

（7）严重的肝、肾功能障碍或晚期恶性肿瘤等患者。

（8）妊娠期女性。

【溶血栓药物的不良反应】

（1）主要为出血，轻者皮肤黏膜出血、镜检血尿，重者大量咯血及消化道出血，颅内、脊髓、纵隔内及心包出血可危及生命。如患者发生严重头痛、视觉障碍、意识障碍等，应考虑是否颅内出血。颅内出血（ICH）的危险因素：包括年龄>75岁，脑血管病史，女性，低体重，入院时高血压等。处理：一旦患者在开始治疗后24小时内出现神经系统状态变化，应怀疑ICH，并应积极采取措施。①停止溶栓、抗血小板和抗凝治疗；②立即进行影像学检查排除ICH；③请神经科和血液学专家会诊。根据临床情况，ICH患者应当输注新鲜血浆、鱼精蛋白、血小板或冷沉淀物，一旦明确脑实质出血或脑室内出血或蛛网膜下腔出血或硬膜下血肿或硬膜外血肿，给予10U冷沉淀物，新鲜冰冻血浆可以提供Ⅴ因子和Ⅷ因子，并能增加血容量。使用普通肝素的患者,用药4小时内可给予鱼精蛋白(1mg鱼精蛋白对抗100U普通肝素);如果出血时间异常,可输注血小板。同时控制血压和血糖;使用甘露醇降颅内压,必要时考虑气管内插管、神经外科抽吸血肿治疗。

(2)过敏反应:尤其是使用链激酶及APSAC者,表现为皮疹、寒战、发热。多见于链激酶输注过程中,发生后可以静脉使用糖皮质激素以缓解症状或溶栓前使用来预防过敏反应。低血压及血栓栓塞较少见。

(3)再灌注心律失常:可表现为各种类型的心律失常,如短暂的加速性室性自主心律,也可以表现为原有房室传导阻滞或束支传导阻滞的消失。多数再灌注心律失常呈良性过程,不需要进行特殊处理。

常 用 药 物

1. 尿激酶 Urokinase,UK

【药理作用】第一代溶栓药,是从健康人尿中分离的,或从人肾组织培养中获得的一种酶蛋白。它能激活体内纤溶酶原转为纤溶酶,从而水解纤维蛋白,使新鲜形成的血栓溶解。对陈旧性血栓无明显疗效。起效迅速,15分钟达高峰,持续6小时。需避光保存。

【剂型规格】粉针剂:10万U/支。

Sig:150万U或2.2万U/kg+10ml生理盐水溶解,再加入100ml 5%~10%葡萄糖溶液中,30分钟内静脉滴入。溶栓开始后12小时皮下注射肝素7 500IU,之后每12小时皮下注射7 500IU,持续3~5天。

2. 链激酶(德链) Streptokinase,SK

【药理作用】第一代溶栓药,从C组β-溶血性链球菌中提取的非酶蛋白质。具有抗原性,可产生发热、过敏反应。静脉注射前半小时可静脉推注地塞米松2.5~5mg或肌内注射异丙嗪预防。

【剂型规格】冻干粉针剂：150万 U/ 支。

Sig：150万 U+10ml 生理盐水溶解，再加入 100ml 5% 葡萄糖溶液中，60 分钟内静脉滴入。肝素用法同尿激酶。

3. **重组链激酶**（国大欣通、思凯通）Recombianant Strepptokinase，rSK

【药理作用】基本同链激酶，但抗原性明显减弱。6 个月内使用过链激酶者不宜再使用。

【剂型规格】冻干粉针剂：10万 U/ 支，50万 U/ 支，150万 U/ 支。

Sig：150万 U+10ml 生理盐水溶解，再加入 100ml 5% 葡萄糖液体中，60 分钟内静脉滴入。

4. **重组人尿激酶原**（普佑克） Recombinant Human Prourokinase

【主要成分】重组人尿激酶原（rhPro-UK）无抗原性，半衰期 1.9 小时，具有较强的血浆稳定性、更快的纤溶酶原激活作用和更强的纤维蛋白特异性血栓溶解作用。

【注意事项】加入生理盐水后轻轻翻倒 1~2 次，不可剧烈摇荡，以免注射用重组人尿激酶原溶液产生泡沫，降低疗效。治疗过程中同时使用肝素者，应注意肝素滴注剂量，并监测 APTT 值。APTT 值应控制在肝素给药前的 1.5~2.5 倍为宜。

【剂型规格】粉针剂：5mg（50万 IU）/ 支。

Sig：①用于急性 STEMI 治疗，一次用量 50mg。先将 20mg（4 支）注射用重组人尿激酶原用 10ml 生理盐水溶解后，3 分钟内静脉推注完毕，其余 30mg（6 支）溶于 90ml 生理盐水，30 分钟内静脉滴注完毕。②部分患者也可冠状动脉内给药，一般根据病情 10~20mg 稀释后推注。

5. **重组人组织型纤溶酶原激活剂**（阿替普酶、爱通立） Alteplase，rt-PA

【药理作用】第三代溶栓药，纤维蛋白选择性纤溶酶原激活剂。

【剂型规格】注射剂:20mg/支,50mg/支。

【溶栓的辅助抗凝治疗】应用纤维蛋白特异性的溶栓药物(如阿替普酶、瑞替普酶、替奈普酶或尿激酶原)治疗的患者需要联合静脉普通肝素。溶栓前给予普通肝素冲击量 60U/kg(最大剂量 4 000U),溶栓后给予普通肝素每小时 12U/kg(最大量 1 000U/h),将 APTT 调整至 1.5~2 倍(50~70 秒),持续 48 小时,然后减量或换用 LMWH。也可直接使用 LMWH 替代:依诺肝素负荷量 30mg 静脉注射,随后 1mg/kg 皮下注射,每天 2 次;年龄 >75 岁或肾功能不全的患者,依诺肝素减少剂量至 0.75mg/kg,每天 2 次,可使用 8 天。无论年龄,肌酐清除率 <30ml/min 者,给予 1mg/kg 皮下注射,每 24 小时 1 次。同时按下述方法应用 rt-PA。

Sig:(1) **急性 ST 段抬高心肌梗死**,①**发病时间 <6 小时(90 分钟加速给药法)**,15mg 静脉推注,其后 30 分钟内静脉滴注 50mg,剩余 35mg 在 60 分钟内静脉滴注,最大剂量达 100mg。体重 <65kg 的患者,给药总剂量应按体重调整,15mg 静脉推注,然后按 0.75mg/kg 在 30 分钟内静脉滴注(最大剂量 50mg),剩余的按 0.5mg/kg 在 60 分钟内静脉滴注(最大剂量 35mg);特殊情况下,可考虑使用**国内小剂量法**,8mg 静脉推注,42mg 于 90 分钟内静脉滴注,总量为 50mg。②**发病时间在 6~12 小时(3 小时给药法)**,10mg 静脉推注,其后 1 小时内静脉滴注 50mg,剩余的按每 10mg 在 30 分钟内静脉滴注,在 3 小时内注完,最大剂量达 100mg。体重 <65kg 的患者,给药总剂量 ≤1.5mg/kg。

(2) **急性肺栓塞(2 小时给药法)**,先给予 10mg 在 1~2 分钟内静脉推注,其余 90mg 在随后的 2 小时内静脉滴注(体重 <65kg 者,给药总剂量不应超过 1.5mg/kg)。

（3）**缺血性脑卒中**，推荐剂量为 0.9mg/kg（最大剂量为 90mg），先将总剂量的 10% 在最初 1 分钟内静脉推入，剩余剂量持续静脉滴注 60 分钟。

6. 重组人组织型纤溶酶原激酶衍生物（瑞替普酶、瑞通立） Reteplase，r-PA

【作用特点】第三代溶栓药，90 分钟再通率 80% 左右，纤维蛋白原消耗中度。

【剂型规格】注射剂：18mg（10MU）/ 支。

Sig：r-PA 应该 18mg（10MU）+18mg（10MU）分两次静脉注射，每次缓慢推注 2 分钟以上，两次间隔为 30 分钟。注射时应使用单独的静脉通路，不能与其他药物混合后给药，也不能与其他药物使用共同的静脉通路。

7. 重组人 TNK 组织型纤溶酶原激活剂（替奈普酶、铭复乐） Tenecteplase，rhTNK-tPA

【药理作用】第三代溶栓药 TNK-tPA 为 t-PA 的多点突变变异体，其较 t-PA 半衰期延长，纤维蛋白特异性和抗纤溶酶原活化物抑制剂（PAI-1）活性增强，血管再通更迅速，对形成较久的血栓溶解更强，纤维蛋白原消耗极小。

【适应证】用于发病 6 小时以内的 STEMI 患者的溶栓治疗。

【剂型规格】注射剂：16mg（1.0×10^7IU）/ 支。

Sig：单次给药 16mg 溶于 3ml 无菌注射用水溶解后，静脉推注给药，在 5~10 秒内完成注射。

第十一节 调血脂药

血脂异常是指血浆胆固醇升高、甘油三酯（TG）升高、高密度脂蛋白胆固醇（HDL-C）降低中的一种或两种以上异常组合的病理性脂代谢症，是冠心病等动脉粥样硬化性心血管疾病（atherosclerotic cardiovascular disease，ASCVD）的主要危险因素之一。

调脂治疗的基础前提是首先采取治疗性生活方式改善，减少动脉粥样硬化的其他危险因素，如戒烟，控制血压、血糖等，最后再考虑药物或其他治疗。冠心病血脂异常的治疗应以低密度脂蛋白胆固醇（low-density lipoprotein cholesterol，LDL-C）作为首要干预目标。《中国成人血脂异常防治指南（2016 年修订版）》指出，调脂治疗需设定目标值：极高危 LDL-C<1.8mmoL/L（70mg/dl），高危者 LDL-C<2.6mmol/L（100mg/dl），中危和低危者 LDL-C<3.4mmol/L（130mg/dl）。LDL-C 基线值较高，不能达目标值者，LDL-C 至少降低 50%。2019 年 ESC/EAS《血脂异常管理指南》强调更高强度的降 LDL-C 治疗，对于极高危 ASCVD 患者的二级预防，推荐 LDL-C 较基线水平降幅 >50%，以及 LDL-C<1.4mmol/L（<55mg/dl）。对于接受最大耐受剂量的他汀类药物治疗，且 2 年内发生第二次血管事件的 ASCVD 患者，可考虑将 LDL-C<1.0mmol/L（<40mg/dl）作为靶目标。

【调血脂药的分类】

调血脂药按其作用机制可分为以下几类。

（1）3 羟基 3 甲基戊二酰辅酶 A（HMG-CoA）还原酶抑制剂（他汀类）：主要降低胆固醇，兼降低甘油三酯（TG），轻度升高 HDL-C。代表药物有瑞舒伐他汀、阿托伐他汀、氟伐他汀等。他汀类一般不用于儿童，唯一的例外是用于治疗家族性高胆固醇血症。

（2）苯氧酸类（贝特类）：主要降低 TG，兼降低胆固醇。代表药物有非诺贝特、苯扎贝特、吉非罗齐等。

（3）烟酸及其衍生物：主要降低 TG，兼降低胆固醇。代表药物有烟酸、阿昔莫司等。

（4）胆汁酸螯合剂：主要降低胆固醇和 LDL-C，对 TG 无降低作用或轻微的升高。代表药物有考来烯胺、考来替泊、考来维仑等。

（5）胆固醇吸收抑制剂：如依折麦布、海泽麦布。

（6）前蛋白转化酶枯草溶菌素 9（PCSK9）抑制剂：如依洛尤单抗、阿利西尤单抗、Inclisiran 等。

（7）胆固醇酯转运蛋白（CETP）抑制剂：Torcetrapib、Anacetrapib（安塞曲匹）等，目前大部分产品已退市。

（8）ATP 柠檬酸裂合酶抑制剂：主要降胆固醇，如 Bempedoic Acid。

（9）多烯脂肪酸类：又称为多不饱和脂肪酸（PUFAs），一般根据其不饱和键在脂肪酸链中开始出现的位置不同，分为 n-3（或 ω-3）型及 n-6（或 ω-6）型。临床应用最多的是鱼油制剂，特别是深海鱼油，其中含有大量的多烯不饱和脂肪酸，如二十碳五烯酸（EPA）和二十二碳六烯酸（DHA）。

（10）抗氧化剂：如普罗布考。

（11）微粒体 TG 转移蛋白抑制剂：代表药物为洛美他派（Lomitapide），主要用于治疗纯合子型家族性高胆固醇血症（HoFH）。

（12）Apo B_{100} 合成抑制剂：代表药物为米泊美生（Mipomersen），主要用于治疗 HoFH。

（13）中成药制剂及其他类型：包括血脂康、脂必妥、脂必泰、泰脂安胶囊、多甘烷醇等。

一、β- 羟 -β- 甲戊二酸单酰辅酶 A 还原酶抑制剂（他汀类）

目前的研究显示，他汀类（statins）除了调脂作用以外，还存在稳定斑块、保护血管内皮细胞、抗炎症因子及肾脏保护作用等多效性。大多数他汀类药物的代谢与肝内 CYP450 系统密切相关，可与多种其他药物如环孢素、华法林、维拉帕米、胺碘酮、氟康唑等发生药物相互作用，除辛普伐他汀、瑞舒伐他汀和匹伐他汀。使用过程中注意监测肝、肾功能和肌酸激酶（CK）的变化。Meta 分析显示，他汀对癌症和癌症死亡危险呈中性作用。他汀可用于透析或未行透析的 CKD 患者。CKD 时,可增加某些他汀血清水平,须作剂量调整。有研究表明,PCI 术前应用大剂量他汀可能降低术后造影剂肾病(CIN)的发生风险。

【他汀类的禁忌证】

①失代偿性肝硬化;②不明原因转氨酶持续升高和任何原因肝酶升高超过 3 倍正常值上限(ULN);③急性肝衰竭;④胆汁淤积;⑤活动性肝病。

【他汀类的不良反应及处理要点】

(1)肝转氨酶升高:发生率 0.5%~3.0%,多为一过性。他汀诱导的肝酶异常呈剂量依赖性,绝大多数转氨酶升高 <3×ULN,多数为孤立性无症状性转氨酶增高,与肝衰竭无明确关系。他汀减量或停药后肝酶大多恢复正常。如果治疗期间,GPT 或 GOT 超过 3 倍 ULN,随访患者并重复这种测试,如仍持续高于此值且无其他原因可供解释,需停用他汀。非酒精性脂肪肝和非酒精性脂肪性肝炎(NASH)患者可安全使用他汀。

(2)肌病、肌痛、肌炎甚至引起横纹肌溶解(伴 CK 显著升高即升高 10 倍以上,常有褐色尿和肌红蛋白尿)和肾衰竭。临床横纹肌溶解的定义:肌坏死伴肌红蛋白尿或急性肾衰竭(血清肌酐升高≥0.5mg/dl)。他汀诱发横纹肌溶解症呈剂量依赖性,发生风险为 0.04%~0.2%,每 100 万处方中的死亡率为 0.15。横纹肌溶解处理:停止他汀治疗,必要时住院进行静脉内水化治疗;及时预防或处理急性肾衰竭。

(3)新发糖尿病风险增加:他汀对心血管疾病的总体益处与新发糖尿病风险之比为 9:1。老年人群中他汀类药物增加新发糖尿病的风险比在年轻人群中高,特别是使用对血糖代谢可能有潜在影响的高剂量或强效他汀类药物时,需要注意检测血糖变化。

(4)胃肠道反应:如恶心、呕吐、消化不良等

(5)认知功能异常:罕见,如记忆力减退或丧失,思维混乱。

［具体处理措施可参阅《他汀类药物安全性评价专家共识 2014》］

常 用 药 物

1. 瑞舒伐他汀（可定、舒夫坦、瑞旨、京诺） Rosuvastatin

【作用特点】亲水性他汀，与 HMG-CoA 还原酶结合部位达 4 个，90% 原型排泄，不经 CYP3A4 途径代谢，药物相互作用相对较少，10mg 平均降低 LDL-C 约 47%。

【剂型规格】片剂：可定、舒夫坦 10mg×7 片；瑞旨 5mg×14 片；京诺 10mg×12 片。

Sig：起始剂量 5~10mg，p.o.，q.n.；严重肾病患者 5mg/d 起始，中国批准的最大剂量 20mg/d；国外最大剂量 40mg/d。

2. 阿托伐他汀（立普妥、阿乐） Atorvastatin

【作用特点】脂溶性他汀，它是唯一被 FDA 批准用于降低心力衰竭患者入院风险，拥有缺血性卒中/TIA 二级预防证据的他汀，肾功能不全患者不需调整剂量。

【剂型规格】片剂：立普妥 10mg，20mg×7 片；阿乐 10mg×7 片。

Sig：起始剂量 10mg，p.o.，q.n.，最大剂量 80mg/d，不受时间和进食限制。

3. 氟伐他汀（来适可） Fluvastatin

【作用特点】血浆中唯一有活性作用的口服开放酸形式的制剂，较少发生药物间相互作用，肌酶升高及肌肉症状发生率少。一般服药 4 周内达到最大降脂作用。

【剂型规格】缓释片：80mg×7 片；胶囊剂：20mg，40mg×7 粒。

Sig：起始剂量 20~40mg，p.o.，q.n.，最大剂量 80mg/d。

4. 普伐他汀(美百乐镇、普拉固) Pravastatin

【作用特点】第一个有活性的非前体他汀类药物,亲水性制剂,通过多途径代谢。

【剂型规格】片剂:美百乐镇 40mg×7 片;普拉固 20mg×5 片。

Sig:起始剂量 10~20mg,p.o.,q.n.,最大剂量 40mg/d。

5. 辛伐他汀(舒降之) Simvastatin

【作用特点】本药为无活性的前体药物,疗效是洛伐他汀的 2 倍。

【注意事项】2011 年美国 FDA 警告,辛伐他汀与胺碘酮联合使用或高剂量使用会增加横纹肌溶解发生风险。

【剂型规格】片剂:舒降之 20mg×7 片,40mg×5 片。

Sig:起始剂量 10~20mg,p.o.,q.n.,最大剂量 40mg/d。

6. 匹伐他汀(力清之、邦之、冠爽) Pitavastatin

【作用特点】中效他汀,极少通过肝脏 CYP450 同工酶代谢,药物间相互作用较少;对糖尿病患者的血糖影响很小。

【剂型规格】片剂:2mg×7 片。

Sig:起始剂量 1~2mg,p.o.,q.n.,最大剂量 4mg/d。

7. 洛伐他汀(俊宁) Lovastatin

【作用特点】真菌发酵产物,降脂一般 2 周内可见明显疗效,最大疗效出现于 4~6 周。

【剂型规格】片剂:20mg×12 片。

Sig:起始剂量 10~20mg,p.o.,q.n.,最大剂量 80mg/d。

二、苯氧酸类(贝特类)

1. 非诺贝特(力平之、利必非) Fenofibrate

【作用特点】非诺贝特是一种过氧化物酶体增

殖物激活受体 α(PPARα)激动剂，强效降低 TG 且降胆固醇效果优于其他贝特类，可提高 HDL-C 水平，有一定的降低纤维蛋白原和血尿酸的作用，还具有抗炎、改善内皮功能、改善胰岛素抵抗等作用，循证医学证据丰富。他汀和贝特联用时，建议首选非诺贝特。儿童、孕妇禁用。

【剂型规格】微粒化胶囊剂（力平之）：200mg×10 片；缓释胶囊（利必非）：0.25g×20 粒。

Sig：①力平之，200mg，p.o.，q.d.，与餐同服；②利必非，250mg，p.o.，q.d.，餐中 / 餐后服。

2. 苯扎贝特（史达平、阿贝他）Bezafibrate

【作用特点】明显降低 TG，并能降低 TC 和升高 HDL-C 水平。

【剂型规格】史达平缓释片：400mg×10 片；阿贝他片：200mg×20 片。

Sig：①缓释片，400mg，p.o.，q.n.，餐中 / 餐后服；②普通片，200~400mg，p.o.，t.i.d.。

三、烟酸及其衍生物

阿昔莫司（乐知苹、益平）Acipimox

【作用特点】烟酸衍生物（B 族维生素），脂肪分解抑制剂，主要降低 TG，同时降低 LDL-C、Lp(α)并升高 HDL-C；影响尿酸、葡萄糖代谢，可促进 2 型糖尿病患者的葡萄糖代谢，增加葡萄糖的吸收。目前应用较少。

【不良反应】①可能产生面部潮红和肢体瘙痒，特别是首剂给药后，数日后可消失；②胃肠道反应、诱发消化性溃疡；③诱发非糖尿病患者的糖耐量异常，血尿酸增加；④过敏反应等。

【剂型规格】乐知苹胶囊：0.25g×30 粒；益平胶囊：0.25g×24 粒。

Sig：0.25g，p.o.，b.i.d.~t.i.d.，餐后服用，最大剂量不超过 1 200mg/d。

四、胆固醇吸收抑制剂

1. 依折麦布（益适纯） Ezetimibe

【作用特点】新型胆固醇吸收抑制剂,选择性抑制肠道对胆固醇和相关植物固醇的吸收,可单独应用或与他汀类药物合用,对肝功能影响较小。IMPROVE-IT 研究显示,与单用辛伐他汀相比,辛伐他汀与依折麦布联用在降低 LDL-C 水平上效果更明显,且可进一步减少 ACS 患者的主要终点事件。

【剂型规格】片剂:10mg×5 片。

Sig:10mg,p.o.,q.d.。

2. 依折麦布辛伐他汀片（葆至能）

【剂型规格】片剂:依折麦布 10mg/ 辛伐他汀 20mg×10 片。

Sig:常规剂量 1 片,p.o.,q.d.。

3. 考来维仑 Colesevelam

【作用机制】胆汁酸结合树脂,口服后在肠道中螯合胆汁酸,阻止其重吸收而中断肝肠循环,减少外源性胆固醇的吸收,促进内源性胆固醇在肝脏代谢为胆汁酸。

【剂型规格】片剂:625mg×180 片。

Sig:3 片,p.o.,b.i.d.,与食物同服。

五、前蛋白转化酶枯草溶菌素 9 抑制剂

1. 依洛尤单抗（瑞百安） Evolocumab（Repatha）

【作用机制】一种人单克隆免疫球蛋白 G2（IgG2）,针对人前蛋白转化酶枯草溶菌素 9（PCSK9）。通过抑制肝细胞表面低密度脂蛋白受体（LDL-R）的降解,强力降低血浆 LDL-C 水平,同时升高 HDL-C 水平,降低 Lp(α)水平。FOURIER 研究表明,在他汀治疗基础上,依洛尤单抗可进一步降低 15% 主要复合终点事件。

【适应证】①降低心血管事件的风险:在已有

动脉粥样硬化性心血管疾病的成人患者中,降低心肌梗死、卒中以及冠脉血运重建的风险;②原发性高胆固醇血症(包括杂合子家族性高胆固醇血症)和混合型血脂异常;③纯合子型家族性高胆固醇血症(HoFH)。

【剂型规格】预充注射液:140mg(1ml)/支。

Sig:①对于已确定的心血管疾病成人患者,推荐皮下给药剂量为140mg,每2周1次或420mg,每月1次;②对于 HoFH 患者,推荐皮下给药剂量为420mg,每月1次。

2. 阿利西尤单抗(波立达) Alirocumab(Praluent)

【药理作用】PCSK9 单克隆抗体。ODYSSEY OUTCOMES 研究表明,其在他汀治疗的基础上进一步降低 ACS 患者的主要不良心血管事件(MACE)和全因死亡风险 15%。

【适应证】主要用于家族性高胆固醇血症、他汀治疗未达标及他汀治疗不耐受的 ASCVD 及高胆固醇血症患者。

【不良反应】最常见鼻咽炎、注射部位反应和流感样症状。

【剂型规格】预充注射液:75mg(1ml)/支。

Sig:皮下注射,75mg,每2周1次;如果效果不足,可以增加到150mg,每2周1次。

六、中成药及其他类型调脂药

1. 血脂康胶囊

【作用机制】由特制红曲加入稻米生物发酵精制而成,主要成分为 13 种天然复合他汀,系无晶型结构的洛伐他汀及其同类物。

【功能主治】健脾消食,除湿祛痰。

【剂型规格】胶囊剂:0.3g×24 粒。

Sig:常规剂量 0.6g(2粒),p.o.,b.i.d.,4~8 周1个疗程,维持剂量2粒,q.d.,餐后服。

2. 脂必泰胶囊

【主要成分】山楂、泽泻、白术、红曲。

【功能主治】主治痰瘀互结 / 血气不利所致的高脂血症。

【剂型规格】胶囊剂：0.24g×10 粒。

Sig：1 粒，p.o.，b.i.d.。

3. 脂必妥片

【主要成分】红曲。

【功能主治】健脾消食，除湿祛痰，活血化瘀；高脂血症。

【剂型规格】片剂：0.35g×36 片。

Sig：3 片，p.o.，b.i.d.，早晚饭后服。

4. 泰脂安胶囊

【主要成分】女贞叶乙醇提取物。

【功能主治】滋养肝肾。用于肝肾阴虚、阴虚阳亢证所致的原发性高脂血症，尤其适用于肝功能不良者。

【剂型规格】胶囊剂：0.3g×27 粒。

Sig：3 粒，p.o.，t.i.d.，餐后服。

5. 普罗布考（之乐、畅泰） Probucol

【作用特点】人工合成的抗氧化剂，通过掺入 LDL 颗粒核心中，影响脂蛋白代谢，使 LDL 易通过非受体途径被清除。主要适用于高胆固醇血症，尤其是 HoFH 及黄色瘤患者，有减轻皮肤黄色瘤的作用。

【禁忌证】近期有心肌损害、室性心律失常及 Q-T 间期延长者，孕妇、儿童。

【剂型规格】片剂：之乐 125mg×32 片；畅泰 250mg×24 片。

Sig：500mg，p.o.，b.i.d.，早晚餐时服用。

6. 多廿烷醇 Policosanol

【作用特点】自蔗蜡中提取的多种脂肪醇的混合物，主要降胆固醇，调脂作用起效慢，不良反应小。

【剂型规格】片剂：10mg×7 片。

Sig：起始剂量 5mg，p.o.，q.n.；效果不明显可增至 10mg/d（中午、晚上各 1 次）；最大剂量 20mg/d。

第十二节　抗心律失常药

心律失常的发生机制复杂，临床上常分为缓慢性或快速性心律失常。随着医疗技术的发展，心律失常的治疗方法层出不穷，包括刺激迷走神经手法（如改良的 Valsalva 动作、颈动脉窦按摩）、药物、电复律／电除颤、导管射频消融术、人工心脏起搏，以及外科手术治疗等。缓慢性心律失常引起临床症状或伴有血流动力学障碍时，常需要安装临时或永久起搏器。然而，在多数情况下药物仍是首选的重要手段，抗心律失常药（antiarrhythic drugs）主要用于快速性心律失常，目的是终止快速性心律失常的发作及预防其再发，本节作一简述。某些中成药也具有一定的抗心律失常作用。此外，某些抗心律失常药物如阿托品、异丙肾上腺素等同时具有抗休克血管活性，将在本章第十四节另述。怀孕前 3 个月尽可能避免使用所有抗心律失常药物。

【抗心律失常药的Vaughan Williams改良分类】

抗心律失常药物分类

类别	作用通道和受体	APD 或 Q-T 间期	常用代表药物
Ⅰa	阻滞 I_{Na}++	延长 +	奎尼丁、丙吡胺、普鲁卡因胺
Ⅰb	阻滞 I_{Na}	缩短 +	利多卡因、苯妥英、美西律、妥卡尼
Ⅰc	阻滞 I_{Na}+++	不变	普罗帕酮、氟卡尼、莫雷西嗪
Ⅱ	阻断 β_1	不变	阿替洛尔、美托洛尔、艾司洛尔

续表

类别	作用通道和受体	APD 或 Q-T 间期	常用代表药物
	阻断 β_1、β_2	不变	纳多洛尔、普萘洛尔、索他洛尔
Ⅲ	阻滞 I_{Kr}	延长 +++	多非利特、索他洛尔
	阻滞 I_{Kr}、I_{to}	延长 +++	替地沙米
	阻滞 I_{Kr}，激活 I_{Na-S}	延长 +++	伊布利特
	阻滞 I_{Kr}、I_{Ks}	延长 +++	胺碘酮、决奈达隆、阿奇利特
	阻滞 I_K，交感末梢（排空去甲肾上腺素）	延长 +++	溴苄铵
Ⅳ	阻滞 I_{Ca-L}	不变	维拉帕米、地尔硫䓬
其他	开放 I_K	缩短 ++	腺苷
	阻断 M_2	缩短 ++	阿托品
	阻滞 Na/K 泵	缩短 ++	地高辛

注：离子流简称（下文同此）I_{Na}，快钠内流；I_{Na-S}，慢钠内流；I_K，延迟整流性外向钾流；I_{Kr}、I_{Ks} 分别代表快速、缓慢延迟整流性钾流；I_{to}，瞬间外向钾流；I_{Ca-L}，L 型钙电流；β、M_2 分别代表肾上腺素能 β 受体和毒蕈碱 M_2 受体，表内 + 表示作用强度。一种抗心律失常药的作用可能不是单一的，如索他洛尔既有 β 受体拮抗作用（Ⅱ类），又有延长 Q-T 间期（Ⅲ类）的作用；胺碘酮可同时表现 Ⅰ、Ⅱ、Ⅲ、Ⅳ类的作用，还能阻滞 α、β 受体。同类药物之间可有显著不同的特性，不同类别的药物亦可呈现相似的作用。

一、Ⅰ类抗心律失常药

此类药物阻滞快钠通道，降低 0 相上升速率（V_{max}），减慢心肌传导，有效地终止钠通道依赖的折返。Ⅰ类药物与开放和失活状态的通道亲和力大，因此呈使用依赖性。对病态心肌、重症心功能障碍和缺血心肌特别敏感,应用要谨慎,尤其是Ⅰc类药物,易诱发致命性心律失常如室颤和室性心动过速(促心律失常作用)。目前在器质性心脏病中的应用日趋减少。

1. 奎尼丁 Quinidine

【作用特点】Ⅰa类,广谱,主要用于房颤和房扑复律后窦性心律的维持和危及生命的室性心律失常。对新近发生的房颤,奎尼丁复律的成功率高达70%~80%。有报道称此药在维持窦性心律时病死率增高,近年已极少应用。

【不良反应】①胃肠道不适;②"金鸡纳反应":奎尼丁引起的耳鸣、视物模糊、眩晕、精神失常、震颤等;③Q-T间期延长和尖端扭转型室性心动过速,奎尼丁晕厥和诱发尖端扭转型室性心动过速多发生于服药的最初3天;④低血压和心力衰竭。

【剂型规格】片剂:0.2g×16片。

Sig:①一般用量,0.2g,p.o.,t.i.d.~q.i.d.。②房颤或房扑复律,首先给予0.2g试服,观察2小时。如无不良反应,首日0.2g,q2h.,共5次;次日0.3g,q2h.,共5次;第3日0.4g,q2h.,共5次。每次给药前测血压和Q-T间期。成人极量为3g/d,分次给予。

2. 丙吡胺(达舒平) Disopyramide

【作用特点】Ⅰa类,广谱,作用与奎尼丁相似,主要用于室性心律失常。

【禁忌证】①Ⅱ度或Ⅲ度AVB及双束支传导阻滞;②病态窦房结综合征;③心源性休克;④青光眼;⑤尿潴留;⑥重症肌无力。

【不良反应】负性肌力作用(诱发或加重心力衰竭、低血压、休克)、恶心、腹胀、口干、视物模糊、排尿不畅、尖端扭转型室性心动过速等。

【剂型规格】磷酸丙吡胺注射液:50mg(2ml)/支,100mg(2ml)/支;片剂:0.1g×100片。

Sig:①常用口服剂量,首剂200mg,以后100~

150mg,q6h.。房颤复律:200mg,q2h.,共 5 次,维持量为 100mg,t.i.d.。②静脉应用时每次 2mg/kg,在 5~15分钟内注入,一次量不超过 150mg;然后以 20~30mg/h静脉滴注维持,一日总量不超过 800mg。

3. 利多卡因 Lidocaine

【作用特点】Ⅰb 类,窄谱,仅对快速性室性心律失常有效,特别适用于急性心肌梗死及手术后患者。静脉注射后 45~90 秒起效,作用时间维持 10~20 分钟。

【不良反应】主要有嗜睡、头晕,较大剂量(血药浓度 >6~10μg/ml)时可出现精神症状、低血压、肌肉抽动和呼吸抑制等。

【注意事项】在低心排量状态、70 岁以上高龄患者和肝功能障碍者,可接受正常的负荷量,但维持量为正常的 1/2。

【剂型规格】注射液:400mg(20ml)/ 支,200mg(10ml)/ 支,100mg(5ml)/ 支。

Sig:首剂 1.0~1.5mg/kg(一般 50~100mg)作为负荷剂量,稀释后缓慢(3~5 分钟内)静脉注射,必要时 5~10 分钟后重复 1~2 次;然后以 1~4mg/min速度静脉滴注维持,1 小时内最大用量≤300mg(或4.5mg/kg)。

4. 美西律(慢心律) Mexiletine

【作用特点】Ⅰb 类,主要用于慢性室性心律失常(如室性期前收缩、室性心动过速);有效浓度与中毒血药浓度接近,因此剂量不宜过大。

【不良反应】主要为恶心、呕吐、头晕、震颤、嗜睡、心动过缓、低血压等。

【禁忌证】心源性休克,有Ⅱ度或Ⅲ度房室传导阻滞,病态窦房结综合征者禁用。低血压和严重心力衰竭患者慎用。

【剂型规格】片剂:50mg×100 片。

Sig:常用剂量 100~200mg,po,q6~8h.;维持量

100mg,b.i.d.~t.i.d.。成人极量为1 200mg/d,分次口服。

5. 普罗帕酮(心律平) Propafenone

【作用特点】Ⅰc类,静脉注射5分钟左右开始起效,可持续3~4小时;如首剂无效,20分钟后还可重复35~70mg;一般30分钟内总量不超过300mg。注意血药浓度与剂量不成比例增高,加量时要小心。

【适应证】多用于无器质性心脏病或心功能较好的患者,对室性、室上性心律失常有效,也用于房颤的终止和维持治疗,包括伴预激综合征者。

【禁忌证】严重心力衰竭,严重心动过缓及传导阻滞,低血压者。禁止与维拉帕米联用。

【不良反应】头晕、头痛,口干、消化道反应,室内传导障碍加重,出现负性肌力作用(诱发或使原有心力衰竭加重)等。

【剂型规格】片剂:50mg×50片,100片;注射液:70mg(20ml)/支。

Sig:①口服,常用剂量100~200mg,t.i.d.~q.i.d.;维持剂量100~200mg,t.i.d.;最大剂量200mg,q.i.d.。由于其局部麻醉作用,宜在餐后与饮料或食物同时吞咽,不得嚼碎。②静脉,1.0~1.5mg/kg在10~20分钟静脉注射完毕,单次最大剂量不超过140mg,必要时可10~20分钟重复1次,总量不超过210mg,静脉注射有效后可改为0.5~1.0mg/min静脉滴注或口服维持。

二、Ⅱ类抗心律失常药

此类药物阻断β肾上腺素能受体,降低交感神经效应,减轻由β受体介导的心律失常。它能降低I_{Ca-L}、起搏电流(I_f),由此减慢窦性心律,抑制自律性,也能减慢房室结的传导。对病态窦房结综合征或房室传导阻滞者作用特别明显,故此类患者需禁用。在器质性心脏病中,主要用于改善预后,可以减少病死率,减少猝死。用于非器质性心脏病的良性心律失常,有利于改善症状。

1. 美托洛尔（倍他乐克）Metoprolol

【作用特点】脂溶性、选择性 β_1 受体拮抗剂，主要用于室上性心动过速、房扑、房颤、房性心动过速等快速性心律失常的心室率控制，室性期前收缩、室性心动过速、室颤的防治。（参阅本章第四节）

【剂型规格】普通片：25mg，50mg×20 片；缓释片：47.5mg，95mg×7 片；注射液：5mg（5ml）/支。

Sig：①口服，常用剂量为 12.5~50mg，p.o.，b.i.d.（或缓释片 23.75~95mg，q.d.），根据治疗反应或心率增减剂量；②静脉，一般以 5mg 稀释后缓慢静脉注射（5 分钟），必要时 5 分钟后重复。

2. 艾司洛尔（爱络）Esmolol

【作用特点】超短效的选择性 β_1 受体拮抗剂，主要用于室上性心动过速、房颤和房扑时需要紧急控制心室率的患者，也用于室性心动过速/室颤电风暴的处理。（参阅本章第四节）

【剂型规格】注射液：0.2g（2ml）/支。

Sig：负荷量 0.5mg/kg 于 1 分钟内静脉注射，继之以 0.05mg/（kg·min）静脉滴注 4 分钟，在 5 分钟末无效可重复负荷量后继之以 0.1mg/（kg·min）静脉滴注。每重复 1 次，维持量增加 0.05mg。维持量一般不超过 0.2mg/（kg·min），连续静脉滴注一般不超过 48 小时。用药的终点为达到预定心率，并监测血压不能过低。

三、Ⅲ类抗心律失常药

此类药物基本为钾通道阻滞剂，延长心肌细胞动作电位时程，延长复极时间，延长有效不应期，有效终止各种微折返，因此能有效防颤、抗颤。此类药物以阻滞 I_K 为主，偶可增加 I_{Na-S}，也可使动作电位时间延长。钾通道种类很多，与复极有关的有 I_{Kr}、I_{Ks}、超速延迟整流性钾流（I_{Kur}）、I_{to} 等，它们各有相应的阻滞剂。

1. 胺碘酮(可达龙) Amiodarone

【作用特点】非选择性 I_{Ks} 阻滞剂,不增加患者病死率,促心律失常反应少。口服药能阻滞 Na^+、K^+、Ca^{2+} 通道,并有一定的 α、β 受体拮抗作用(同时具有 Ⅰ、Ⅱ、Ⅲ、Ⅳ 类抗心律失常作用);静脉主要是 Ⅲ 类抗心律失常作用。一般大剂量控制,小剂量维持。静脉注射有轻度负性肌力作用,但通常不抑制左心室功能,可用于心力衰竭患者;对冠状动脉及周围血管有直接扩张作用,特别适用于心力衰竭或冠心病合并心律失常患者。口服主要分布于脂肪组织及含脂肪丰富的器官。心外副作用较多,可能与其分子中含碘有关。

【适应证】(1)口服适用于:①危及生命的阵发性室性心动过速以及室颤的预防;②反复阵发性室上性心动过速、房颤的预防;③持续性房颤、房扑电转复后的维持治疗。(2)静脉适用于:①阵发性室上性心动过速的转复;②急诊控制房颤、房扑的心室率和转复;③室性心动过速、室颤。

【禁忌证】①碘过敏者;②Ⅱ度或Ⅲ度 AVB,双束支传导阻滞(除非已有起搏器);③病态窦房结综合征;④妊娠和哺乳。

【不良反应】①静脉应用主要是低血压(大多与注射过快有关)和心动过缓。静脉滴注可能引起静脉炎[处理:如欧莱凝胶(复方七叶皂苷钠凝胶)、50% 硫酸镁溶液局部湿敷]。②消化系统反应:如恶心、食欲下降和便秘很常见。最严重的为肝炎和肝硬化,静脉应用发生肝损害较口服多见,转氨酶升高 2 倍以上需注意。③影响甲状腺功能:可引起甲亢或甲状腺功能减退(简称甲减),可能与其分子中含碘有关。④肺毒性:肺纤维化、机化性肺炎,使用之前拍胸片,之后半年再复查胸片。糖皮质激素治疗可能有效。⑤角膜微粒沉着、皮肤蓝灰色改变(眼周和面部最明显)等。⑥ Q-T 间期延长和尖端扭转型室性心动过速（少见）。

【注意事项】①应用前注意查血电解质，尤其是心率较快、心功能较差的患者。②服药期间心率<55 次 /min 时必须停药，同时需监测血压。③注意监测 Q-T 间期变化，控制 Q-T 间期延长不超过用药前的 1/4 或 Q-T 间期 <0.5 秒。④药物间相互作用：可增加华法林抗凝作用，升高地高辛血药浓度。与β 受体拮抗剂、非二氢吡啶类 CCB 合用可加重窦性心动过缓、窦性停搏及房室传导阻滞。与排钾利尿剂、Ⅰa 类抗心律失常药（如奎尼丁）、三环类抗抑郁药、索他洛尔、吩噻嗪类联用，易引起尖端扭转型室性心动过速。

【剂型规格】片剂：0.2g×10 片；注射液：150mg（3ml）/ 支。

Sig:（1）口服，负荷量为 0.2g，t.i.d.，共 5~7 天；然后减量至 0.2g，b.i.d.，共 5~7 天；最后 0.2g（0.1~0.3g），q.d.，维持；根据个体反应采用最小有效剂量维持，负荷量给药通常在 1 周（几天到 2 周）后发挥作用。（2）静脉，静脉负荷量 3~5mg/kg，一般是先给150mg，稀释后不少于 10 分钟静脉注射。如果需要，10~15 分钟后或以后需要时可重复 1.5~3mg/kg；静脉维持量应在负荷量之后立即开始，起始剂量1.0mg/min（相当于 **300mg+G.S 50ml**，以 **10ml/h** 速度静脉泵入）。维持量一般为 0.5mg/min，1 天总量最好不超过 2.2g。以后根据病情减量。静脉维持最好不超过 4~5 天。大多数静脉应用的患者都需要继以口服治疗。

2. 决奈达隆（迈达龙、达新宁）Dronedarone

【作用特点】无碘的苯并呋喃衍生物，分子结构与胺碘酮相似，半衰期较胺碘酮短；无甲状腺和肺的副作用，安全性优于胺碘酮，但对房颤的预防作用弱于胺碘酮。不推荐用于 NYHA 心功能Ⅲ~Ⅳ级或不稳定心力衰竭患者。主要用于转复房扑、房颤和心室律的控制。

【注意事项】2011 年美国 FDA 警示，需注意其致肝损伤甚至肝衰竭的风险。

【剂型规格】片剂：400mg×10 片。

Sig：400mg，p.o.，b.i.d.。

3. 伊布利特（欣无忧）Ibutilide

【作用特点】Ⅲ类抗心律失常药，静脉给药后不需维持给药，还可轻度激活 Na^+ 和 Ca^{2+} 通道。转复新发生的房扑（<90 天）有效率达 50%~90%，转复新发生的房颤有效率为 30%~70%。通常在给药 5~20 分钟（<30 分钟）内有效转复房扑、房颤。也可考虑应用于急性局灶性房性心动过速发作患者。

【适应证】房扑、房颤的转复。

【注意事项】注意尖端扭转型室性心动过速（TdP）的预防和处理，使用期间需上心电监护，转复后至少继续监护 4 小时。注意血钾、血镁，不宜用于 Q-Tc>440 毫秒，LVEF<30%，心率 <55 次 /min，血流动力学不稳定或曾有 TdP 病史的患者。

【剂型规格】富马酸伊布利特注射液：1mg（10ml）/ 支。

Sig：每次静脉注射 1mg（10ml 原液 +10ml 生理盐水），在 10 分钟内缓慢静脉推注。成人 <60kg 者，以 0.01mg/kg 按上法应用。当需要重复给药时，应间隔 10 分钟，且 Q-Tc 延长 <60 毫秒，可重复给药 1 次（1mg）。

4. 尼非卡兰（刻苏）Nifekalant

【药理作用】尼非卡兰是一种单纯的钾通道阻滞剂，主要阻断快速延迟整流钾电流（I_{Kr}），不存在负性变力作用，一般不会引起低血压和心动过缓。起效迅速，单次负荷剂量静脉注射，Q-T 间期延长作用在给药结束后 2.5 分钟内达到最大值；停药 15~30 分钟后对 Q-T 间期的延长作用基本消失。

【适应证】①用于其他药物无效或不能使用的

情况下危及生命的室性心动过速、室颤;②房扑、房颤的转复。

【注意事项】心电监护下给药,注意监测血钾、Q-Tc 间期和尖端扭转型室性心动过速的发生;不可与胺碘酮同时静脉输注。

【剂型规格】粉针剂:50mg/ 支。

Sig:将本品溶入 N.S 或 5% G.S 中,推荐浓度为 1mg/ml,负荷剂量为 0.3mg/kg,5 分钟内注射完毕,最大剂量不超过 0.5mg/kg,再次负荷需间隔 2 小时;维持剂量为 0.4mg/(kg·h),最大用量不超过 0.8mg/(kg·h),连续输注时间最长不超过 14 天。

5. **索他洛尔**(施太可、伟特、元齐、伊缓)
Sotalol

【作用特点】同时具有非选择性 β 受体拮抗和Ⅲ类抗心律失常作用。

【适应证】室上性和室性心律失常;静脉主要用于危及生命的室性快速性心律失常。

【注意事项】其半衰期较长,由肾脏排泄,肾功能不全患者需减量。不良反应与剂量有关,随剂量增加,尖端扭转型室性心动过速发生率上升。电解质紊乱加重其毒性作用。用药期间应监测心电图变化,Q-Tc 间期≥500 毫秒应考虑暂时停药;窦性心动过缓、心力衰竭患者不宜选用。

【剂型规格】施太可片:80mg×28 片;伟特片:80mg×24 片;伟特、元齐、伊缓注射液:20mg(2ml)/ 支。

Sig:①口服,起始剂量 40~80mg,p.o.,b.i.d.,逐渐加量,治疗室性心动过速常用 160~480mg/d。②静脉注射,推荐剂量为 0.5~1.5mg/kg,稀释于 5% 葡萄糖 20ml,10 分钟内缓慢推注,如有必要可在 6 小时后重复使用。

四、Ⅳ类抗心律失常药

此类药物为钙通道阻滞剂,主要阻滞心肌细胞

心血管系统

I_{Ca-L}，而 I_{Ca-L} 介导兴奋收缩耦联，因此可减慢窦房结和房室结的传导，对早期后除极和延迟后除极电位及 I_{Ca-L} 参与的心律失常有治疗作用。常用的有维拉帕米和地尔硫草。它们延长房室结有效不应期，有效地终止房室结折返性心动过速，减慢房颤的心室率，也能终止维拉帕米敏感的室性心动过速。由于负性肌力作用较强，因此在心功能不全时不宜选用。禁用于快速房扑、房颤伴预激综合征，病态窦房结综合征，低血压或休克，Ⅱ或Ⅲ度 AVB。具体用法可参阅本章第一节。

1. 维拉帕米（异搏定） Verapamil

【作用特点】窄谱，对房室结折返性心动过速效果较好。静脉注射 3~5 分钟发挥作用，15 分钟达血药高峰，必要时 30 分钟后重复。

【适应证】①口服用于治疗房性期前收缩或预防室上性心动过速发作等；②静脉推注用于终止阵发性室上性心动过速发作、房颤伴快速心室率，也用于终止触发活动引起的极短联律或特发性室性心动过速。

【注意事项】①静脉注射速度不能过快，过快可引起血压降低、心动过缓及传导阻滞等不良反应；②避免与 β 受体拮抗剂、胺碘酮、地高辛等药合用。

【剂型规格】缓释片：240mg×10 片；注射液：5mg（2ml）/ 支。（参阅本章第一节）

Sig：①口服，缓释剂型起始剂量 120mg，q.d.，然后按需要增量，最大剂量 240mg，b.i.d.；②静脉推注，5~10mg+G.S 20ml 稀释后缓慢静脉注射（约 5 分钟），如无反应，15 分钟后可重复 5mg/5min，最大剂量不超过 15mg；③静脉滴注，5~10mg/h+N.S/5% G.S，iv.gtt，1 日总量不超过 50~100mg。

2. 地尔硫草（合贝爽） Diltiazem

【适应证】静脉给药可用于终止室上性心动过速和控制房颤的快速心室率，减慢窦性心动过速；口服可用于治疗室性期前收缩。

【剂型规格】粉针剂：10mg/支；缓释胶囊：90mg×10粒。（参阅本章第一节）

Sig：①静脉注射负荷量 15~25mg（0.25mg/kg），稀释后静脉注射，推注时间 >2 分钟，随后 5~15mg/h 静脉滴注。如首剂负荷量心室率控制不满意，15 分钟内再给负荷量。②口服，常用剂量 90mg，q.d.~b.i.d.。

五、中成药及其他抗心律失常药物

1. 腺苷（Adenosine）/腺苷三磷酸（Adenosine Triphosphate，ATP）

【作用特点】激活腺苷受体，促进 K^+ 外流，对房室结、窦房结均有较强的抑制作用，一般仅用于终止室上性心动过速的急性发作，是终止房室结折返性心动过速（AVNRT）的首选用药。腺苷半衰期极短，仅 1.5~10 秒，其优势是起效快，无负性肌力作用，可用于器质性心脏病。

【不良反应】面部潮红、全身不适、气短、恶心、心动过缓、传导阻滞甚至心脏停搏等。一般仅持续几秒至 1 分钟，不需特殊处理。

【注意事项】切忌稀释或加入液体内滴注，最好经中心静脉推入，速度要快。病态窦房结综合征和房室结功能不良者慎用。有哮喘病史者不宜使用。茶碱可拮抗其电生理特性。

【剂型规格】腺苷注射液：6mg（2ml）/支；腺苷三磷酸注射液：20mg（2ml）/支。

Sig：①腺苷，首次以 6mg 快速静脉注射（弹丸式注射即 2 秒内），然后用生理盐水冲洗，单剂使用不超过 12mg，如在用药 2 分钟后无效，可再快速推注 6~12mg。已使用过 CCB、βRB 等药物者需减量。② ATP，10~20mg 在 2 秒内快速静脉注射，单剂使用不超过 30mg，2 分钟后无效可重复。

心血管系统

2. 伊伐布雷定（可兰特）　Ivabradine（Corlanor）

【药理作用】首个选择性特异性的心脏窦房结起搏电流（I_f）抑制剂，以剂量依赖性方式抑制 I_f 电流，降低窦房结发放冲动的频率，从而减慢心率。

【适应证】2019 年 ESC《室上性心动过速管理指南》推荐：①伊伐布雷定可考虑单独或与 β 受体拮抗剂联合应用在有症状的不适当窦性心动过速（IST）患者（证据级别 ⅡA）；②伊伐布雷可考虑应用于体位性心动过速综合征（POTS）患者，伊伐布雷定联合 β 受体拮抗剂可考虑应用于慢性局灶性房性心动过速患者（证据级别 ⅡB）。

【剂型规格】片剂：5mg×14 片。

Sig：起始剂量 2.5~5mg，p.o.，b.i.d.，最大剂量 7.5mg，b.i.d.。

3. 硫酸镁　Magnesium Sulfate

【作用特点】静脉注射给药属短效广谱抗心律失常药，尤其对洋地黄、奎尼丁中毒引起的快速性心律失常，以及由Ⅰ类、Ⅲ类抗心律失常药引起的尖端扭转型室性心动过速效果较好。

【注意事项】静脉滴注时常引起皮肤潮红、口渴。静脉注射过快或剂量过大时，可引起低血压、心动过缓以致呼吸抑制或心脏停搏。药物过量时立即停药，并用 10% 葡萄糖酸钙 10~20ml 缓慢静脉注射。

【剂型规格】25% 硫酸镁注射液：10ml/ 支。

Sig：一般 25% 硫酸镁 20ml 稀释 1 倍后缓慢静脉注射，根据病情可酌情重复，以后每天静脉滴注 2~3g。一般不超过 3 天。

4. 稳心颗粒

【主要成分】党参、三七、黄精、琥珀、甘松等。

【功能主治】益气养阴，活血化瘀。用于气阴两虚，心脉瘀阻所致的心悸不宁，气短乏力，胸闷胸痛；室性期前收缩、房性期前收缩见上述证候者。

【剂型规格】颗粒剂：5g，9g×9 袋 /18 袋。

Sig:1 袋,冲服,t.i.d.。

5. 黄杨宁片

【主要成分】从植物小叶黄杨中提取的生物碱单体环维黄杨星 D。

【功能主治】行气活血,通络止痛。用于气滞血瘀所致的胸痹心痛,脉结代;冠心病、心律失常见上述证候者。

【剂型规格】片剂:0.5mg×100 片。

Sig:1~2mg(2~4 片),p.o.,b.i.d.~t.i.d.。

6. 心宝丸

【主要成分】洋金花、人参、鹿茸、麝香、肉桂、三七等。

【功能主治】温补心肾,益气助阳,活血通脉。用于治疗心肾阳虚,心脉瘀阻引起的慢性心功能不全;窦房结功能不全引起的心动过缓、病态窦房结综合征,以及缺血性心脏病引起的心绞痛及心电图缺血性改变。

【剂型规格】丸剂:60mg×20 粒,50 粒,100 粒。

Sig:①一般心律失常如(期前收缩、房颤)、心肌缺血、心绞痛患者,2~4 丸,p.o.,t.i.d.,疗程 1~2 个月;②严重病态窦房结综合征,5~10 丸,p.o.,t.i.d.,疗程 3~6 个月;③慢性心功能不全,按心功能Ⅰ、Ⅱ、Ⅲ级分别服用 120mg、240mg、360mg,t.i.d.,疗程 2 个月。

7. 参松养心胶囊

【主要成分】人参、麦冬等。

【功能主治】益气养阴,活血通络,清心安神。用于治疗气阴两虚,心络瘀阻引起的冠心病室性期前收缩,症见心悸不安,气短乏力,动则加剧,胸部闷痛,失眠多梦,盗汗,神倦懒言。

【剂型规格】胶囊剂:0.4g×36 粒。

Sig:2~4 粒,p.o.,t.i.d.。

8. 其他常用抗心律失常药物 包括洋地黄类药物(如毛花苷 C、地高辛)、抗胆碱药(如阿托

品)、肾上腺素受体激动剂(如肾上腺素、异丙肾上腺素、多巴胺)、氨茶碱等。(参阅本章第十三节、第十四节)

第十三节 正性肌力药与其他抗心力衰竭药物

正性肌力药(inotropic agents)是指选择性增强心肌收缩力的药物,主要用于治疗急性心力衰竭,适用于低心排血量综合征,如伴症状性低血压[≤12kPa(90mmHg)]或心排血量降低伴循环淤血患者,可增加心排血量,升高血压,缓解组织低灌注所致的症状,保证重要脏器血液供应。近年来,随着分子生物学的进展,对心力衰竭发生发展的研究和认识不断深化。目前研究表明,神经内分泌系统过度激活导致的心肌病理性重塑是心力衰竭发生发展的基本机制和关键因素。对心力衰竭发生机制的新认识使心力衰竭治疗的观念发生了根本性的转变,阻止神经激素的激活、逆转心肌重塑成为治疗的关键。目前,心力衰竭的治疗已从短期的血流动力学改善转变为长期的修复性策略,目的是改变心力衰竭心脏的生物学性质,降低病死率,改善预后。

【正性肌力药的分类】

常用的正性肌力药按其成分和作用机制可大致分为以下几类。

(1)洋地黄类(digitalis):常用的有地高辛、甲基地高辛、毛花苷C等。

(2)Ⅲ型磷酸二酯酶(PDE Ⅲ)抑制剂

1)二氢吡啶类:如米力农、氨力农、维司力农、奥普力农等。

2)咪唑类:如依诺昔酮等。

(3)β肾上腺素受体激动剂:包括多巴胺、多巴酚丁胺等。

（4）钙增敏剂：包括左西孟旦、匹莫苯等。

（5）血管收缩药：如肾上腺素、去甲肾上腺素。

（6）心肌细胞肌球蛋白激动剂：如 Omecamtiv Mecarbil，目前处于 Ⅱ 期临床试验。

（7）肌浆网钙 ATP 同工酶 2（SERCA-2）激动剂：如 Istaroxime、Mydicar 等，目前处于 Ⅱ 期临床试验。

【洋地黄类药物的药理作用】

（1）正性肌力作用：洋地黄通过抑制心肌细胞膜 Na^+、K^+-ATP 酶，使细胞内 Na^+ 水平升高，促进 Na^+-Ca^{2+} 交换，提高细胞内 Ca^{2+} 水平，作用于收缩蛋白，从而增加心肌收缩力。

（2）对心肌电生理的影响：通过直接对心肌细胞和间接兴奋迷走神经的作用，降低窦房结的自律性；缩短心房有效不应期，减慢房室传导速度，减慢心室率。

（3）调节神经内分泌系统：治疗浓度的洋地黄类药物可抑制交感神经活性，增强迷走神经活性，减少肾素分泌。

【洋地黄类药物的适应证】

适用于 NYHA Ⅱ~Ⅳ 级心力衰竭患者，尤其伴有快速心室率的房颤患者。

【洋地黄类药物的禁忌证】

主要包括：①病态窦房结综合征（安装起搏器者除外）；②Ⅱ度及以上房室传导阻滞；③心率<50次/min；④预激综合征伴房颤或房扑；⑤梗阻性肥厚型心肌病；⑥窦性心律的缩窄性心包炎或单纯二尖瓣狭窄引起的肺水肿；⑦急性心肌梗死早期（<24 小时），尤其是有进行性缺血者；⑧室性心动过速、室颤；⑨高钾血症、高钙血症；⑩甲亢。

注意：心肌炎、低氧血症、低钾血症、低镁血症、心肌淀粉样变、肾衰竭患者慎用。

【洋地黄类药物的不良反应】

主要包括：①心律失常，如室性期前收缩、房室传导阻滞、房性心动过速伴 AVB、室上性心律失常等；②胃肠道症状，最常见，如厌食、恶心、呕吐、腹泻、腹痛等，其中厌食是洋地黄中毒的最早表现；③视觉异常，视物模糊、黄视、绿视等；④神经精神症状，头痛、头晕、失眠、定向力障碍、昏睡及谵妄。

【洋地黄中毒的处理】

立即停药。①单发室性期前收缩、Ⅰ度 AVB 停药后常自动消失；对快速型心律失常，低钾血症者静脉补钾，血钾不低者用利多卡因或苯妥英钠（对房室传导影响较小）。电复律一般禁用（可能诱发室颤）。②出现缓慢性心律失常，无症状者密切观察，有症状者可用阿托品 0.5~1mg 静脉注射（可重复），伴有血流动力学障碍时可考虑植入临时起搏器。血液透析不能清除体内地高辛。地高辛浓度极高时建议使用地高辛特异性抗体。具体可参阅 2019 年《洋地黄类药物临床应用中国专家共识》。

常 用 药 物

1. 地高辛 Digoxin

【作用特点】洋地黄类药物，中效口服制剂，连续口服相同剂量 5~7 天后血浆浓度可达到稳态，血药浓度与疗效无关；可改善心力衰竭患者的症状，减少住院率，提高生存质量，但不能改善远期生存率。静脉注射起效时间 5~30 分钟，达峰时间 1~4 小时，能透过胎盘和血脑屏障，主要以原型经肾脏排出。

【注意事项】注意药物间相互作用，与奎尼丁、普罗帕酮、胺碘酮、维拉帕米、非洛地平等联用可提高其血药浓度。地高辛中毒血药浓度为 >2.0ng/ml。

【剂型规格】片剂：0.25mg×100 片；注射液（驰乐）：0.5mg（2ml）/ 支。

Sig：①口服，一般 0.125~0.25mg，p.o.，q.d.；肾功能减退或者年龄 >70 岁者，0.125mg，q.d./q.o.d.；7 日可达稳定血药浓度；推荐血药浓度维持在 0.5~0.9ng/ml。

心血管系统

②静脉,0.25~0.5mg+G.S/N.S 10~20ml 稀释后缓慢注射(5 分钟以上),以后可用 0.25mg 剂量,每隔 4~6 小时按需注射,但每日总量不超过 1mg。

2. 毛花苷C(去乙酰毛花苷、西地兰)

Lanatosiade C(Cedilanid)

【作用特点】毛花洋地黄中提取出的一种速效强心苷,在体内代谢成地高辛发挥作用。静脉注射后 10~30 分钟起效,1~3 小时达高峰,作用维持时间短(2~5 小时)。

【适应证】急性或慢性心力衰竭加重时,特别适用于心力衰竭伴房颤;也用于终止室上性心动过速或控制快速房颤的心室率。

【剂型规格】注射液:0.4mg(2ml)/ 支。

Sig:①心力衰竭,首次以 0.4~0.8mg 加入 5% 或 25% G.S 20ml,稀释后缓慢推注,必要时 2~4 小时后重复,全效量24小时总量1.0~1.2mg;维持量,0.2~0.4mg,i.v.,q.d.~b.i.d.。②终止室上性心动过速或控制快速房颤的心室率,0.4~0.8mg 加入稀释后缓慢推注,必要时可再追加 0.2~0.4mg,24 小时总量≤1.2mg。

3. 米力农(鲁南力康) Milrinone

【药理作用】通过抑制环腺苷酸(cAMP)降解,升高细胞内 cAMP 浓度,增强心肌收缩力,正性肌力作用是氨力农的 10~20 倍。同时有直接扩张血管的作用。

【不良反应】主要包括肝酶升高、室性心律失常、低血压、头痛、无力、血小板计数减少等。

【注意事项】在慢性心力衰竭加重时短期静脉应用,有助于改善患者的心力衰竭症状,度过危险期。仅限于重症心力衰竭时短期应用。缺血性心脏病患者慎用。

【剂型规格】注射液:5mg(5ml)/ 支。

Sig:负荷剂量 25~75μg/kg 静脉注射(>10 分钟),然后以 0.375~0.75μg/(kg·min)静脉滴注维持,

每日总量不超过 1.13mg/kg。静脉微泵用法参阅本章第十九节。

4. 奥普力农（爱尔辛泰） Olprinone

【适应证】使用其他药物疗效不佳的急性心力衰竭的短期静脉治疗。

【药理作用】第三代的 PDE Ⅲ 抑制剂，具有正性肌力、血管扩张作用和改善心肌的机械效率，可直接扩张脑动脉以增强脑血流量。小剂量以血管扩张作用为主，正性肌力剂量依赖性增强，起效迅速。

【不良反应】室性心律失常、血压下降、肾功能障碍、消化道症状等。

【剂型规格】注射液：5mg（5ml）/支。

Sig：负荷剂量 10μg/kg，5 分钟内静脉推注完，此后以 0.1~0.3μg/(kg·min) 的速率静脉滴注维持，最大剂量 0.4μg/(kg·min)；一日的总给药量不超过 0.6mg/kg〔相当于 0.4μg/(kg·min) 持续给药 24 小时〕。

5. 左西孟旦（悦文、海合天欣） Levosimendan

【作用特点】新型正性肌力药，钙增敏剂，主要与肌钙蛋白 C 结合，加强收缩蛋白对 Ca^{2+} 的敏感性而增加心肌收缩力，还通过介导 ATP 敏感的钾通道而发挥血管舒张作用。其正性肌力作用独立于 β 肾上腺素能刺激，活性代谢产物半衰期长达 75~80 小时，多用于慢性心力衰竭急性失代偿患者。

【不良反应】主要是头痛、低血压、室性心动过速，其他常见低钾血症、失眠、头晕、心动过速、期前收缩、恶心、呕吐等。

【剂型规格】注射液：12.5mg（5ml）/支。

Sig：以 5% 葡萄糖稀释，起始以 6~12μg/kg 负荷剂量静脉注射（>10 分钟），而后以 0.1μg/(kg·min) 的剂量滴注。用药 30~60 分钟后，可根据药物疗效将滴速调整至 0.05~0.2μg/(kg·min)，持续静脉输注 24 小时。注意，SBP<13.3kPa（100mmHg）的患者直接静脉滴注，不要静脉推注，避免低血压。具体微泵

用法参阅本章第十九节。

6. β 肾上腺素受体激动剂

包括多巴胺 $[3\sim5\mu g/(kg\cdot min)]$、多巴酚丁胺 $[2.5\sim10\mu g/(kg\cdot min)]$ 等。正在应用 β 受体拮抗剂的患者不推荐应用多巴酚丁胺和多巴胺。（参阅本章第十四节）

7. 血管收缩药

包括肾上腺素 $[0.05\sim0.5\mu g/(kg\cdot min)$，复苏时首先 1mg 静脉注射，效果不佳时可每 3~5 分钟重复]、去甲肾上腺素 $[0.2\sim1.0\mu g/(kg\cdot min)]$。（参阅本章第十四节）

8. 重组人脑利钠肽（新活素、奈西立肽）

Recombinant Human Brain Natriuretic Peptide，rh-BNP

【作用特点】排钠利尿，还可扩张动、静脉，降低前、后负荷，在无直接正性肌力作用情况下增加心排血量。本品不适合慢性心力衰竭患者，目前仅用于急性失代偿心力衰竭时的治疗。最常见的不良反应为低血压。

【剂型规格】粉针剂：0.5mg/ 支。

Sig：首先以 1.5μg/kg 静脉冲击后，以 0.007 5~0.015μg/（kg·min）的速度连续静脉滴注，疗程一般为 3 天，不超过 7 天。举例，假设患者为 60kg 体重，将 1 支（0.5mg）新活素 +N.S 50ml 稀释后，给予 9ml 直接静脉推注（相当于 1.5μg/kg），然后以 2.7~5.4ml/h 静脉泵入 [相当于 0.007 5~0.015μg/（kg·min）] 维持，静脉微泵用法参阅本章第十九节。

【关联药物】在国外已经上市或尚处于临床试验阶段的利钠肽家族药物还包括乌拉立肽（Ularitide，利尿素）、卡培立肽（Carperitide，重组人 A 型利钠肽）、Cenderitide（蛇毒肽，由 C 型利钠肽和 D 型利钠肽组成，是双利钠肽受体激动剂），以及血管活性肽激素 Serelaxin（重组人松弛素 -2）等药物均被研究证实有助于改善急性心力衰竭的症状。

第十四节 抗休克药物

休克是一种由多种病因导致组织灌注不足而引起以微循环障碍、循环衰竭为特征的临床综合征。休克的治疗应根据休克的不同病因和不同阶段采取相应的措施,除进行病因治疗,补充血容量,纠正血电解质和酸碱失衡以外,用血管活性药物调整血管阻力和改善微循环也是一项重要措施。按药物对血管的最后作用可分为血管收缩和血管扩张药两大类。此类药物除肾上腺素受体激动剂/拮抗剂、胆碱受体拮抗剂、阿片类受体拮抗剂外,一氧化氮合酶抑制剂、抗内毒素和抗炎症介质的药物、糖皮质激素、精氨酸加压素以及某些中草药等也具有抗休克作用。

【抗休克药物的分类】

(1)肾上腺素受体激动药:根据不同受体亚型的选择性又可分为3类,①作用于或主要激动α受体的药物:如去甲肾上腺素、去氧肾上腺素、间羟胺等;②作用于或主要激动β受体的药物,如异丙肾上腺素、多巴酚丁胺等;③α、β受体激动药,如多巴胺、肾上腺素等。

(2)肾上腺素受体拮抗剂:主要为α受体拮抗剂,如酚妥拉明等。(参阅本章第六节)

(3)胆碱受体拮抗剂:如阿托品和山莨菪碱等。

(4)阿片类受体拮抗剂:如纳洛酮等。

(5)其他类型:如糖皮质激素、血容量扩充药、精氨酸加压素、一氧化氮合酶抑制剂等。

常 用 药 物

1. 多巴胺 Dopamine

【药理作用】多巴胺是去甲肾上腺素的前体,能兴奋α、β受体,既可引起血管的扩张,又可引起血管的收缩。作用时间短，需静脉滴注维持。其主要作用取决于用药剂量：①小剂量[<3μg/(kg·min)]兴奋肾血管、肠系膜血管、脑血管及冠状血管等多种器官的多巴胺受体，引起血管的扩张，尤其是肾脏入球小动脉的扩张，使肾血流量增多，明显提高肾小球滤过率，促进排钠，故有显著的利尿作用，减轻心脏的前负荷；②中剂量[3~5μg/(kg·min)]直接兴奋心肌的 $β_1$ 受体，增强心肌的收缩力，扩张冠状动脉，改善心肌减弱的节段性室壁运动；③大剂量[>5μg/(kg·min)]激动 α 受体，表现为增加外周阻力和心脏后负荷，主要是升压作用。也有文献如第 3 版《药理学》（杨宝峰、陈建国主编，人民卫生出版社，2015年）认为中剂量为[2~10μg/(kg·min)]，大剂量为 > 10μg/(kg·min)。

【适应证】常用于各种休克，如感染性休克、心源性休克、出血性休克等，也适用于重症心力衰竭的短期应用。

【不良反应】常见的有胸痛、心悸、呼吸困难、心律失常（尤其在大剂量时）、心动过速；少见的有头痛、恶心、呕吐等。

【剂型规格】注射液：20mg(2ml)/支。

Sig：①一般情况，从小剂量 1~5μg/(kg·min) 开始，根据病情逐步调节；②抗休克，从 5μg/(kg·min) 开始，逐渐增至 5~10μg/(kg·min)，最大剂量 20μg/(kg·min)。静脉微泵用法参阅本章第十九节。

2. 多巴酚丁胺　Dobutamine

【药理作用】主要作用于 $β_1$ 受体，增加心肌收缩力和心排血量，对 $β_2$ 和 α 受体作用较弱，可提高收缩压和降低肺毛细血管楔压（PCWP）。正性肌力作用要比正性频率作用明显，较少引起心动过速，对心率影响较小；改善左心衰竭效果优于多巴胺。因该药可加快房室传导，使心室率增快，故合并房颤者慎用。本药抗休克作用较弱，与多巴胺合用可增强疗效。

【剂型规格】注射液:20mg(2ml)/支。

Sig:常用剂量为 2.5~10μg/(kg·min),最大剂量不超过 20μg/(kg·min),一般持续用药不超过 3 天,最多不超过 1 周。静脉微泵用法参阅本章第十九节。

3. 肾上腺素 Adrenaline

【药理作用】α、β 受体激动剂,作用于心肌、传导系统和窦房结的 $β_1$ 受体,加强心肌收缩力,加速传导,加速心率,提高心肌的兴奋性;对血管的作用取决于各器官血管平滑肌上 α 和 β 受体的分布密度以及给药剂量的大小,对皮肤黏膜、肾和胃肠道等器官主要发挥缩血管作用,舒张冠状血管;较大剂量静脉注射时升高血压;同时能激动支气管平滑肌的 $β_2$ 受体,发挥强大的舒张作用。

【适应证】①心搏骤停:用于溺水、麻醉、手术意外、药物中毒,以及心脏传导阻滞引起的心搏骤停;②过敏性休克的首选;③支气管哮喘的急性发作;④局部止血;⑤低血糖。

【剂型规格】注射液:1mg(1ml)/支。

Sig:①心搏骤停,每次 1mg,i.v.,必要时 3~5 分钟后重复;②过敏性休克,0.25~0.5mg,i.h. 或 0.1~0.5mg,i.v.,必要时 5~10 分钟可重复;③支气管哮喘的急性发作,0.25~0.5mg,i.h.。

4. 去甲肾上腺素 Noradrenalin

【药理作用】对 α 受体有强大的激动作用,对 $β_1$ 受体作用较弱,具增强心肌收缩力和收缩周围血管作用,起效迅速,但作用维持时间很短。心源性休克维持血压的首选用药。

【注意事项】停药时需逐渐减慢滴速,并适当补液,避免血压骤降。不宜皮下或肌内注射。使用时间不宜过长,防止血管持续强烈收缩。静脉给药外溢可引起皮肤坏死,可用酚妥拉明局部浸润注射对抗。

【剂型规格】注射液：2mg（1ml）/支。

Sig：治疗休克或低血压，以 5% G.S 或 0.9% 氯化钠注射液稀释后静脉滴注，一般以 8~12μg/min 开始，根据血压调整，维持量一般为 2~4μg/min；紧急时可用 5~10mg 静脉注射。需注意保持或补充血容量。

5. 异丙肾上腺素　Isoprenaline

【药理作用】β_1、β_2 受体激动剂，对心脏 β_1 受体有很强的激动作用，表现为正性肌力和正性频率作用。与肾上腺素相比，异丙肾上腺素加快心率、加速传导的作用较强，心肌耗氧量明显增加，对窦房结有显著兴奋作用，也可引起心律失常。

【注意事项】心肌炎、心肌梗死、甲亢、嗜铬细胞瘤患者禁用或慎用。高血压、心绞痛、冠状动脉供血不足、糖尿病等患者慎用。使用过程监测心电图、血压。

【不良反应】常见口咽发干、心悸；少见头晕、颜面潮红、恶心、多汗等。

【剂型规格】注射液：1mg（2ml）/支。

Sig：①心搏骤停，心腔内注射 0.5~1mg。②房室传导阻滞及缓慢型心律失常，0.5~1mg+5% G.S 250ml，iv.gtt，缓慢；或从小剂量 0.5~2μg/min 开始静脉泵入，根据心率和血压调整。静脉微泵用法参阅本章第十九节。

6. 间羟胺（阿拉明）　Metaraminol/Aramine

【药理作用】α_1、α_2 肾上腺素受体激动剂，有增强心肌收缩力和收缩周围血管的作用，对 β 受体作用很弱或几无作用。在多巴胺或去甲肾上腺素不能维持血压时短时应用，用于各种休克早期。在产生耐受性时，适当加用小剂量去甲肾上腺素可恢复或增强其升压作用。过量时可用酚妥拉明对抗。

【剂型规格】注射液：10mg（1ml）/支。

Sig：①静脉滴注，常用 10~40mg 溶于 G.S/N.S 100ml 内静脉滴注或以静脉泵入，必要时增加剂量，紧急如重症休克时可用 5~10mg 稀释后缓慢静脉注射;极量为每次 100mg,0.2~0.4mg/min。②肌内或皮下注射,每次 2~10mg,两次应用需至少间隔 10 分钟以上。

7. 酚妥拉明(利其丁) Phentolamine

【药理作用】非选择性 α 受体拮抗剂,用于抗休克能使心每搏输出量增加,血管舒张,外周阻力降低,并能降低肺循环阻力,防止肺水肿的发生,从而改善休克状态时的内脏血液灌注,解除微循环障碍。尤其对休克症状改善不佳而左室充盈压增高者疗效好。适用于感染性、心源性和神经性休克。但给药前必须补足血容量。有人主张合用去甲肾上腺素,目的是对抗去甲肾上腺素的 α 型收缩血管作用,保留其 β 型加强心肌收缩力的作用。

【剂型规格】注射液:10mg(1ml)/ 支。

Sig:①单用时,可将 10~30mg 加入葡萄糖注射液稀释后静脉泵入,根据病情调整剂量;②也可与去甲肾上腺素联合使用;③治疗心力衰竭时,以 0.17~0.4mg/min 静脉滴注。给药前必须补足血容量(具体用法可参阅本章第六节)。

8. 阿托品 Atropine

【药理作用】M 胆碱受体拮抗剂,对心脏的作用主要是加快心率,大剂量时可解除血管痉挛,舒张外周血管,改善微循环,抗休克。同类的山莨菪碱、东莨菪碱也具有类似的药理作用。

【适应证】①缓慢性心律失常:用于治疗迷走神经兴奋所致的窦房传导阻滞、房室传导阻滞等;②抗休克:暴发性流行性脑脊髓膜炎、中毒性细菌性痢疾、中毒性肺炎等所致的感染性休克,可用大剂量阿托品治疗;③心肺复苏;④有机磷农药中毒。

【剂型规格】片剂:0.3mg×100 片;注射液:0.5mg(1ml),10mg(2ml)/ 支。

Sig:①一般情况,每次口服 0.3~0.5mg,每日

0.5~3mg，1 次用药极量为 2mg；②抗休克，每次 0.02~0.05mg/kg，用 5% G.S 稀释后 5~10 分钟静脉注射，每 10~20 分钟静脉注射 1 次；③抗心律失常，每次静脉注射 0.5~1mg，按需可每 1~2 小时 1 次，最大量 2mg；④心搏骤停/心肺复苏，常用量每次静脉注射 1mg，必要时 3~5 分钟重复，总量不超过 3mg。

9. 纳洛酮（苏诺） Naloxone

【作用特点】阿片类受体拮抗剂。无依赖性，可用于阿片类药物过量的诊断和治疗，急性酒精中毒的救治。

【不良反应】恶心、呕吐、出汗、心悸、血压升高、发抖等。

【剂型规格】注射液：0.4mg（1ml）/支，1mg（1ml）/支，2mg（2ml）/支，4mg（10ml）/支。

Sig：①阿片类药物过量，一般首剂为 0.4~2mg，i.v.，视情况可每隔 2~3 分钟重复 1 次，至呼吸恢复；②重度酒精中毒，一般 0.8~1.2mg，i.v.，1 小时后可重复给药 0.4~0.8mg。如果不能静脉给药，可肌内给药，剂量应个体化。（参阅第五章第四节）

第十五节 抗肺动脉高压药物

肺高血压（pulmonary hypertension）是指在海平面状态下、静息时，右心导管检查肺动脉平均压（mPAP）≥3.3kPa（25mmHg），根据病因的不同临床上分为五大类。肺动脉高压（pulmonary arterial hypertension，PAH）是指孤立性肺动脉压力升高，而左心房与肺静脉压力正常，主要由肺小动脉本身病变导致肺血管阻力增加，且不合并慢性呼吸系统疾病、慢性血栓栓塞性疾病及其他未知因素等导致的肺高血压。PAH 的血流动力学诊断标准为右心导管测量 mPAP≥3.3kPa（25mmHg），同时肺小动脉楔压（PAWP）≤2kPa（15mmHg）及肺血管阻力

>3Wood 单位。PAH 的发生发展过程与肺血管结构和 / 或功能异常(即肺血管重构)密切相关。现认为,肺血管重构是遗传因素(基因突变)、表观遗传因素(DNA 甲基化、组蛋白乙酰化、微小 RNA 等)以及环境因素(如低氧、氧化应激、机械剪切力、炎症、药物或毒物等)共同作用的结果。近年来,随着研究的深入,不少新的治疗肺动脉高压的靶向药物不断问世,使药物治疗肺动脉高压有了新的进展,PAH 患者生存率明显提高。(参阅《中国肺高血压诊断和治疗指南 2018》)

【抗肺动脉高压的药物分类】

(1) 口服抗凝药:如华法林等。

(2) 钙通道阻滞剂:如硝苯地平、非洛地平、地尔硫草等。

(3) 前列环素及其类似物(prostanoids):具有一定的抗血小板聚集功能和强大的扩血管作用。常用的有依前列醇(epoprostenol)、伊洛前列素、贝前列素、曲前列尼尔(曲前列环素)等。目前 ESC 指南推荐用于 WHO 心功能Ⅲ~Ⅳ级患者。

(4) 前列环素 IP 受体激动剂:如司来帕格。

(5) 内皮素受体拮抗剂(endothelin receptor antagonists,ERAs):如波生坦、安立生坦、马昔腾坦等。必要时可联合应用前列环素类药物或 PED-5 抑制剂。

(6) 5 型磷酸二酯酶(PDE-5)抑制剂:如西地那非、伐地那非、他达那非等。

(7) 可溶性鸟苷酸环化酶激动剂:如利奥西呱。

(8) 支持性药物治疗:如出现心力衰竭症状者必要时给予利尿剂、地高辛和其他心血管药物。

(9) 其他类型:如血管活性肠肽(VIP)、Rho 激酶抑制剂(如法舒地尔)及某些中成药制剂等。

【抗肺动脉高压的靶向药物】

包括内皮素受体拮抗剂、前列环素及其类似物、前列环素 IP 受体激动剂、5 型磷酸二酯酶抑制剂,以及可溶性鸟苷酸环化酶激动剂。

常 用 药 物

1. 口服抗凝药 参阅本章第九节。

【适应证】慢性血栓栓塞性肺高血压（CTEPH）患者需终身抗凝，特发性肺动脉高压（IPAH）、遗传性 PAH 和减肥药相关 PAH 如无抗凝禁忌证可考虑长期抗凝治疗，而其他类型肺高血压尚无证据支持抗凝治疗可使患者获益。口服华法林抗凝治疗者，抗凝强度建议 INR 维持在 2.0~3.0。

2. 钙通道阻滞剂 参阅本章第一节。

【适应证】只有急性肺血管扩张试验阳性的 PAH 患者可单独使用大剂量钙通道阻滞剂治疗。应根据基础心率选择 CCB，较慢的患者选择二氢吡啶类（如硝苯地平、氨氯地平），较快则选择地尔硫䓬。如治疗效果不佳，需考虑逐渐转换为 PAH 靶向药物治疗。

Sig：治疗此类 PAH 患者所需靶剂量往往较大，如硝苯地平为 120~240mg/d，地尔硫䓬为 240~720mg/d，氨氯地平 20mg/d。建议从低剂量开始，硝苯地平缓释片 30mg b.i.d.，地尔硫䓬 60mg t.i.d.，氨氯地平 2.5mg q.d.，然后缓慢增至最大耐受剂量。

3. 依前列醇 Epoprostenol

【作用特点】首个人工合成的前列环素类似物，强效的血管扩张剂及抗血小板药，半衰期仅有 3~5 分钟，因此需要持续静脉泵入给药。指南推荐用于 WHO 心功能Ⅲ~Ⅳ级患者，是目前唯一经随机对照试验证实可降低 PAH 病死率的药物，也是目前 WHO 心功能Ⅳ级 PAH 患者的首选治疗药物。

【不良反应】常见头痛、下颌痛、面部潮红、恶心、腹泻、皮疹和肌肉痛、输注路径感染等。

Sig：起始剂量 2~4ng/（kg·min），根据反应调整，最佳疗效剂量 20~40ng/（kg·min）。

4. 伊洛前列素（万他维） Iloprost

【作用特点】选择性作用于肺血管，其化学性质较依前列醇明显稳定。由于吸入伊洛前列素起效快速（2~5 分钟），不仅可作为急性肺血管扩张试验用药，也可用于肺动脉高压危象和重症右心衰竭的 PAH 患者抢救。

【不良反应】最常见的有血管扩张、面部潮红、头痛，以及咳嗽加重。

【剂型规格】吸入用溶液：20μg（2ml）/ 支。

Sig：每次吸入应从 2.5μg 开始，可根据不同患者的需要和耐受性逐渐增加至 5.0μg，每天应吸入伊洛前列素 6~8 次。根据口含器与雾化器所需的药物剂量，每次吸入时间应为 5~10 分钟。静脉应用伊洛前列素需从中心静脉泵入，起始剂量 0.5ng/（kg·min），可逐渐加量至 4ng/（kg·min）。

5. 曲前列尼尔（瑞莫杜林） Treprostinil（Remodulin）

【药理作用】曲前列尼尔是一种在室温下相对稳定、半衰期较长的人工合成前列环素，主要通过直接舒张肺和全身动脉血管床并抑制血小板聚集发挥作用。临床研究证实该药能显著改善 PAH 患者的运动耐量、血流动力学参数和症状。

【不良反应】输注部位出现疼痛和反应（如红斑、硬化或皮疹），腹泻，下颌疼痛，水肿，血管扩张，以及恶心，外周静脉输注伴随的血栓性静脉炎，血小板减少症和骨痛等。

【注意事项】输注前需用注射用水或 0.9% NaCl 注射液稀释，只能连续皮下或静脉输注。皮下输注是首选给药路径，但是，如果因为输注部位严重疼痛或反应而不能耐受皮下给药，也可经中心静脉导管给药。

【剂型规格】注射液：20mg（20ml）/ 支，50mg（20ml）/ 支，100mg（20ml）/ 支，200mg（20ml）/ 支。

Sig：一般起始剂量为 1.25ng/(kg·min)，在治疗的前 4 周，输注速率的增加值为每周为 1.25ng/(kg·min)，之后为每周 2.5ng/(kg·min)。如能够耐受，可以更高频率调整剂量，逐渐增加至推荐剂量 20~40ng/(kg·min)，连续皮下或静脉输注。

6. 贝前列素钠（德纳、凯那）　Beraprost

【作用特点】首个化学性质稳定的口服前列环素类药物，可抗血小板聚集及扩张血管。研究表明，长期口服本药可改善肺动脉高压患者的运动耐量；改善慢性动脉闭塞性疾病引起的溃疡、间歇性跛行、疼痛和冷感等症状。

【剂型规格】德纳片：20μg×10 片；凯那片：40μg×10 片。

Sig：40μg，p.o.，t.i.d.，餐后服，根据实际情况调整。

7. 西地那非（万艾可）　Sidenafil

【作用特点】首个批准用于 PAH 治疗的选择性 PDE-5 抑制剂，能刺激 NO 释放而发挥扩张血管作用，降低肺血管阻力，降低平均动脉压。多项临床研究证实，西地那非／他达那非／伐地那非均可显著改善 PAH 患者的运动耐量、症状、血流动力学参数和延缓到达临床恶化时间。必要时可与内皮素受体拮抗剂或前列环素类药物联合使用治疗 PAH。

【注意事项】此类药物均须避免与硝酸甘油、硝普钠或其他含有机硝酸盐者合用。

【剂型规格】片剂：50mg×5 片，100mg×5 片。

Sig：20~80mg，p.o.，t.i.d.。

8. 他达那非（欣炜歌）　Tadalafil

【药理作用】长效 PDE-5 抑制剂。

【剂型规格】片剂：20mg×4 片，20mg×8 片。

Sig：起始剂量推荐 10~20mg，p.o.，q.d.，逐步加量至 40mg，q.d.。

9. 伐地那非（艾力达）　Vardenafil

【药理作用】PDE-5 抑制剂。

【剂型规格】片剂：20mg×4 片。

Sig：起始剂量推荐 5mg，p.o.，q.d.，持续 2~4 周后过渡到 5~10mg，b.i.d.。

10. 波生坦（全可利） Bosentan

【药理作用】磺胺类、非选择性内皮素受体拮抗剂（ERA），半衰期短，主要通过 CYP450 代谢，通过对肺的血管舒张作用、抗纤维化和抗炎效应，显著降低肺动脉压。

【不良反应】主要为肝脏损害和致畸作用。禁用于孕妇、中重度肝损害患者。建议治疗期间至少每个月监测 1 次肝功能，如转氨酶增高 <3 倍正常值上限，可以继续用药观察。

【剂型规格】片剂：125mg×56 片。

Sig：成人起始剂量 62.5mg，p.o.，b.i.d.，共 4 周，再增加至维持剂量 125mg，p.o.，b.i.d.。

11. 安立生坦（凡瑞克、普诺安） Ambrisentan

【作用特点】嘧啶类、高选择性的内皮素 A 受体拮抗剂，$t_{1/2}$ 长达 15 小时，肝功能异常率低，药物相互作用较少，双通道代谢。最常见不良反应是外周水肿，孕妇禁用。

【剂型规格】片剂：凡瑞克 5mg×30 片；普诺安 5mg×10 片。

Sig：常用剂量 5~10mg，p.o.，q.d.。

12. 马昔腾坦（马西替坦、傲朴舒） Macitentan（Opsumit）

【作用特点】新型组织靶向性并具有高度亲脂性的双重内皮素受体拮抗剂。SERAPHIN 研究证实其可显著延缓 PAH 患者到达临床恶化进程，并能改善患者心功能分级、运动耐量和血流动力学参数。与单药（如前列环素、PDE-5 抑制剂）治疗相比，序贯联合马昔腾坦治疗可显著降低 PAH 患者恶化 / 死亡风险。

【适应证】治疗 PAH，延缓疾病进展（包括死亡,开始静脉或皮下使用前列腺素)或 PAH 的临床恶化。

【不良反应】贫血、鼻咽炎/咽炎、支气管炎、头痛、流行性感冒(简称流感)、泌尿道感染、肝毒性。孕妇禁用。

【剂型规格】片剂:10mg×30 片。

Sig:10mg,p.o.,q.d.。

13. 利奥西呱(安吉奥)　Riociguat(Adempas)

【药理作用】利奥西呱的作用靶点为内源性 NO 的受体——可溶性鸟苷酸环化酶(sGC),其作用模式包括:①增强 sGC 对 NO 的敏感性;②在 NO 水平极低甚至缺乏的条件下,直接激活 sGC。利奥西呱具有血管舒张作用以及抗血管重构作用,是全球第一个被批准用于治疗 CTEPH 的药物,是目前唯一具备 PAH 和 CTEPH 双适应证的靶向药物。

【适应证】①用于手术后持续性/复发性 CTEPH,或不能手术的 CTEPH 以改善运动能力和 WHO 功能分级;②动脉性肺动脉高压(PAH):作为单药,或与内皮素受体拮抗剂或前列环素联合使用。

【注意事项】鉴于该药物具有低血压风险,因此禁止与硝酸盐类或 NO 供体(如硝酸戊酯)以及 PDE-5 抑制剂同时应用。有致胎儿畸形风险,孕妇禁用。儿童禁用,既往反复咯血的患者慎用。

【不良反应】最常见恶心、呕吐和腹泻,低血压、咯血,头疼、头晕、外周水肿等。

【剂型规格】片剂:1mg×42 片。

Sig:起始剂量为 1mg,p.o.,t.i.d.。对可能不能耐受利奥西呱的降血压作用的患者,考虑开始剂量 0.5mg,t.i.d.。如收缩压仍大于 95mmHg 和患者无低血压体征和症状,上调剂量 0.5mg,t.i.d.。剂量增加间隔不应短于 2 周。剂量可增加至最高耐受剂量,直至最大 2.5mg,t.i.d.。如果任何时候,患者有低血压的症状,减低剂量 0.5mg,t.i.d.。

14. 司来帕格（优拓比） Selexipag

【作用机制】一种口服选择性前列环素 IP 受体激动剂。

【剂型规格】片剂：0.2mg，0.6mg×60 片；0.2mg×140 片。

【不良反应】常见头痛、消化道症状。

Sig：成人 0.2mg，p.o.，b.i.d.，每周上调 0.2mg 至耐受剂量，最大剂量 1.6mg，b.i.d.。

第十六节　中成药制剂

在心脑血管疾病的防治中，中西医结合治疗也取得了不少成绩。根据活血化瘀、芳香温通、通络止痛、宣痹通阳、滋阴理气等中医辨证论治原则，单味中药如丹参、川芎、葛根、三七、银杏叶等制剂，以及上述多味中药的复方制剂如血栓通、丹红、丹参川芎嗪注射液等在治疗心脑血管病中均取得了一定的效果。在此，我们收集了临床心血管方面常用的部分中成药制剂略做介绍。本节所述的部分制剂也适用于缺血性脑血管疾病的防治，神经系统部分将不再详述。其中，具有抗心律失常作用的部分中成药制剂在本章第十二节详述，具有营养支持作用的中成药将在本章第十七节详述。

常 用 药 物

1. 复方丹参滴丸

【主要成分】丹参、三七、冰片。

【功能主治】活血化瘀，理气止痛。用于气滞血瘀所致的胸痹。

【剂型规格】丸剂：27mg×150 丸。

Sig：10 丸，p.o.，t.i.d.，吞服或舌下含服，28 天为 1 个疗程，或遵医嘱。

2. 速效救心丸

【主要成分】川芎、冰片。

【功能主治】行气活血,祛瘀止痛,增加冠脉血流量,缓解心绞痛。用于气滞血瘀型冠心病、心绞痛。

【剂型规格】丸剂:40mg×60丸。

Sig:急性发作时10~15丸,含服;平常4~6丸,p.o.,t.i.d.。口服2~10分钟起效,药效维持4~12小时。

3. 麝香保心丸

【主要成分】人工麝香、苏合香、人参提取物、人工牛黄、肉桂、冰片等。

【功能主治】芳香温通,益气强心。用于气滞血瘀所致的胸痹,症见心前区疼痛,固定不移;心肌缺血所致的心绞痛、心肌梗死见上述证候者。

【剂型规格】丸剂:22.5mg×42丸。

Sig:1~2丸,p.o.,t.i.d.,或症状发作时服用。

4. 麝香通心滴丸

【主要成分】人工麝香、人参茎叶总皂苷、蟾酥、丹参、人工牛黄、熊胆粉、冰片。

【功能主治】芳香益气通脉,活血化瘀止痛。用于冠心病劳力性稳定型心绞痛;中医辨证气虚血瘀证,症见胸痛胸闷,心悸气短,神倦乏力。肝肾功能不全者慎用。

【剂型规格】丸剂:35mg×18丸。

Sig:2丸,p.o.,t.i.d.。

5. 通心络胶囊

【主要成分】人参、水蛭、全蝎、赤芍等。

【功能主治】益气活血,通络止痛。用于冠心病心绞痛证属心气虚乏,血瘀络阻者,症见胸部憋闷,刺痛、绞痛,固定不移,气短乏力,心悸自汗,舌质紫暗或有瘀斑,脉细涩或结代。亦用于气虚血瘀络阻型中风病,症见半身不遂或偏身麻木,口舌㖞斜,言语不利等症的治疗。

【剂型规格】胶囊剂:0.26g×30粒。

Sig:2~4 粒,p.o.,t.i.d.,4 周为 1 个疗程。

6. 葛兰心宁软胶囊

【主要成分】葛根总黄酮、山楂提取物、绞股蓝总皂苷。

【功能主治】活血化瘀,通络止痛。用于瘀血闭阻所致的冠心病、心绞痛。

【剂型规格】软胶囊剂:0.58g×24 粒。

Sig:2 粒,p.o.,t.i.d.,或遵医嘱。

7. 松龄血脉康胶囊

【主要成分】鲜松叶、葛根、珍珠层粉。

【功能主治】平肝潜阳,镇心安神。用于肝阳上亢所致的头痛、眩晕、急躁易怒、心悸、失眠;高血压病及原发性高脂血症见上述证候者。

【剂型规格】胶囊剂:0.5g×60 粒。

Sig:3 粒,p.o.,t.i.d.,或遵医嘱。

8. 灯盏生脉胶囊

【主要成分】灯盏细辛、人参、五味子、麦冬。

【功能主治】用于气阴两虚,瘀阻脑络引起的胸痹心痛,脑卒中后遗症,症见痴呆,健忘,手足麻木症;冠心病心绞痛、缺血性心脑血管疾病、高脂血症见上述证候者。

【剂型规格】胶囊剂:0.18g×30 粒。

Sig:2 粒,p.o.,t.i.d.,餐后 30 分钟服用,2 个月为 1 个疗程,或遵医嘱。

9. 芪苈强心胶囊

【主要成分】黄芪、人参、附子、丹参、葶苈子、泽泻等。

【功能主治】益气温阳,活血通络,利水消肿。用于冠心病、高血压所致轻、中度充血性心力衰竭证属阳气虚乏,络瘀水停者,症见心慌气短,动则加剧,夜间不能平卧,下肢水肿,倦怠乏力,小便短少,口唇青紫,畏寒肢冷,咳吐稀白痰等。

【剂型规格】胶囊剂:0.3g×36 粒。

Sig：4 粒，p.o.，t.i.d.。

10. 薯蓣皂苷片（维奥欣） Dioscornin

【主要成分】穿山龙水溶性总皂苷。

【适应证】改善冠状动脉供血不足，用于治疗冠心病、心绞痛。对伴发高血压、高甘油三酯血症、高胆固醇血症等也有一定的疗效。

【剂型规格】片剂：80mg×24 片。

Sig：1~2 片，p.o.，t.i.d.。

11. 地奥心血康胶囊

【主要成分】薯蓣科植物黄山药或穿龙薯蓣的根茎提取物。

【功能主治】活血化瘀，行气止痛。扩张冠状动脉血管，改善心肌缺血。用于预防和治疗冠心病、心绞痛及瘀血内阻之胸痹，眩晕，气短，心悸，胸闷或痛等症。

【剂型规格】胶囊剂：0.1g×20 粒。

Sig：1~2 粒，p.o.，t.i.d.，餐后服。

12. 心可舒片

【主要成分】葛根、丹参、三七、山楂、木香等。

【功能主治】活血化瘀，行气止痛。用于气滞血瘀型冠心病引起的胸闷，心绞痛，高血压，头晕，头痛，颈项疼痛及心律失常、高脂血症等症。

【剂型规格】片剂：0.31g×48 片。

Sig：4 片，p.o.，t.i.d.。

13. 银杏叶片（依康宁、达纳康）/银杏叶滴丸

【主要成分】银杏叶提取物。

【药理作用】清除自由基，抗血小板聚集和血栓形成，抗心肌缺血、缺氧，改善微循环。

【功能主治】活血化瘀通络，用于瘀血阻络引起的胸痹心痛，中风，半身不遂，舌强语謇；冠心病稳定型心绞痛、脑梗死见上述证候者。

【剂型规格】依康宁片：9.6mg，19.2mg×24 片；达纳康片：40mg×15 片；银杏叶滴丸：63mg×60 丸。

Sig：①依康宁片，1~2 片，p.o.，t.i.d.；②达纳康片，1 片，p.o.，t.i.d.；③银杏叶滴丸，5 丸，p.o.，t.i.d.。

14. 银丹心脑通软胶囊

【主要成分】银杏叶、丹参、灯盏细辛、绞股蓝、山楂、大蒜、三七、艾片。

【功能主治】活血化瘀，行气止痛，消食化滞。用于气滞血瘀引起的胸痹，症见胸痛、胸闷、气短、心悸等；冠心病、心绞痛、高血压、脑动脉硬化、脑卒中、脑卒中后遗症见上述症状者。

【剂型规格】胶囊剂：0.4g×36 粒。

Sig：2~4 粒，p.o.，t.i.d.。

15. 迈之灵片

【主要成分】每片含有欧洲马栗树籽提取物150mg。按无水七叶皂苷素（escin）计算，相当于 30mg三萜糖苷。

【适应证】①各种原因所致的慢性静脉功能不全、静脉曲张、深静脉血栓形成及血栓性静脉炎后综合征；②各种原因所致的软组织肿胀、静脉性水肿；③痔静脉曲张引起的内、外痔急性发作症状。

【剂型规格】片剂：150mg×20 片。

Sig：1~2 片，p.o.，b.i.d.，餐后服；病情较重或治疗初期，2 片，b.i.d.，或遵医嘱服用；20 天为 1 个疗程。

16. 血栓通注射液

【主要成分】三七总皂苷。

【功能主治】活血祛瘀，通脉活络。用于瘀血阻络，中风偏瘫，胸痹心痛及视网膜中央静脉阻塞症。

【剂型规格】注射液：0.15g/ 支，0.25g/ 支。

Sig：①静脉注射，150mg+N.S 30~40ml，i.v.，q.d.~b.i.d.；②静脉滴注，250~500mg+N.S/G.S 250~500ml，iv.gtt，q.d.；③肌内注射，150mg+N.S 4ml，i.m.，q.d.~b.i.d.，或遵医嘱。

17. 丹参酮Ⅱa 磺酸钠注射液（诺新康）

【药理作用】增加冠状动脉血流，改善心肌代谢紊乱,保护红细胞膜。

【适应证】冠心病心绞痛、心肌梗死的辅助治疗。

【剂型规格】注射液:10mg(2ml)/支。

Sig:4~8支+N.S/5% G.S 250~500ml,iv.gtt,q.d.。

18. 丹红注射液(倍通)

【主要成分】丹参、红花。

【功能主治】活血化瘀,通脉舒络。用于瘀血闭阻所致的胸痹及中风,症见胸痛、胸闷、心悸、口眼㖞斜、言语蹇涩、肢体麻木、活动不利等;冠心病、心绞痛、心肌梗死、淤血型肺心病、缺血性脑病、脑血栓。

【剂型与规格】注射液:10ml/支。

Sig:20~40ml+N.S/5% G.S 250ml,iv.gtt,q.d.~b.i.d.。

19. 丹参川芎嗪注射液(恤彤、威澳)

【主要成分】盐酸川芎嗪、丹参素。

【药理作用】抗血小板聚集,扩张冠状动脉,降低血液黏度,加速红细胞的流速,改善微循环,并具有抗心肌缺血的作用。

【适应证】闭塞性脑血管病、缺血性心血管病、血栓闭塞性脉管炎等。

【剂型规格】注射液:5ml/支。

Sig:5~10ml+5%~10% G.S 250~500ml,iv.gtt,q.d.~b.i.d.。

20. 参芎葡萄糖注射液(佰塞通)

【适应证】闭塞性脑血管疾病及其他缺血性血管疾病。

【剂型规格】注射液:(盐酸川芎嗪 100mg+丹参素 20mg):100ml/瓶。

Sig:100~200ml,iv.gtt,q.d.,或遵医嘱。

21. 苦碟子注射液(碟脉灵、悦安欣) Ixeris Sonchfolia

【主要成分】菊科植物苦碟子(学名抱茎苦荬菜)提取制成,主要成分为腺苷类及黄酮类物质。

【功能主治】活血止痛，清热祛瘀。用于瘀血闭阻的胸痹，症见胸闷，心痛，口苦，舌暗红或存瘀斑等。适用于冠心病、心绞痛见上述病状者。亦可用于脑梗死者。

【剂型规格】注射液：碟脉灵 10ml/ 支；悦安欣 20ml/ 支。

Sig：10~40ml+N.S/5% G.S 250ml，iv.gtt，q.d.，14 天为 1 个疗程，或遵医嘱。

22. 舒血宁注射液（杏雪、麦洛平、神威）

【主要成分】银杏叶提取物，主要含总黄酮及白果总内酯。

【功能主治】扩张血管，改善微循环。用于缺血性心脑血管病病、冠心病、心绞痛、脑栓塞、脑血管痉挛等。

【剂型规格】注射液：5ml/ 支。

Sig：20ml+5% G.S 250ml，iv.gtt，q.d.，或遵医嘱。

第十七节　营养支持类药物

本类药物主要通过改善心肌代谢和微循环、抗氧化、抗缺血、调节免疫功能等机制，发挥心肌保护和营养支持类功能。主要包括：①改善心肌细胞能量代谢药物，如曲美他嗪、磷酸肌酸钠、环磷腺苷、果糖二磷酸钠、肌苷等；②各种维生素和复合辅酶；③免疫调节剂，如胎盘多肽、干扰素、胸腺肽、转移因子等（参阅第八章第七节）；④中成药制剂，如黄芪注射液、参麦注射液等；⑤其他，包括白蛋白、脑苷肌肽等。本节仅撰写心血管系统最为常用的营养支持药物，部分药物将会在其他章节详细描述。

常用药物

1. 曲美他嗪（万爽力）　Trimetazidine

【药理作用】抑制脂肪酸代谢途径，增加葡萄糖代谢途径,充分利用有限氧。具有抗心绞痛,对抗肾上腺素、去甲肾上腺素及升压素的作用。

【注意事项】治疗慢性稳定型心绞痛、糖尿病伴缺血性心肌病效果良好,不改变血流动力学。不宜用于急性心肌梗死、不稳定型心绞痛的初期。

【剂型规格】普通片:20mg×30片;缓释片:35mg×30片。

Sig:①普通剂型,20mg,p.o.,t.i.d.;②缓释剂型,35mg,p.o.,b.i.d.。

2. 辅酶 Q₁₀(能气朗) Coenzyme Q₁₀

【药理作用】本品在体内呼吸链中质子移位及电子传递链中起重要作用,它是细胞呼吸和细胞代谢的激活剂,也是重要的抗氧化剂和非特异性免疫增强剂。

【适应证】慢性心力衰竭、病毒性心肌炎、肝炎、癌症的辅助治疗。

【剂型规格】片剂:10mg×30片。

Sig:一般 10mg,p.o.,t.i.d.,餐后服;治疗急性心肌炎可适当加量。

3. 果糖二磷酸钠(瑞安吉、安果、洛普欣) Fructose Sodium Diphosphate

【药理作用】外源性 1,6-二磷酸果糖可提高细胞内 ATP 和磷酸肌酸的浓度,促进钾离子内流,增加红细胞内二磷酸甘油酸的含量,抑制氧自由基和组胺释放,能减轻机体因缺血、缺氧造成的损害。

【适应证】低磷酸血症;心绞痛、心肌梗死、心力衰竭和心肌炎的辅助治疗。

【注意事项】注射过程中药液外渗到皮下会造成疼痛和局部刺激难以耐受。一般建议 10ml/min 输入,超过此速度可能引起颜面潮红、心悸、手足蚁走感等,过敏很少见。

【剂型规格】(瑞安吉、安果)注射液:10g(100ml)/瓶;(洛普欣)片剂:0.25g×24片,36片,48片。

Sig:①静脉,5~10g,iv.gtt,q.d.,一般 10~14 分钟内滴完;②口服,1g(4 片),p.o.,t.i.d.,或遵医嘱。

4. 果糖二磷酸钙(长天欣平) Fructose Diphosphate Dicalcium

【适应证】改善心肌代谢,治疗因缺血引起的各种心脏疾病,如冠心病、心力衰竭、心肌炎及其他心肌疾病。

【剂型规格】片剂:155mg × 100 片。

Sig:2~4 片,p.o.,t.i.d.。

5. 磷酸肌酸钠(莱博通、劲博、里尔统、杜玛) Creatine Phosphate Sodium

【药理作用】心肌保护剂,用以维持 ATP 水平;改善心肌缺血部位的微循环;直接供给细胞能量;保护细胞免受氧自由基过氧化损害。

【适应证】缺血状态下的肌代谢异常,心脏手术时加入心脏停搏液中保护心肌。

【剂型规格】注射剂:莱博通 0.5g/ 瓶;劲博、里尔统 1.0g/ 瓶;杜玛 0.5g/ 支,1.0g/ 支。

Sig:1g+G.S/N.S 100~250ml,q.d.~b.i.d.,在 30~45 分钟内静脉滴注。

6. 左卡尼汀(可益能、卡尔特、双成博维、佐益汀) L-Carnitine

【药理作用】左卡尼汀不仅是肉碱脂酰转移酶 -1(CPT-1)的辅助因子,在调节心脏葡萄糖氧化中亦起着重要作用。它通过降低线粒体内乙酰辅酶 A / 辅酶 A 的比值,提高丙酮酸脱氢酶的活性来促进糖的氧化,使心肌细胞能量代谢得以恢复。

【适应证】心肌病、心肌缺血导致的心肌代谢异常;慢性肾衰竭长期血液透析患者因继发性肉碱缺乏产生的一系列并发症状。

【剂型规格】注射液:可益能、卡尔特 1g(5ml)/ 支;粉针剂:双成博维、佐益汀 0.5g/ 支。

Sig:2~4g+N.S/G.S 100~250ml,ivdrip,q.d.,或遵

医嘱。

7. 复合辅酶（鑫贝科、贝科能）Coenzyme Complex

【主要成分】辅酶Ⅰ、辅酶A、腺苷三磷酸、黄素核苷酸、还原型谷胱甘肽、核苷酸等。

【适应证】对冠状动脉硬化、慢性动脉炎、心肌梗死、肾功能不全引起的少尿、尿毒症等可作为辅助治疗药；也用于急、慢性肝炎，特发性血小板减少性紫癜，化学治疗和放射治疗所引起的白细胞、血小板减少症。

【禁忌证】孕妇、脑出血初期患者、房室传导阻滞患者。

【剂型规格】鑫贝科注射剂：0.2mg（200U）/ 支；贝科能注射剂：0.1mg（100U）/ 支。

Sig：200~400U+5% G.S/N.S 250ml，iv.gtt，q.d.。

8. 参麦注射液

【主要成分】红参、麦冬。

【功能主治】益气固脱，养阴生津，生脉。用于治疗气阴两虚型之休克、冠心病、病毒性心肌炎、慢性肺心病、粒细胞减少症；提高肿瘤患者的免疫功能。

【剂型规格】注射液：100ml/ 瓶。

Sig：100~200ml，iv.gtt，q.d.。

9. 参附注射液

【主要成分】红参、黑附片提取物，主要含人参皂苷、水溶性生物碱。

【功能主治】回阳救逆，益气固脱。主要用于阳气暴脱的厥脱证（感染性、失血性、失液性休克等）；也可用于阳虚（气虚）所致的惊悸、怔忡、喘咳、胃疼、泄泻、痹症等。

【剂型规格】注射液：10ml/ 支。

Sig：①肌内注射，2~4ml，q.d.~b.i.d.；②静脉滴注，20~100ml+5%~10% G.S 250~500ml 稀释后使用；

③静脉推注,5~20ml+5%~10% G.S 20ml 稀释后使用。

10. 益气复脉

【主要成分】红参、麦冬、五味子,辅料为葡甲胺、甘露醇。

【适应证】益气复脉,养阴生津。用于冠心病劳力性心绞痛气阴两虚证,症见胸痹心痛,心悸气短,倦怠懒言,头晕目眩,面色少华,舌淡,少苔或剥苔,脉细弱或结代;冠心病所致慢性左心功能不全Ⅱ、Ⅲ级气阴两虚证,症见心悸,气短甚则气急喘促,胸闷隐痛,时作时止,倦怠乏力,面色苍白,动则汗出,舌淡少苔或薄苔,脉细弱或结代。

【剂型规格】冻干注射剂:0.65g/支。

Sig:8 支(5.2g)+5% G.S 250~500ml,iv.gtt,q.d.。

11. 环磷腺苷(康纳欣、美心力、郦拜宁)

Adenosine Cyclophosphate,cAMP

【药理作用】蛋白激酶激活剂,核苷酸的衍生物,改善心肌缺氧。

【适应证】心绞痛、心肌梗死、心肌炎及心源性休克。

【剂型规格】粉针剂:20mg/支。

Sig:①静脉注射,20mg+N.S 20ml,i.v.,b.i.d.;②静脉滴注,40mg+5% G.S 250~500ml,iv.gtt,q.d.,冠心病以 15 天为 1 个疗程,或遵医嘱。

12. 二丁酰环磷腺苷钙(力素)　Calcium Dibulyryl

Cyclic Adenosine Monophate

【药理作用】蛋白激酶激活剂类药物,可激活机体内与三羧酸循环相关的多种蛋白酶的活性,使机体 ATP 生成速度加快,改善细胞能量代谢,从而促进神经再生、血管扩张和平滑肌舒张,改善机体缺氧缺血状态。

【适应证】用于心绞痛、急性心肌梗死的辅助治疗,亦可用于心肌炎、心源性休克,手术后网膜下出血和银屑病,并可辅助其他抗癌药治疗白血病。

【剂型规格】粉针剂：20mg/ 支。

Sig：治疗冠心病，①肌内注射，20mg（1 支）+2ml N.S，b.i.d.；②静脉滴注，40mg（2 支）+5% G.S 250ml，q.d.。

13. 黄芪注射液

【药理作用】具有调节机体免疫功能，增强细胞代谢，强心降压，改变血液流变学及抗衰老作用。

【功能主治】益气养元，扶正祛邪，养心通脉，健脾利湿。用于心气虚损，血脉瘀阻之病毒性心肌炎、心功能不全及脾虚湿困之肝炎。

【剂型规格】注射液：10ml/ 支。

Sig：10~20ml+5% G.S 250ml，iv.gtt，q.d.，2 周为1 个疗程，或遵医嘱。

14. 20% 人血白蛋白（贝林） 20% Human Albumin

【药理作用】增加血容量和维持血浆胶体渗透压；运输及解毒；营养供给。

【适应证】①治疗失血、创伤和烧伤等引起的休克；②治疗脑水肿及损伤引起的颅内压升高；③治疗肝硬化及肾病引起的水肿或腹水；④预防和治疗低蛋白血症；⑤治疗新生儿高胆红素血症。

【剂型规格】注射液：10g（50ml）/ 瓶。

Sig：10g，iv.gtt，q.d.，慢滴，或遵医嘱。

15. 维生素 C　Vitamin C

【药理作用】天然抗氧化剂，参与氨基酸代谢，增强对感染的抵抗力，参与解毒功能，且有抗组胺作用。

【适应证】主要用于治疗维生素 C 缺乏症，各种急慢性传染性疾病及紫癜等辅助治疗，慢性铁中毒、特发性高铁血红蛋白症的治疗和营养支持治疗。应用于治疗病毒性心肌炎时需大剂量。有研究表明，静脉应用大剂量维生素 C 可能降低发生造影剂肾病的风险。

【剂型规格】片剂：100mg×100片；注射液：0.5g（2ml）/支。

Sig：①口服用于治疗维生素 C 缺乏，100~200mg，p.o.，t.i.d.；②静脉，3.0~5.0g+5% G.S 100ml，iv.gtt，q.d.，治疗重症心肌炎常规剂量为 100~200mg/kg 体重，最大剂量 10g/d。

16. 能量合剂

【作用特点】特别适用于发热、失水较多或进食较少的患者，营养支持，改善心肌代谢。

Sig：举例如 ATP 40~80mg+CoA 100U+ 维生素 C 1~3g+ 维生素 B_6 0.1g+ 肌苷 0.4g+10% G.S 500ml，iv.gtt，必要时可加氯化钾溶液，或遵医嘱。

17. 极化液（葡萄糖 - 胰岛素 - 钾溶液，Glucose-insulin-potassium solution，GIK 溶液）

【作用机制】极化液能使病态的心肌细胞恢复细胞膜的极化状态，对保护缺血损伤的心肌，改善窦房和房室传导，防治心律失常均有一定作用；同时促进心肌摄取和代谢葡萄糖，有利于心脏的正常收缩。加入硫酸镁溶液称之为改良极化液，对高血压、心律失常疗效更好。

Sig：10% G.S 500ml+10% 氯化钾溶液 10ml+ 胰岛素 10U+25% 硫酸镁溶液 10ml，iv.gtt，或遵医嘱。

第十八节 心血管疾病辅助用药

本节主要描述常见心血管疾病并发症：如严重心力衰竭时血电解质紊乱（低钾血症、低钠血症、高钾血症等）的治疗用药或辅助用药；吗啡常用于急性心肌梗死和急性左心衰竭发作的辅助治疗；艾司唑仑、阿普唑仑、氟哌噻吨美利曲辛、谷维素等药常用于镇静催眠、抗焦虑抑郁及心脏神经症的辅助治疗（具体参阅第五章第二节）；别嘌醇、非布司他等治疗高尿酸血症的药物用法可参阅第六章第六节；米多君常用于治疗直立性低血压;造影剂常用作冠状动脉造影的诊断性操作用药。

常 用 药 物

1. 氯化钾　Potassium Chloride

【低钾血症的治疗原则】①血 K^+ 浓度在 3.0~3.5mmol/L 的患者(轻度缺钾),口服钾盐即可。缓释剂型相对较安全,须吞服,不得嚼碎。②治疗严重低钾血症的总原则:见尿补钾,分次补钾,边治疗边观察。一般需至少连续静脉补钾 3~5 日。③如果低钾伴有休克,应输入晶体液及胶体液,尽快恢复其血容量,待尿量 >40ml/h,再静脉补钾。④常规外周静脉补钾(氯化钾)浓度不超过 3‰,若氯化钾浓度过高,因输液时静脉疼痛,患者常不能接受,有时甚至可以引起静脉炎、静脉坏死。病情严重又限制补液的患者,可在严密监测下提高补钾浓度,选用大静脉或中心静脉输入。⑤ 1g 氯化钾相当于 13.4mmol K^+;一般补钾速度不超过 10~20mmol/h(即 0.75~1.5g 氯化钾 /h),若超过 10mmol/h,需进行心电监护。⑥正常人每日钾生理需要量约 3g,用氯化钾来补大概需要 5.6g(即 10% KCl 56ml)。一般轻度缺钾(3.0~3.5mmol/L)需额外补充氯化钾 3g/d,中度缺钾(2.5~3.0mmol/L)额外补充氯化钾 6g/d,重度缺钾(<2.5mmol/L)额外补充氯化钾 9g/d。

【剂型规格】缓释片:0.5g×24 片;10% 氯化钾注射液:10ml/ 支;10% 氯化钾口服液:250ml/ 瓶。

Sig:(1) 口服,①缓释片,1.0~2.0g,t.i.d.~q.i.d.;② 10% 氯化钾口服液,10~20ml,t.i.d.,根据血钾水平调整剂量。(2) 静脉,10% 氯化钾注射液 10~15ml+G.S 500ml,iv.gtt,根据血钾水平调整;也可 10% 氯化钾注射液 10~30ml 稀释至总量 50ml 液体再经中心静脉微泵输注(起始速度 3~5ml/h),必要时上心电监护。

2. 氯化钠 Sodium Chloride

【低钠血症的治疗原则】①一般血钠 <130mmol/L 只需在饮食中补钠;当有明显症状或血钠 <125mmol/L 方考虑短期静脉补钠。②充血性心力衰竭常引起高容量性低钠血症,需严格限制入水量,必要时补钠并采取血液超滤或透析等措施,尽快排出体内过多的水分。③氯化钠的每日生理需要量 4~5g。1g 氯化钠相当于 17mmol Na^+。补钠不宜过快,否则可能导致中央脑桥脱髓鞘病变。④急性低钠血症补钠速度不宜超过 1.0~2.0mmol/(L·h)。⑤关于慢性低钠血症的纠正速度目前仍有争论,对重度低钠血症患者,目前主张以 0.5mmol/(L·h) 的速度将血钠浓度提升到 120~125mmol/L,其中第 1 个 24 小时血钠提升不超过 12mmol/L,第 1 个 48 小时血钠提升不超过 25mmol/L。

【剂型规格】10% 氯化钠注射液:10ml/ 支。

Sig:10% 氯化钠注射液 20~30ml 稀释至总量 50ml 液体,以 3~10ml/h 起始静脉微泵泵入,总量 50~80ml/d,根据病情和血钠水平调整。

3. 聚苯乙烯磺酸钙(可利美特) Calcium Polystyrene Sulphonate

【作用特点】口服钙型树脂,维持血钙浓度,不升高血清钠、磷;与静脉药相比,不增加体液负担。成人肾功能障碍患者口服 15~30g/d 约使血清钾的水平下降 1mmol/L。

【适应证】降血钾药,主要用于防治急、慢性肾功能不全和肾衰竭患者的高钾血症。

【注意事项】低钾血症、肠梗阻患者禁用。高钙血症、甲亢、多发性骨髓瘤患者应慎用。

【剂型规格】散剂:5g×9 袋。

Sig:一般成人 15~30g/d,分 2~3 次服用。服时可将粉末混悬于 150ml 水中,搅匀后立即服用。用量视症状和血钾水平适当增减。

【关联药物】钾结合剂(Patiromer、ZS-9)

2019 HFA/ESC(欧洲心脏病学会心力衰竭协会)专家共识推荐,在心力衰竭合并或不合并 CKD 的患者中也许可以考虑 Patiromer 和 ZS-9(硅酸锆复合物)来管理高钾血症,能够帮助更多患者服用醛固酮受体拮抗剂(MRAs)及 RAS 抑制剂或增加它们的剂量;在合并或不合并 CKD 的特定心力衰竭人群中可考虑 Patiromer 和 ZS-9 来帮助上调滴定 MRAs,并避免发生高钾血症。

4. 吗啡 Morphine

【药理作用】强阿片受体激动剂,对呼吸中枢有抑制作用,过量可致呼吸衰竭而死亡。应用于心肌梗死而血压尚正常者,镇痛镇静,可减轻交感神经过度兴奋和心脏前负荷;应用于急性心力衰竭、心源性哮喘,有助于缓解急性肺水肿的症状。

【注意事项】①连用 3~5 天即产生耐受性,1 周以上可成瘾;②未明确诊断的疼痛,尽可能不用本品,以免掩盖病情,贻误诊断;③呼吸抑制已显示发绀、颅内压增高和颅脑损伤、意识障碍、支气管哮喘、肺心病失代偿期、严重肝功能不全、休克尚未纠正控制前、炎症性肠梗阻等患者禁用;④过量可用纳洛酮对抗。

【剂型规格】注射液:10mg(1ml)/支。

Sig:①急性肺水肿,3~5mg,i.v.,必要时每隔 15 分钟重复 1 次,共 2~3 次;或 5~10mg 皮下或肌内注射。②急性心肌梗死,2~4mg,i.v.,必要时 5~10 分钟后重复,剂量可增至 2~8mg。③成人皮下注射常用量,每次 5~15mg,15~40mg/d;极量,20mg/次,60mg/d。

5. 米多君(管通) Midodrine

【作用机制】外周 α_1 受体激动剂。

【适应证】直立性低血压,下肢静脉充血时血液循环体位功能失调而造成的低血压,外科术后、产后失血,以及气候变化、晨间起床后的疲乏所致的低血压等。

【禁忌证】高血压、肾上腺髓质瘤、急性肾炎、严重肾功能不全、甲亢、青光眼、前列腺肥大引起的尿潴留、机械性排尿梗阻。

【剂型规格】片剂：2.5mg×20片。

Sig：2.5mg，p.o.，b.i.d.~t.i.d.，一般不超过10mg/d。

6. 心血管造影剂 ①离子型造影剂：如泛影葡胺（现应用较少）；②非离子型造影剂：**碘海醇（欧乃派克、碘苯六醇）、碘克沙醇（威视派克）、碘普罗胺（优维显）、碘比醇**等。

第十九节 心血管系统常用急救药物静脉微泵剂量表

一、硝普钠微泵注射速度表（ml/h）

含量 /(mg/50ml)	医嘱剂量 /(μg/min)											
	15	20	30	40	50	60	70	80	90	100	200	300
12.5	3.6	4.8	7.2	9.6	12	14.4	16.8	19.2	21.6	24		
25.0	1.8	2.4	3.6	4.8	6.0	7.2	8.4	9.6	10.8	12	24	36
50.0	0.9	1.2	1.8	2.4	3.0	3.6	4.2	4.8	5.4	6.0	12	18
100	0.45	0.6	0.9	1.2	1.5	1.8	2.1	2.4	2.7	3.0	6.0	9.0

注：硝普钠粉针剂，50mg/支。一般起始剂量15~40μg/min或0.5μg/(kg·min)，常用剂量3μg/(kg·min)，极量10μg/(kg·min)。

二、硝酸甘油微泵注射速度表（ml/h）

含量 /(mg/50ml)	医嘱剂量 /(μg/min)									
	5	6	7	8	9	10	20	30	40	50
5	3.0	3.6	4.2	4.8	5.4	6.0	12	18	24	30
10	1.5	1.8	2.1	2.4	2.7	3.0	6.0	9.0	12	15
15	1.0	1.2	1.4	1.6	1.8	2.0	4.0	6.0	8.0	10

含量 /(mg/ 50ml)	医嘱剂量 /(μg/min)									
	5	6	7	8	9	10	20	30	40	50
20	0.75	0.9	1.05	1.2	1.35	1.5	3.0	4.5	6.0	7.5
25	0.6	0.72	0.84	0.90	1.08	1.2	2.4	3.6	1.8	6.0
30	0.5	0.6	0.7	0.8	0.9	1.0	2.0	3.0	4.0	5.0

注:硝酸甘油注射液,5mg(1ml)/ 支。起始剂量 5~10μg/min,根据病情每 5~10 分钟增加 5~10μg/min,至维持量 20~50μg/min,最大剂量 100μg/min。急性肺水肿可用至 200μg/min。

三、酚妥拉明(利其丁)微泵注射速度表(ml/h)

酚妥拉明 (共 50ml)	速度 /(mg/min)				
	0.1	0.2	0.3	0.4	0.5
30mg	10	20	30	40	50
40mg	7.5	15	22.5	30	37.5
50mg	6	12	18	24	30

注:甲磺酸酚妥拉明注射液,10mg(1ml)/ 支。起始剂量 0.1~0.2mg/min,最大剂量 0.5~1.0mg/min。

四、乌拉地尔(亚宁定、利喜定)微泵注射速度表(ml/h)

含量 (共 50ml)	医嘱剂量 /(μg/min)			
	100	200	300	400
50mg	6	12	18	24
75mg	4	8	12	16
100mg	3	6	9	12
200mg	1.5	3	4.5	6

注:亚宁定注射液,25mg(5ml)/ 支;利喜定注射液,50mg(10ml)/ 支。起始剂量可达 2mg/min,根据血压目标调整速度,维持剂量 6~24mg/h(即 100~400μg/min),最大药物浓度 4mg/ml。

心血管系统

五、尼卡地平(佩尔)微泵注射速度表

(20mg/50ml, ml/h)

体重 /kg	速度 /[μg/(kg·min)]					
	1	2	3	4	5	6
40	6	12	18	24	30	36
50	7.5	15	22.5	30	37.5	45
60	9	18	27	36	45	54
70	10.5	21	31.5	42	52.5	63

注:尼卡地平,2mg(2ml)/ 支。静脉注射推荐剂量为 10~30μg/kg。可不经稀释直接静脉注射,时间为 10 秒左右,静脉注射后若需微泵维持,则需间隔 20~30 分钟后使用。维持一般以 0.5μg/(kg·min)开始,可逐步增加剂量至 6μg/(kg·min)。

六、地尔硫䓬(合贝爽)微泵注射速度表

(50mg/50ml, ml/h)

体重 /kg	医嘱剂量 /[μg/(kg·min)]														
	1	2	3	4	5	6	7	8	9	10	11	12	13	14	15
40	2.4	4.8	7.2	9.6	12	14.4	16.8	19.2	21.6	24	26.4	28.8	31.2	33.6	36
50	3.0	6.0	9.0	12.0	15	18	21	24	27	30	33	36	39	42	45
60	3.6	7.2	10.8	14.4	18	21.6	25.2	28.8	32.4	36	39.6	43.2	46.8	50.4	54
70	4.2	8.4	12.6	16.8	21	25.2	29.4	33.6	37.8	42	46.2	50.4	54.6	58.8	63
80	4.8	9.6	14.4	19.2	24	28.8	33.6	38.4	43.2	48	52.8	57.6	62.4	67.2	72

注:合贝爽粉针剂,10mg/ 支,50mg/ 支。一般不稳定型心绞痛用 1~5μg/(kg·min),高血压急症用 5~15μg/(kg·min)。

七、拉贝洛尔微泵注射速度表(ml/h)

含量 (共50ml)	医嘱剂量 /(mg/min)			
	0.5	1	1.5	2
100mg	15	30	45	60

续表

含量 (共50ml)	医嘱剂量 /(mg/min)			
	0.5	1	1.5	2
150mg	10	20	30	40
200mg	7.5	15	22.5	30

注:拉贝洛尔注射液,50mg(10ml)/支。一般维持剂量 0.5~2mg/min(高血压急症)或 1~4mg/min(围术期高血压);24 小时总量不超过 300mg。

八、艾司洛尔微泵注射速度表(1 000mg/50ml,ml/h)

体重 /kg	速度 /[mg/(kg·min)]			
	0.05	0.1	0.15	0.2
40	6	12	18	24
50	7.5	15	22.5	30
60	9	18	27	36
70	10.5	21	31.5	42
≥ 80	12	24	36	48

注:艾司洛尔(爱络),200mg(2ml)/支。①常规使用,起始剂量 0.05mg/(kg·min),根据心率目标调整速度,维持剂量 0.05~0.2mg/(kg·min)。②围手术期心动过速或高血压,即刻控制量,1mg/kg,30 秒内静脉注射;维持剂量,0.15~0.3mg/(kg·min)。

九、异丙肾上腺素微泵注射速度表(ml/h)

含量 /(mg/50ml)	医嘱剂量 /(μg/min)			
	1	2	3	4
0.5	6.0	12	18	24
1.0	3.0	6.0	9.0	12

注:异丙肾上腺素注射液,1mg(2ml)/支。维持剂量 1~4μg/min。

十、胺碘酮(可达龙)微泵注射速度表(ml/h)

胺碘酮 (共 50ml)	医嘱剂量 /(mg/min)			
	0.5	1	1.5	2
150mg	10	20	30	40
300mg	5	10	15	20
450mg	3.3	6.7	10	13.3
600mg	2.5	5	7.5	10

注:胺碘酮(可达龙)注射液,150mg(3ml)/ 支。静脉负荷量 150~300mg,不少于 10 分钟注入,10~15 分钟后可重复追加 6~8 次,随后 1~1.5mg/min,静脉滴注 6 小时,以后根据病情逐渐减量至 0.5mg/min,24 小时总量不超过 1.2g,最大可达 2.2g,一般不超过 3~4 天。稀释液建议使用 5% 葡萄糖溶液。

十一、利多卡因微泵注射速度表(ml/h)

含量 (共 50ml)	医嘱剂量 /(mg/min)			
	1	2	3	4
200mg	15	30	45	60
300mg	10	20	30	40
400mg	7.5	15	22.5	30

注:利多卡因注射液,400mg(20ml)/ 支,200mg(10ml)/ 支,100mg(5ml)/ 支。首次按 1~1.5mg/kg 给负荷量(3~5 分钟静脉注射),必要时隔 5~10 分钟重复,可重复 1~2 次;有效后以 1~4mg/min 静脉滴注维持。

十二、多巴胺 / 多巴酚丁胺微泵注射速度表(100mg/50ml,ml/h)

体重 /kg	医嘱剂量 /[μg/(kg·min)]									
	1	2	3	4	5	6	7	8	9	10
40	1.2	2.4	3.6	4.8	6	7.2	8.4	9.6	10.8	12

续表

体重	医嘱剂量/[μg/(kg·min)]									
/kg	1	2	3	4	5	6	7	8	9	10
50	1.5	3.0	4.5	6	7.5	9	10.5	12	13.5	15
60	1.8	3.6	5.4	7.2	9	10.8	12.6	14.4	16.2	18
70	2.1	4.2	6.3	8.4	10.5	12.6	14.7	16.8	18.9	21
80	2.4	4.8	7.2	9.6	12	14.1	16.8	19.4	21.6	24

注:多巴胺/多巴酚丁胺注射液,20mg(2ml)/支。起始剂量2~3μg/(kg·min),根据治疗反应逐渐加量,一般不大于10μg/(kg·min),最大剂量20μg/(kg·min)。

十三、米力农微泵注射速度表(20mg/50ml, ml/h)

体重	维持剂量/(ml/h)			
/kg	0.125μg/ (kg·min)	0.375μg/ (kg·min)	0.5μg/ (kg·min)	0.75μg/ (kg·min)
30	0.6	1.7	2.3	3.4
40	0.8	2.3	3.0	4.5
50	0.9	2.8	3.8	5.6
55	1.0	3.1	4.2	6.2
60	1.1	3.4	4.5	6.8
65	1.2	3.7	4.9	7.3
70	1.3	3.9	5.3	7.9

注:米力农(鲁南力康)注射液,5mg(5ml)/支。4支米力农(20mg,20ml)稀释到50ml总量,按以上速度静脉微量泵入。负荷剂量25~75μg/kg静脉注射(>10分钟),然后以0.375~0.75μg/(kg·min)静脉滴注维持,每日总量不超过1.13mg/kg。

十四、左西孟旦静脉微泵注射速度表

(12.5mg/50ml, ml/h)

体重 /kg	负荷剂量 /ml		维持剂量 /(ml/h)		
	6μg/kg	12μg/kg	0.05μg/(kg·min)	0.1μg/(kg·min)	0.2μg/(kg·min)
40	0.96	1.92	0.48	0.96	1.92
50	1.20	2.40	0.6	1.2	2.4
60	1.44	2.88	0.72	1.44	2.88
70	1.68	3.36	0.84	1.68	3.36
80	1.92	3.84	0.96	1.92	3.84
90	2.16	4.32	1.08	2.16	4.32

注:左西孟旦(悦文、海合天欣)注射液,12.5mg(5ml)/支。取 1支(12.5mg)加入45ml葡萄糖水中稀释后,按以上微泵速度静脉泵入。起始以6~12μg/kg负荷剂量静脉注射(>10分钟),而后以0.05~0.2μg/(kg·min)速度持续静脉输注24小时。注意,SBP<13.3kPa(100mmHg)的患者直接静脉滴注,不要静脉推注,避免低血压。

十五、重组人脑利钠肽(新活素)微泵注射

速度表(0.5mg/50ml, ml/h)

体重 /kg	负荷剂量 /ml	维持剂量 /(ml/h)		
	1.5μg/kg	0.007 5μg/(kg·min)	0.01μg/(kg·min)	0.015μg/(kg·min)
40	6	1.8	2.4	3.6
50	7.5	2.25	3.0	4.45
60	9	2.7	3.6	5.4
70	10.5	3.15	4.2	6.3
80	12	3.6	4.8	7.2
90	13.5	4.05	5.4	8.1

注:重组人脑利钠肽(新活素)粉针剂,0.5mg/瓶。推荐首先以1.5μg/kg静脉冲击后,以0.007 5~0.015μg/(kg·min)的速度连续静脉滴注。

十六、替罗非班(欣维宁)用法用量

(一) ACS(UA/NSTEMI/AMI) PCI 介入治疗

患者体重 /kg	大多数患者		严重肾功能不良患者	
	3min 推注量 /ml	维持滴注速率 /(ml/h)	3min 推注量 /(ml)	维持滴注速率 /(ml/h)
38~45	8	8	4	4
46~54	10	9	5	5
55~62	12	11	6	6
63~70	13	12	7	6
71~79	15	14	8	7
80~87	17	15	9	8
88~95	18	17	9	8

注:欣维宁(盐酸替罗非班氯化钠注射液),5mg(100ml)/瓶。由静脉输注,起始剂量为 10μg/kg,静脉推注大于 3 分钟,而后以 0.15μg/(kg·min)的速率持续静脉滴注 36 小时。严重肾功能不全(血浆肌酐清除率 <30ml/min)患者,剂量减半。

(二) NSTE-ACS(UA/NSTEMI)保守药物治疗

患者体重 /kg	大多数患者		严重肾功能不良患者	
	30min 负荷滴注速率 /(ml/h)	维持滴注速率 /(ml/h)	30min 负荷滴注速率 /(ml/h)	维持滴注速率 /(ml/h)
38~45	20	5	10	3
46~54	24	6	12	3
55~62	28	7	14	4
63~70	32	8	16	4
71~79	36	9	18	5
80~87	40	10	20	5
88~95	44	11	22	6

注:盐酸替罗非班(欣维宁)注射液由静脉输注,起始 30 分钟滴注速度为 0.4μg/(kg·min),继之以 0.1μg/(kg·min)的速率维持滴注 48~108 小时。严重肾功能不全(血浆肌酐清除率 <30ml/min)患者,剂量减半。

十七、依替巴肽(泽悦)微泵注射速度表

(60mg/80ml, ml/h)

患者体重 /kg	180μg/kg (2mg/ml)	2.0μg/(kg·min) (0.75mg/ml)	1.0μg/(kg·min) (0.75mg/ml)
50~53	4.5ml	8.0ml/h	4.0ml/h
54~59	5.0ml	9.0ml/h	4.5ml/h
60~65	5.6ml	10.0ml/h	5.0ml/h
66~71	6.2ml	11.0ml/h	5.5ml/h
72~78	6.8ml	12.0ml/h	6.0ml/h
79~84	7.3ml	13.0ml/h	6.5ml/h
85~90	7.9ml	14.0ml/h	7.0ml/h
91~96	8.5ml	15.0ml/h	7.5ml/h
97~100	9.0ml	16.0ml/h	8.0ml/h

注:将3瓶泽悦[20mg(10ml)/瓶]注射液抽到50ml的0.9%NaCl或5%葡萄糖注射液中(总量80ml),配制成0.75mg/ml的溶液,摇匀后,静脉滴注。负荷量静脉推注180μg/kg,继之持续静脉输注2.0μg/(kg·min),肌酐清除率<50ml/min的患者维持剂量减为1.0μg/(kg·min)。

十八、阿替普酶(爱通立,rt-PA)静脉微泵应用简表

1. 急性心肌梗死(STEMI) 症状发生在6小时以内的,采取90分钟加速给药法

	终浓度	
	1mg/ml	2mg/ml
	ml	ml
15mg 静脉推注	15	7.5
随后30分钟持续静脉滴注 50mg	50	25

续表

	终浓度	
	1mg/ml	2mg/ml
	ml	ml
剩余的 35mg 在 60 分钟持续静脉滴注,直至最大剂量达 100mg	35	17.5

注意:爱通立注射剂,20mg/ 支,50mg/ 支。体重在 65kg 以下的患者,给药总剂量不应超过 1.5mg/kg,最大剂量为 100mg。用 rt-PA 溶栓前给予普通肝素冲击量 60U/kg(最大剂量 4 000U),溶栓后给予普通肝素每小时 12U/kg(最大量 1 000U/h),将 APTT 调整至 50~70 秒,持续 48 小时。

2. 急性心肌梗死(STEMI) 症状发生在 6~12 小时以内的,采取 3 小时给药法

	终浓度	
	1mg/ml	2mg/ml
	ml	ml
10mg 静脉推注	10	5
随后 60 分钟持续静脉滴注 50mg	50	25
	ml/30min	ml/30min
剩余剂量每 30 分钟静脉滴注 10mg,至 3 小时末滴完,最大剂量 100mg	10	5

注意:体重在 65kg 以下的患者,给药总剂量不应超过 1.5mg/kg,最大剂量为 100mg。

3. 急性肺栓塞 采取 2 小时给药法

	终浓度	
	1mg/ml	2mg/ml
	ml	ml
10mg 在 1~2 分钟内静脉推注	10	5
90mg 在随后 2 小时持续静脉滴注	90	45

注意:体重在 65kg 以下的患者,给药总剂量不应超过 1.5mg/kg,最大剂量为 100mg。

（苏冠华 王朝晖）

第二章 呼吸系统疾病用药

第一节 呼吸系统药物应用的基本常识

一、剂量换算

青霉素、氨基糖苷类、大环内酯类、林可胺类及糖肽类抗生素：10mg=1 万 U

糖皮质激素：氢化可的松 20mg= 泼尼松 5mg（1片）= 地塞米松 0.75mg（1 片）= 甲泼尼龙 4mg（1 片）

二、皮肤过敏试验

注射用 β- 内酰胺类（青霉素、头孢菌素、头霉素、氧头孢烯类，单环类及碳青霉烯类除外）、链霉素、胸腺肽、破伤风抗毒素、门冬酰胺酶、普鲁卡因、碘造影剂以及某些中成药制剂等均需做皮肤过敏试验。皮试前必须仔细询问药物过敏史，了解过敏反应的症状，既往有该类药物严重过敏时严禁皮试，如仅既往皮试阳性者可谨慎选用，但必须做皮试。抽取少量原药，按说明书比例稀释后做该药皮内试验。

注：其他类似操作有 PPD 试验、过敏原皮试、布鲁氏菌素试验等。

三、注射药物的稀释

注射用氨基糖苷类、两性霉素 B、多黏菌素、紫杉醇、肝病用药首选葡萄糖溶液（G.S）稀释（护肝降酶药宜用 10% G.S 稀释），亦可以生理盐水（N.S）作为稀释用水。脂质体分散系如紫杉醇脂质体和两性霉素 B 脂质体必须用 G.S 配制。其他药物配成注射剂时 G.S 等同于 N.S（因林格液含离子种类多，增加与药物配伍禁忌概率，一般少用林格液配制）。大环内酯类和氨基糖苷类多用 250~500ml G.S 或 N.S 配制。青霉素类与头孢菌素类最好采用注射用水或等渗氯化钠注射液作溶媒，若溶在 G.S 中，往往使主药分解增快而导致疗效降低。此外，红霉素、卡那霉素、新生霉素也不宜加在 G.S 中。铂类化疗制剂宜用 N.S 配制。

四、冲管

两种不同种类抗微生物药物，或相互之间有药物配伍禁忌的两种药物静脉用药如续滴则必须冲管，可用生理盐水或 5% G.S 50~100ml 冲管。其他需要冲管的情形还包括输血及血制品（包括白蛋白、丙种球蛋白）、脂肪乳剂、静脉化疗等。

五、输液过程中不良反应的处理

1. **过敏性休克**　皮试时亦可出现。处理：①立即停药（但保留静脉通道）。②头低足高位。③ 1∶1 000（0.1%）肾上腺素 0.3~0.5ml，i.h./i.m.，st；其次地塞米松 10mg，i.v.，st，以上两药可重复应用。④呼吸支持，给氧，保持气道通畅，支气管解痉、喉头水肿可给予肾上腺素 0.3ml+N.S 3ml，雾化喷喉，必要时气管切开。⑤补充血容量，使用多巴胺、多巴酚丁胺等血管活性药物。⑥异丙嗪 25~50mg，i.m.，抗过敏；雷尼替丁 0.3g，i.m.，抗组胺。⑦监测生命体征，出现心跳呼吸骤停者立即开始心肺复苏。

2. **输液反应**　输液／血制品过程中出现寒战、高热（同时可伴有面色苍白、胸闷、脉速、恶心、呕吐）时，处理：①立即停药（但保留静脉通道）。②地塞米松 10mg，i.v.，st；异丙嗪 25~50mg，i.m.，st；或氨基比林 2ml,i.m.。③给氧。④适当补液。⑤伴血压下降者按过敏性休克处理。

六、孕期抗微生物类药物的用药安全范围

孕期及哺乳期用药的首要原则是尽可能避免用药。若必须用药时,美国 FDA 修正等级分类可作参考(具体分级标准如下文所述)。

A 类:无。

B 类:β-内酰胺类(亚胺培南西司他丁除外)、大环内酯类(克拉霉素除外)、克林霉素、磷霉素、夫西地酸、达托霉素、乙胺丁醇、利福布汀、甲硝唑、呋喃妥因、两性霉素 B 及其脂质体制剂、特比萘芬、阿昔洛韦、伐昔洛韦、沙奎那韦、吡喹酮。

C 类:亚胺培南西司他丁、克拉霉素、喹诺酮类、氯霉素、磺胺类、泰利霉素、万古霉素、利奈唑胺、多黏菌素、异烟肼、利福平、利福喷汀、吡嗪酰胺、替硝唑、氟康唑、伊曲康唑、卡泊芬净、氟胞嘧啶、金刚烷胺、干扰素、更昔洛韦、奥司他韦、拉米夫定、齐多夫定、恩替卡韦、阿德福韦、蒿甲醚、氯喹、喷他脒。

D 类:氨基糖苷类、四环素、替加环素、伏立康唑。

X 类:利巴韦林、乙硫异烟胺、奎宁。

此外,妊娠 12 周内禁用氯霉素、乙胺嘧啶、利福平、磺胺药;28 周后禁用磺胺药、呋喃妥因。

七、化疗药体表面积计算

常采用体表面积计算软件、计算公式、计算尺算得。或采用简易计算法:体表面积估算值(m^2)= 身高(cm)+ 体重(kg)−60,所得的数值除以 100 就是体表面积。

第二节 抗微生物药物

抗微生物药物系具有杀灭或抑制各种病原微生

呼吸系统

物的作用,用于治疗或预防感染的药物。用药目的在于治疗或预防感染。治疗性用药应在确认感染或抗感染能获益后,积极寻找病原学(或组织病理学)证据,综合临床特征、影像学、生化检查结果、病原流行病学,分析病原体可能类型,根据用药效果和不良反应、患者机体状况、药动学、药效学,参考药物敏感试验结果和经济条件,选择或及时调整用药类型、剂量、使用时间间隔和疗程,以达到挽救生命、治愈感染、延缓耐药、减少不良反应的目的。预防性用药应严格遵照《抗菌药物临床应用指导原则》。本节主要按抗生素、抗结核药、抗真菌药和抗病毒药四部分进行阐述。不再介绍一些在国内未上市或因种种原因限制使用的药物,如泰利霉素、达巴万星、曲伐沙星、阿贝卡星等。

一、抗生素

抗生素(antibiotics)系指由细菌、真菌或其他微生物在生活过程中所产生的具有抗病原体或其他活性的一类物质。此后具有抗肿瘤作用的微生物产物、抗生素母核加入不同侧链(半合成抗生素)等,也称为抗生素。按其化学结构和药理活性的不同可分为:β- 内酰胺类、喹诺酮类、氨基糖苷类、大环内酯类、林可胺类、糖肽类等类型。

【抗生素按药效与血药浓度关系及抗生素后效应的分类】

抗生素后效应(post antibiotic effect,PAE)指抗生素接触细菌后自体内清除,体内药物浓度低于最低抑菌浓度(minimal inhibitory concentration,MIC)或完全清除后,细菌生长仍被持续抑制的作用。

(1)长 PAE 的浓度依赖型抗生素:氨基糖苷类、大环内酯类、氟喹诺酮,PAE 长且药效与血药峰浓度/MIC 比值呈正变关系。氨基糖苷类和阿奇霉素的标准用法为每日 1 次足量给药。

（2）无 PAE 的时间依赖型抗生素：青霉素、头孢菌素类，无 PAE 效应，低 PAE 效应或有负 PAE 效应，药效与血药浓度超过 MIC 时间的比例（T>MIC）呈正变。每日剂量需分多次给予，每次给药时间间隔恒定，如 q12h.（每 12 小时用药 1 次）、q8h.（每 8 小时用药 1 次）。

（3）中长 PAE 的时间依赖型抗生素：碳青霉烯类（抗革兰氏阴性菌时）、万古霉素、利奈唑胺、克林霉素、四环素，每日 2 次到多次给药。

注：①青霉素及头孢类抗革兰氏阳性菌时亦存在 PAE；② β- 内酰胺类与氨基糖苷类联用可显著延长 PAE。

（一）β- 内酰胺类

β- 内酰胺类（β-lactams）按化学结构和药理作用的不同，可分为青霉素类、头孢菌素类、头霉素类、氧头孢烯类、碳头孢烯类、单环 β- 内酰胺类、碳青霉烯类、β- 内酰胺酶抑制剂。按其抗菌谱，头霉素类和碳头孢烯类常被列入第二代头孢菌素，氧头孢烯类常被归入第三代头孢菌素。β- 内酰胺酶抑制剂（克拉维酸、舒巴坦和他唑巴坦）一般不单用，而是与青霉素或头孢类组成复合制剂。

1. 青霉素类 青霉素类（penicillins）是母核为 6- 氨基青霉烷酸（6-APA）的一类 β- 内酰胺类抗生素，按来源、抗菌谱、对青霉素酶的稳定性，以及是否可以口服等特性分为，①天然青霉素：青霉素、苄星青霉素。不耐青霉素酶，主要用于不产 β- 内酰胺酶的革兰氏阳性菌包括葡萄球菌、链球菌属、芽孢杆菌等所致感染。②口服耐酸青霉素：如青霉素 V。③耐青霉素酶青霉素类：苯唑西林、甲氧西林、双氯西林、氯唑西林。对青霉素酶稳定，主要用于产酶葡萄球菌所致的各种感染。对链球菌、肺炎链球菌、表皮葡萄球菌的抗菌作用不如青霉素，故一般不用于这些细菌所致感染。难以透过血脑屏障，不用于中枢神经系统感染。④广谱青霉素:阿莫西林、氨苄西林。抗菌谱广。对不产酶的葡萄球菌、链球菌的抗菌作用次于青霉素,对肠球菌的作用良好,对流感嗜血杆菌、大肠埃希菌、沙门菌属、奇异变形杆菌、志贺菌属等革兰氏阴性杆菌具良好的抗菌活性。胆汁中浓度高,易透过血脑屏障。主要用于上述革兰氏阴性杆菌、肠球菌所致的呼吸道、尿道感染。⑤抗铜绿假单胞菌青霉素类:哌拉西林、羧苄西林、替卡西林、阿洛西林、美洛西林。哌拉西林抗菌谱广,抗菌作用强,对铜绿假单胞菌具有强大的抗菌作用,主要用于治疗革兰氏阴性杆菌所致的严重感染,尤其适用于吸入性肺炎。⑥抗革兰氏阴性杆菌青霉素:匹美西林、替莫西林。抗菌谱窄,仅对革兰氏阴性杆菌具良好作用,对铜绿假单胞菌等非发酵菌、奈瑟菌属、革兰氏阳性菌、厌氧菌无效。

【青霉素类药物的主要不良反应】

①过敏反应;②胃肠道反应;③静脉炎和注射部位反应;④二重感染、菌群失调和假膜性肠炎。

常 用 药 物

(1)**氨苄西林**(安必仙) Ampicillin

【剂型规格】胶囊:0.25g×24 粒。

Sig:0.25~0.5g,p.o.,t.i.d.~q.i.d.。

(2)**氨苄西林钠舒巴坦钠**(优立新、凯兰欣、欣安林) Ampicillin Sodium and Sulbactam Sodium

【剂型规格】注射剂:0.75g/ 支(0.5g:0.25g)。

Sig:1.5~3.0g+N.S 100ml,iv.gtt,q6h.,剂量视感染的严重程度调整。用于鲍曼不动杆菌感染,3.0g+N.S 100ml,iv.gtt,q6h.。

(3)**阿莫西林**(阿莫仙) Amoxicillin

【剂型规格】胶囊:0.25g×48 粒,0.5g×24 粒。

Sig:0.5g,p.o.,q6~8h.,最大剂量 4g/d。

（4）**阿莫西林钠克拉维酸钾**（安灭菌、强力阿莫仙）Amoxicillin Sodium/Clavulanate Potassium

【剂型规格】安灭菌粉针剂：1.2g（1g：0.2g）/支；强力阿莫仙片：457mg×12片。

Sig：①安灭菌粉针剂，1.2g+N.S 100ml，iv.gtt，q6~8h. 或 2.4g+N.S 100ml，iv.gtt，q12h.；②强力阿莫仙片，457~914mg，p.o.，q8h.。

（5）**阿莫西林钠舒巴坦钠**（特福猛、舒萨林）Amoxicillin Sodium and Sulbactam Sodium

【剂型规格】注射剂：0.75g/支（0.5g：0.25g），1.5g/支（1.0g：0.5g）；片剂：新阿莫仙（阿莫西林舒巴坦匹酯）片 0.5g×6片/盒（1：1）。

Sig：①注射剂，0.75~1.5g+N.S 100ml，iv.gtt，q6~8h.。②新阿莫仙片，0.5~1.0g，p.o.，q8h.。

（6）**美洛西林钠**（力扬）Mezlocillin Sodium

【剂型规格】注射剂：1.0g/支。

Sig：2.0~4.0g+N.S 100ml，iv.gtt，q12h.，最大剂量15g/d。

（7）**美洛西林钠舒巴坦钠**（凯韦可、开林、佳洛坦）Mezlocillin Sodium/Sulbactam Sodium

【剂型规格】注射剂：1.25g/支（1.0g：0.25g），2.5g/支（2.0g：0.5g）。

Sig：2.5~5.0g+N.S 100ml，iv.gtt，q8~12h.，疗程7~14天。

（8）**哌拉西林钠他唑巴坦钠**（特治星、他唑仙、强林坦）Piperacillin Sodium/Tazobactam Sodium

【作用特点】哌拉西林肠道分布较少，引起肠道菌群失调概率较低。

【剂型规格】粉针剂：特治星、他唑仙 4.5g（8：1）/支；强林坦 1.25g（4：1）/支。

Sig：2.25~4.5g+N.S 100ml，iv.gtt，q6~12h.；常用剂量为 4.5g，q8h.。

（9）哌拉西林钠/舒巴坦钠（派纾、新克君）
Piperacillin Sodium/Sulbactam Sodium

【剂型规格】粉针剂：派纾 1.25g（4：1），2.5g（4：1）/支；新克君 1.25g（4：1）/支，3.0g（2：1）/支。

Sig：2.5~5.0g+N.S 100ml，iv.gtt，q8~12h.。

（10）**阿洛西林钠**（阿乐欣） Azlocillin Sodium

【剂型规格】注射剂：1.0g/支。

Sig：4.0g+N.S 100ml，iv.gtt，q8~q12h.，最大剂量 16g/d。

（11）**替卡西林钠克拉维酸钾**（特美汀）
Ticarcillin Sodium/Clavulanate Potassium

【适应证】适用于敏感革兰氏阴性和革兰氏阳性菌引起的深部感染、败血症、假单胞菌肺炎包括嗜麦芽窄食单胞菌感染。

【剂型规格】注射剂：3.2g/支（3g：0.2g）。

Sig：1.6~3.2g+N.S 100ml，iv.gtt，q6~8h.；最大剂量为 3.2g，q4h.。

2. 头孢菌素类 头孢菌素（cephalosporins）的母核是 7-氨基头孢烷酸（7-ACA），它是以冠头孢菌培养得到的天然头孢菌素 C 作为原料，经半合成改造其侧链而得到的一类抗生素。根据其发明年代的先后、抗菌谱和对 β-内酰胺酶的稳定性、抗革兰氏阴性杆菌活性的不同分为五代。有青霉素过敏性休克史者禁用头孢菌素。

【头孢菌素的分类】

（1）第一代：包括头孢噻吩、头孢拉定（先锋Ⅵ号）、头孢唑林（先锋Ⅴ号）、头孢噻啶、头孢匹林、头孢硫脒、头孢替唑、头孢沙定、头孢氨苄（先锋Ⅳ号）、头孢羟氨苄、头孢丙烯等。抗菌谱，革兰氏阳性菌 ++++，革兰氏阴性菌 +。对甲氧西林敏感金黄色葡萄球菌（MSSA）的抗菌活性优于万古霉素。

（2）第二代：包括头孢克洛、头孢呋辛、头孢呋辛酯、头孢孟多酯、头孢尼西、头孢替坦、头孢替安、头孢雷特、头孢米诺等。抗菌谱，革兰氏阳性菌 +++，革兰氏阴性菌 ++。

（3）第三代：包括头孢哌酮、头孢他啶、头孢曲松、头孢噻肟、头孢匹胺、头孢唑肟、头孢甲肟、头孢地嗪、头孢地尼、头孢妥仑匹酯、头孢克肟、头孢泊肟酯、头孢他美酯、头孢布烯、头孢咪唑、拉氧头孢等。主要抗菌谱，革兰氏阳性菌 +~++，革兰氏阴性菌 +++。抗铜绿假单胞菌的第三代头孢菌素主要指头孢他啶、头孢哌酮、头孢匹胺等注射制剂。

（4）第四代：包括头孢吡肟、头孢匹罗、头孢噻利、头孢克定等。抗菌谱，革兰氏阳性菌 ++，革兰氏阴性菌 ++++（对头孢菌素酶稳定但不耐超广谱 β-内酰胺酶）。

（5）第五代：包括头孢洛林酯（Ceftaroline Fosamil）、头孢托罗等。超广谱头孢菌素，抗革兰氏阴性菌活性与头孢他啶和第四代头孢菌素相当，对耐甲氧西林金黄色葡萄球菌（methicillin-resistant staphylococcus aureus，MRSA）和肠球菌具有抗菌活性。对头孢菌素酶稳定但不耐超广谱 β- 内酰胺酶。

【头孢菌素类的不良反应】

（1）过敏反应：多为过敏性皮疹、荨麻疹、发热等。偶可在静脉滴注甚至皮试时发生过敏性休克和喉水肿。

（2）静脉炎。

（3）胃肠道反应。

（4）双硫仑样反应：静脉、肌内注射或口服某些药物 1 周内饮酒，服食含乙醇制剂（藿香正气水、酒心巧克力），静脉滴注含乙醇药物（如氢化可的松、泼尼松龙），乙醇擦浴后，可出现面部潮红、呼出气呈酒味、头痛、眩晕、心悸、气促、呼吸困难、烦躁不安、恶心、呕吐及心前区闷痛，严重者可出现意识障碍，心电图可见窦性心动过速、ST-T 段缺血样改变。处理，①平卧休息，吸氧，地塞米松、葡萄糖维生素 C 补液治疗后 1~2 小时内多能好转,不遗留后遗症;②症状重、饮酒量大时加用利尿剂、纳洛酮静脉推注,密切监护,并急诊行血常规、血电解质、血糖、酮体、乳酸、心肌酶、动脉血气、心电图等相关检查,诊断困难必要时行头颅 CT 等检查,排除器质性疾病。

(5)抗生素相关性腹泻、假膜性肠炎。

常用注射药物

(1) **头孢硫脒**(仙力素、灵流旷、苗畅) Cefathiamidine

【剂型规格】粉针剂:仙力素 0.5g,1.0g/ 支;灵流旷、苗畅 1.0g/ 支。

Sig:2.0g+N.S 100ml,iv.gtt,q6~12h.。

(2) **五水头孢唑林钠**(新泰林) Cefazolin Sodium Pentahydrate

【剂型规格】粉针剂:0.5g/ 支,1.0g/ 支,2.0g/ 支。

Sig:0.5~1.5g+N.S 100ml,iv.gtt,q6~12h.。

(3) **头孢呋辛钠**(西力欣、明可欣、信立欣、新福欣、凯帝欣) Cefuroxime Sodium

【剂型规格】粉针剂:西力欣、明可欣 0.75g/ 支;信立欣 1.0g/ 支;凯帝欣 1.5g/ 支;新福欣 2g/ 支。

Sig:1.5~2.25g+N.S 100ml,iv.gtt,q8~12h.。

(4) **头孢米诺钠**(美士灵、汉光诺、达力邦、宁斯舒灵) Cefminox Sodium

【剂型规格】粉针剂:美士灵、汉光诺 0.5g/ 支;达力邦 1g/ 支;宁斯舒灵 1.5g/ 支。

Sig:2.0g+N.S 100ml,iv.gtt,q8~12h., 最 大 剂 量 6g/d。

(5) **头孢西酮钠**(舒美社复、卡仑西) Cefazedone Sodium

【剂型规格】粉针剂:舒美社复 0.5g/ 支;卡仑西 1.0g/ 支。

Sig:1.0~2.0g+N.S 100ml,iv.gtt,q8~12h.。

（6）**头孢孟多酯钠**（力援、琼力舒、威君定、锋青扬、孟得新、灵素菲、瑞陵彤）　Cefamandole Nafate Sodium

【剂型规格】粉针剂：力援 0.5g,2.0g/ 支；琼力舒 0.5g/ 支；威君定、锋青扬、孟得新、灵素菲、瑞陵彤 1.0g/ 支。

Sig：1.0~2.0g+N.S 100ml,iv.gtt,q6~12h.。

（7）**头孢替安**（海替舒、替他欣、锋替新、佩罗欣、萨兰欣）　Cefotiam

【剂型规格】粉针剂：海替舒、替他欣 0.5g/ 支；锋替新 0.25g,0.5g,1.0g/ 支；佩罗欣 1.0g/ 支；萨兰欣 2.0g/ 支。

Sig：1.0~2.0g+N.S 100ml,iv.gtt,q12h.，最大剂量 4g/d。

（8）**头孢哌酮钠舒巴坦钠**（舒普深、新瑞普欣、普德欣、皓舒、海舒必、铃兰欣、利君派舒、凡林）　Cefoperazone Sodium/Sulbactam Sodium

【注意事项】头孢哌酮可干扰维生素 K 代谢，长期应用或应用于活动性出血患者时应补充维生素 K，注意与华法林的药物相互作用。

【剂型规格】粉针剂：舒普深、新瑞普欣、普德欣、皓舒 1.5g(2：1)/ 支；海舒必、铃兰欣 1.5g(1：1)/ 支；利君派舒 3.0g(2：1)/ 支；凡林 2.0g(1：1)/ 支。

Sig：3.0g+N.S 100ml,iv.gtt,q8~12h.；舒普深治疗不动杆菌感染可用至 3.0g+N.S 100ml,iv.gtt,q6h.。

（9）**头孢哌酮钠他唑巴坦钠**（新朗欧、凯斯、仙必他、艾尔力康、乐灵）　Cefoperazone Sodium/Tazobactam Sodium

【剂型规格】粉针剂：新朗欧 1.0g(4：1)/ 支；凯斯 2.0g(4：1)/ 支；仙必他 2.5g(4：1)/ 支；艾尔力康 1.125g(8：1)/ 支；乐灵 2.25g(8：1)/ 支。

Sig：①凯斯、新朗欧，2.0g+N.S 100ml,iv.gtt,q8~12h.；②艾尔力康、乐灵，1.125~2.25g+N.S 100ml,iv.gtt, q8~12h.；③仙必他，2.5g+N.S 100ml，iv.gtt，q12h.。

（10）**头孢他啶**（泰得欣、复达欣、英贝齐、凯复定） Ceftazidime

【剂型规格】粉针剂：1.0g/ 支。

Sig：2.0g+N.S 100ml，iv.gtt，q8~12h.，最大剂量6g/d。

（11）**头孢他啶他唑巴坦钠**（康瑞欣）Ceftazidime/Tazobactam Sodium

【剂型规格】粉针剂：1.2g（3：1）/ 支。

Sig：2.4g+N.S 100ml，iv.gtt，q12h.。

（12）**头孢他啶阿维巴坦钠**（思福妥）Ceftazidime/Avibactam Sodium

【注意事项】用于高度耐药的革兰氏阴性杆菌，包括耐碳青霉烯酶的广泛耐药肠杆菌科细菌的抗菌治疗。

【剂型规格】粉针剂：2.5g（2g：0.5g）/ 支。

Sig：2.5g+N.S 100ml，iv.gtt，q8h.。

（13）**头孢曲松钠**（罗氏芬、曲晴） Ceftriaxone Sodium

【剂型规格】罗氏芬粉针剂：1.0g/ 支；曲晴粉针剂：2.0g/ 支。

Sig：1.0~2.0g+N.S 100ml，iv.gtt，q.d.；颅内感染，2.0g+N.S 100ml，iv.gtt，q12h.。

（14）**头孢匹胺钠**（再泰、海丽、泰吡信）Cefpiramide Sodium

【剂型规格】粉针剂：海丽、再泰 0.5g/ 支；泰吡信 1.0g/ 支。

Sig：1.0~2.0g+N.S 100ml，iv.gtt，q12h.，最大剂量4g/d。

（15）**头孢匹罗**（庆派乐、琪瑞泰）

【剂型规格】粉针剂：庆派乐 0.5g/ 支；琪瑞泰2.0g/ 支。

Sig：1.0~2.0g+N.S 100ml，iv.gtt，q12h.。

（16）**头孢甲肟**（泛夫伟特、立肖均、锋沃灵、倍司特克、尖峰、雷特迈星）Cefmenoxime

【剂型规格】粉针剂：泛夫伟特 0.25g/ 支；立肖均、锋沃灵 0.5g/ 支；倍司特克、尖峰 1.0g/ 支；雷特迈星 0.5g，1.0g/ 支。

Sig：1.0~2.0g+N.S 100ml，iv.gtt，q12h.，最大剂量 4g/d。

（17）**头孢地嗪钠**（康丽能、力勉、诺贝嗪、金磐嗪、欣达嗪）Cefodizime Sodium

【剂型规格】粉针剂：康丽能、力勉、诺贝嗪 0.5g/ 支；金磐嗪、欣达嗪 1.5g/ 支。

Sig：1.0~2.0g+N.S 100ml，iv.gtt，q12h.。

（18）**头孢唑肟**（益保世灵、那兰欣、庆余堂、丹臣、卓必沙、若奇）Ceftizoxime

【剂型规格】粉针剂：益保世灵 0.5g，1.0g/ 支；那兰欣、庆余堂 0.75g/ 支；丹臣、卓必沙 0.5g/ 支；若奇 1.5g/ 支。

Sig：1.0~2.0g+N.S 100ml，iv.gtt，q8~12h.；严重感染者可用至 3.0~4.0g，q8h.。

（19）**头孢噻肟**（凯福隆、英多舒）Cefotaxime

【剂型规格】粉针剂：1.0g/ 支。

Sig：2.0g+N.S 100ml，iv.gtt，q8~12h.，最大剂量 12g/d。

（20）**拉氧头孢**（噻吗灵）Latamoxef

【剂型规格】粉针剂：0.25g/ 支，0.5g/ 支。

Sig：1.0~2.0g+N.S 100ml，iv.gtt，q12h.，最大剂量 4g/d。

（21）**氟氧头孢**（氟吗宁）Flomoxef

【剂型规格】粉针剂：0.5g/ 支，1.0g/ 支。

Sig：1.0~2.0g+N.S 100ml，iv.gtt，q12h.，最大剂量 4g/d。

（22）**头孢吡肟**（马斯平、立斯平、达力能、悦康凯欣、信力威）Cefepime

【剂型规格】粉针剂:马斯平、立斯平、达力能、悦康凯欣 1.0g/ 支;信力威 0.5g/ 支。

Sig:1.0~2.0g+N.S 100ml,iv.gtt,q12h.。

(23) **头孢噻利**(丰迪) Cefoselis

【剂型规格】粉针剂:0.5g/ 支。

Sig:0.5~1.0g+N.S 100ml,iv.gtt,q12h.,最大剂量4g/d。

常用口服药物

(1) **头孢拉定**(泛捷复,赛福定) Cefradine

【剂型规格】胶囊剂:0.25g×24 粒。

Sig:0.25~0.5g,p.o.,q6h.,最大剂量 4g/d,宜餐后服用。

(2) **头孢丙烯**(施复捷、银力舒) Cefprozil

【剂型规格】片剂:0.25g×12 片。

Sig:0.5g,p.o.,q.d.~q12h.。

(3) **头孢克洛**(可福乐、曼宁、希刻劳) Cefaclor

【剂型规格】①可福乐胶囊:0.25g×6 粒,0.25g×10 粒;②曼宁缓释胶囊:0.125g×12 粒;③希刻劳干混悬剂:0.125g×6 袋;希刻劳缓释片:0.375g×4 片。

Sig:0.25~0.5g,p.o.,b.i.d.,最大剂量 4g/d。

(4) **头孢呋辛酯**(西力欣、达力新) Cefuroxime

【剂型规格】西力欣片剂:0.25g×12 片;达力新片剂:0.25g×6 片。

Sig:0.25~0.5g,p.o.,b.i.d.。

(5) **头孢泊肟酯**(加博、博拿) Cefpodoxime Proxetil

【剂型规格】片剂:0.1g×6 片。

Sig:0.1~0.2g,p.o.,b.i.d.。

(6) **头孢地尼**(全泽复、恒丹、希福尼、世扶尼) Cefdinir

【剂型规格】胶囊剂:全泽复、恒丹 100mg×10

呼吸系统

粒;希福尼 50mg×6 粒,100mg×6 粒;世扶尼:100mg×6 粒。

Sig:0.1g,p.o.,t.i.d.,最大剂量 0.6g/d。

（7）头孢妥仑匹酯（美爱克） Cefditoren Pivoxil

【剂型规格】片剂:0.1g×10 片。

Sig:0.2g,p.o.,b.i.d.。

（8）头孢克肟（世福素） Cefixime

【剂型规格】胶囊剂:50mg×10 粒。

Sig:0.1~0.2g,p.o.,b.i.d.。

3. 单环 β- 内酰胺类 单环 β- 内酰胺类又称为单酰胺菌素,与其他具有双环的 β- 内酰胺类不同,其化学结构母核为单环。该类药属窄谱抗生素,主要针对需氧革兰氏阴性杆菌和铜绿假单胞菌。

氨曲南（锋迈欣、他克欣、诺安平、海美兰、广维） Aztreonam

【剂型规格】粉针剂:锋迈欣 0.5g/ 支;他克欣、诺安平、海美兰、广维 1.0g/ 支。

Sig:2.0g+N.S 100ml,iv.gtt,q8~12h.,最大剂量 8g/d。

4. 头霉素类 头霉素类（cephamycins）的化学结构与头孢菌素相似,其抗菌谱和抗菌活性与第二代头孢菌素相同,最突出的特点是抗厌氧菌作用强于所有第三代头孢菌素。主要用于腹腔、盆腔、妇科的需氧和厌氧菌混合感染。代表药有头孢西丁、头孢美唑。

头孢西丁钠（益丁欣） Cefoxitin Sodium

【剂型规格】粉针剂:1.0g/ 支。

Sig:1.0~2.0g+N.S 100ml,iv.gtt,q6~8h.。

5. 碳青霉烯类 碳青霉烯类（carbapenems）具有抗菌谱广,抗菌活性强,对包括超广谱 β- 内酰胺酶（ESBL）和头孢菌素酶（AmpC）在内的 β- 内酰胺酶高度稳定的特点。应用要点包括:①针对多种革兰氏阳性菌、革兰氏阴性菌、厌氧菌感染,尤其是严重感染和败血症。②对以下病原体引起的感染无效,嗜麦芽窄食单胞菌、黄杆菌(均为天然耐药)、MRSA、肠球菌属、不典型病原体(肺炎支原体、肺炎衣原体、军团菌)。尽量避免用于产碳青霉烯酶的肺炎克雷伯菌、不动杆菌、铜绿假单胞菌等革兰氏阴性杆菌。③对产 ESBLs 或 / 和 AmpC 酶的革兰氏阴性菌感染,碳青霉烯类较第四代头孢菌素可靠(2016年 ATS/IDSA 指南)。连续静脉应用时间一般不宜超过 2 周。欧洲药品管理局提示,应避免同时使用碳青霉烯类药品和丙戊酸 / 丙戊酸钠,因为这会降低丙戊酸血浆浓度,有可能使癫痫复发。

【碳青霉烯类的不良反应】

①二重感染及肠道菌群失调;②胃肠道反应;③神经系统毒性,包括诱发癫痫;④过敏反应及注射部位反应;⑤转氨酶升高。

常 用 药 物

(1) **亚胺培南西司他丁**(泰能、齐佩能)Imipenem/Cilastatin

【注意事项】①对中枢神经系统感染无效(不透过血脑屏障);②癫痫患者慎用。

【剂型规格】粉针剂:0.5g/ 支(0.25 : 0.25);1.0g/支(0.5 : 0.5)。

Sig:0.5g+N.S 100ml,iv.gtt,q6~8h.,或 1.0g+N.S 100ml,iv.gtt,q8h.;最大剂量 4.0g/d 或 50mg/kg。

(2) **美罗培南**(美平、海正美特、倍能)Meropenem

【剂型规格】粉针剂:0.25g/ 支,0.5g/ 支。

Sig:0.5~1.0g+N.S 100ml,iv.gtt,q8h.。中枢神经系统感染(如脑膜炎)可用至最大剂量 2.0g+N.S 100ml,iv.gtt,q8h.。

(3) **帕尼培南 / 倍他米隆**(克倍宁) Panipenem/Betamipron

【剂型规格】粉针剂:0.5g/ 支(0.25 : 0.25)。

Sig:0.5g+N.S 100ml,iv.gtt,q6~12h,最大剂量2g/d。

（4）比阿培南（天册、诺加南、安信） Biapenem

【剂型规格】粉针剂:0.3g/支。

Sig:0.3g+N.S 100ml,iv.gtt,q6~12h.,最大剂量1.2g/d。

（5）厄他培南（怡万之） Ertapenem

【注意事项】①铜绿假单胞菌、不动杆菌属、MRSA、耐青霉素链球菌、肠球菌属细菌耐药;②剂型中含利多卡因成分,利多卡因过敏、严重缓慢型心律失常、难治性休克患者禁用;③不得使用含有葡萄糖(α-D-葡萄糖)的稀释液。

【剂型规格】粉针剂:1.0g/支。

Sig:1.0g+N.S 100ml,iv.gtt,q.d. 或 1.0g+3.2ml 1.0% 盐酸利多卡因注射液,i.m.,q.d.。

（6）法罗培南 Faropenem

【剂型规格】片剂:150mg×9 片。

Sig:150~300mg,p.o.,t.i.d.,根据感染类型、严重程度及患者的具体情况适当增减剂量。

（二）喹诺酮类

喹诺酮类(quinolones)又称吡酮酸类或吡啶酮酸类,是指人工合成的含有 4-喹诺酮母核的一类抗菌药物。本类药物为繁殖期杀菌药,目前临床上常用第三代和第四代喹诺酮类。

【喹诺酮类药物的分类】

根据药物研发时间和抗菌谱的不同,可分为4代。

第一代:包括吡咯酸、萘啶酸。

第二代:包括吡哌酸、西诺沙星。

第三代:包括诺氟沙星（氟哌酸）、依诺沙星（氟啶酸）、环丙沙星（环丙氟哌酸）、培氟沙星、氟罗沙星、氧氟沙星（氟嗪酸）、左氧氟沙星、洛美沙星、司帕沙星、帕珠沙星等。

第四代:包括加替沙星、莫西沙星、克林沙星、吉米沙星等。

【氟喹诺酮】

第三代及第四代喹诺酮分子中均有氟原子,因此称为氟喹诺酮(fluoroquinolones,FQs)。

【呼吸喹诺酮】

以莫西沙星和吉米沙星为代表的第四代喹诺酮,包括左氧氟沙星(第三代)在内,对社区获得性呼吸道感染最常见病原体(肺炎链球菌、流感嗜血杆菌、卡他莫拉菌、肺炎支原体、肺炎衣原体、嗜肺军团菌)具有高抗菌活性,基本保留了环丙沙星抗革兰氏阴性菌活性,同时加强了抗厌氧菌活性,在呼吸道肺泡上皮衬液浓度相对较高,故称呼吸喹诺酮。

【抗假单胞菌喹诺酮】

环丙沙星、左氧氟沙星。

【喹诺酮类的临床应用要点】

(1)喹诺酮类严禁用于18岁以下儿童和妊娠、哺乳期妇女,慎用于重症肌无力、癫痫(史)患者。不宜与西沙必利、红霉素、三环类抗抑郁药合用。

(2)目前临床上应用的主要为第三代和第四代FQs。呼吸喹诺酮对敏感的革兰氏阳性菌、革兰氏阴性菌、厌氧菌、非典型病原体作用较强,是成人伤寒的首选用药之一,适于单药治疗社区获得性呼吸道感染,但MRSA、假单胞菌属、不动杆菌属多呈耐药。大肠埃希菌产酶率和对FQs耐药率日趋升高,FQs不宜单药使用,亦不作为联合用药时的首选。该类药中环丙沙星和左氧氟沙星对G^-杆菌效果最强,可作为抗G^-杆菌静脉联合用药的选择。FQs具有一定抗结核作用,是耐药结核和非结核分枝杆菌病的重要用药。

(3)静脉制剂静脉滴注时避光。

【喹诺酮类的不良反应】

(1)致畸:如用于孕妇需提前终止妊娠(孕期用药安全性分级为C)。哺乳期妇女需停止哺乳。

呼吸系统

（2）影响软骨发育：原则上禁用于18岁以下人群。

（3）胃肠道反应：常见恶心、呕吐、腹泻、腹痛、腹部不适。

（4）Q-T间期延长：与其他延长Q-T间期的药物（大环内酯类、西沙必利、莫沙必利、甲硝唑、伊曲康唑、氟康唑、抗心律失常药、抗抑郁药）合用时应警惕尖端扭转型室性心动过速并予密切监测，尤其是高龄、有基础心脏病、低钾血症、缓慢型心律失常患者。

（5）神经精神系统症状，如头晕、头痛、激动、失眠、幻觉，诱发癫痫、精神病发作等。慎用于有癫痫史、精神疾病史、惊厥史或其他中枢神经系统疾病的患者。服用茶碱或非甾体抗炎药的患者神经精神系统症状发生率增加。

（6）过敏及注射部位反应，如静脉炎、皮疹、水肿等。可减慢滴速或停药。

（7）转氨酶升高。

（8）二重感染及肠道菌群失调。

（9）光过敏：用药期间应避免阳光暴晒。

（10）高血压、高血糖、低血糖。

（11）肌腱炎、肌腱断裂，最常累及跟腱。运动员慎用。

常 用 药 物

1. 环丙沙星（西普乐） Ciprofloxacin

【剂型规格】注射液：0.2g（100ml）/瓶；片剂：0.25g×6片，10片。

Sig：①静脉，0.2~0.4g，iv.gtt，q8~12h.；②口服，0.25~0.5g，p.o.，b.i.d.~t.i.d.。

2. 帕珠沙星（莱美净、菲迅奇、维予清、佳乐同欣） Pazufloxacin

【剂型规格】甲磺酸帕珠沙星氯化钠注射液：

莱美净 0.5g(100ml)/瓶;粉针剂:菲迅奇、维予清0.3g/支;佳乐同欣:0.3g(100ml)/袋。

Sig:① 莱美净,0.5g,iv.gtt,q12h.;② 菲迅奇、维予清,0.3g+N.S 250ml,iv.gtt,q12h.;③佳乐同欣,0.3g,iv.gtt,q12h.;疗程 7~14 天。

3. 依诺沙星 Enoxacin

【剂型规格】葡萄糖酸依诺沙星注射液:0.2g(100ml)/瓶;片剂:0.1g/片,0.2g/片。

Sig:①静脉,0.2g,iv.gtt,q12h.,最大剂量 0.6g/d,需避光滴注;②口服,0.2~0.4g,p.o.,b.i.d.。

4. 奈诺沙星(太捷信) Nemonoxacin

【应用要点】适用于治疗社区获得性肺炎,但无抗结核作用。

【剂型规格】苹果酸奈诺沙星胶囊:0.25g×6粒。

Sig:0.5g,p.o.,q.d.。

5. 左氧氟沙星(左克、可乐必妥、来立信、利复星) Levofloxacin

【剂型规格】①注射液:左克,0.3g(100ml)/瓶;可乐必妥,0.5g(100ml)/袋;来立信、利复星,0.2g(100ml)/袋。②片剂:可乐必妥片 0.5g×4 片。

Sig:(1) 注射液,①左克、可乐必妥,0.6/0.5g,iv.gtt,q.d.;②来立信、利复星,0.4~0.6g,iv.gtt,q.d.,根据病情调整。(2) 片剂,治疗呼吸系统感染 0.25~0.75g,p.o.,q.d.。

6. 莫西沙星(拜复乐) Moxifloxacin

【应用要点】口服剂型生物利用度91%,利于静脉到口服用药的序贯治疗,18 岁以上门诊患者用药方便,使用最长不超过 2 周。

【剂型规格】片剂:0.4g×3 片;注射液:0.4g(250ml)/瓶。

Sig:①口服,0.4g,p.o.,q.d.;②静脉,0.4g,iv.gtt,q.d.,滴注时间不少于 90 分钟。

（三）氨基糖苷类

氨基糖苷类（aminoglycosides），是一类由氨基糖和氨基环醇以苷键相连接而形成的碱性抗生素，主要包括：①由链霉菌产生的抗生素，如链霉素、卡那霉素、妥布霉素、大观霉素等；②由小单孢菌产生的抗生素，如庆大霉素、西索米星、阿司米星、小诺米星等；③半合成氨基糖苷类，如阿米卡星、奈替米星、异帕米星和阿贝卡星。氨基糖苷类注射剂主要用于大肠埃希菌、铜绿假单胞菌、变形杆菌属、克雷伯菌属、肠杆菌属等，尤其适用于革兰氏阴性菌引起的严重感染，对链球菌属效果差，对肠球菌和厌氧菌无效。

【抗铜绿假单胞菌氨基糖苷类抗生素】

妥布霉素活性最强，阿米卡星、庆大霉素、依替米星、奈替米星、异帕米星均可选用，链霉素和卡那霉素无效。

【氨基糖苷类的不良反应】

（1）耳毒性：包括前庭功能障碍和耳蜗听神经损伤，可引起不可逆性听力丧失。耳蜗毒性发生率为卡那霉素＞阿米卡星＞西索米星＞庆大霉素＞妥布霉素。前庭毒性发生率为卡那霉素＞链霉素＞西索米星＞庆大霉素＞妥布霉素。奈替米星对两者的损伤最低。应避免与其他耳毒性药物合用，出现耳鸣、眩晕、听力下降等症状应及时停药。

（2）肾毒性：避免与其他肾毒性药物如第一代头孢菌素、多黏菌素、万古霉素、两性霉素B、铂类、袢利尿剂合用。对肾损伤的严重程度为新霉素＞卡那霉素＞庆大霉素＞妥布霉素＞阿米卡星＞奈替米星＞链霉素。

（3）神经肌肉接头阻滞麻痹：新霉素＞链霉素＞卡那霉素或阿米卡星＞庆大霉素＞妥布霉素。处理方式为新斯的明静脉注射治疗、机械通气支持。

（4）过敏反应：链霉素最常见，可致过敏性休克。

常 用 药 物

1. 链霉素 Streptomycin

【适应证】最早发明的抗结核药物,至今仍是肺结核的一线药物,对碱性环境中的结核分枝杆菌有较强杀菌作用,也用于鼠疫和兔热病患者等。

【剂型规格】硫酸盐粉针剂:100 万 U(1g)/ 支。

Sig:①一般感染,0.5g,i.m.,q12h.;②结核病(与其他抗结核药联用),0.75g,i.m.,q.d.,也可间歇给药(1.0g,i.m.,每周 3 次)。

2. 庆大霉素 Gentamicin

【剂型规格】硫酸盐注射液:8 万 U(80mg)(2ml)/ 支。

Sig:①肌内注射或稀释后静脉滴注,一般 80mg(8 万 U),q8h.;②雾化吸入,8 万 ~16 万 U+N.S 10ml,雾化,b.i.d.。

3. 阿米卡星(丁胺卡那霉素) Amikacin

【剂型规格】硫酸盐注射液:0.2g(2ml)/ 支。

Sig:0.4g+G.S 500ml,iv.gtt,q.d.;或0.2g+G.S 250ml,iv.gtt,q12h.。

4. 依替米星(创成、爱大、爱益、悉能) Etimicin

【剂型规格】硫酸盐粉针剂:创成 50mg/ 支;爱大 100mg/ 支。依替米星氯化钠溶液(爱益、悉能):150mg(100ml)/ 瓶。

Sig:100~150mg+G.S 250ml,iv.gtt,q12h. 或 200~300mg+G.S 250ml,iv.gtt,q.d.。

5. 奈替米星 Netilmicin

【剂型规格】硫酸盐注射液:50mg(1ml)/ 支,0.1g(2ml)/ 支。

Sig:0.3g+G.S 500ml,iv.gtt,q.d.。

6. 异帕米星(依克沙) Isepamicin

【应用要点】较庆大霉素、阿米卡星、依替米星等不良反应较小,静脉滴注速度不宜过快。注意药物间相互作用。

【剂型规格】注射液:0.2g(2ml)/支。

Sig:0.4g+G.S 500ml,iv.gtt,q.d.。

(四)大环内酯类及林可霉素类

大环内酯类(macrolides)抗生素通常为抑菌药,高浓度时对敏感菌为杀菌剂,根据化学结构的不同可分为14元环类(红霉素、罗红霉素、克拉霉素)、15元环类(阿奇霉素)、16元环类(麦迪霉素、乙酰螺旋霉素、交沙霉素)。主要覆盖革兰氏阳性菌、肺炎支原体、肺炎衣原体、军团菌,对少数革兰氏阴性杆菌有效,具有抗结核活性,对MRSA效果较差,厌氧菌无效。因其具有一定抗炎症和免疫调节作用,在弥漫性泛细支气管炎为首选药物,可减少支气管扩张、慢性阻塞性肺疾病急性加重次数,还可用于机化性肺炎、闭塞性细支气管炎等间质性肺疾病的治疗。林可霉素类抗生素包括林可霉素和克林霉素。以下主要论述以阿奇霉素和克拉霉素为代表的第二代大环内酯类抗生素,以克林霉素为代表的林可霉素类抗生素的应用。

【大环内酯类的不良反应】

①胃肠道反应;②肝损害;③过敏反应;④二重感染、假膜性肠炎;⑤耳鸣和听觉障碍。

常 用 药 物

1. 红霉素　Erythromycin

【剂型规格】粉针剂:0.25g(25万U)/支;片剂:0.125g×100片;软膏:10g/支;眼膏:2g/支。

Sig:①口服抗感染,1~2g/d,p.o.,分3~4次服用;口服抗炎,0.25g,p.o.,q.d.,用于弥漫性泛细支气管炎、支气管扩张、慢性阻塞性肺疾病稳定期。②静脉,0.5g+500ml G.S,iv.gtt,q6~12h.。③胸膜固定术,0.75~1.0g+N.S 50ml经胸腔引流管注入,注入前后各注入

2% 利多卡因 10ml。

2. 罗红霉素（恒特、罗施立、仁苏、罗力得）
Roxithromycin

【剂型规格】恒特缓释片：0.3g×7 片；罗施立缓释胶囊：0.15g×8 粒；仁苏胶囊：0.15g×12 粒；罗力得片：0.15g×6 片。

【注意事项】①罗红霉素与麦角胺和双氢麦角胺同时服用能造成血液循环障碍（特别是手指和脚趾），不可同时服用；②罗红霉素与茶碱或他汀类药物同时使用时，可能导致后者血药浓度增高，治疗期间建议监测血药浓度。

Sig：0.3g，p.o.，q.d. 或 0.15g，p.o.，b.i.d.，一般疗程 5~10 天。

3. 阿奇霉素（希舒美、芙琦星、派奇、其仙、泰力特） Azithromycin

【作用特点】抗菌谱与红霉素相近，但作用较强，铜绿假单胞菌、变形杆菌属、沙雷菌属、摩根菌属通常耐药。主要用于敏感微生物所致的呼吸道感染、泌尿生殖系统感染、皮肤软组织感染及性传播疾病等。半衰期长达 68 小时。因有血管刺激作用，注射剂不得使用少于 250ml 液体配制，不得静脉推注。

【剂型规格】①注射液：希舒美、芙琦星、派奇 0.5g（5ml）/ 支；粉针剂：其仙 0.125g、0.25g/ 支。②胶囊剂：泰力特 0.5g×6 粒。③片剂：希舒美 0.25g×6 片。

Sig：① 口服，0.5g，p.o.，q.d.；② 静脉滴注，0.5g+G.S 250~500ml，iv.gtt，q.d.。用于普通细菌感染，0.5g/d 连用 3 天，药效可维持 1 周。用于军团菌、支原体肺炎，用 3 天停 4 天，由静脉过渡至口服，总疗程 3 周；重症军团菌、支原体感染时分别可联用氟喹诺酮类或利福平。

4. 克拉霉素（克拉仙、诺邦） Clarithromycin

【剂型规格】克拉仙片：0.25g×8 片；诺邦缓释片：0.5g×3 片。

Sig：0.5g，p.o.，b.i.d.。

5. 克林霉素（克林美） Clindamycin

【适应证】主要用于金黄色葡萄球菌、厌氧菌引起的骨髓炎、皮肤软组织感染等。不宜单用于腹腔感染。具有一定的抗肺孢子菌活性，可用于卡氏肺孢菌的二线联合用药。

【剂型规格】注射液：0.3g(2ml)/支，0.6g(4ml)/支。

Sig：0.6g+N.S 250ml，iv.gtt，q8~12h.，最大剂量2.4g/d。

（五）糖肽类

糖肽类（glycopeptides）与多黏菌素、杆菌肽同属多肽类，主要通过抑制细菌细胞壁的合成发挥杀菌作用。临床上主要用于耐药革兰氏阳性菌所致的严重感染（尤其是 MRSA、表皮葡萄球菌、肠球菌所致的严重感染），具有一定的肾毒性、耳毒性，用药期间定期复查肾功能、尿常规和听力改变。

常 用 药 物

1. 万古霉素（稳可信、来可信） Vancomycin

【应用要点】①针对革兰氏阳性球菌，包括MRSA；②严禁肌内注射和静脉推注；③不得添加其他药物，滴注速度不宜过快；④肾功能不全者应慎用或减量。

【不良反应】①肾毒性；②耳毒性；③过敏反应；④转氨酶升高；⑤红人综合征：静脉滴注过快可引起面、颈和躯干皮肤全身潮红，可伴皮肤瘙痒、呼吸困难、低血压、心动过速等，即"红人综合征"，多在输注中或输注完后出现。处理：减慢滴速或停药，补液，予抗组胺药和糖皮质激素。

【剂型规格】粉针剂：0.5g/支。

Sig：1.0g+G.S/N.S 250ml，iv.gtt，q12h.，静脉滴注时间 >60 分钟，根据体重调整用量。用于艰难梭菌感染引起的难治性假膜性肠炎，125mg，p.o.，q6h.。

2. 去甲万古霉素（万迅、史比欣） Norvancomycin

【剂型规格】粉针剂：0.4g/ 支。

Sig：0.4~0.8g+G.S/N.S 250ml，iv.gtt，q12h.，静脉滴注时间 >60 分钟。

3. 替考拉宁（他格适、加立信） Teicoplanin

【作用特点】新型糖肽类非肠道给药抗生素，抗菌谱及抗菌活性与万古霉素相似，对 VanB 和 VanC 表型的肠球菌有较强活性。对金黄色葡萄球菌的作用比万古霉素更强，不良反应（如红人综合征）发生率少。组织浓度高，但不能透过血脑屏障。可以静脉推注或肌内注射。

【剂型规格】粉针剂：0.2g/ 支。

Sig：负荷剂量，6mg/kg 或 0.4g+N.S 100ml，iv.gtt，q12h.，给药 3 次；维持剂量，6mg/kg+N.S 100ml，iv.gtt，q.d.。严重感染，负荷剂量 12mg/kg 或 0.8g+N.S 100ml，iv.gtt，q12h.，维持剂量，12mg/kg+N.S 100ml，iv.gtt，q.d.。

（六）硝基咪唑类

硝基咪唑类（nitroimidazoles）药物为杀菌剂，对厌氧菌和某些单细胞病原（阿米巴原虫、毛滴虫、利什曼原虫等）具有强大的杀灭作用。在腹部外科、妇科等科室应用较广，适用于防治厌氧菌感染、肠道及肠外阿米巴病、阴道毛滴虫病、贾第虫病、幽门螺杆菌感染等，亦用于脓胸、肺脓肿的静脉用药和局部冲洗治疗。还可与其他药物联合用于某些盆腔、肠道及腹腔手术的预防用药。用药期间禁止饮酒及含酒精饮料，避免发生双硫仑样反应。肝病患者需减量应用。孕早期（3 个月内）应避免使用。临床常用的有：①第一代，以甲硝唑为代表药；②第二代，以替硝唑和塞克硝唑为代表药；③第三代，以奥硝唑为代表药。主要不良反应为胃肠道反应、头晕、粒细胞减少及周围神经炎、口腔金属味等。

常 用 药 物

1. 甲硝唑 Metronidazole

【剂型规格】片剂：0.2g×100 片；注射液：0.5g（100ml）/袋；口颊片（迷尔脱）：3mg×24 片；凝胶（麦芙欣）：375mg（5g）×7 枚。

Sig：(1) 防治厌氧菌感染，①口服，0.2~0.4g，t.i.d.，最大剂量≤4g/d；②静脉滴注，首剂 1.0g，iv.gtt，维持剂量 0.5g，iv.gtt，q8h。(2) 假膜性肠炎，0.2g，p.o.，t.i.d.~q.i.d.。(3) 肠道阿米巴病和贾第虫病，0.4~0.6g，p.o.，t.i.d.。

2. 替硝唑（济得、可立泰） Tinidazole

【剂型规格】片剂：0.5g×8 片；注射液：0.8g（200ml）/袋。

Sig：防治厌氧菌感染，①口服，首剂 2.0g，q.d.，维持剂量 1.0g，q.d.；②静脉滴注，0.8g，iv.gtt，q.d.。

3. 奥硝唑（圣诺、圣诺安、奥立妥、妥苏、优伦）Ornidazole

【剂型规格】奥硝唑葡萄糖注射液（圣诺）：0.5g（100ml）/袋；奥硝唑氯化钠注射液（圣诺安、奥立妥、妥苏）：0.5g（100ml）/袋；优伦粉针剂：0.25g/支。奥硝唑片剂：0.25g×12 片。

Sig：防治厌氧菌感染，①静脉滴注，0.5g，iv.gtt，q12h.；②口服，0.5g，t.i.d.。

（七）多黏菌素类、磺胺类、四环素类及其他抗生素

1. 多黏菌素（雅乐、硫酸抗敌素） Polymyxin B，Polymyxin E（Colistin）

【作用特点】多黏菌素属于窄谱多肽类，抗革兰氏阴性菌。主要用于难治性危重革兰氏阴性菌感染，尤其对铜绿假单胞菌作用较强，可外用。肾脏损害较多见，孕妇禁用。临床使用的有多黏菌素 E 和多黏菌素 B 两个主要品种。多黏菌素 E（硫酸抗敌

素)对尿路感染优于多黏菌素 B(雅乐),在其他情况下可首选多黏菌素 B,因多黏菌素 B 药代动力学和组织浓度更为优越,且肾毒性相对较小。

【剂型规格】粉针剂:50mg(50 万 IU)/ 支。

Sig:①静脉滴注,常用方案,50~150mg+G.S 500ml,iv.gtt,q12h.,缓慢滴入;《2019 年多黏菌素最佳使用方法的国际共识指南》推荐方案,首剂 2.0~2.5mg/kg,静脉滴注 >1 小时,以后 1.25~1.5mg/kg,iv.gtt,q12h.。②雾化吸入,可考虑试用于泛耐药鲍曼不动杆菌肺炎、泛耐药铜绿假单胞菌肺炎、支气管扩张或囊性纤维化合并铜绿假单胞菌定植,100mg+N.S 10ml 雾化吸入,b.i.d.~t.i.d.,14~28 天。

2. 复方磺胺甲噁唑(复方新诺明) Compound Sulfamethoxazole/Trimethoprim,SMZco

【作用特点】磺胺甲噁唑(SMZ)和甲氧苄啶(TMP)的复方制剂,对于肺孢子菌肺炎、诺卡菌感染、弓形体病是首选,在某些耐药菌株(嗜麦芽窄食单胞菌、洋葱博克霍尔德菌、不动杆菌)可参考药敏试验结果选用。

【注意事项】①禁用于巨幼细胞贫血,孕妇,哺乳期妇女,重度肝、肾功能损害者。②用药期间多饮水以加速药物排泄,以免在尿路形成结晶,造成血尿、肾功能不全;可同服碳酸氢钠 1.0g,t.i.d.。③长期应用时注意补充 B 族维生素。

【不良反应】①过敏反应、皮疹;②中毒性表皮坏死松解征;③胃肠道反应;④肾脏结晶;⑤骨髓抑制、溶血性贫血。

【剂型规格】片剂:0.48g×60 片,每片含 SMZ 400mg,TMP 80mg。

Sig:①卡氏肺孢菌以外的感染,2 片,p.o.,b.i.d.;②卡氏肺孢菌感染的预防,2 片,p.o.,b.i.d.;③卡氏肺孢菌感染的治疗,3~4 片,p.o.,q6h.,疗程 3 周;④诺卡菌感染的治疗,前 3~4 周 4 片,p.o.,q8h.,其后 4 片,

p.o.,q12h.,免疫力正常者总疗程3个月,免疫力低下者(慢性肺病、糖尿病、恶性肿瘤、器官移植后、酗酒、糖皮质激素治疗、免疫抑制剂治疗、AIDS患者)总疗程6个月。

3. 多西环素(强力霉素) Doxycycline

【作用特点】半合成四环素类广谱抗生素,抗菌作用强于四环素,对甲氧西林敏感金黄色葡萄球菌(MSSA)、肺炎链球菌、支原体、衣原体、军团菌、立克次体、螺旋体、脑膜炎耐瑟菌、淋病奈瑟菌、霍乱弧菌、鼠疫耶尔森菌、布鲁氏菌、土拉热杆菌均有较强作用。系布鲁氏菌病(与利福平合用)、人嗜粒细胞无形体病、人附红细胞体病的首选用药。英国胸科学会建议可单药用于轻症社区获得性肺炎的治疗。

【禁忌证】四环素类药物禁用于妊娠和哺乳期妇女、8岁以下儿童。

【剂型规格】粉针剂:100mg/支;片剂:100mg×10片,50mg×20片。

Sig:首剂200mg;以后100mg,p.o.,q12h.。用于布鲁氏菌,首日可用200mg,p.o.或iv.gtt,q.d.或q12h.,以后100mg,p.o.或iv.gtt,q12h.。联用利福平(600~900mg,p.o.,q.d.)或莫西沙星(400mg,p.o.,q.d.),疗程6周。

4. 米诺环素(美满霉素、玫满) Minocycline

【作用特点】半合成四环素类广谱抗生素,抗菌作用强于四环素和多西环素。对革兰氏阴性杆菌的作用一般较弱,对嗜麦芽窄食单胞菌保持较高敏感率。也可用于社区获得性肺炎的治疗。

【剂型规格】胶囊剂:100mg×10粒,50mg×20粒。

Sig:首剂200mg;以后100mg,p.o.,q12h.。

5. 替加环素(泰阁、天解、泽坦) Tigecycline

【作用特点】属甘氨酰环类抗生素,系四环素类衍生物,可覆盖耐药革兰氏阳性球菌如耐青霉素肺炎链球菌、耐甲氧西林葡萄球菌、耐万古霉素肠球菌,对非典型病原体、厌氧菌也有良好覆盖。对肠道革兰氏阴性杆菌包括多重耐药的鲍曼不动杆菌、嗜麦芽窄食单胞菌、肺炎克雷伯菌等革兰氏阴性菌通常有效,但需注意铜绿假单胞菌对其天然耐药。适应证包括 18 岁以上成人复杂皮肤软组织感染及复杂腹腔感染,临床上也用于难治性肺部多重耐药菌感染。

呼吸系统

【剂型规格】粉针剂:50mg/ 支。

Sig:首剂 100mg+N.S 250ml,iv.gtt;以后 50mg+N.S 250ml,iv.gtt,q12h。每次静脉滴注 30~60 分钟。

6. 夫西地酸(巴仁、立思丁、立适同) Fucidin

【适应证】窄谱,可单用于革兰氏阳性菌尤其是葡萄球菌引起的各种感染,与氨基糖苷类、利福平等合用于 MRSA 感染。

【注意事项】①严禁用含 Ca^{2+} 溶液和氨基酸溶液稀释;②输入较大直径、血流较好的静脉滴注;③成人每日用量不超过 2g。

【不良反应】①血栓性静脉炎;②静脉痉挛;③转氨酶升高。

【剂型规格】粉针剂:巴仁、立思丁 0.5g/ 支;立适同 125mg/ 支。

Sig:0.5g+N.S/G.S 250~500ml,iv.gtt,q8h.。

7. 利奈唑胺(斯沃、恒捷) Linezolid

【作用特点】第一个人工合成的噁唑烷酮类抗生素,可全面覆盖革兰氏阳性菌,可用于 MRSA 和耐万古霉素肠球菌(VRE)引起的感染。对肝、肾功能影响较小是其优点。

【注意事项】美国 FDA 警示,用药时应停用选择性 5- 羟色胺再摄取抑制剂(SSRI)、5- 羟色胺去甲肾上腺素再摄取抑制剂(SNRI)、单胺氧化酶抑制剂,否则可能导致 5- 羟色胺综合征。每 2 周检查 1 次血常规和肝功能。

【不良反应】①消化道:腹泻、恶心、呕吐、腹痛;②神经系统:头痛、头晕、味觉改变、失眠;③浅表及深部真菌感染;④肝功能异常;⑤血象异常:血小板减少、贫血、嗜酸性粒细胞增多。

【剂型规格】①注射液:斯沃 0.6g(300ml)/袋;恒捷 0.2g(100ml)/袋。②片剂:0.6g×10 片。

Sig:①注射剂,0.6g,iv.gtt,q12h.;②片剂,0.6g,p.o.,q12h.。

8. 达托霉素(克必信、达托美) Daptomycin

【作用特点】属脂肽类药物,可阻碍细菌细胞壁肽聚糖的生物合成,并破坏细菌细胞膜。抗菌谱相对较窄,覆盖革兰氏阳性球菌,包括耐青霉素肺炎链球菌、MRSA、耐甲氧西林凝固酶阴性葡萄球菌(MRCoNS)、VRE,对革兰氏阴性菌无效。

【适应证】适用于非耐药或耐药的复杂性皮肤软组织感染,金黄色葡萄球菌引起的菌血症及右心系统心内膜炎,金黄色葡萄球菌导管相关血流感染。未被批准用于治疗肺炎及金黄色葡萄球菌引起的左心系统心内膜炎。

【剂型规格】粉针剂:0.5g/支。

Sig:①皮肤软组织感染,250mg+N.S 250ml,iv.gtt,q.d.。②金黄色葡萄球菌血流感染和/或右心心内膜炎,500mg 或 6mg/kg+N.S 250ml,iv.gtt,q.d.,每次静脉滴注不少于 30 分钟。2015 年 ESC《感染性心内膜炎管理指南》推荐剂量为 10mg/(kg·d),一次给药。

9. 磷霉素钠 Fosfomycin Sodium

【作用特点】抑制细菌细胞壁合成的药物,对金黄色葡萄球菌(包括甲氧西林耐药株)、表皮葡萄球菌等革兰氏阳性球菌具抗菌作用。对大肠埃希菌、沙雷菌属、志贺菌属、耶尔森菌、铜绿假单胞菌、肺炎克雷伯菌、产气肠杆菌、弧菌属和气单胞菌属等革兰氏阴性菌也具有较强的抗菌活性。组织浓度高,在泌尿系统浓度尤其高。

【不良反应】主要为轻度胃肠道反应,如恶心,纳差、中上腹不适、稀便或轻度腹泻,一般不影响继续用药。偶可发生皮疹,嗜酸性粒细胞增多,周围血象红细胞、血小板一过性降低、白细胞降低,血清氨基转移酶一过性升高,头晕,头痛等反应。停药后即可消失。快速及大剂量滴注时偶见静脉炎。极个别患者可能出现休克。

【剂型规格】粉针剂:1.0g/支。

Sig:2.0~4.0g+N.S 250ml,iv.gtt,q8~12h.,最大剂量 16g/d。用前不需皮试。

二、抗结核药

抗结核药(antituberculotic drugs)应用的总原则为早期、规律、全程、适量、联合。以下所列主要为抗结核的一线基本用药,多用于初治病例;其他抗结核药如对氨基水杨酸钠、卷曲霉素、阿米卡星、卡那霉素、氟喹诺酮类(如左氧氟沙星)、四环素类等也有一定抗结核作用。

1. 异烟肼(INH,H) Isoniazid

【不良反应】①与维生素 B_6 代谢有关的周围神经炎;②肝损害。

【剂型规格】片剂:0.1g×100 片;注射液:0.1g(2ml)/支。

Sig:①口服,0.3g,p.o.,q.d.,用于高危患者预防性治疗,疗程为 9 个月;②静脉滴注,0.3g+N.S 250ml,iv.gtt,q.d.。

2. 利福平(RFP,R) Rifampicin

【不良反应】①肝损害;②胃肠道反应;③血液系统损害;④过敏及免疫有关损害。

【注意事项】利福霉素类可致体液、分泌物及排泄物呈橘红色或红色,需向患者解释。

【剂型规格】胶囊剂:0.15g×100 粒。

Sig:0.45g(体重 50kg 以上者,0.6g),p.o.,q.d.,晨

空腹顿服。

3. 利福喷汀（明佳欣） Rifapentine

【作用特点】不良反应较利福平轻微，孕妇禁用，不宜用于结核性脑膜炎。

【剂型规格】胶囊剂：150mg×20 粒。

Sig：0.45g（体重 50kg 以上者，0.6g），p.o.，晨空腹服，每周 1 次。

4. 利福霉素钠（立复欣） Rifampicin Sodium

【剂型规格】注射液：0.5g（10ml）/ 支。

Sig：0.5~0.75g+N.S 250ml，iv.gtt，q.d.。

5. 乙胺丁醇（EMB，E） Ethambutol

【不良反应】①球后视神经炎；②过敏反应。

【剂型规格】片剂：0.25g×100 片。

Sig：0.75g（体重 50kg 以上者，1.0g），p.o.，q.d.。

6. 吡嗪酰胺（PZA，Z） Pyrazinamide

【应用要点】①细胞内杀菌剂，强化期必用药之一。②如既往有高尿酸血症、痛风史或用药过程中已发生高尿酸血症：低嘌呤饮食，每日饮水2 000ml 以上，碳酸氢钠 1.0g，p.o.，t.i.d.，苯溴马隆50mg，p.o.，q.d.。痛风发作时停药，镇痛，秋水仙碱治疗，慎用糖皮质激素。

【不良反应】①肝损害；②高尿酸血症、痛风。

【剂型规格】片剂：0.25g×100 片。

Sig：1.5g，p.o.，q.d.，或 0.5g，p.o.，t.i.d.。

7. 链霉素（SM，S） Streptomycin

【剂型规格】粉针剂：100 万 U（1g）/ 支。

Sig：0.75g，i.m.，q.d.。

8. 贝达喹啉（斯耐瑞） Bedaquiline

【应用要点】主要用于耐多药结核病（MDR-TB）的治疗。服用此药可能导致 Q-T 间期延长，需检测心电图、血电解质和肝功能。

【不良反应】恶心、关节痛、头痛、咯血、胸痛、食欲减退、转氨酶升高、皮疹、血淀粉酶升高、死亡率增加等。

【剂型规格】富马酸贝达喹啉片:0.1g×188片。

Sig:0.4g,p.o.,q.d.,用药2周;然后0.2g,p.o.,每周3次(每次服药至少间隔48小时),用药22周。治疗的总持续时间是24周。

9. 德拉玛尼(德尔巴) Delamanid

【应用要点】主要用于耐多药结核病(MDR-TB)的治疗。孕妇禁用。

【不良反应】心电图Q-Tc间期延长、焦虑、感觉异常、震颤、恶心、呕吐和头晕等。

【剂型规格】片剂:50mg×48片。

Sig:100mg,p.o.(餐后),b.i.d.。治疗的总持续时间是24周。

【抗结核治疗要点】

WHO指南第4版,http://www.who.int/tb/publica-tions/tb_treatmentguidelines/en/index.html;美国ATS/CDC/IDSA指南.Am J Respir Crit Care Med,2003,167(4):603-622.

(1)初治肺结核采取短程化疗,包括2个月的强化期和4个月的巩固期。标准方案为2HRZE/4HR,在异烟肼高耐药菌株流行区推荐2HRZE/4HRE。

(2)特殊类型结核需延长疗程:结核性胸膜炎的疗程为9个月(2HRZE/7HR)。血行播散型肺结核、骨关节结核的疗程为12个月(2HRZE/10HR)。结核性脑膜炎的疗程为18个月。合并糖尿病的结核治疗疗程至少12个月。

(3)诊断性抗结核治疗:HRZE方案,一般1~4周体温可降至正常,4~8周后临床症状、影像学无好转则提示诊断性抗结核治疗失败,排除其他因素可认为结核可能性小。如诊断性抗结核有效,临床诊断为菌阴肺结核后可继续标准化疗。

(4)肝功能损害:①抗结核治疗前详细询问饮酒史,常规行肝功能、乙型或丙型肝炎病毒标志物和肝胆胰脾 B 超检测,有肝胆胰脾基础疾病者详细告知肝坏死等可能发生的不良反应;②抗结核开始前或用药过程中谷丙转氨酶超过 3 倍正常值上限者暂缓用药,保肝治疗至低于 2 倍正常值上限再开始抗结核治疗,密切监测肝功能变化。

三、抗真菌药

抗真菌药(antifungals)指特异性抑制真菌生长、繁殖或杀灭真菌的药物,可分为以下 5 类。①抗生素:如两性霉素 B、制霉菌素、灰黄霉素等;②三唑类:如氟康唑、伊曲康唑、伏立康唑、泊沙康唑(posaconazole);③咪唑类:如克霉唑、咪康唑、酮康唑等,主要作为局部用药;④棘白菌素类:如卡泊芬净、米卡芬净、阿尼芬净(anidulafungin);⑤嘧啶类:如氟胞嘧啶;⑥丙烯胺类:如萘替芬、特比萘芬等。

1. 氟康唑(大扶康)　Fluconazole

【抗菌谱】覆盖白念珠菌为主的念珠菌属,对新型隐球菌、曲霉属无效,克柔念珠菌对其天然耐药,光滑念珠菌呈剂量依赖性敏感(小剂量常无效),对酵母菌以外的真菌无效。

【剂型规格】国产片剂:50mg×6 片;国产注射液:0.2g(100ml)/瓶;大扶康胶囊:50mg×7 粒,150mg×1 粒;大扶康注射液:0.1g(50ml)/瓶,0.2g(100ml)/瓶。

Sig:(1) 口服,①治疗念珠菌血症、播散性念珠菌病和其他侵袭性念珠菌感染,首日 0.4g,p.o.,q.d.;以后 0.2g,q.d.;②治疗侵袭性隐球菌病,常用剂量400mg/d,应根据真菌感染的病原体、性质和严重程度确定用药剂量和疗程;③预防用药的剂量范围为每日 50~400mg。(2) 静脉,首日 0.4~0.8g,iv.gtt,第2 天起维持剂量 0.2~0.4g,iv.gtt,q.d.。

2. 伊曲康唑(斯皮仁诺)　Itraconazole

【抗菌谱】覆盖念珠菌、曲霉、新型隐球菌、荚膜组织胞浆菌,对镰刀菌属效果较差,接合菌属无效。口服剂型是浅表真菌感染的一线治疗。

【应用要点】①静脉最多用 14 天,口服溶液序贯治疗;②有负性肌力作用,慎用于充血性心力衰竭患者。

【不良反应】肝功能损害、胃肠道反应、肾功能损害、皮疹、低钾血症。

【剂型规格】胶囊剂:0.1g×14 粒;口服液:1.5g(150ml)/ 瓶;注射液:0.25g(25ml)/ 支。

Sig:① 口服,0.1~0.2g,q.d.~b.i.d.;② 口服液,20ml,p.o.,q12h.;③静脉滴注,首个 48 小时,0.25g,iv.gtt,q12h.;以后 0.25g,iv.gtt,q.d.。

3. **伏立康唑**(威凡、复锐、汇德立康)Voriconazole

【抗菌谱】覆盖念珠菌、曲霉菌、丝状真菌、新型隐球菌、荚膜组织胞浆菌、皮炎芽生菌、足分支菌属、毛孢子菌属、镰刀菌属,对接合菌属需联用。

【应用要点】口服生物利用度可达 90%,约 80% 由肝脏代谢。肾功能不全时静脉制剂中的赋形剂可蓄积,GFR<60ml/min 时应采用口服剂型。有条件者可监测血药浓度,作为调整剂量的参考。

【不良反应】视力 / 视野异常(约占 25%)、胃肠道反应、肝功能异常、皮疹、过敏。

【剂型规格】①片剂:威凡 200mg×10 片;复锐:200mg×6 片。②胶囊剂:汇德立康 50mg×8 粒。③粉针剂:威凡 200mg/ 支;汇德立康 100mg/ 支。

Sig:①口服,首个 24 小时,0.4g,q12h.;24 小时以后 0.2g,q12h.。②静脉,首个 24 小时,0.4g+N.S 100ml,iv.gtt,q12h.;24 小时以后,维持剂量 0.2g+N.S 100ml,iv.gtt,q12h.(配制的静脉注射液中伏立康唑终浓度为 2~5mg/ml)。

4. **泊沙康唑**(诺科飞)Posaconazole

【抗菌谱】预防和治疗侵袭性曲霉和念珠菌感

染;治疗口咽念珠菌病,包括伊曲康唑/氟康唑难治性口咽念珠菌病等。对接合菌也有治疗作用。

【不良反应】常见腹泻、发热和恶心。

【剂型规格】片剂:100mg×24片;口服混悬液:40mg/ml,105ml/瓶。

Sig:①片剂,负荷剂量第1天300mg,p.o.,b.i.d.,维持剂量300mg,q.d.;②口服混悬液,400mg(10ml),p.o.,q12h.,必须在进餐期间或进餐后立即(20分钟内)服用本品。

5. 卡泊芬净(科赛斯) Caspofungin

【作用机制】属棘白菌素类,抑制真菌细胞膜β-(1,3)葡聚糖合成,系广谱抗真菌药物,覆盖氟康唑耐药的念珠菌、曲霉、镰刀菌属、足放线菌属、接合菌、假性阿利什利菌、暗色菌抗菌活性稍差,卡氏肺孢菌也有效,对不含β-(1,3)葡聚糖的新型隐球菌无抗菌作用。可用于中性粒细胞减少伴发热患者的经验性治疗。对肝、肾功能影响较小。

【不良反应】胃肠道反应、肝功能损害、肾功能损害、静脉炎、过敏。

【剂型规格】醋酸卡泊芬净粉针剂:70mg/支,50mg/支。

Sig:首日,70mg+N.S 250ml,iv.gtt;第2日起,50mg+N.S 250ml,iv.gtt,q.d.,静脉滴注1小时。中度肝功能不良患者推荐首日70mg,维持剂量为35mg/d。

6. 米卡芬净(米开民) Micafungin

【适应证】真菌败血症、呼吸道真菌病、胃肠道真菌病。

【剂型规格】粉针剂:50mg/支。

Sig:①念珠菌血症、急性播散性念珠菌感染、念珠菌腹膜炎、念珠菌腹腔脓肿,100mg+N.S 100ml,iv.gtt,q.d.,疗程平均15天;②食管念珠菌病,150mg+N.S 100ml,iv.gtt,q.d.,疗程平均15天,剂量为75mg以上时输注时间不少于1小时;③曲霉病,50~150mg+

N.S 100ml, iv.gtt, q.d. ; ④造血干细胞移植后真菌感染的预防, 50mg+N.S 100ml, i.v.gtt, q.d.。

7. 两性霉素 B(欧泊) Amphotericin B

【应用要点】①本品为多烯类抗真菌药, 肾毒性大, 不良反应多, 但本药是某些致命性侵袭性真菌感染的唯一疗效肯定的治疗药物, 必须权衡利弊使用; ②肝、肾功能不全者尤应慎用; ③首选 G.S 稀释; ④用药前给予异丙嗪 25mg, 用药同时给予地塞米松 2.5mg; ⑤缓慢避光静脉滴注 6 小时; ⑥用药过程中严密监测血、尿常规, 肝、肾功能, 电解质, ECG, 出现明显氮质血症时及时减量或停药; ⑦避免药液外漏。

【不良反应】①输液反应和过敏; ②肾损害, 发生率 100%; ③肝毒性; ④胃肠道反应; ⑤心血管系统反应; ⑥低钾血症, 由于尿中排出大量钾离子所致; ⑦血液系统毒性反应; ⑧血栓性静脉炎; ⑨鞘内注射有关的神经系统毒性反应; ⑩注射部位组织刺激。

【剂型规格】粉针剂: 25mg/ 支。

Sig: 开始静脉滴注时先试以 1~5mg 或按体重 1 次 0.02~0.10mg/kg 给药, 以后根据患者耐受情况每日或隔日增加 5mg, 当增至 1 次 0.6~0.7mg/kg 时即可暂停增加剂量。成人最高 1 日剂量不超过 1mg/kg。总量 1.5~3.0g, 疗程 1~3 个月, 也可更长。

8. 两性霉素 B 脂质体(安浮特克、锋克松) Amphotericin B Liposome

【应用要点】肝、肾等毒副作用较两性霉素 B 轻。

【剂型规格】粉针剂: 安浮特克 50mg/ 支, 锋克松 10mg/ 支。

Sig: 推荐剂量为 3~4mg/(kg·d), 必须用无菌注射用水溶解, 然后将溶解的本品用 5% 葡萄糖注射液稀释。

9. 制霉菌素 Nystatin

【适应证】口服主要用于治疗消化道念珠菌病。

【剂型规格】片剂：50mg×100 片。

Sig：①念珠菌肠炎，50~100mg（50 万 ~100 万U），p.o.，t.i.d.；②口腔念珠菌感染（鹅口疮），200mg+开塞露 20ml，适量涂口腔真菌斑处，q4~6h.。

四、抗病毒药

抗病毒药（antivirals）的作用机制为干预病毒DNA、RNA、蛋白质的生物合成，抑制病毒装配，最终干扰病毒复制。按抗病毒药治疗的疾病谱可分为广谱抗病毒药（如利巴韦林），抗流感病毒药物（如金刚烷胺、奥司他韦），抗疱疹病毒药（如阿昔洛韦、更昔洛韦），治疗艾滋病的药物（如恩夫韦地、齐多夫定、雷特格韦、利托那韦），抗病毒性肝炎药（参阅第八章第一节和第二节）。根据对不同病毒的作用，可以分为非逆转录酶抑制剂和逆转录酶抑制剂，后者主要用于治疗 HIV 引起的艾滋病。以下所述药物主要为前一类型的代表药物。

1. **利巴韦林**（病毒唑） Ribavirin

【适应证】适用于呼吸道合胞病毒引起的肺炎和细支气管炎严重住院患者，流行性出血热，慢性丙型肝炎等。口服用法参阅第八章第二节。

【剂型规格】注射液：0.1g（1ml）/ 支；胶囊剂：0.15g×30 粒。

Sig：0.5g+5% G.S 250~500ml，iv.gtt，b.i.d.，疗程3~7 天。

2. **奥司他韦**（达菲、可威） Oseltamivir

【作用特点】神经氨酸酶抑制剂，适用于甲型、乙型流感的预防，早期流感病毒感染的治疗。

【剂型规格】磷酸奥司他韦胶囊：75mg×10 粒。

Sig：75mg，p.o.，b.i.d.，疗程 5 天。

3. **帕拉米韦**（力纬） Peramivir

【作用特点】神经氨酸酶抑制剂，主要用于流感病毒引起的普通流感、甲型流感。也可以用于奥司他韦不能控制的重症型流感。

【剂型规格】帕拉米韦氯化钠注射液:0.15g（100ml）/袋,0.3g（100ml）/袋。

Sig:0.3g,iv.gtt.,q.d.~q12h.,滴注时间 >30 分钟。

4. 阿比多尔（玛诺苏、琦效） Arb.i.d.ol

【适应证】治疗由甲型、乙型流感病毒等引起的上呼吸道感染。

【剂型规格】片剂:玛诺苏 0.1g × 30 片;琦效 0.1g × 12 片。

Sig:0.2g,p.o.,t.i.d.,服用 5 日。

5. 金刚烷胺 Amantadine

【适应证】仅适用于甲型流感。

【剂型规格】片剂:100mg × 100 片。

Sig:100mg,p.o.,b.i.d. 或 200mg,p.o.,q.d.。

6. 阿昔洛韦（洁罗维） Acyclovir

【适应证】适用于单纯疱疹病毒、水痘 - 带状疱疹病毒感染引起的各种疱疹和带状疱疹。

【剂型规格】阿昔洛韦氯化钠注射液:0.1g（100ml）/袋,0.25g（250ml）/袋。

Sig:0.5g 或（5~10mg/kg）+5% G.S 250ml,iv.gtt.,q8h.,共 7~10 日,每日最大剂量 30mg/kg。

7. 伐昔洛韦（明竹欣、丽科分、维德思）Valaciclovir

【适应证】同阿昔洛韦。

【剂型规格】①胶囊:明竹欣 300mg × 6 粒。②片剂:丽科分 0.15g × 12 片,0.3g × 6 片;维德思 0.5g × 10 片。

Sig:(1) 明竹欣、丽科芬,300mg,p.o.,b.i.d.,餐前空腹服。带状疱疹连续服药 10 天,单纯疱疹连续服药 7 天。(2) 维德思,①单纯疱疹的治疗,500mg,p.o.,b.i.d.;②带状疱疹的治疗,1 000mg,p.o.,b.i.d.,共 7 天。

8. 泛昔洛韦（丽珠风、万祺）Famciclovir

【适应证】适用于带状疱疹和原发性生殖器疱疹。

【剂型规格】片剂（丽珠风）：0.25×6片；颗粒剂（万祺）：0.125g×12袋。

Sig：0.25g，t.i.d.，连用7天。

9. 更昔洛韦（林可宏、荷普欣、丽科伟、迪都、思泽、丽科乐）Ganciclovir

【作用特点】主要抗病毒谱为巨细胞病毒和疱疹病毒，对巨细胞病毒效果尤好。

【不良反应】常见骨髓抑制。

【剂型规格】粉针剂：林可宏、荷普欣0.25g/支；丽科伟注射剂：0.5g/支；更昔洛韦氯化钠注射液（迪都）：0.25g（250ml）/瓶；更昔洛韦葡萄糖注射液（思泽）：0.25g（250ml）/瓶；丽科乐胶囊：0.25g×12粒。

Sig：①静脉，0.25g或5mg/kg+G.S 250ml，iv.gtt，q12h.；②口服，1 000mg，t.i.d.。

10. 喷昔洛韦（恒奥普康、丽科爽）Penciclovir

【剂型规格】恒奥普康粉针剂：0.25g/支；丽科爽乳膏：10g（0.1g）/支。静脉用法同更昔洛韦。

附：普通感冒常用对症治疗药物

1. 酚麻美敏片/口服液（泰诺、祺尔、百服咛）Tylenol Cold Caplet

【剂型规格】片剂：20片/盒（每片含对乙酰氨基酚325mg，盐酸伪麻黄碱30mg，氢溴酸右美沙芬15mg，马来酸氯苯那敏2mg）；混悬液：100ml/瓶。

【适应证】用于普通感冒或流行性感冒引起的发热、头痛、四肢酸痛、打喷嚏、流鼻涕、鼻塞、咳嗽、咽痛等症状。

Sig：①片剂，12岁以上儿童及成人，1~2片，p.o.，q.i.d.；②口服液，12岁以下儿童，按年龄体重给药2.5~8ml/次，可间隔4~6小时重复。

2. 氨麻美敏片/胶囊(日理达、雷蒙欣、新康泰克) Bufferin Cold

【主要成分】【适应证】同酚麻美敏。

Sig:1~2 片/粒,p.o.,q6h.。

3. 强力感冒片

【主要成分】金银花、牛蒡子、连翘、桔梗、薄荷、淡竹叶、荆芥、甘草、淡豆豉、对乙酰氨基酚。

【适应证】辛凉解表,清热解毒,解热镇痛,用于伤风感冒,发热头痛,口干咳嗽,咽喉疼痛。

【剂型规格】片剂:0.5g×30 片。

Sig:2 片,p.o.,b.i.d.~t.i.d.。

4. 对乙酰氨基酚(泰诺林)

【剂型规格】缓释片:650mg×7 片;混悬液:3.2g(100ml)/瓶。

Sig:①成人和 12 岁以上儿童一次 1 片,若持续发热或头痛,每 8 小时 1 次,24 小时不超过 3 次;②1~12 岁儿童,口服混悬液 3~10ml/次,必要时可 4~6 小时重复 1 次,24 小时不超过 4 次。

5. 布洛芬缓释胶囊(芬必得) Ibuprofen

【剂型规格】胶囊剂:300mg×20 粒。

Sig:1 粒,p.o.,b.i.d.。

第三节 支气管扩张剂和吸入糖皮质激素

慢性气流阻塞性疾病为一类慢性呼吸道疾病,与遗传、变态反应、炎症反应、神经内分泌因素和气道高反应性有关。支气管扩张剂(药)是平喘药(antiasthmatic)中最常用的一种,是一类能缓解支气管平滑肌痉挛和扩张支气管的药物,部分药物具有抗炎活性,有利于控制胸闷闷气喘症状,改善肺功能和活动耐量,提高生活质量,延缓病情进展。常需与吸入糖皮质激素合用。

【平喘药的分类】

（1）β 肾上腺素受体激动剂 如沙丁胺醇、特布他林、福莫特罗、沙美特罗、班布特罗、茚达特罗（indacaterol）等。

（2）甲基黄嘌呤类（茶碱类） 如氨茶碱、多索茶碱等。

（3）糖皮质激素 如倍氯米松、布地奈德、氟替卡松等。

（4）抗胆碱药 如异丙托溴铵（溴化异丙托品）、噻托溴铵等。

（5）抗炎症介质药 如孟鲁司特、扎鲁司特、普仑司特等。

（6）细胞膜稳定剂 如色甘酸钠、托普司特等。

【平喘药应用的注意事项】

（1）及时调整剂量，最优化个体治疗。

（2）吸入糖皮质激素制剂（ICS）控制哮喘起效较速效 β₂ 受体激动剂慢，不用于急性哮喘发作的控制。

（3）含 β₂ 受体激动剂的吸入制剂慎用于妊娠、哺乳期、甲亢、嗜铬细胞瘤、糖尿病、高血压、冠心病、心力衰竭、严重心律失常患者。

（4）含激素的吸入制剂每吸应用后应常规漱口，以减少口咽部不适、声嘶等不良反应，并防止口腔念珠菌感染。

（5）应用吸入制剂可能造成过敏及支气管痉挛，反而导致哮喘或呼吸困难症状加重。

一、茶碱类（甲基黄嘌呤类）

1. 氨茶碱 Aminophylline

【应用要点】① 1 次不超过 0.5g，1 天总量不得超过 1g；②不宜用于心律失常、急性心肌梗死、低血压者。注意药物间相互作用，必要时可监测血药浓度。

【剂型规格】注射液：0.25g（10ml）/ 支；片剂：

0.1g×100 片。

Sig:①静脉滴注,0.25g+N.S 250ml,iv.gtt,q.d.~q12h.;②口服,0.1~0.2g,p.o.,t.i.d.。

2. 茶碱缓释片(舒弗美) Theophylline

【剂型规格】片剂:0.1g×24 片。

Sig:0.1~0.2g,p.o.,q12h.,最大剂量 0.9g/d。

3. 二羟丙茶碱(喘定) Diprophylline

【作用特点】支气管扩张作用和心脏兴奋作用均较弱,尤其适合伴有心率增快或快速性心律失常的患者解痉治疗。

【剂型规格】注射液:0.25g(2ml)/ 支。

Sig:0.25~0.75g+G.S 100ml,iv.gtt,q.d.。

4. 多索茶碱(安赛玛、朗铭、益索瑞阳) Doxofylline

【剂型规格】注射液:0.1g(10ml)/ 支;0.3g(20ml)/ 支;片剂:0.2g×12 片。

Sig:①静脉滴注,0.3g+N.S 100ml,iv.gtt,q.d.,或0.2g+N.S 100ml,iv.gtt,q12h.;②片剂,0.2g,p.o.,b.i.d.。

二、β 肾上腺素受体激动剂

本类制剂通过激动气道 β_2 受体而发挥作用。

(一)中短效 β_2 受体激动剂

中短效 β_2 受体激动剂(SABA)起效时间数分钟,但药效持续时间短。主要用于支气管哮喘发作时及时改善症状。

1. 沙丁胺醇(舒喘灵) Salbutamol

【剂型规格】片剂:2mg×100 片。

Sig:1~2 片,p.o.,t.i.d.,口服 30 分钟起效。

2. 沙丁胺醇(万托林) Salbutamol

【剂型规格】吸入剂:100mg(20ml)/ 瓶;气雾剂:100μg×200 喷 / 支。

Sig:①吸入剂,1ml+N.S 4ml,雾化吸入,b.i.d.~t.i.d.;②气雾剂,1~2 喷,b.i.d.。

3. 沙丁胺醇吸入粉雾剂(顺而忻)　Salbutamol

【剂型规格】吸入剂:200μg×200 吸 / 支。吸入装置为茜乐。

Sig:吸入剂,1~2 吸,p.r.n.。每日最大用量一般不超过 4 吸。

4. 特布他林(喘康速)　Terbutaline

【注意事项】2011 年美国 FDA 警示,其具有导致妊娠妇女心血管疾病或死亡风险。避免与单胺氧化酶抑制剂及抗抑郁药同时应用。

【剂型规格】气雾剂:250μg×200 喷 / 支。

Sig:1~2 喷,t.i.d.~q.i.d.,24 小时内不得超过 24 喷。

5. 特布他林(博利康尼)　Terbutaline

【剂型规格】片剂:2.5mg×20 片;雾化液:5mg(2ml)/ 支;干粉吸入剂:0.5mg×200 吸 / 支。

Sig:①片剂,2.5mg,p.o.,b.i.d.~t.i.d.;②雾化液,2ml+N.S 3ml,雾化吸入,b.i.d.~t.i.d.;③干粉吸入剂,1吸,q.i.d.。

(二) 长效 β_2 受体激动剂

现所用长效 β_2 受体激动剂(LABA)对 β_2 受体均具有高选择性。药效可达 12 小时,主要用于支气管哮喘、伴明显气流受限的慢性阻塞性肺疾病等。

1. 班布特罗(帮备)　Bambuterol

【剂型规格】片剂:10mg×10 片;口服液:100mg(100ml)/ 瓶。

Sig:①片剂,10~20mg,p.o.,q.n.;②口服液,10ml,p.o.,q.n.。

2. 富马酸福莫特罗(奥克斯都保、安通克)　Formoterol Fumarate

【作用特点】起效快,1~3 分钟即可缓解喘息症状,持续可达 12 小时。

【剂型规格】奥克斯都保吸入剂:4.5μg×60 吸 / 支;安通克片:40μg×20 片。

呼吸系统

Sig：①吸入剂，1~2 吸，q.d.~b.i.d.；②片剂，40~80μg，p.o.，b.i.d.。

3. 妥洛特罗（阿米迪） Tulobuterol

【剂型规格】缓释透皮贴剂：0.5mg×7 贴。

Sig：2 贴，外用，q.d.。

4. 马来酸茚达特罗吸入粉雾剂（昂润）

Indacaterol Maleate Powder for Inhalation

【剂型规格】定量吸入粉雾剂：150μg×30 粒。吸入装置：比斯海乐（breezhaler）。

Sig：150μg，吸入，q.d.。

5. 奥达特罗吸入喷雾剂（思富迪） Olodaterol

【剂型规格】2.7μg×60 喷 / 支。吸入装置：能倍乐。

Sig：5.4μg，吸入，q.d.。

6. 羟萘酸沙美特罗吸入粉雾剂（施立稳）

Salmeterol

【剂型规格】50μg/ 泡。吸入装置：准纳器。

Sig：50μg/ 次，吸入，b.i.d.。

三、抗胆碱药

(一) 短效抗胆碱药（SAMA）

异丙托溴铵（爱全乐） Ipratropium Bromide

【用药要点】①用药前询问青光眼、前列腺增生病史，如有症状需及早干预，慎用；②用药过程中密切观察；③用药后漱口和适量饮水；④起效较 β_2 受体激动剂慢，不适合危重症哮喘的抢救。

【禁忌证】前列腺增生、青光眼、膀胱颈梗阻、孕妇及哺乳期患者。

【不良反应】口干常见，头痛、恶心、心悸、视调节障碍、胃肠动力障碍、尿潴留、过敏、支气管痉挛。

【剂型规格】吸入液：250μg（2ml）×10 支。

Sig：吸入液，250~500μg+N.S 2ml，雾化吸入，b.i.d.。

（二）长效抗胆碱药（LAMA）

1. 噻托溴铵（思力华、天晴速乐、能倍乐）

Tiotropium Bromide

【用药要点】每日给药 1 次，用于慢性阻塞性肺疾病的长期维持治疗，也用于支气管哮喘稳定期的治疗。

【禁忌证】前列腺增生、青光眼患者。

【剂型规格】定量干粉吸入剂：思力华 18μg×10 粒，天晴速乐 18μg×30 粒，第 1 次使用需打开吸入装置（handihaler）；能倍乐 2.5μg×60 喷/瓶。

Sig：①思力华、天晴速乐，18μg，吸入，q.d.；②能倍乐，2 喷，q.d.。

2. 格隆溴铵（希润） Glycopyrrolate Bromide

【用药要点】每日给药 1 次，用于慢性阻塞性肺疾病的长期维持治疗。

【剂型规格】吸入粉雾剂用胶囊：50μg×30 粒，需打开吸入装置比斯海乐（breezhaler）。

Sig：50μg，吸入，q.d.。

3. 阿地溴铵吸入粉雾剂 Aclidinium Bromide

【用药要点】用于与慢性阻塞性肺疾病相关的支气管痉挛的长期维持治疗。

Sig：400μg，吸入，b.i.d.。

4. 乌美溴铵粉雾剂 Umeclidinium Bromide

【用药要点】用于慢性阻塞性肺疾病患者气道阻塞的长期维持治疗。

Sig：62.5μg，吸入，q.d.。

四、吸入糖皮质激素制剂（ICS）

1. 倍氯米松（必可酮） Beclomethasone

【剂型规格】气雾剂：250μg×80 吸/瓶。

Sig：2 吸，b.i.d.。

2. 丙酸氟替卡松吸入气雾剂（辅舒酮）

Fluticasone Propionate

【剂型规格】吸入气雾剂：50μg×60 吸/瓶，

呼吸系统

125μg×60 吸 / 瓶。

Sig：100~1 000μg，b.i.d.，依病情的严重程度给予患者合适的初始剂量。

3. 吸入用布地奈德混悬液（普米克令舒）

Budesonide

【剂型规格】雾化吸入剂：1mg(2ml) / 支。

Sig：1~2mg，雾化吸入，b.i.d.。

4. 布地奈德气雾剂（普米克、雷诺考特）

Budesonide

【剂型规格】气雾剂：普米克 200μg×100 吸 / 瓶；雷诺考特 64μg×120 吸 / 瓶。

Sig：1~2 吸，b.i.d.。

5. 布地奈德都保吸入剂（普米克都保）

Budesonide

【剂型规格】都保吸入剂：100μg×200 吸 / 支。

Sig：1~2 吸，b.i.d.。

6. 布地奈德吸入粉雾剂（沐而畅） Budesonide

【剂型规格】吸入剂：200μg×200 喷 / 支。吸入装置为茜乐。

Sig：吸入剂，200~1 600μg/d，吸入。

7. 环索奈德吸入气雾剂（仙定、威尔曼）

Circlesonide

【剂型规格】吸入剂：仙定 200μg×100 喷 / 支；威尔曼 100μg×100 喷 / 支。

Sig：100~200μg，吸入，q.d.~b.i.d.。

五、吸入支气管扩张剂 + 糖皮质激素复合制剂

1. 沙美特罗替卡松粉吸入剂（舒利迭）

Salmeterol Xinafoate and Fluticasone Propionate Powder for Inhalation

【剂型规格】吸入准纳器，60 吸 / 支，每吸含沙美特罗 50μg，丙酸氟替卡松 500μg/250μg/100μg。

Sig：①用于哮喘，500μg/250μg装，1吸，b.i.d.起，视控制程度逐渐减量或升级治疗；②用于慢性阻塞性肺疾病，500μg装，1吸，b.i.d.。

2. 布地奈德福莫特罗粉吸入剂（信必可都保）

Formoterol Fumarate/Budesonide

【剂型规格】都保吸入剂，60吸／支，每吸含福莫特罗4.5μg及布地奈德160μg/80μg，或福莫特罗9μg及布地奈德320μg。

Sig：1吸，b.i.d.。160μg/80μg剂型用于支气管哮喘的治疗；320μg剂型用于慢性阻塞性肺疾病的治疗。

3. 倍氯米松福莫特罗气雾剂（启尔畅）

Beclomethasone/Formoterol

【剂型规格】吸入剂，120吸／支，每吸含倍氯米松100μg和福莫特罗6μg。

Sig：1~2吸，b.i.d.。每日最大量不超过4吸。

4. 糠酸氟替卡松维兰特罗吸入粉雾剂（万瑞舒） Fluticasone Furoate/Vilanterol Trifenatate

【剂型规格】吸入剂，30吸／支，每吸含氟替卡松100μg和维兰特罗25μg。

Sig：用于支气管哮喘或慢性阻塞性肺疾病，1吸，q.d.。

六、吸入双支气管扩张剂

1. 吸入用复方异丙托溴铵溶液（可必特）

Compound Ipratropium Bromide Solution for Inhalation

【作用特点】吸入异丙托溴铵（短效抗胆碱药）和硫酸沙丁胺醇（短效 β_2 受体激动剂）的复合制剂。作用特点为速效、短效。

【剂型规格】溶液剂：2.5ml／支，每支含有异丙托溴铵0.5mg和硫酸沙丁胺醇3.0mg。

Sig：1支，雾化吸入，b.i.d.~t.i.d.。

呼吸系统

2. 噻托溴铵奥达特罗软雾吸入剂（思合华）

Tiotropium Bromide/Olodaterol

【剂型规格】吸入剂：60 掀 / 盒，每掀含噻托溴铵 5μg 和奥达特罗 5μg。

Sig：用于慢性阻塞性肺疾病稳定期的维持治疗，2 掀 / 次，吸入，q.d.。

3. 茚达特罗格隆溴铵吸入粉雾剂（杰润）

Indacaterol Maleate/Glycopyrronium Bromide

【剂型规格】吸入剂：30 吸 / 盒，每吸含茚达特罗 110μg（长效 β_2 受体激动剂）和格隆溴铵（长效抗胆碱药）50μg。

Sig：用于慢性阻塞性肺疾病稳定期的维持治疗，1 吸，吸入，q.d.。

4. 乌美溴铵维兰特罗吸入粉雾剂（欧乐欣）

Umeclidinium Bromide/Vilanterol Trifenatate

【作用特点】吸入乌美溴铵（长效抗胆碱药）和维兰特罗（长效 β_2 受体激动剂）的复合制剂。

【剂型规格】吸入剂：30 吸 / 支，每支含乌美溴铵 62.5μg 和维兰特罗 25μg。

Sig：1 吸，吸入，q.d.。

5. 阿地溴铵福莫特罗干粉吸入剂（Duaklir）

Aclidinium/Formoterol

【剂型规格】吸入剂：每吸含阿地溴铵 400μg，富马酸福莫特罗 12μg。

Sig：1 吸，吸入，b.i.d.。装置为 Genuair。

6. 格隆溴铵福莫特罗定量气雾剂（Bevespi）

Glycopyrrolate/Formoterol

【剂型规格】气雾剂：每吸含格隆溴铵 9μg，富马酸福莫特罗 4.8μg。

Sig：1 吸，吸入，b.i.d.。装置为 Aerosphere。

呼吸系统

七、吸入双支气管扩张剂 + 糖皮质激素

糠酸氟替卡松乌美溴铵维兰特罗三联复方吸入粉雾剂（全再乐） Fluticasone Furoate/Umeclidinium Bromide/Vilanterol Trifenatate

【主要成分】吸入氟替卡松（吸入糖皮质激素）、乌美溴铵（长效抗胆碱药）和维兰特罗（长效 β_2 受体激动剂）的复合制剂。

【剂型规格】吸入剂：30 吸 / 支，每支含氟替卡松 100μg，乌美溴铵 62.5μg 和维兰特罗 25μg。

Sig：用于慢性阻塞性肺疾病稳定期维持治疗，1 吸，吸入，q.d.。

八、抗炎症介质药

1. 孟鲁司特（顺尔宁、平奇、白三平）Montelukast

【作用特点】白三烯受体拮抗剂，适用于成人哮喘的预防和长期治疗。

【剂型规格】片剂：顺尔宁 10mg×5 片；平奇 10mg×6 片。咀嚼片：白三平 5mg×5 片。

Sig：10mg，p.o.，q.n.，睡前服。

2. 塞曲司特（荃康诺） Seratrodast

【药理作用】本品为血栓素 A_2 受体拮抗剂，具有抑制各种化学递质（血栓素 A_2、白三烯 D_4、血小板活化因子）引起的血管收缩反应，并有抑制因抗原吸入而诱发的速发型和迟发型过敏反应，改善肺功能的作用。

【剂型规格】片剂：40mg×12 片。

Sig：80mg，p.o.，q.n.。

3. 罗氟司特 Roflumilast

【作用特点】选择性磷酸二酯酶 4（PDE4）抑制剂，有效减少炎症介质的产生，阻抑炎症细胞活化，并有一定的扩张支气管作用。

呼吸系统

【剂型规格】片剂：500mg×30 片。

Sig：用于慢性阻塞性肺疾病或支气管哮喘：500mg，p.o.，q.d.。

4. 酮替芬 Ketotifen

【作用特点】阻断组胺、5- 羟色胺、慢反应物质的释放，适用于过敏性支气管哮喘和变应性鼻炎。

【剂型规格】片剂：1mg×60 片。

Sig：1mg，p.o.，q12h.。

5. 奥马珠单抗（拙乐、索雷尔） Omalizumab

【作用特点】抗 IgE 单克隆抗体。适用于伴有过敏体质，经常规吸入、口服及脱敏治疗无效的难治性支气管哮喘，但不适用于缓解支气管痉挛和哮喘持续状态。也用于慢性特发性荨麻疹。不适用于 12 岁以下儿童患者。

【剂型规格】冻干粉针剂：150mg/ 瓶。

Sig：①支气管哮喘，150~375mg，i.h.，每 2~4 周 1 次，根据血清 IgE 水平和体重调整用药剂量；②慢性特发性荨麻疹，150~300mg，i.h.，每 4 周 1 次。

第四节 糖皮质激素

糖皮质激素是内科基本用药，在呼吸科广泛用于气道慢性炎症（支气管哮喘、慢性阻塞性肺疾病急性加重期、变应性咳嗽），过敏性疾病（真菌过敏性哮喘、变应性鼻炎、毛细支气管炎、过敏性休克、外源性过敏性肺泡炎、变应性支气管曲霉病、单纯性肺嗜酸性粒细胞增多症、嗜酸性粒细胞性支气管炎），肺部非特异性炎症（特发性间质性肺炎、肺血管炎、放射性肺炎、结缔组织病肺间质 - 气管软骨损害、结节病、肺出血 - 肾炎综合征、特发性肺含铁血黄素沉着症），肺结核（结核性浆膜炎伴大量渗出或严重毒血症状、血行播散性肺结核、结核性脑膜炎、并发大咯血），感染性疾病（麻疹肺炎、重症病毒性肺炎、传染性单核细胞增多症、肺孢子菌肺炎伴呼吸衰竭、肺寄生虫感染)、呼吸系统危重症(急性呼吸窘迫综合征、感染性休克及其他各种原因导致的继发性肾上腺皮质功能减退症)，肺癌脑转移或神经压迫等疾病的治疗，退热、咯血的辅助治疗，化疗镇吐和预防紫杉醇类化疗药的水钠潴留副作用等。糖皮质激素在肾脏疾病、内分泌疾病、风湿免疫疾病中的应用参阅相关章节。

一、静脉用糖皮质激素

1. 氢化可的松琥珀酸钠　Hydrocortisone Sodium Succinate

【剂型规格】注射剂：50mg/支。

Sig：100~150mg+N.S 250ml，iv.gtt，q.d.~q12h.。

2. 地塞米松　Dexamethasone

【剂型规格】注射液：5mg(1ml)/支。

Sig：5~10mg，i.v，必要时。

3. 甲泼尼龙(甲基强的松龙、甲基泼尼松龙、甲强龙)　Methylprednisolone

【剂型规格】甲泼尼龙琥珀酸钠注射剂：40mg/支，500mg/支。

Sig：40~80mg+N.S 250ml，iv.gtt，q.d.~q12h.。冲击治疗，500 或 1 000mg/d，共 3 天。

二、口服糖皮质激素

1. 泼尼松(强的松)　Prednisone

【剂型规格】片剂：5mg×100 片。

Sig：①慢性阻塞性肺疾病急性加重期，30~40mg，顿服或分上午、下午各 1 次，7~14 日。②激素敏感的间质性肺炎、血管炎、结节病、结缔组织病，起始用量 0.5~1mg/(kg·d)，分次口服，逐渐减至维持量或最终撤药。长期维持剂量，2.5~5.0mg，每日或隔日顿服。

2. 地塞米松 Dexamethasone

【应用要点】对皮质轴的抑制作用较为持久，一般较少用于长期维持治疗，常用于化疗药的预处理，具体用法遵医嘱。

【剂型规格】片剂:0.75mg×100 片。

3. 甲泼尼龙(美卓乐、尤金) Methylprednisolone

【剂型规格】片剂:美卓乐 4mg×30 片;尤金 4mg×24 片。

Sig:参考泼尼松用法，根据病情个体化治疗。

第五节 镇咳祛痰药

镇咳药(antitussives)按作用部位的不同可分为中枢性镇咳药和外周性镇咳药两种。此类药物可作用于中枢，抑制延髓咳嗽中枢;也可作用于外周，抑制咳嗽反射弧中的感受器和传入神经纤维的末梢。中枢性镇咳药分为成瘾性(如吗啡、可待因)和非成瘾性(如右美沙芬、喷托维林)两大类。外周性镇咳药主要包括苯佐那酯、苯丙哌林、那可丁、依普拉酮等。

祛痰药(expectorants)是指能使痰液变稀而易于排出的药物，按作用途径和方式可分为稀释性和溶解性祛痰药两种。气道上的痰液能刺激气管黏膜而引起咳嗽，黏痰积于小气道内可使气道狭窄而致喘息。因此，祛痰药还能起到镇咳、平喘作用。注意一般咳嗽伴咳痰不轻易使用止咳药，因为轻度咳嗽有助于祛痰，痰排出后，咳嗽自然缓解。但剧烈频繁的干咳对患者是有害的，此时须适当应用止咳药。对有痰而咳嗽过剧者，可用祛痰药与作用较弱的止咳药合用，不可单用强止咳药。

一、镇咳药

1. 可待因 Codeine

【应用要点】成瘾性中枢性镇咳药，经代谢脱甲基形成吗啡发挥作用，并有镇痛和呼吸抑制作用，适用于各种原因引起的剧烈干咳。

【剂型规格】磷酸可待因片剂：30mg×20片。

Sig：15~30mg，p.o.，q.d.~t.i.d.，每次不超过3片，每天不超过8片。

2. 氨酚双氢可待因（路盖克、波舒达）

【应用要点】适用于非炎症性剧烈干咳，尤伴胸痛者。有一定的成瘾性。

【剂型规格】片剂：路盖克12片/盒，波舒达24片/盒。每片含对乙酰氨基酚500mg，双氢可待因10mg。

Sig：1~2片，p.o.，t.i.d.，每次不超过2片，每天不超过8片。

3. 复方可待因糖浆（菲迪克、新泰洛其）

【剂型规格】糖浆剂：120ml/瓶，每5ml含磷酸可待因5mg，盐酸吡咯吡胺0.7mg，麻黄碱7mg。

Sig：10~15ml，p.o.，t.i.d.。

4. 氢溴酸右美沙芬　Dextromethorphan Hydrobromide

【适应证】非成瘾性中枢性镇咳药，吗啡类左吗喃甲基醚的右旋异构体，无镇痛和呼吸抑制作用，主要用于干咳，包括上呼吸道感染、支气管炎等引起的咳嗽。

【剂型规格】片剂/胶囊剂：每片/粒15mg；口服液：1.5mg/ml（10ml/支，100ml/瓶）。

Sig：①片剂/胶囊剂，15~30mg，p.o.，t.i.d.~q.i.d.；②口服液，10~20ml，t.i.d.~q.i.d.。

5. 喷托维林（咳必清）　Pentoxyverine

【应用要点】本品对咳嗽中枢有选择性抑制作用，兼有中枢性和末梢性镇咳作用，镇咳作用约为可待因的1/3，多用于上呼吸道感染引起的干咳和百日咳等。

【剂型规格】片剂：25mg×100片。

Sig：25mg，p.o.，t.i.d.~q.i.d.。

6. 美敏伪麻溶液（惠菲宁）

【注意事项】慎用于高血压、心脏病、甲亢、支气管哮喘、肺气肿、糖尿病、孕妇、青光眼、前列腺肥大者。

【剂型规格】口服液：100ml/ 瓶，每 10ml 中含右美沙芬 20mg，氯苯那敏 4mg，伪麻黄碱 60mg。

Sig：12 岁以上儿童及成人，10ml，p.o.，t.i.d.~q.i.d.。

7. 复方甲氧那明胶囊（阿斯美、克之）

【应用要点】适用于干咳或非感染性咳嗽，对伴有过敏性因素的咳嗽有效，尤适于慢性咳嗽的经验性治疗，不宜用于痰液较多者。

【剂型规格】胶囊剂：阿斯美 60 粒 / 瓶；克之 48 粒 / 瓶。每粒胶囊含氨茶碱 25mg，氯苯那敏 2mg，甲氧那明 12.5mg，那可丁 7mg。

Sig：15 岁以上，2 粒，p.o.，t.i.d.，餐后口服。

8. 复方阿桔片 Compound Platycodon Tablets

【剂型规格】复合片剂：20 片 / 盒，每片含阿片粉 30mg，桔梗粉 90mg，硫酸钾 180mg。

【注意事项】本品有成瘾性，不宜长期使用。

Sig：1~2 片，p.o.，t.i.d.。

9. 复方甘草合剂（片）

【药理作用】黏膜保护性镇咳药。

【剂型规格】片剂：4mg×100 片；口服液：250ml/ 瓶。

Sig：①口服液，10ml，p.o.，t.i.d.；②片剂，8~12mg，p.o.，t.i.d.。

10. 止嗽化痰颗粒

【主要成分】桔梗、知母、前胡、陈皮、大黄（制）、甘草（炙）、川贝母、石膏、苦杏仁、紫苏叶、葶苈子、款冬花（炙）、百部（炙）、玄参、麦冬、密蒙花、天冬、五味子（制）、枳壳（炒）、瓜蒌子、半夏（姜制）、木香、马兜铃（制）、桑叶、罂粟壳。

【剂型规格】小袋装颗粒剂:3g×6 袋。

Sig:1 袋,p.o.,q.d.。

11. 咳特灵胶囊

【主要成分】小叶榕干浸膏、马来酸氯苯那敏。

【剂型规格】胶囊剂:30 粒 / 盒。每粒含小叶榕干浸膏 360mg,马来酸氯苯那敏 1.4mg。

Sig:1 粒,p.o.,t.i.d.。

12. 肺力咳

【主要成分】黄芩、前胡、百部、红花龙胆、梧桐根、白花蛇舌草、红管药。

【剂型规格】合剂:100ml/ 瓶;胶囊剂:0.3g×30 粒。

Sig:①合剂,20ml,p.o.,t.i.d.;②胶囊,3~4 粒,p.o.,t.i.d.。

13. 苏黄止咳胶囊

【主要成分】麻黄、紫苏叶、地龙、枇杷叶、紫苏子、蝉蜕、前胡、牛蒡子、五味子。

【功能主治】疏风宣肺,止咳利咽。

【剂型规格】胶囊剂:0.45g×24 粒。

Sig:3 粒,p.o.,t.i.d.。

二、祛痰药

1. 溴己新(必嗽平、赛维) Bromhexim

【作用特点】黏液调节剂,黏液溶解作用较弱。主要用于慢性支气管炎、哮喘、支气管扩张等有白色黏痰又不易咳出的患者。

【剂型规格】片剂:8mg×100 片;盐酸溴己新葡萄糖注射液(赛维):4mg(100ml)/ 瓶。

Sig:①口服,16mg,p.o.,t.i.d.;②静脉滴注,4mg/次,8~12mg/d。

2. 氨溴索(沐舒坦、伊诺舒、兰勃素、易坦净) Ambroxol

【作用特点】黏液调节剂,本品为溴己新的活性代谢产物,作用强于溴己新,且毒性小。

【剂型规格】沐舒坦片剂:30mg×20片;沐舒坦口服溶液:0.6g(100ml)/瓶;沐舒坦注射液:15mg(2ml)/支;伊诺舒注射液:30mg(4ml)/支;易坦净口服溶液:120ml(360mg)/瓶;兰勃素胶囊剂:75mg×10粒。

Sig:①沐舒坦片剂,30~60mg,p.o.,t.i.d.;②沐舒坦、易坦净口服液,10ml,p.o.,b.i.d.~t.i.d.;③沐舒坦、伊诺舒注射液,30mg,i.v,b.i.d.~q.i.d.;④兰勃素胶囊,1粒,p.o.,q.d.。

3. 乙酰半胱氨酸(富露施、金康速力) Acetylcysteine

【作用特点】黏痰溶解药,可使黏性痰液中的二硫键裂解,兼有抗炎和抗氧化作用。支气管哮喘、消化性溃疡患者禁用。

【剂型规格】片剂:富露施0.2g×20片;泡腾片:金康速力0.6g×6片;雾化剂:300mg(3ml)/支。

Sig:①片剂,0.2g,p.o.,t.i.d.。②泡腾片,0.6g,b.i.d.,液体溶解后口服。间质性肺疾病、肺纤维化需用至0.6g,t.i.d.。③雾化剂,300mg雾化吸入,b.i.d.~t.i.d.。

4. 羧甲司坦　Carbocisteine

【作用机制】本品可使黏性痰液中的二硫键裂解,从而降低痰液黏稠度,使痰液容易咳出。同类药物还有福多司坦、厄多司坦。

【剂型规格】片剂:0.25g×50片。

Sig:0.5g,p.o.,t.i.d.。

5. 福多司坦(中畅) Fudosteine

【剂型规格】片剂:0.2g×12片。

Sig:0.4g,p.o.,t.i.d.,餐后服。

6. 标准桃金娘油肠溶胶囊(吉诺通) Myrtenol

【作用特点】桃金娘科树叶标准提取物,可重建上、下呼吸道的黏液纤毛清除系统的清除功能,具有抗炎、杀菌作用。

【剂型规格】胶囊:0.3g×20粒。

Sig：①急性患者，1 粒，p.o.，t.i.d.~q.i.d.；②慢性患者，1 粒，p.o.，b.i.d.。

7. 桉柠蒎肠溶胶囊（切诺）

【剂型规格】软胶囊：0.3g×18 粒。

Sig：①急性患者，1 粒，p.o.，t.i.d.~q.i.d.；②慢性患者，1 粒，p.o.，b.i.d.。

8. 糜蛋白酶　Chymotrypsin

【剂型规格】注射剂：4 000IU/ 支。

Sig：4 000IU+5% N.S 10ml，雾化吸入，b.i.d.~t.i.d.。

【呼吸系统的雾化治疗】

1. 常用制剂　生理盐水、3% 氯化钠溶液、沐舒坦、万托林、博利康尼、普米克令舒、爱全乐 / 可必特、阿米卡星等。

2. 目的和适应证　①干咳无痰者雾化导痰，作下呼吸道病原学 / 细胞学检查；②稀释痰液和促进痰液排出，用于各种呼吸道感染和炎症，尤其是痰液黏稠又不易咳出者；③扩张支气管，用于支气管哮喘和慢性阻塞性肺疾病等气道阻塞性疾病。

3. 常用医嘱举例

（1）生理盐水 /3% 氯化钠溶液 5ml，雾化吸入，b.i.d.。

（2）沐舒坦 30mg，雾化吸入，b.i.d.。

（3）生理盐水 2ml+ 普米克令舒 / 爱全乐 / 万托林 2ml，雾化吸入，b.i.d.。

（4）生理盐水 1ml+ 爱全乐 2ml+ 普米克令舒 / 万托林 2ml，雾化吸入，b.i.d.。

第六节　呼吸系统疾病的特殊药物治疗

一、慢性阻塞性肺疾病

1. 细菌溶解物（兰菌净）　Lantigen B

【主要成分】每 1ml 细菌抗原悬浮液含抗原提

呼吸系统

取物:肺炎链球菌 3 型 63.2 抗原单位;化脓性链球菌 A 组 126.2 抗原单位;卡他莫拉菌 39.9 抗原单位;金黄色葡萄球菌 79.6 抗原单位;流感嗜血杆菌 b 型 50.2 抗原单位;肺炎克雷伯菌 39.8 抗原单位。

【适应证】上呼吸道细菌感染(鼻炎、鼻咽炎、鼻窦炎、扁桃体炎、支气管炎等)的预防和治疗。

【剂型规格】滴剂:18ml/ 瓶。

Sig:15 滴,p.o.,早、晚各 1 次。

2. 细菌溶解产物胶囊(泛福舒) Bacterial Lysates Capsules

【主要成分】1 粒成人规格胶囊内含 7.0mg 下列细菌的冻干溶解物:流感嗜血杆菌、肺炎链球菌、肺炎克雷伯菌、臭鼻克雷伯菌、金黄色葡萄球菌、化脓性链球菌、草绿色链球菌、卡他莫拉菌。

【适应证】用于免疫治疗。可预防呼吸道的反复感染及慢性支气管炎急性发作。可作为急性呼吸道感染治疗的合并用药。

【剂型规格】胶囊剂:3.5mg×10 粒,7mg×10 粒。

Sig:7mg,p.o.,q.d.,连续服用 10 天,停 20 天,再连续服用 10 天,再停 20 天,再连续服用 10 天。相当于连续 3 个月每月只在头 10 天用药。

二、肺栓塞

(一)溶栓治疗

(具体参阅第一章第十节以及《急性肺栓塞诊断与治疗中国专家共识(2015)》)

(1)适应证:①2 个肺叶以上的大块栓塞;②原有心肺疾病的次大块肺栓塞引起的循环衰竭;③有血流动力学改变者;④并发休克和体动脉低灌注(如低血压、乳酸酸中毒和 / 或心排血量下降)者;⑤有呼吸窘迫症状(包括呼吸频率增加,动脉血氧饱和度下降等)的肺栓塞。2 周以内均可考虑溶栓治疗。

(2)绝对禁忌证:出血性卒中;6 个月内缺血性

卒中；中枢神经系统损伤或肿瘤；近 3 周内重大外伤、手术或头部损伤；1 个月内消化道出血；已知的出血高风险患者。

（3）溶栓治疗需同时监测凝血象，如活化部分凝血活酶时间（APTT）降至正常值 2 倍以下，即可以抗凝序贯治疗。

【用药方案】

1. 尿激酶（UK）Urokinase

【剂型规格】注射剂：10 万 IU/ 支。

Sig：2 小时内按 20 000IU/kg 剂量，iv.gtt。

2. 重组人组织型纤溶酶原激活剂（阿替普酶、爱通立）rt-PA，Alteplase

【剂型规格】注射剂：50mg/ 支。

Sig：预先给予肝素 5 000IU 静脉注射，其后

方案一：rt-PA，8mg，i.v.，随后 42mg，90 分钟内 i.v. 泵入，总量 50mg。

方案二：rt-PA，10mg，在 1~2 分钟内静脉推注；90mg 在随后 2 小时持续静脉滴注；体重 65kg 以下的患者，给药总剂量不应超过 1.5mg/kg，最大剂量为 100mg。

（二）抗凝治疗

（具体参阅第一章第九节）

主要包括普通肝素、低分子量肝素、华法林和新型口服抗凝药（如利伐沙班、阿哌沙班等）。新型口服抗凝药物已用于静脉血栓栓塞症和肺栓塞的预防和治疗，如：抗 Xa 因子的利伐沙班、阿哌沙班、艾多沙班，凝血酶抑制剂的达比加群酯等。

三、呼吸兴奋剂

1. 尼可刹米（可拉明）Nikethamide（Coramine）

【应用要点】①缺氧伴 CO_2 潴留的患者若出现神经精神症状，即肺性脑病时，如无机械通气条件，可考虑用呼吸兴奋剂；②当 $PCO_2>10kPa$（75mmHg），

呼吸系统

即使无意识障碍也可酌情使用；③慢性呼吸衰竭治疗时，剂量不宜过大；④对呼吸肌麻痹者无效，对巴比妥类中毒引起的呼吸抑制效果差。

【剂型规格】注射液：0.375g（1.5ml）/支。

Sig：0.375g，i.v./i.m.，续以 3~10 支 +G.S 500ml，iv.gtt 维持。

2. 洛贝林（山梗菜碱） Lobeline（Antabac）

【剂型规格】注射液：3mg（1ml）/支。

Sig：3mg，i.v.，续以 3~10 支 +G.S 500ml，iv.gtt。

四、抗肺纤维化药物

最常见表现为肺纤维化的疾病是特发性肺纤维化（IPF），其他还包括结缔组织病相关间质性肺病（CTD-ILD）、ANCA 相关血管炎、放射性肺纤维化、肺尘埃沉着病、慢性过敏性肺炎、结节病 4 期、伴有自身免疫特征的间质性肺炎（IPAF）、遗传性肺纤维化和家族性肺纤维化、药物性间质性肺病、无法分类的间质性肺病（uc-ILD）等。目前得到广泛批准用于 IPF 的药物主要包括吡非尼酮和尼达尼布（具体可参阅 2016 年《特发性肺纤维化诊断和治疗中国专家共识》）。基于国外研究证据，特别是我国一项随机对照临床研究结果，我国 IPF 指南推荐 N- 乙酰半胱氨酸片剂可酌情用于 IPF 的治疗。抗肺纤维化治疗一般自 IPF 患者确诊开始，肺功能、临床症状和影像学改变轻微的特别早期 IPF 患者可先给予临床随访观察。最新一大趋势为将"特发性（idiopathic）"改为"不可逆的（irreversible）"肺纤维化，涵盖上述所有特发性肺纤维化、继发性肺纤维化和其他原因引起的肺纤维化，强调其不可逆的疾病过程，以及施予积极的抗纤维化治疗。前期临床试验显示有前景的抗纤维化新药包括结缔组织生长因子单克隆抗体 Pamrevlumab（FG-3019）、自霉素抑制剂 GLPG1690、溶血磷脂酸受体 LPA3R1 拮抗剂 BMS-986020、PBI-

4050、重组人穿透素-2（Pentraxin-2，PRM-151）等，后续研究和更多新药临床试验正在开展中。粉防己碱、克矽平等药物用于硅沉着病（俗称"矽肺"）可能有用。

1. 吡非尼酮（艾思瑞）　Pirfenidone

【药理作用】抑制转化生长因子β（TGF-β）和血小板衍生生长因子（PDGF）刺激后引起的成纤维细胞增殖、活化，抑制成纤维细胞合成纤维化相关蛋白和细胞因子，减少细胞外基质的合成和积聚，具有抗纤维化、抗炎和抗氧化作用。临床试验显示可降低IPF患者死亡率，延缓肺功能下降和疾病进展，延长患者生存期，改善患者活动耐力，减少住院事件，稳定或改善患者咳嗽和呼吸困难症状，有可能降低急性加重。英国和德国肺纤维化诊治指南推荐用于早期IPF。继发性肺纤维化的临床证据正在积累。

【禁忌证】孕妇，严重肝、肾功能障碍者禁用，哺乳期患者应暂停哺乳。

【注意事项】用药期间严格避免日晒、开车、高空作业和精细操作，加强日光防护。预防胃肠道反应可将药物与餐同服，或餐后即刻服用，并加用抑酸、促胃动力等药物。

【不良反应】①胃肠道反应：恶心、消化不良、呕吐、厌食；②皮肤疾病：光过敏、皮疹；③肝功能损害，甚至肝衰竭；④神经系统：嗜睡、眩晕、行走不稳感。

【剂型规格】胶囊剂：100mg×54粒。

Sig：起始剂量，第1周200mg，t.i.d.，如无明显不良反应，第2周增至400mg，t.i.d.，维持1~2周后增至维持剂量。我国治疗IPF的标准维持剂量为600mg，p.o.，t.i.d.。

2. 尼达尼布（维加特）　Nintedanib

【药理作用】抑制受体酪氨酸蛋白激酶和非受体酪氨酸蛋白激酶，包括成纤维细胞生长因子受体（FGFR）、血小板源性生长因子受体（PDGFR）和血管内皮生长因子受体(VEGFR)等,抑制成纤维细胞的生长、增殖、细胞类型转化和活化。同时也有抗癌作用。临床试验显示其延缓肺功能下降和疾病进展,降低急性加重次数,降低 IPF 患者死亡率,改善患者活动耐力。目前在中国、美国、欧盟、日本等多个国家和地区得到批准用于 IPF 的治疗。根据最新临床研究数据,美国 FDA 批准用于系统性硬化症合并间质性肺病的治疗。欧盟还批准用于驱动基因阴性非小细胞肺癌患者的二线治疗,需与多西他赛联合。

【禁忌证】孕妇、中重度肝功能障碍者禁用,哺乳期患者应暂停哺乳。

【不良反应】胃肠道反应:腹泻、恶心、呕吐、食欲减退、腹痛、胃肠道穿孔;肝功能损害;头痛、体重减轻、高血压、出血、动脉血栓栓塞。

【注意事项】患者对尼达尼布一般耐受较好。腹泻发生率为 60%~70%,多为轻中度,多能耐受。如出现较严重或难以耐受的腹泻,可加用止泻药物,或暂时减量或暂时停药。需特别注意尼达尼布作为靶向血管的激酶抑制剂,可能引起血栓或出血事件。

【剂型规格】胶囊剂:150mg×60 粒,100mg×60 粒。

Sig:150mg,p.o.,b.i.d.,与食物同服。如出现不良反应难以耐受可短期减为 100mg,po,b.i.d.。

第七节 常用肺癌治疗药物

肺癌的个体化治疗策略根据其组织病理学类型、TNM 分期、分子病理类型、患者功能状况评分(PS)、对治疗的反应性和耐受程度等制订,各循证医学指南意见和临床试验结论可供参考。非小细胞肺癌(non-small cell lung cancer,NSCLC)包括鳞癌、腺癌、鳞腺癌、大细胞癌等,Ⅰ~Ⅱa 期患者以手术治疗为主,但目前也有主张对Ⅰ期、Ⅱa 期患者术后进行含铂双药辅助化疗,以防术后发生局部复发或远处转移。Ⅱb 期患者术后应常规进行含铂双药辅助化疗。可切除的局部晚期(Ⅲa 期)患者应于术后进行含铂双药辅助化疗,术前根据情况可选择含铂双药新辅助化疗(必要时联合术前放疗)以"降期",缩小手术范围和提高手术成功率。不可切除的局部晚期(Ⅲb 期)和已远处转移的晚期(Ⅳ 期)患者,如功能状态评分(PS)0~2 分可考虑最佳支持治疗 ± 姑息性化疗,PS 3~4 分考虑最佳支持治疗 ± 靶向治疗。按 TNM 分期分为 T1~2N0M0 的Ⅰ期小细胞肺癌(small cell lung cancer,SCLC)首选手术,其余分期SCLC、SCLC 与 NSCLC 混合型首选同步放化疗或序贯放化疗,典型类癌和非典型类癌及大细胞神经内分泌癌早期首选手术,晚期首选化疗或化疗基础上的联合治疗。

一、化疗药

1. 卡铂(波贝)　Carboplatin,CBP,C

【注意事项】①禁用于严重的粒细胞系统、红细胞系统、巨核细胞系统三系减少,肝、肾功能不全者;②应用前常规检查血象和肝、肾功能,治疗期间每周监测血象;③常规应用止吐药、护胃药、升白细胞药物;④应用当日及第 2 日需不少于 1 500ml 液体水化,同时可加利尿剂。

【不良反应】①骨髓抑制:用药 3 周后白细胞与血小板降至谷底;②胃肠道反应;③耳毒性;④周围神经毒性:指(趾)麻木感;⑤黏膜炎、口腔炎。

【剂型规格】注射液:100mg(10ml)/支。

Sig:恶性胸腔积液的胸腔局部化疗,100~200mg+N.S 20~50ml,穿刺抽液后缓慢注入,每周 1~2 次,与全身化疗间隔进行,同时适当止吐、水化和利尿。全身化疗,剂量为 AUC=5~6,加入 500ml 生理盐水,静脉滴注。

呼吸系统

2. 顺铂 Cisplatin,DDP,D

【应用要点】①不良反应较卡铂严重,常见恶心、呕吐、听觉和肾损害,但缓解率更高;②可用于各类型肺癌;③静脉应用时每日需保证 2 000ml 以上液体入量。

【剂型规格】粉针剂:10mg/ 支,20mg/ 支。

Sig:恶性胸腔积液的胸腔局部化疗,80~120mg+N.S 20~50ml,穿刺抽液后缓注,每周 1~2 次,与全身化疗间隔进行,同时适当止吐、水化和利尿。全身化疗,按照不同化疗方案,常用剂量为 75~80mg/m²,加入 500ml 生理盐水,静脉滴注。

3. 奈达铂(鲁贝、捷佰舒) Nedaplatin

【剂型规格】粉针剂:10mg/ 支。

Sig:全身化疗,按照不同化疗方案,常用剂量为 75~80mg/m²,加入 500ml 生理盐水,静脉滴注。

4. 奥沙利铂(乐沙定、艾恒) Oxaliplatin

【剂型规格】注射剂:50mg/ 支。

Sig:全身化疗,按照不同化疗方案,常用剂量为 130mg/m²,加入 500ml 生理盐水,缓慢静脉滴注。

5. 紫杉醇(泰素、特素) Paclitaxel,TAX,T

【注意事项】①应用前 1 天开始给予地塞米松 15mg,疗程 3~5 天,以抗过敏和抗钠水潴留,化疗第 1~3 天每天服用氯苯那敏 4mg,t.i.d.;②常规行 ECG 检查,如有心电图异常、高龄、心血管基础疾病者应给予心电监护;③稀释后以精密输液泵控制滴速,静脉滴注 3 小时;④严防药物外渗,严禁胸腔内给药。

【剂型规格】注射剂:30mg/ 支。

Sig:NSCLC 常用剂量为 175mg/m²,静脉滴注,滴注时间大于 3 小时,每 3 周 1 次。

6. 紫杉醇脂质体(力扑素) Paclitaxel Liposome

【注意事项】必须用 G.S 配制,不良反应较紫杉醇小。

【剂型规格】注射液:30mg(5ml)/ 支。

Sig：常用剂量为 135~175mg/m²，经葡萄糖溶液稀释后静脉滴注 3 小时。

7. 多西他赛（泰索帝、艾素、天伦、多帕菲）Docetaxel，DOC

【剂型规格】注射剂：泰索帝、艾素、天伦 20mg/支；多帕菲 20mg/支，40mg/支，80mg/支。

Sig：NSCLC 常用剂量为 75mg/m²，静脉滴注。

8. 长春瑞滨（诺维本、盖诺）Vinorelbine，NVB，N

【剂型规格】注射液：10mg（1ml）/支。

Sig：NSCLC 单药治疗，推荐剂量为每周 25~30mg/m²。

9. 吉西他滨（健择、泽菲）Gemcitabine，GEM，G

【剂型规格】注射剂：健择 200mg/支，1 000mg/支；泽菲 200mg/支。

Sig：全身化疗，按照不同化疗方案，常用剂量为 1 000~1 250mg/m²，加入 100ml 生理盐水，静脉滴注 30 分钟。

10. 依托泊苷 Etoposide，VP-16，E

【剂型规格】注射剂：100mg/支。

Sig：SCLC 常用剂量为 60~100mg/m²，静脉滴注。

11. 培美曲塞二钠（力比泰、赛珍、普来乐）Pemetrexed

【适应证】本品与铂类制剂合用于非鳞非小细胞肺癌和胸膜间皮瘤的一线治疗，单药用于 NSCLC 维持治疗或二线治疗。

【剂型规格】注射剂：力比泰 0.5g/支；赛珍 0.1/支，0.2g/支；普来乐 0.2g/支。

Sig：全身化疗，按照不同化疗方案，常用剂量为 500mg/m²，加入 100ml 生理盐水，静脉滴注。

12. 伊立替康（开普拓、艾力）Irinotecan，CPT-11

【应用要点】①慢性炎症性肠病、肠梗阻、严重肝功能损害、严重骨髓抑制、过敏者禁用；②腹泻的处理:用药当时发生的早发性腹泻属胆碱能综合征的表现之一,可用阿托品 0.25~0.5mg i.m.,必要时重复应用,总量不超过 1mg/d。用药 24 小时后出现的晚发性腹泻需暂停化疗并用洛哌丁胺(易蒙停)拮抗,4mg,q4h.,口服,用药时间不少于 12 小时,用药持续至腹泻停止 12 小时以上,但不应超过 48 小时。

【剂型规格】注射剂:艾力 40mg/ 支;开普拓 100mg/ 支。

Sig:广泛期小细胞肺癌,顺铂 $60mg/m^2$ d1,伊立替康 $60mg/m^2$ d1、d8、d15,每 4 周重复。

13. 托泊替康(和美新、奥罗那) Topotecan

【剂型规格】注射剂:1mg/ 支,2mg/ 支。

Sig:静脉滴注,$1.5mg/m^2$ 体表面积 +N.S 250ml,iv.gtt,q.d.,持续 5 天,每 21 天重复。

二、靶向治疗药物

目前肺癌靶向治疗药物主要针对非小细胞肺癌,小细胞肺癌特异的分子靶标和靶向药物在研究中。常见的靶点有表皮生长因子受体(EGFR)、间变性淋巴瘤激酶(ALK)、c-ros 癌基因 1(ROS-1)等。国际指南和国内专家共识均推荐对非小细胞肺癌患者采集组织样本或血样,进行分子分型检测,以指导相关药物的使用。

1. 吉非替尼(易瑞沙、伊瑞可) Gefitinib

【药理作用】第一代表皮生长因子受体酪氨酸激酶抑制剂(EGFR-TKI)。厄洛替尼和埃克替尼亦属本类药。

【适应证】伴 EGFR 突变的晚期(Ⅲb、Ⅳ 期)NSCLC 患者的一线首选治疗,化疗失败的晚期患者的二线治疗,以及标准化疗 4~6 周期后的维持治疗。推荐用药前检测 EGFR 基因型,突变型有效率约 71.2%,非突变型(野生型)有效率 1.1%。如无条件检测 EGFR 基因型,EGFR-TKI 也可经验性用于不吸烟、体力状况较好的女性腺癌患者及部分肺鳞癌患者。

【不良反应】最常见为腹泻、皮疹、瘙痒、皮肤干燥和痤疮，一般见于服药后的第 1 个月内，通常是可逆性的。

【剂型规格】片剂:250mg×10 片。

Sig:250mg,p.o.,q.d.。

2. 厄洛替尼（特罗凯）Erlotinib

【剂型规格】片剂:100mg×3 片,150mg×7 片。

Sig:常规剂量 150mg,p.o.,q.d.;联合吉西他滨时推荐 100mg,q.d.。

3. 埃克替尼（凯美纳）Icotinib

【剂型规格】片剂:125mg×21 片。

Sig:125mg,p.o.,t.i.d.。

4. 阿法替尼（吉泰瑞）Afatinib

【药理作用】第二代 EGFR-TKI。达克替尼亦属本类药。阿法替尼对 G719X、E709X、L861Q、S768I 等少见 EGFR 突变位点有较好的作用,可作为首选,对 EGFR19 外显子突变似效果突出。能通过血脑屏障,临床证据显示适用于伴有 EGFR 敏感突变的脑转移患者。

【不良反应】最常见的毒副作用是腹泻、皮疹、恶心、甲沟炎、头晕、高血压、厌食、无症状的 Q-T 间期延长和蛋白尿。最常见的剂量限制性毒性是腹泻、高血压和皮疹。

【剂型规格】片剂:40mg×7 片。

Sig:40mg,p.o.,q.d.。

5. 达克替尼（多泽润）Dacomitinib

【剂型规格】片剂:15mg×30 片。

Sig:45mg,p.o.,q.d.。最低剂量 30mg,p.o.,q.d.。

6. 奥希替尼（泰瑞沙）Osimertinib

【药理作用】第三代 EGFR-TKI。奥希替尼对最常见的 EGFR19 外显子缺失突变和 21 外显子

L858R（共占到 80% 以上）有效。因其对 T790M 突变引起的第一代和第二代 EGFR-TKI 耐药患者仍有效果，可用于该机制引起的耐药患者（约占 60%）的二线治疗，并建议行 T790M 基因检测。最新研究证据显示奥希替尼用于 EGFR 敏感突变患者的一线治疗能显著延长生存期，美国 FDA 已批准用于一线治疗。我国目前专家共识意见是作为二线治疗。

【剂型规格】片剂：80mg×30 片。

Sig：80mg，p.o.，q.d.。

7. 克唑替尼（赛可瑞） Crizotinib

【药理作用】靶点为棘皮动物微管相关类蛋白 4- 间变性淋巴瘤激酶（EML4-ALK）融合基因和 *c-ros* 原癌基因（ROS-1）。

【不良反应】肝功能异常，视觉效应（闪光、视物模糊、重影），神经病（神经麻痹，神经结合处、末端或者肌肉发麻），头昏眼花，疲倦，水肿，胃肠道反应（纳差、恶心、呕吐、腹泻、便秘、食管咽喉不适、消化不良），味觉减退，皮疹，血细胞（红细胞、白细胞、血小板）减少，心率降低。

【剂型规格】胶囊：250mg×60 粒。

Sig：250mg，p.o.，b.i.d.。

8. 塞瑞替尼（赞可达） Ceritinib

【药理作用】间变性淋巴瘤激酶（ALK）抑制剂。

【剂型规格】胶囊：150mg×150 粒。

Sig：450mg，p.o.，q.d.。

9. 阿来替尼（安圣莎） Alectinib

【药理作用】第二代 ALK 抑制剂。

【剂型规格】胶囊：150mg×224 粒。

Sig：600mg，p.o.，b.i.d.。

10. 劳拉替尼 Lorlatinib

【药理作用】第三代 ALK 抑制剂。

【剂型规格】片剂：100mg×30 片。

Sig：100mg，p.o.，q.d.。

11. 索拉非尼（多吉美）Sorafenib

【药理作用】索拉非尼能抑制多种细胞激酶，包括 RAF 激酶、血管内皮生长因子受体 -2/3（VEGFR-2/3）、血小板衍生生长因子受体 -β（PDGFR-β）、KIT 和 FLT-3。它通过抑制 RAF/MEK/ERK 信号转导通路直接抑制肿瘤生长，又可通过抑制 VEGFR 和 PDGFR 而阻断肿瘤新生血管的形成。

【剂型规格】胶囊：200mg×60 粒。

Sig：400mg，p.o.，b.i.d.。

三、抗血管治疗药物

1. 贝伐珠单抗（安维汀）Bevacizumab

【应用要点】本品是人源化抗血管内皮生长因子（VEGF）单克隆抗体。推荐与一线含铂化疗方案联用，用于无咯血、没有大血管侵犯的晚期非鳞非小细胞肺癌。也可与厄洛替尼联用。禁用于鳞状细胞癌，因可引起致命性大出血。

【剂型规格】注射液：100mg（4ml）/ 支，400mg（16ml）/ 支。

Sig：7.5mg/kg+N.S 100ml，iv.gtt，与一线含铂化疗方案联用，每 21 天重复。

2. 重组人血管内皮抑素（恩度）Recombinant Human Endostatin

【适应证】本品联合 NP 化疗方案用于治疗初治或复治的 Ⅲ/Ⅳ期非小细胞肺癌患者。

【剂型规格】注射液：15mg（24 万 U）：3ml/ 支。

Sig：①静脉滴注，15mg+N.S 500ml，iv.gtt，q.d.，静脉滴注 3 小时，疗程 14 天，每 21 天重复；②胸腔内给药，难治性血性胸腔积液 45mg+N.S 20ml，胸腔内注射后夹闭胸腔引流管，第 2 天引流，每周 2 次。

3. 阿帕替尼（艾坦）Apatinib

【剂型规格】片剂：425mg×10 片，250mg×10 片。

Sig：850mg，p.o.，q.d.，餐后半小时服。

4. 安罗替尼（福可维） Anlotinib

【剂型规格】胶囊剂：8mg×7粒，10mg×7粒，12mg×7粒。

Sig：12mg，p.o.，q.d.，早餐前服，持续用2周停1周，每3周为1个疗程。如有不良反应可减量。

四、免疫治疗药物

T细胞中表达的程序性死亡受体1（PD-1）与其配体PD-L1和PD-L2结合，可以抑制T细胞增殖和活化。部分肿瘤细胞的PD-L1/PD-L2配体上调，通过与PD-1的结合，可抑制T细胞的激活，从而逃避T细胞对肿瘤的免疫监视。纳武利尤单抗、帕博利珠单抗、信迪利单抗和卡瑞利珠单抗属于人源性单克隆抗体，可与淋巴细胞表达的PD-1受体结合，阻断PD-1与配体PD-L1和PD-L2之间的相互作用，阻断PD-1通路介导的免疫抑制反应和抗肿瘤免疫反应。阿特珠单抗和度伐利尤单抗与肿瘤细胞表达的PD-L1结合，阻断PD-L1与PD-1的结合，从而起到类似的功效。部分此类药物在中国尚未获批治疗肺癌的适应证。

1. 纳武利尤单抗（欧狄沃，"O药"） Nivolumab（Opdivo）

【适应证】适用于治疗EGFR基因突变阴性和ALK阴性，既往接受过含铂方案化疗后疾病进展或不可耐受的局部晚期或转移性NSCLC成人患者。

【不良反应】皮疹、皮肤瘙痒、疲乏、腹泻、恶心、肝功能异常、过敏、输液反应、食欲下降、淀粉酶升高、贫血、白细胞减少、血脂肪酶升高、甲状腺功能异常、高血糖和低血糖、电解质紊乱、肾炎、肾功能异常等。约3.4%患者可出现间质性肺病和肺部浸润，其中严重者需停药和应用糖皮质激素。免疫相关心肌炎和横纹肌溶解是罕见但严重的不良反应，需了解、密切观察和及时处理。

【剂型规格】注射液：100mg（10ml）/支。

Sig：3mg/kg+N.S 100ml，iv.gtt，每 14 天重复。

2. **帕博利珠单抗**（可瑞达，"K 药"）　Pembrolizumab（Keytruda）

【适应证】帕博利珠单抗联合培美曲塞和铂类化疗用于无 EGFR 突变或 ALK 重排转移性非鳞状 NSCLC 患者的一线治疗；帕博利珠单抗＋卡铂＋紫杉醇或白蛋白紫杉醇用于转移性鳞状 NSCLC 患者的一线治疗；单药用于 PD-L1 TPS≥50%（经 FDA 批准的检测）且无 EGFR 突变或 ALK 重排的转移性非小细胞肺癌的一线治疗；单药用于 PD-L1 TPS≥1%、经铂类化疗方案后疾病进展的转移性非小细胞肺癌；单药用于携带 EGFR 或 ALK 肿瘤基因突变的患者在接受 FDA 批准疗法后仍出现疾病进展的非小细胞肺癌。

【剂型规格】注射液：100mg（4ml）/支。

Sig：200mg+N.S 100ml，iv.gtt，每 21 天重复。

3. **阿特珠单抗**（泰克，"T 药"）　Atezolizumab（Tecentriq）

【适应证】适用于有局部晚期或转移性尿路上皮癌患者。2019 年 3 月，美国 FDA 批准其联合卡铂和依托泊苷用于成人广泛期小细胞肺癌（ES-SCLC）的一线治疗。

【剂型规格】注射液：1 200mg（20ml）/支。

Sig：1 200mg+N.S 100ml，iv.gtt，60 分钟输注完。每 21 天重复。

4. **度伐利尤单抗**（英非凡，"I 药"）　Durvalumab（Imfinzi）

【适应证】含铂类药化疗期间或化疗后疾病进展，或含铂类药化疗的新辅助治疗或辅助治疗的 12 个月内疾病进展的局部晚期或转移性尿路上皮癌；2019 年被 NMPA 批准用于Ⅲ期非小细胞肺癌放化疗后未进展的患者。

呼吸系统

【剂型规格】注射液:500mg(10ml)/支,120mg(2.4ml)/支。

Sig:10mg/kg+N.S 100ml,iv.gtt,60分钟输注完。每14天重复。

5. 信迪利单抗(达伯舒) Sintilimab

【适应证】适用于至少经过二线系统化疗的复发或难治性经典型霍奇金淋巴瘤的治疗。2020年,NMPA已经正式受理信迪利单抗注射液用于非鳞状非小细胞肺癌一线治疗的新适应证申请。

【剂型规格】注射液:100mg(10ml)/支。

Sig:200mg+N.S 100ml,iv.gtt,每21天重复。

6. 卡瑞利珠单抗(艾瑞卡) Camrelizumab

【适应证】用于至少经过二线系统化疗的复发或难治性经典型霍奇金淋巴瘤的治疗。目前已有多项研究证实卡瑞利珠单抗单药治疗或联合化疗治疗晚期NSCLC有效。

【剂型规格】注射剂:200mg/支。

Sig:200mg+N.S 100ml,iv.gtt,每14天重复。

五、肺癌主要治疗方案

(一) Ⅳ期EGFR基因突变的非小细胞肺癌
一线

1. 首选 一代/二代EGFR-TKI:吉非替尼、厄洛替尼、埃克替尼、阿法替尼。

2. 次选 三代EGFR-TKI奥希替尼,或吉非替尼/厄洛替尼+化疗,或厄洛替尼+贝伐珠单抗,或含铂双药化疗(非鳞癌可化疗联合贝伐珠单抗)。

二线

1. 局部进展 继续原EGFR-TKI治疗,联合局部治疗。

2. 缓慢进展 如检测到T790M突变者首选奥希替尼;或继续原EGFR-TKI治疗。

3. 快速进展 如检测到T790M突变者首选奥

希替尼,其次考虑含铂双药化疗(非鳞癌可化疗联合贝伐珠单抗);T790M 阴性者首选含铂双药化疗(非鳞癌可化疗联合贝伐珠单抗)。

三线及以后

1. 首选 单药化疗。

2. 次选 单药化疗+贝伐珠单抗,或安罗替尼。

(二)Ⅳ期 ALK 基因突变的非小细胞肺癌

一线

1. 首选 ALK 靶向治疗 克唑替尼、阿来替尼。

2. 次选 含铂双药化疗(非鳞癌可化疗联合贝伐珠单抗)。

二线

1. 无症状进展 首选继续原 TKI 治疗,可联合局部治疗(中枢神经系统进展或单发进展);次选更换 TKI(如一线克唑替尼可更换为阿来替尼/赛瑞替尼)。

2. 有症状且为中枢神经系统或单发进展 首选继续原 TKI+局部治疗,或更换 TKI(如一线克唑替尼可更换为阿来替尼/赛瑞替尼);次选含铂双药化疗+局部治疗(非鳞癌可联合贝伐珠单抗)。

3. 有症状且伴有多发进展 如仅用到第一代 TKI,首选可更换为阿来替尼/赛瑞替尼,次选为含铂双药化疗(非鳞癌可化疗联合贝伐珠单抗)。如用到第二代 TKI 出现耐药,首选含铂双药化疗(非鳞癌可化疗联合贝伐珠单抗)。

三线

1. 首选 单药化疗。

2. 次选 单药化疗+贝伐珠单抗(非鳞癌),或安罗替尼。

(三)Ⅳ期无驱动基因的非鳞非小细胞肺癌

一线

1. 首选 培美曲塞+顺铂/卡铂化疗,其后以培美曲塞单药维持治疗;或含铂双药化疗方案+贝伐珠单抗,其后以贝伐珠单抗维持治疗;或含铂双药化疗方案:顺铂/卡铂+培美曲塞/多西他赛/紫杉醇/吉西他滨/长春瑞滨/紫杉醇脂质体。

2. 次选 帕博利珠单抗单药(限于 PD-L1 表达≥50% 者);或帕博利珠单抗+培美曲塞+顺铂/卡铂;或长春瑞滨/顺铂+重组人血管内皮抑素,继以重组人血管内皮抑素维持治疗。或紫杉醇/卡铂+贝伐珠单抗+阿特珠单抗。

3. PS=2 分者可考虑单药化疗 吉西他滨、紫杉醇、长春瑞滨、多西他赛、培美曲塞。

二线

1. 首选 纳武利尤单抗;或单药化疗:多西他赛、培美曲塞(一线治疗未用过同一药物)。

2. 次选 帕博利珠单抗(PD-L1 表达≥1%),或阿特珠单抗。

三线

1. 免疫治疗 纳武利尤单抗。

2. 单药化疗 多西他赛、培美曲塞(既往未用过同一药物)。

3. 安罗替尼。

(四)Ⅳ期无驱动基因的鳞癌

一线

1. 首选 含铂双药化疗:顺铂/卡铂+吉西他滨/多西他赛/紫杉醇/紫杉醇脂质体;奈达铂+多西他赛;卡铂+白蛋白结合型紫杉醇。

2. 次选 帕博利珠单抗单药(限于 PD-L1 表达≥50% 者);帕博利珠单抗+紫杉醇+铂类;吉西他滨维持治疗(限一线吉西他滨+铂类)。

3. PS=2 分者可考虑单药化疗(吉西他滨、多西他赛、紫杉醇、长春瑞滨)或最佳支持治疗。

二线

1. 首选 纳武利尤单抗;单药化疗:多西他赛、吉西他滨、长春瑞滨。

2. 次选　帕博利珠单抗(限于 PD-L1 表达≥ 1% 者);吉西他滨单药,长春瑞滨单药(一线未用过同一药物);阿法替尼(不适合化疗及免疫治疗者);阿特珠单抗。

三线

1. 首选　纳武利尤单抗;多西他赛单药。

2. 次选　安罗替尼(周围型)。

(五)小细胞肺癌

一线

1. EP 方案　依托泊苷 $100mg/m^2$ d1~d3,顺铂 $75~80mg/m^2$ d1,每 21 天重复,共 4~6 个疗程。

2. EC 方案　依托泊苷 $100mg/m^2$ d1~d3,卡铂 AUC=5~6 d1,每 21 天重复,共 4~6 个疗程。

3. IP 方案　伊立替康 $65mg/m^2$ d1,d8,顺铂 $30mg/m^2$ d1,每 21 天重复,共 4~6 个疗程。

4. IC 方案　伊立替康 $50mg/m^2$ d1,d8,d15,卡铂 AUC=5 d1,每 28 天重复,共 4~6 个疗程。

二线

1. 3个月内复发　托泊替康、伊立替康、多西他赛、紫杉醇、吉西他滨、替莫唑胺、异环磷酰胺。

2. 3~6 个月内复发　托泊替康、伊立替康、多西他赛、吉西他滨、口服依托泊苷、长春瑞滨、替莫唑胺、异环磷酰胺。

3. 6 个月以上复发　沿用原化疗方案。

三线及以上

1. 安罗替尼。

2. 纳武利尤单抗。

六、抗肿瘤中成药

注意:以下部分中成药疗效及安全性未经循证医学验证,请遵医嘱谨慎使用。

1. 康莱特

【主要成分】注射用薏苡仁油。辅料为注射用大豆磷脂、注射用甘油。

【功能主治】不宜手术的气阴两虚、脾虚湿困型原发性非小细胞肺癌及原发性肝癌。配合放、化疗有一定的增效作用。对中晚期肿瘤患者具有一定的抗恶病质和止痛作用。

【剂型规格】注射液:10g(100ml)/瓶;软胶囊剂:0.45g×72粒。

Sig:①注射剂,100~200ml,iv.gtt,q.d.,21天为1个疗程,间隔3~5天后可进行下一疗程。联合放、化疗时,可酌减剂量。首次使用,滴注速度应缓慢。②胶囊,4~6粒,p.o.,t.i.d.,宜联合放、化疗使用。

2. 复方苦参注射液(岩舒)

【主要成分】苦参、白土苓。

【适应证】清热利湿,凉血解毒,散结止痛。用于癌肿疼痛、出血。

【剂型规格】注射液:5ml/支。

Sig:20ml+N.S 250ml,iv.gtt,q.d.。

3. 参芪扶正注射液

【主要成分】党参、黄芪。

【适应证】益气扶正。用于肺脾气虚引起的神疲乏力,少气懒言,自汗眩晕;肺癌、胃癌见上述证候者的辅助治疗。

【剂型规格】注射液:250ml/瓶。

Sig:250ml,iv.gtt,q.d.。

4. 消癌平注射液

【主要成分】通关藤。

【适应证】清热解毒,化痰软坚。用于食管癌、胃癌、肺癌、肝癌。并可配合放疗、化疗的辅助治疗。

【剂型规格】注射液:2ml/支。

Sig:10ml+N.S 250ml,iv.gtt,q.d.。

5. 艾迪注射液

【主要成分】斑蝥、人参、黄芪、刺五加。

【适应证】清热解毒,消瘀散结。用于原发性肝癌、肺癌、直肠癌、恶性淋巴瘤、妇科恶性肿瘤等。

【剂型规格】注射液：10ml/支。

Sig：50ml+N.S 250ml，iv.gtt，q.d.。

6. 鸦胆子油口服乳液

【适应证】用于肺癌、肺癌脑转移、消化道肿瘤及肝癌的辅助治疗剂。

【剂型规格】口服液：250ml/瓶。

Sig：20ml，p.o.，b.i.d.~t.i.d.。

7. 华蟾素胶囊

【主要成分】干蟾皮。

【适应证】解毒，消肿，止痛。用于中、晚期肿瘤，慢性乙型肝炎等症。

【剂型规格】胶囊剂：0.25g×16粒。

Sig：0.5g，p.o.，t.i.d.~q.i.d.。

8. 安康欣胶囊

【主要成分】半枝莲、山豆根、蒲公英、鱼腥草、夏枯草、石上柏、枸杞子、穿破石、人参、黄芪、鸡血藤、灵芝、黄精、白术、党参、淫羊藿、菟丝子、丹参十八味中药组成。

【功能主治】活血化瘀，软坚散结，清热解毒，扶正固本。用于肺癌、胃癌、肝癌等肿瘤的治疗及辅助治疗。

【剂型规格】胶囊剂：0.5g×45粒。

Sig：4~6粒，p.o.，t.i.d.，餐后服。

七、骨转移用药（双膦酸盐类）

双膦酸盐类可抑制破骨细胞的溶骨作用，减轻转移性骨痛，降低病理性骨折等骨不良性事件发生率，缓解肿瘤相关的高钙血症，亦是骨质疏松症的一线用药。注意应用此类药物治疗前或治疗期间需用生理盐水充分水化。具体参阅第六章第五节。

【常见不良反应】

①血电解质紊乱：低磷血症、低钙血症；②肾损

害及肾功能异常；③胃肠道反应；④骨痛；⑤血细胞减少；⑥全身症状，发热、流感样症状；⑦中枢神经系统反应。

1. 唑来膦酸（择泰、健润、苏奇、天晴依泰）
Zoledronic Acid

【剂型规格】择泰、健润、苏奇、天晴依泰注射剂：4mg/ 支。

Sig：4mg+N.S 100ml，iv.gtt，滴注不少于 15 分钟。如需再次治疗，必须与前 1 次至少相隔 7~10 天。

2. 伊班膦酸钠（艾本、邦罗力）　Ibandronate Sodium

【剂型规格】注射液：艾本 1mg（1ml）/ 支；邦罗力 1mg（1ml）/ 支，2mg（2ml）/ 支，6mg（6ml）/ 支。

Sig：2~4mg+5% G.S 500ml，iv.gtt，滴注时间不少于 2 小时，最高剂量 6mg/d。一般情况下只给药 1 次。

3. 帕米膦酸二钠（仁怡、博宁、阿可达）
Pamidronate Disodium

【剂型规格】仁怡注射液：250ml/ 瓶，每瓶含帕米膦酸二钠 30mg，葡萄糖 12.5g；博宁、阿可达粉针剂：30mg/ 支。

Sig：30~60mg，iv.gtt，缓慢滴注 4 小时以上，浓度不得超过 30mg/250ml，滴速不得大于 15~30mg/2h，每疗程最大剂量 90mg。每 3~4 周 1 次。

八、正常细胞保护剂

氨磷汀（阿米福汀）　Amifostine

【注意事项】①为减少胃肠道反应，地塞米松和昂丹司琼（托烷司琼）必须在氨磷汀前给予；②用药过程中需取平卧位，定期监测血压；③高血压、低血压、低钙血症者在密切监护下使用。

【不良反应】①低血压；②恶心、呕吐；③头晕、乏力。

【剂型规格】注射剂：0.4g/ 支。

Sig:0.4~0.8g+N.S 50ml,iv.gtt,输注 15 分钟,化疗、放疗前 30 分钟。

九、免疫调节及生物治疗药物

常用:胸腺肽、胸腺五肽、胸腺肽 α1、丙种球蛋白、白细胞介素 -2、胎盘多肽、乌苯美司等。（**具体用法参阅第八章第七节**）

十、化疗镇吐药

常用:5 羟色胺 -3 受体拮抗剂（昂丹司琼、托烷司琼），多巴胺 -2 受体拮抗剂（甲氧氯普胺），糖皮质激素（地塞米松），丁酰苯类（氟哌啶醇），吩噻嗪类（氯丙嗪、异丙嗪），抗组胺药（苯海拉明）均可用于预防或治疗化疗相关呕吐,其中前 3 种组合应用较多。（**具体参阅第三章第三节**）

十一、升血细胞治疗药物

常用:重组人粒细胞刺激因子、重组人粒细胞巨噬细胞刺激因子、重组人促红细胞生成素、重组人白介素 -11、重组人血小板生成素等。（**具体用法参阅第七章第三节**）

第八节 对症用药

发热、咯血、胸痛和药物过敏反应均为呼吸系统疾病的常见症状和临床常见问题,本节对其药物治疗作一简述。对症治疗的总原则:①通过病史分析和体格检查,初步判定出现症状的可能原因,完善相关排除性检查;②特别注意排除致死性和潜在致死性疾病,检查不应耽误对这些疾病的治疗;③再次评估病情并给予适当治疗;④积极寻找病因,进行病因治疗。

一、发热

【住院发热患者的一般处理】

（1）伴寒战或体温高于 38℃并处于上升期者需常规作血培养和血涂片以查找疟原虫。

（2）适当鼓励多饮水。

（3）普通物理降温如温水擦浴、酒精擦浴、冰敷等。

（4）退热药如下，可给予非甾体抗炎药（NSAIDs）或小剂量糖皮质激素。对老年体弱、进食少、易大量出汗者注意补充液体并适当补充电解质如钾。

（5）头部冰帽降温。

（6）亚冬眠疗法。

常 用 药 物

1. 复方氨林巴比妥（安痛定）Compound Aminopyrine（Antondine）

【主要成分】复方制剂，其组分为：每支（2ml）含氨基比林 0.1g，安替比林 40mg，巴比妥 18mg。

【剂型规格】注射液：2ml/ 支。

Sig：2~4ml，i.m.。

2. 赖氨匹林（赖氨酸阿司匹林、阿沙吉尔）Aspirin-DL-Lysine

【剂型规格】注射剂：0.9g/ 支。

Sig：0.9~1.8g+N.S 500ml，iv.gtt，q.d.~q12h.。

3. 双氯芬酸钠　Diclofenac Sodium Suppositories

【注意事项】退热时易出汗，应预先或同时予以口服、静脉补液。

【剂型规格】栓剂：50mg/ 枚。

Sig：1/4~1 枚，塞肛。老年体弱者起始可用 1/4~1/2 栓。

4. 地塞米松　Dexamethasone

【注意事项】退热时易出汗，应预先或同时予以口服、静脉补液和补钾。

　　【剂型规格】注射液：5mg（1ml）/支。

　　Sig：2.5~10mg，i.v. 或 5~10mg+N.S 100ml，iv.gtt。

　　5. 布洛芬混悬液（美林）Ibuprofen

　　【剂型规格】口服液：0.6g（30ml）/瓶，2g（100ml）/瓶。

　　Sig：成人，10~20ml，p.o.，t.i.d.~q.i.d.。用于解热连续应用不得超过 3 天，止痛不得超过 5 天。

二、咯血

　　一般少量咯血多以安静休息、消除紧张、清淡饮食为主，并适当予酚磺乙胺、氨甲苯酸等药物止血处理。咯血量较多时，应定时测量血压、脉搏、呼吸，尽可能取患侧卧位；鼓励患者轻微咳嗽，将血液及时咯出；同时可用垂体后叶素等药物止血。发生咯血窒息时，应立即将患者置头低脚高俯卧位，同时拍击健侧背部，保持充分体位引流，以利排出气管或肺内的血液和血块。**止血药用法可参阅第七章第七节。**

常 用 药 物

　　1. 酚磺乙胺（止血敏、力制凝）Etamsylate

　　【剂型规格】注射液：0.5g（2ml）/支。

　　Sig：1.0~1.5g+G.S 100~250ml，iv.gtt，q.d.。

　　2. 氨甲苯酸（止血芳酸）Aminomethylbenzoic Acid

　　【剂型规格】注射液：0.1g（10ml）/支。

　　Sig：0.1~0.3g+G.S 250ml，iv.gtt，q.d.，最大剂量0.6g/d。

　　3. 氨基己酸 Aminocaproic Acid

　　【剂型规格】注射液：2.0g（10ml）/支。

　　Sig：急诊止血，4.0~6.0g+G.S 100ml，iv.gtt，20 分钟内滴完。维持剂量，1.0g，q.h.。每日总量不超过20g。

呼吸系统

4. 二乙酰氨乙酸乙二胺(迅刻) Ethylenediamine Diaceturate

【剂型规格】注射液:0.2g(2ml)支。

Sig:0.6g+G.S 250ml,iv.gtt,q.d.,最大剂量 1.2g/d。

5. 垂体后叶素(血管加压素、抗利尿激素) Pituitrin, Vasopressin, Antidiuretic Hormone

【作用机制】直接兴奋收缩血管平滑肌,使肺小动脉、肺毛细血管收缩,减少肺循环血量,使肺循环血压降低,体循环血压升高,促使血小板聚集形成血栓止血。

【适应证】大咯血、上消化道出血急救。

【禁忌证】高血压、冠心病、心力衰竭、孕妇。

【不良反应】给药过多过快可引起腹痛、腹泻、血压升高、心律失常、心绞痛,甚至心肌梗死。

【剂型规格】注射液:6IU(1ml)/支。

Sig:6~12IU+25% G.S 20~40ml,i.v.,10~20 分钟推注完;维持剂量,12~18IU+5% G.S 500ml,iv.gtt。最大剂量 40IU/d。

6. 硝酸甘油 Nitroglycerin

【作用机制】本品与垂体后叶素合用可减少后者引起的不良反应,特别是扩张冠状动脉、改善心肌血供和扩张血压、降低血压、降低肺动脉压的作用,使心悸、胸闷、高血压等并发症大为减少。可引起反射性心率增快,心率 >120 次/min 时慎用。

【剂型规格】注射液:5mg(1ml)/支。

Sig:10mg+N.S 50ml,i.v. 泵入,3ml/h 起根据病情调节。

7. 酚妥拉明 Phentolamine

【作用机制】α 受体拮抗剂,其止血机制为舒张血管,降低肺动静脉压、肺毛细血管楔压及外周血管阻力,减少肺血流量,血液从肺流向周围血管而起"内放血"作用,使咯血停止或减少。

【注意事项】应用中需同时监测血压变化,尤其有高血压、低血压、心脑血管病史者。

【剂型规格】注射液：10mg（1ml）/ 支。

Sig：10~30mg+G.S 500ml，iv.gtt。

8. 维生素 K₁　Vitamin K$_1$

【剂型规格】注射液：10mg（1ml）/ 支。

Sig：10~20mg+N.S 100ml，iv.gtt，q.d.~b.i.d.，也可肌内或深部皮下注射，24 小时总量不超过 40mg。

9. 云南白药胶囊

【剂型规格】胶囊：0.25g×32 粒。

Sig：0.25~0.5g，p.o.，t.i.d.~q.i.d.。

三、癌性疼痛

WHO 关于癌痛的三阶梯治疗指导原则：对癌痛的性质和原因作出正确的评估后，根据癌痛患者的疼痛程度和原因，适当选择相应的镇痛药。第一级：非甾体抗炎药（NSAIDs）± 辅助药物。第二级：弱阿片类药物 ± NSAIDs ± 辅助药物。第三级：强阿片类药物 ± 非阿片类镇痛药物 ± 辅助药物。在用药的过程中尽量选用口服给药途径，个体化治疗。镇痛剂的使用应由弱到强逐级增加，现也有主张不经过第二级直接过渡至最小剂量强阿片类药物（如羟考酮 10mg，q12h.）。

常 用 药 物

（一）NSAIDs

参阅第九章第一节。

1. 塞来昔布（西乐葆）　Celecoxib

【剂型规格】胶囊剂：0.2g×6 粒。

Sig：0.2g，p.o.，q12h.。

2. 布洛芬（芬必得）　Ibuprofen

【剂型规格】胶囊剂：0.3g×20 粒。

Sig：0.3g，p.o.，q12h.。

3. 吲哚美辛（消炎痛） Indometacin

【剂型规格】栓剂：25mg×6 枚。

Sig：25mg，肛内给药，q.d.~q12h.。用于不能经口进食者。

（二）弱阿片类

1. 曲马多（舒敏、奇迈特、奇曼丁） Tramadol

【作用特点】不良反应较少，用于中重度疼痛。

【剂型规格】注射液（舒敏、奇迈特）：100mg（2ml）/ 支；缓释片（奇曼丁）：100mg×10 片。

Sig：①肌内注射，50~100mg，i.m.，临时应用，最大剂量不超过 400mg/d。②口服，50~100mg，p.o.，q.d.~q12h.，如 200mg/d 未能控制疼痛，应及早转为强阿片类。两次服药的间隔不得少于 8 小时，最大剂量不超过 400mg/d。

2. 氨酚双氢可待因片（路盖克、波舒达） Codeine

【剂型规格】片剂：路盖克 24 片 / 盒，波舒达 12 片 / 盒（每片含对乙酰氨基酚 500mg，酒石酸双氢可待因 10mg）。

Sig：1~2 片，p.o.，q4~6h.，最大剂量为 2 片 / 次，8 片 /d。

（三）强阿片类

吗啡、可待因、哌替啶、芬太尼、布桂嗪及这些药物的同系衍生物制剂等均属国家法定麻醉药品，需执业医师开具麻醉处方，并附注执业医师和患者身份证号码。哌替啶（度冷丁）镇痛作用维持时间短，需重复给药，中枢神经系统不良反应大，现已不推荐使用。

【不良反应及其处理】

（1）中枢性通气不足、呼吸衰竭：①谨慎选择适应证，用药前后监测呼吸频率、氧合状况和血气；②必要时给予机械通气支持；③详细告知风险。

（2）便秘：①排除肠梗阻；②多饮水，多进食高纤维素食物(果蔬类,但避免食用香蕉);③适量活动;④使用润肠通便药物,如麻仁丸、番泻叶、大黄粉)。

(3)胃肠道反应(恶心、呕吐):对症处理。

(4)中枢神经系统症状:如失眠、头痛、嗜睡、躁动、头晕、感觉异常、瞳孔缩小、肌肉强直。

(5)肺水肿、支气管痉挛。

(6)精神依赖、药物躯体依赖、戒断症状。

(7)药物过量(嗜睡、昏迷、双侧对称针尖样瞳孔、呼吸浅慢、心动过缓、休克、外周循环衰竭、神经系统定位体征缺如)处理:①呼吸和循环支持;②纳洛酮0.4mg静脉推注,0.4mg+N.S 500ml续滴,或遵医嘱;③洗胃;④补液、利尿。

常用药物

1. 吗啡(美菲康、美施康定) Morphine

【禁忌证】颅内压增高和颅脑损伤,呼吸抑制已显示发绀,支气管哮喘,肺源性心脏病代偿失调,甲减,皮质功能不全,前列腺肥大,排尿困难及严重肝功能不全,休克尚未纠正控制前,炎性肠梗阻,孕妇。

【不良反应】呼吸抑制、胃肠症状、尿潴留、成瘾。

【剂型规格】美菲康缓释片:10mg,30mg,60mg×10片;美施康定控释片:30mg×10片;盐酸吗啡注射液:10mg(1ml)/支。

Sig:①片剂,10~30mg,p.o.,q12h.起,整片吞服。②注射剂,10mg,i.h./i.m.,皮下注射极量每次20mg,60mg/d。

2. 羟考酮(奥施康定、奥诺美) Oxycodone

【剂量换算】羟考酮10mg=吗啡20mg(同剂型)。

【剂型规格】口服控释片(奥施康定):10mg,40mg×10片;注射液(奥诺美):10mg(1ml)/支。

Sig:①口服,从NSAIDs转换或从弱吗啡类过渡,10mg,q12h.起,须整片吞服,出现暴发性疼痛时临时应用短效吗啡注射剂。每日根据疼痛数字评分（NRS）评估镇痛效果和调整剂量，每日最大可增量50%。大多数患者的最高用药剂量为200mg，q12h.。②静脉注射，加 G.S 或 N.S 稀释至 1mg/ml，在 1~2 分钟内缓慢静脉推注 1~10mg，给药频率不应短于每 4 小时 1 次。

3. 氨酚羟考酮片（泰勒宁） Oxycodone and Acetaminophen Tablets

【剂型规格】片剂：羟考酮 5mg/ 对乙酰氨基酚 325mg×10 片。

Sig：常规剂量为 1 片，p.o.，q6h.。

4. 布桂嗪（强痛定） Bucinnazine

【剂型规格】片剂：30mg×100 片；注射液：100mg（2ml）/ 支。

Sig：① 片剂，30~60mg，p.o.，t.i.d.；② 注射剂，50~100mg，i.m 或 i.h.，q.d.~b.i.d.。

5. 芬太尼（多瑞吉） Fentanyl

【剂型规格】透皮贴剂：4.2mg×5 贴 / 盒；注射液：0.1mg（2ml）/ 支，0.5mg（10ml）/ 支。

Sig：1/2~1 贴，贴皮，q72h.。严禁过量使用，否则可能致死。静脉注射多用于手术全麻、局麻或术后镇痛，常用剂量为 0.001~0.004mg/kg。

四、抗过敏药

过敏（变态）反应是呼吸系统各种抗生素等药物应用时常见的不良反应，一般需停药并及时对症处理。抗变态反应药物主要包括①抗组胺药物，主要是 H_1 受体拮抗剂，如氯苯那敏、异丙嗪（非那根）、特非那定、阿司咪唑、氯雷他定、卢帕他定等；②变态反应介质阻滞剂，如酮替芬、色甘酸钠等；③其他，如葡萄糖酸钙等。过敏性休克的处理参阅本章第一节。

常 用 药 物

1. 马来酸氯苯那敏（扑尔敏）　Chlorphenamine Maleate

【注意事项】癫痫患者和高空作业工人、司机等禁用。

【剂型规格】片剂：4mg×100 片；注射液：10mg（1ml）/ 支。

Sig：①口服，4mg，t.i.d.；②肌内注射，5~20mg/ 次。

2. 特非那定（敏迪、司立泰）　Terfenadine

【剂型规格】片剂：60mg×12 片。

Sig：60mg，p.o.，b.i.d.。

3. 异丙嗪（非那根）　Promethazine，Phenergan

【剂型规格】注射液：50mg（2ml）/ 支。

Sig：25~50mg，i.m.，必要时，最大剂量不超过 100mg。

4. 氯雷他定（贝雪、瑞普康、开瑞坦、息斯敏）　Loratadine

【剂型规格】片剂：贝雪、瑞普康 8.8mg×6 片；开瑞坦、息斯敏 10mg×6 片。

Sig：1 片，p.o.，q.d.。

5. 卢帕他定（卢苏、邦尅敏）　Rupatadine

【剂型规格】富马酸卢帕他定片剂（卢苏）：10mg×5 片；胶囊剂（邦尅敏）：10mg×12 粒。

Sig：10mg，po，q.d.，空腹或进食服用。

6. 西替利嗪（西可韦）　Cetirizine

【剂型规格】片剂：10mg×12 片。

Sig：10mg，p.o.，q.d.~b.i.d.。

7. 10% 葡萄糖酸钙　10% Calcium Gluconate

【剂型规格】注射液：10ml/ 支。

Sig：10~20ml+G.S 250~500ml，iv.gtt，q.d.。

（汪铮　杨艺）

呼吸系统

第三章　消化系统疾病用药

第一节　抗消化性溃疡药

消化性溃疡的发病与胃、十二指肠局部黏膜损伤和保护因素失去平衡有关。幽门螺杆菌（*Helicobacter pylori*，*H. pylori*）感染和非甾体抗炎药（NSAIDs）摄入，特别是前者，是消化性溃疡最主要的病因。因此，根除 *H. pylori*，调控胃酸分泌和保护黏膜是治疗溃疡病的主要措施。抗消化性溃疡药按药物的作用机制大致可以分为两大类：第一类是减少损伤因素的药物，①抗酸药，如铝碳酸镁、氢氧化铝、氢氧化镁等。②M胆碱受体拮抗剂，如阿托品、哌仑西平。③H_2受体拮抗剂，如雷尼替丁、法莫替丁等。④质子泵抑制剂，如奥美拉唑等。⑤抗幽门螺杆菌药，如阿莫西林、克拉霉素、甲硝唑、四环素等。第二类是加强保护因素的药物，主要是拥有胃黏膜保护和抗胃蛋白酶作用的制剂，如前列腺素衍生物、铋剂、硫糖铝等。

一、质子泵抑制剂

质子泵抑制剂（proton pump inhibitor，PPI）能特异性地作用于胃黏膜壁细胞，可逆地抑制壁细胞中的 H^+、K^+-ATP 酶（质子泵）的活性，从而抑制基础胃酸和刺激引起的胃酸分泌，其抑制胃酸分泌的作用较 H_2 受体拮抗剂更强大、更持久。

【PPI 的适应证】

1. **口服**　主要适用于十二指肠球部溃疡、胃溃疡和吻合口溃疡,也可用于胃泌素瘤(卓 - 艾综合征,Zollinger-Ellison syndrome)、反流性食管炎、根除 *H. pylori* 治疗和预防 NSAIDs 引起的消化性溃疡。

2. **静脉**　适用于消化性溃疡出血,应激或NSAIDs 药物引起的急性胃黏膜损伤,预防重症疾病(如脑出血、严重创伤)引起的上消化道出血。

【PPI 的不良反应】

可能会出现头痛、腹泻和皮疹;少见头晕、疲劳、胃肠道反应(如便秘、腹胀、腹痛、恶心、呕吐)、关节痛;罕见肝酶升高。

【PPI 应用的注意事项】

(1)治疗胃溃疡前,必须先排除胃癌。

(2)妊娠和哺乳期妇女慎用。严重肝功能不全者慎用,必要时剂量减半。

(3)奥美拉唑镁和艾司奥美拉唑对于严重肝功能损害患者每日累计剂量不超过 20mg,肾功能损害者不需调整剂量。

(4)与奥美拉唑和艾司奥美拉唑相比,兰索拉唑、泮托拉唑和雷贝拉唑发生药物间相互作用概率较低,因为它们对特异的 CYP 同工酶亲和力更低或有其他清除途径。

(5)PPI,尤其是使用高剂量及长期用药时(>1年),可能会增加髋部、腕部和脊柱骨折的风险,主要在老年人群或存在其他已知风险因素的患者中。

推荐的 *H. pylori* 根除四联方案中抗菌药物组合、剂量和用法见表 3-1。

表 3-1 推荐的 *H. pylori* 根除四联方案中
抗菌药物组合、剂量和用法

方案	抗菌药物 1	抗菌药物 2
1	阿莫西林 1 000mg, b.i.d.	克拉霉素 500mg, b.i.d.
2	阿莫西林 1 000mg, b.i.d.	左氧氟沙星 500mg, q.d. 或 200mg, b.i.d.
3	阿莫西林 1 000mg, b.i.d.	呋喃唑酮 100mg, b.i.d.
4	四环素 500mg, t.i.d. 或 q.i.d.	甲硝唑 400mg, t.i.d. 或 q.i.d.
5	四环素 500mg, t.i.d. 或 q.i.d.	呋喃唑酮 100mg, b.i.d.
6	阿莫西林 1 000mg, b.i.d.	甲硝唑 400mg, t.i.d. 或 q.i.d.
7	阿莫西林 1 000mg, b.i.d.	四环素 500mg, t.i.d. 或 q.i.d.

注:根除 *H. pylori* 的四联方案为标准剂量的 PPI 和铋剂(每日 2 次,餐前半小时服)+2 种抗菌药物(餐后口服),推荐疗程 10~14 日。标准剂量质子泵抑制剂为艾司奥美拉唑 20mg、雷贝拉唑 10mg (或 20mg)、奥美拉唑 20mg、兰索拉唑 30mg、泮托拉唑 40mg、艾普拉唑 5mg(以上选一);标准剂量铋剂为枸橼酸铋钾 220mg。具体可参阅 2017 年《第五次全国幽门螺杆菌感染处理共识报告》。

常 用 药 物

1. 奥美拉唑(洛赛克、奥西康、美奥泰、丽奥佳、奥美真) Omeprazole

【剂型规格】肠溶胶囊(洛赛克):10mg×7 粒, 20mg×14 粒;粉针剂:40mg/ 支。

Sig:(1) 口服,①消化性溃疡,20mg, b.i.d.,疗程一般为 4~8 周,推荐胃溃疡 4~8 周,十二指肠球部溃疡 2~4 周;预防复发,10mg, q.d.。②反流性食管炎,20mg, q.d.,疗程 8 周。(2) 静脉滴注,40mg+N.S 100ml, iv.gtt, q.d.~q8h.。(3) 静脉微泵,首剂 80mg 静

脉推注,其后 8mg/h 持续泵入,即 200mg+N.S 50ml,以 2ml/h 持续泵入(多用于上消化道出血)。

2. 艾司奥美拉唑(耐信、艾速平、莱美舒)
Esomeprazole

【药理作用】奥美拉唑的 *S*- 异构体,通过特异性的靶向作用机制减少胃酸分泌。

【注意事项】本品不能咀嚼或压碎服用,应整片吞服。

【剂型规格】耐信肠溶片:20mg,40mg×7 片;耐信、艾速平粉针剂:40mg/ 支;莱美舒胶囊:20mg,40mg×7 粒。

Sig:(1)口服,①反流性食管炎,20mg,b.i.d. 或 40mg,q.d.,疗程 8 周;防止复发长期维持治疗,20mg,q.d.。②无食管炎的胃食管反流病(GERD),20mg,b.i.d.,如用药 2 周病情未得到明显控制,须进一步检查,一旦症状消失,可采取按需疗法。③消化性溃疡,20mg,b.i.d.,十二指肠溃疡 4~6 周,胃溃疡 6~8 周。(2)静脉滴注,40mg+N.S 100ml,iv.gtt.,q.d.~q8h.。(3)静脉微泵,首剂 80mg 静脉推注,其后 8mg/h 持续泵入,即 200mg+N.S 50ml,以 2ml/h 持续泵入(多用于上消化道出血)。

3. 雷贝拉唑(波利特、瑞波特、丁齐尔、济诺、卡佩莱) Rabeprazole

【注意事项】本品不能咀嚼或压碎服用,应整片吞服。

【剂型规格】片剂:10mg×7 片,14 片;粉针剂(卡佩莱):20mg/ 支。

Sig:①口服,一般 10mg,p.o.,q.d.,根据病情可增加到 20mg,p.o.,q.d.。胃溃疡、吻合口溃疡、反流性食管炎的疗程一般为 8 周,十二指肠球部溃疡疗程为 6 周。②静脉,20mg+N.S 100ml,iv.gtt.,q.d.~q12h.。

4. 艾普拉唑(壹丽安) Ilaprazole

【剂型规格】肠溶片:5mg×6 片。

Sig：一般 10mg，p.o.，q.d.，晨起空腹吞服，十二指肠球部溃疡疗程为 4~6 周。

5. 兰索拉唑（达克普隆、恒坤、普托平、兰川、奥维加、悦康、艾可索） Lansoprazole

【剂型规格】胶囊剂（达克普隆）：30mg×14 粒；肠溶片（恒坤）：15mg×14 片；口崩片（普托平）：30mg×10 片；注射剂（兰川、奥维加、悦康、艾可索）：30mg/ 支。

Sig：（1）口服，①十二指肠溃疡，30mg，p.o.，q.d.，连续服用 4~6 周；②胃溃疡、反流性食管炎、胃泌素瘤、吻合口部溃疡，30mg，p.o.，q.d.，连续服用 6~8 周；③用作维持治疗、高龄者、有肝功能障碍、肾功能低下的患者，15mg，p.o.，q.d.。（2）静脉，30mg+N.S 100ml，iv.gtt，q12h.。

6. 泮托拉唑（潘妥洛克、泮卫平、诺可、诺森、泮立苏） Pantoprazole

【剂型规格】潘妥洛克、泮卫平粉针剂：40mg/瓶；诺可粉针剂：40mg/ 支，60mg/ 支；诺森粉针剂：80mg/ 支；泮立苏肠溶胶囊：40mg×14 粒。

Sig：（1）口服，一般 40mg，p.o.，b.i.d.，早餐前服。十二指肠溃疡疗程通常为 4 周；胃溃疡、反流性食管炎疗程通常为 6 周。（2）静脉，40~80mg+N.S 100ml，iv.gtt，q.d.~b.i.d.，60 分钟内滴完。

二、H_2 受体拮抗剂

H_2 受体拮抗剂（H_2 receptor antagonist，H_2RA）能竞争性拮抗 H_2 受体，抑制组胺引起的胃酸分泌，对五肽促胃液素、M 胆碱受体激动剂所引起的胃酸分泌也有抑制作用，能明显抑制基础胃酸及食物和其他因素所引起的夜间胃酸分泌。常用的有西咪替丁、雷尼替丁、拉呋替丁、法莫替丁、尼扎替丁、乙溴替丁（ebrotidine）等。不良反应一般较少，偶有头痛、头晕、便秘、腹痛、腹泻、皮疹等。静脉滴注过快可引起心率减慢。

常 用 药 物

1. 西咪替丁（甲氰咪胍） Cimetidine

【作用特点】第一代 H_2RA，有抗雄性激素样作用，可透过血脑屏障，具有一定神经毒性，老年人长期服用要谨慎。孕妇和哺乳期妇女禁用。

【剂型规格】胶囊剂/片剂：每粒/片 0.2g；注射液：0.2g（2ml）/支。

Sig：0.2g，p.o.，b.i.d.（餐后服），24 小时内不超过 4 次。

2. 雷尼替丁（善卫得、西斯塔） Ranitidine

【作用特点】第二代 H_2RA，抑制作用较西咪替丁强 5~12 倍，不抑制 CYP450 酶代谢系统，药物间相互作用较少，8 岁以下儿童禁用。

【剂型规格】胶囊剂：150mg×30 粒；注射液：50mg（2ml）/支。

Sig：（1）口服，①消化性溃疡急性期，150mg，b.i.d. 或 300mg，q.n.，疗程为 4~8 周。②长期治疗，150mg，q.n.。肾功能不良患者推荐剂量 150mg/d，空腹或餐后服均可。（2）静脉，150mg+N.S 100ml，iv.gtt，q.d.。

3. 拉呋替丁（乐美汀、顺儒） Lafutidine

【作用特点】第二代 H_2RA，具有很强的黏膜保护作用。与西咪替丁、法莫替丁等同类药相比，对 H_2 受体的阻断作用更有效、持久，具有抗胃酸分泌作用更加持续的优点。

【适应证】用于胃溃疡和十二指肠溃疡。

【剂型规格】片剂：5mg×12 片；10mg×6 片。

Sig：10mg，po，b.i.d.，餐后或睡前服用。

4. 法莫替丁（高舒达） Famotidine（Gaster）

【作用特点】第三代 H_2RA，特异性高，对夜间胃酸分泌的抑制作用显著，其作用强度比西咪替丁大 32 倍,比雷尼替丁大 9 倍,维持时间也较长;无抗雄性激素的副作用,不抑制肝脏 CYP450 酶代谢系统,药物间相互作用较少。

【剂型规格】片剂:20mg×30 片;注射剂:20mg/支。

Sig:(1)口服,①胃酸过多,20mg,b.i.d.;②活动性胃、十二指肠溃疡,40mg,q.n.,连续 4~6 周为 1 个疗程,待溃疡愈合后,使用维持量,剂量减半。(2)静脉,20mg+N.S 100ml,iv.gtt,q12h.。

5. 尼扎替丁(赛法雷、庆尼安) Nizatidine

【作用特点】第三代 H_2RA,能显著抑制夜间胃酸分泌(约 12 小时),抗溃疡作用与雷尼替丁相当,不抑制肝脏 CYP450 酶代谢系统。为避免药物蓄积,对有显著肾功能障碍的患者,应根据肾功能障碍程度适当减少用药剂量和用药次数。

【剂型规格】片剂(赛法雷):75mg×12 片;胶囊剂(庆尼安):150mg×14 粒。

Sig:一般 300mg,p.o.,q.n. 或 150mg,p.o.,b.i.d.;维持剂量 150mg,p.o.,q.n.。疗程最长不超过 8 周。

6. 罗沙替丁醋酸酯(杰澳) Roxatidine Acetate

【作用特点】第三代 H_2RA,在小肠、血浆和肝脏内经酶化作用后,迅速转变成有活性的代谢物罗沙替丁,不影响肝脏微粒体氧化酶的功能,无抗雄性激素样作用。

【适应证】适用于上消化道出血(由消化性溃疡,急性应激性溃疡,出血性胃炎等引起)的低危患者。

【剂型规格】粉针剂:75mg/支。

Sig:75mg+20mL N.S/G.S 溶解,缓慢静脉推注,或用输液混合后静脉滴注,q12h.。

三、胃黏膜保护药及其他抗溃疡药

1. 铝碳酸镁(达喜) Hydrotalcite(Talcid)

【作用特点】抗酸作用迅速,作用温和,可避免

pH 过高引起的胃酸分泌加剧；作用持久；与其他含铝抗酸药相比，铝碳酸镁可与胃酸充分反应。

【注意事项】有严重的心、肾功能不全者，高镁、高钙血症者慎用。

【剂型规格】咀嚼片：500mg×20 片。

Sig：①一般用法，0.5~1.0g，p.o.，t.i.d.~q.i.d.，嚼服；②胃、十二指肠溃疡，1.0g，p.o.，q.i.d.，在症状缓解前至少维持 4 周，进餐时或餐后服用。

2. 枸橼酸铋钾（丽珠得乐） Bismuth Potassium Citrate

【药理作用】胃黏膜保护剂。在胃的酸性环境中形成弥散性的保护层覆盖于溃疡面上，阻止胃酸、酶及食物对溃疡的侵袭，促进溃疡黏膜再生和溃疡愈合。还具有降低胃蛋白酶的活性，增加黏蛋白分泌，促进黏膜释放前列腺素 E_2（PGE_2）等作用，从而保护胃黏膜，另外本品对 *H. pylori* 有杀灭作用，因而可促进胃炎的愈合。

【适应证】胃酸过多及慢性胃炎引起的胃痛、烧灼感和反酸；与抗生素联用根除 *H. pylori*。

【注意事项】服药时不得同时食用高蛋白食物，如牛奶等。服药期间可把舌、粪染黑。

【剂型规格】颗粒剂：110mg×28 袋，56 袋；胶囊剂：110mg×40 粒；片剂：110mg×24 片。本品每袋/粒/片含枸橼酸铋钾 0.3g（相当于铋 0.11g）。

Sig：①保护胃黏膜，220mg，p.o.，b.i.d.，4 周为 1 个疗程或遵医嘱；②抗 *H. pylori* 感染，与抗生素合用，220mg，p.o.，b.i.d.，疗程为 10~14 天。三餐前半小时或晚餐后 2 小时服用。

3. 胶体果胶铋 Colloidal Bismuth Pectin

【药理作用】【适应证】【注意事项】基本同枸橼酸铋钾。

【剂型规格】胶囊剂：50mg×24 粒，100mg×36 粒。

Sig：①保护胃黏膜，100~150mg，p.o.，q.i.d.，三餐前＋睡前服，4 周为 1 个疗程或遵医嘱；②用于抗 *H. pylori* 治疗时，200mg，p.o.，b.i.d.，餐前。

4. 瑞巴派特（膜固思达、为快乐） Rebamipide

【药理作用】胃黏膜保护剂。有预防溃疡发生和促进溃疡愈合作用，可增加胃黏膜血流量、PGE_2 的合成和胃黏液分泌。可清除氧自由基，促进消化性溃疡的愈合及炎症的改善。

【适应证】胃溃疡、急性胃炎、慢性胃炎急性加重期胃黏膜病变（如糜烂、出血、潮红、水肿)的改善。

【剂型规格】薄膜包衣片：100mg×24 片。

Sig：100mg，p.o.，t.i.d.，空腹或餐后服用均可。

5. 替普瑞酮（施维舒） Teprenone

【药理作用】萜烯类的一种，具有广谱抗溃疡作用。可促进胃黏膜、胃黏液中主要的再生防御因子、高分子糖蛋白、磷脂的合成与分泌，提高胃黏液中的重碳酸盐。提高胃黏膜中前列腺素的生物合成能力。改善胃黏膜血流。

【适应证】同瑞巴派特。

【剂型规格】胶囊剂：50mg×20 粒。

Sig：50mg，p.o.，t.i.d.，餐后 30 分钟内口服。

6. 硫糖铝（素得、素可立、华迪、舒可捷） Sucralfate

【药理作用】硫糖铝是含有氢氧化铝的硫酸蔗糖复合物，在酸性条件下可离解为带负电荷的八硫酸蔗糖，能聚合成胶体直接在溃疡面或炎症处形成一层薄膜，保护溃疡或炎症黏膜，抵御胃酸的侵袭。此外，硫糖铝能吸附胃蛋白酶及中和胃酸，但作用弱。

【适应证】食管、胃和十二指肠溃疡，急性或有症状的慢性胃炎。

【注意事项】入口会产生一种独特的涩味，可服用少许清水或其他饮料消除。

【不良反应】常见便秘。

【剂型规格】混悬凝胶:1g(5ml)×12包;咀嚼片:0.25g×100片。

Sig:①混悬凝胶,1g,p.o.,b.i.d.,晨起餐前1小时或晚餐休息前空腹服用;②咀嚼片,1g,po,q.i.d.,餐前1小时及睡前嚼碎后服用。

7. 索法酮(瑞琅) Sofalcone

【药理作用】索法酮是在传统植物药广豆根中分离得到的一种化合物,能够通过抑制15-羟基前列腺素脱氢酶,增加胃黏膜内源性前列腺素的生成,促进胃黏膜的修复,利于溃疡愈合。

【适应证】用于急性胃炎和慢性胃炎急性发作的治疗。

【剂型规格】干混悬剂:0.1g×12袋。

Sig:每次一袋(0.1g),把药粉倒入适量凉开水中,摇匀即可服下,每日3次。

8. 米索前列醇(喜克馈) Misoprostol

【作用特点】人工合成的前列腺素 E_1 衍生物,胃黏膜保护药,对 NASIDs 引起的消化性溃疡、胃出血有特效。

【不良反应】主要是腹泻、腹痛、消化不良、恶心、呕吐等消化道症状。孕妇禁用。

【剂型规格】片剂:200μg×30片。

Sig:治疗消化性溃疡一般200μg,p.o.,q.i.d.,三餐时+睡前服用,疗程4~8周。

9. 吉法酯(胃加强-G) Gefarnate

【药理作用】吉法酯能够保护胃黏膜,促进溃疡修复愈合,增加胃黏膜前列腺素,防止黏膜电位差低下,促进可溶性黏膜分泌,增加可视黏液层厚度,增强胃黏膜屏障,扩张胃黏膜微循环,改善血流分布。

【适应证】胃及十二指肠溃疡、急慢性胃炎、胃酸过多、胃灼热、腹胀、消化不良、空肠溃疡及痉挛。

【不良反应】偶见口干、恶心、心悸、便秘等症状。

【剂型规格】片剂：50mg×40片。

Sig：100mg，p.o.，t.i.d.，一般疗程为1个月。

第二节 助 消 化 药

助消化药（digestants）是促进胃肠道消化过程的药物，主要用于消化液分泌功能不全时。这类药物如消化酶类制剂大多数本身就是消化液的主要成分，在消化液分泌不足时起替代疗法的作用。另外还有能促进消化液分泌的药物，可制止肠道过度发酵的药物。此外，使胃肠道运动恢复正常的促胃肠动力药，也可作为消化不良的辅助治疗。

常 用 药 物

1. 胰酶肠溶胶囊（得每通） Pancreatin Enteric-coated Capsules

【适应证】治疗胰酶分泌不足，对脂肪、碳水化合物及蛋白质有水解作用。

【注意事项】小儿使用时可打开胶囊，将微粒加入软性食物中立即服用，不可嚼碎。在急性胰腺炎早期不应该服用本品。

【剂型规格】胶囊剂：0.15g×20粒。

Sig：起始剂量，0.15~0.3g/次，常规剂量为每餐至少服用0.3~0.6g，有效剂量一般为0.75~2.25g/d，然后根据症状调整剂量。开始进餐时整粒吞服，口服每次总量的1/2或1/3，剩余剂量在进食期间服完。

2. 复方消化酶胶囊（达吉） Compound Digestive Enzyme Capsules（Dages）

【适应证】用于食欲缺乏、消化不良，包括腹部不适、嗳气、早饱、餐后腹胀、恶心、排气过多、脂肪便，也可用于胆囊炎和胆结石以及胆囊切除患者的消化不良。

【注意事项】急性重症肝炎有肝内胆管闭塞者,胆管完全性阻塞者禁用。

【剂型规格】胶囊剂:(每粒含木瓜蛋白酶50mg,胃蛋白酶25mg,淀粉酶15mg,熊去氧胆酸25mg,纤维素酶15mg,胰酶50mg,胰脂酶13mg)×20粒。

Sig:1~2粒,p.o.,t.i.d.,餐中或餐后服。

3. 米曲菌胰酶片(慷彼申) Oryz-Aspergillus Enzyme and Pancreatin Tablets(Combizym)

【主要成分】本品为复方制剂,其组分为胰酶和米曲菌霉提取物。

【适应证】本品用于消化酶减少引起的消化不良。

【注意事项】急性胰腺炎患者、慢性胰腺炎急性期和对米曲菌属过敏的患者禁用。

【剂型规格】肠溶片:20片/盒。

Sig:1~2片,p.o.,t.i.d.,餐中或餐后服。

4. 胃蛋白酶 Pepsin

【适应证】胃蛋白酶缺乏或消化功能减退引起的消化不良。

【注意事项】不宜与抗酸药同时服用,在碱性环境下活性降低,勿与铝制剂合用。

【剂型规格】片剂:100mg×80片。

Sig:100~200mg,p.o.,t.i.d.,餐前或进餐前服用。

5. 复方胃蛋白酶颗粒

【主要成分】复方制剂,每袋(10g)含胃蛋白酶100单位,维生素 B_1 10.5mg,山楂300mg。

【剂型规格】颗粒剂:10g×20袋。

Sig:2袋,冲服,t.i.d.。

6. 复方阿嗪米特肠溶片(泌特) Compound Azintamide Enteric-coated Tablets

【适应证】用于因胆汁分泌不足或消化酶缺乏而引起的症状。

【主要成分】每片中含阿嗪米特75mg,胰酶

100mg,纤维素酶 4 000 10mg(含纤维素酶 25U),二甲硅油 50mg。其中,阿嗪米特为一种促进胆汁分泌药物。

【剂型规格】肠溶片:75mg×20 片。

Sig:1~2 片,p.o.,t.i.d.,餐后服。

7. 乳酸菌素片 Lacidophilin Tablets

【适应证】用于肠内异常发酵、消化不良、肠炎和小儿腹泻。

【剂型规格】片剂:0.4g×60 片。

Sig:①成人,3~6 片,p.o.,t.i.d.;②小儿,1~2 片,p.o.,t.i.d.,嚼服。

第三节 止 吐 药

呕吐是一种复杂的反射活动,可由多种因素诱发,同时又是一种保护反应。各种止吐药可通过影响呕吐反射的不同环节而发挥止吐作用。因此,用药前应根据引起呕吐的病因和各类药物的特点加以选择应用。常用的止吐药(antiemetics)包括①多巴胺受体拮抗剂,如甲氧氯普胺、多潘立酮、氯丙嗪等;② 5- 羟色胺 3(5-HT$_3$)受体拮抗剂,如昂丹司琼、格拉司琼、托烷司琼、阿扎司琼、雷莫司琼等,尤其适合用于治疗化疗、放疗引起的恶心呕吐;③抗组胺类(H$_1$ 受体拮抗剂),如苯海拉明、茶苯海明;④ M 胆碱受体拮抗剂,如东莨菪碱、阿托品;⑤促胃肠动力药,如莫沙必利、伊托必利等;⑥其他,包括维生素 B$_6$、舒必利等。

常 用 药 物

1. 甲氧氯普胺(胃复安) Metoclopramide

【药理作用】多巴胺 D$_2$ 受体拮抗剂,具有强大的中枢性镇吐作用,可引起从食管至近段小肠平滑肌运动,发挥促胃肠动力作用。

【注意事项】大剂量静脉注射或长期使用,可引起锥体外系反应、男性乳房发育等。

【剂型规格】片剂:5mg×100片;注射液:10mg(1ml)/支。

Sig:①口服,5~10mg,p.o.,t.i.d.,餐前服;②肌内或静脉注射,每次10~20mg,每日剂量不超过0.5mg/kg。

2. 昂丹司琼(欧贝、枢复宁、瞬吉) Ondansetron

【药理作用】高选择性的$5-HT_3$受体拮抗剂。

【适应证】尤其适用于治疗由化疗和放疗引起的恶心呕吐,也可用于预防和治疗手术后引起的恶心呕吐。但对晕动病引起的呕吐无效。

【注意事项】2011年9月美国FDA警示,昂丹司琼可能升高Q-T间期延长风险,进而可能引发尖端扭转型室性心动过速等潜在致命性心律失常。

【不良反应】常见头痛、便秘。

【剂型规格】欧贝、枢复宁注射液:8mg(4ml)/支;片剂:欧贝4mg×12片;瞬吉口腔崩解片:8mg×6/12片。

Sig:(1)静脉注射,①对高度催吐的化疗药引起的呕吐,化疗前15分钟和化疗后4、8小时各8mg,静脉注射1次,停止化疗后8mg,p.o.,q8~12h.,连续5日;②对催吐程度一般的化疗药引起的呕吐,化疗前15分钟静脉注射8mg,此后改为8mg,p.o.,q8~12h.,连续5日。(2)静脉滴注,防治手术后呕吐,可于麻醉诱导的同时静脉滴注4mg。(3)口服,①化疗引起的呕吐,口服方法见上;②放疗引起的呕吐,8mg,p.o.,q8h.,首次需于放疗前1~2小时给药;③预防手术后呕吐,8mg,于麻醉前1小时及麻醉后8小时各服1次。

3. 格拉司琼(格雷西龙、康泉、安斯平) Granisetron

【药理作用】强效高选择性外周和中枢神经系统$5-HT_3$受体拮抗剂,止吐效力是昂丹司琼的5倍,作用持续时间为昂丹司琼的 2 倍。

【注意事项】小儿禁用，孕妇慎用。本品可减慢消化道运动，故消化道运动障碍患者使用本品时应严密观察。主要不良反应为头痛。

【剂型规格】注射液：3mg(3ml)/支；胶囊剂(安斯平)：1mg×6 粒。

Sig：①静脉，常用量 3mg(或 40μg/kg)，稀释于 20~50ml 生理盐水或葡萄糖水中，于化疗或放疗前 30 分钟静脉注射(注射时间 >5 分钟)，大多数只需单次给药，如症状未见改善可再增补 1~2 次，最大剂量 9mg/d，每疗程可连续使用 5 天。②口服，1mg，b.i.d.，一般第 1 次于化疗前 1 小时服用，第 2 次为 12 小时后服用。

4. 托烷司琼(赛格恩、欧必亭、维瑞特) Tropisetron

【药理作用】5-HT$_3$ 受体拮抗剂。

【剂型规格】注射液：5mg(5ml)/支；片剂：5mg×12 片。

Sig：推荐第 1 天 5mg+N.S 100ml，iv.gtt，q.d.，化疗前 30 分钟，第 2~6 天晨起口服 5mg/d。

5. 雷莫司琼(奈西雅) Ramosetron

【剂型规格】注射液：0.3mg(2ml)/支；口内崩解片：0.1mg×5 片。

Sig：①静脉，0.3mg+2ml G.S/N.S，i.v.，q.d.，化疗前 15~30 分钟，最大剂量 0.6mg/d。②口服，0.1mg，q.d.，服用时将本药放在舌面上用唾液润湿，并用舌头轻轻舔碎，崩解后随唾液咽下。也可直接用水送下。

6. 阿扎司琼(天晴日安、依琼、万唯) Azasetron

【剂型规格】盐酸阿扎司琼氯化钠注射液：10mg(100ml)/瓶；片剂：10mg×6 片。

Sig：①静脉，10mg，iv.gtt，q.d.，化疗前 30 分钟；②口服，10mg，q.d.，化疗前 60 分钟。

7. 帕洛诺司琼(止若、吉欧停、吉诺欧、欧赛)
Palonosetron

【剂型规格】注射液:0.25mg(5ml)/支。

Sig:0.25mg,i.v.,q.d.,化疗前30分钟,注射时间为30秒以上。

8. 维生素 B$_6$　Vitamin B$_6$

【适应证】妊娠、放射病及抗癌药所致的呕吐;也用于防治异烟肼中毒。

【剂型规格】注射液:50mg(1ml)/支。

Sig:50~100mg,皮下注射、肌内或静脉注射,q.d.。

第四节　促胃肠动力药

促胃肠动力药(gastrointestinal motility stimulants)是指可直接作用于胃肠壁,增强食管下部括约肌的张力,阻止胃食管反流,增强胃蠕动,促进胃排空,协调胃与十二指肠功能的一类药物。常用的包括①多巴胺受体拮抗剂,如甲氧氯普胺、多潘立酮等;②5-羟色胺4(5-HT$_4$)受体激动剂,如莫沙必利、伊托必利、普卢卡必利、替加色罗等;③胃动素受体激动剂及其他类型,如红霉素、曲美布汀等;④乙酰胆碱酯酶抑制剂。大多数促胃肠动力药也有一定的止吐作用。

常 用 药 物

1. 甲氧氯普胺(胃复安)　Metoclopramide

【药理作用】第一代促胃肠动力药,多巴胺 D$_2$ 受体拮抗剂(用法参阅本章第三节)。

2. 多潘立酮(吗丁啉)　Domperidone

【药理作用】第二代促胃肠动力药,为苯并咪唑衍生物,作用较强的外周性多巴胺受体拮抗剂,直接作用于胃肠壁,可增加胃肠道的蠕动和张力,促进胃排空,增加胃窦和十二指肠运动,协调幽门的收缩,同时也能增强食管的蠕动和食管下端括约肌的张力,抑制恶心、呕吐,不透过血脑屏障。

【适应证】①痛经、偏头痛、颅外伤及颅内病灶以及左旋多巴等各种原因引起的恶心、呕吐;②治疗胃轻瘫(尤其是糖尿病性胃轻瘫)及中度以上的功能性消化不良(FD);③慢性胃炎、胆汁反流性胃炎、反流性食管炎引起的腹胀、上腹痛、恶心、嗳气、畏食等消化不良症。用多巴胺受体激动剂(如左旋多巴、溴隐亭等)治疗帕金森病所引起的恶心和呕吐,为本品的特效适应证。

【注意事项】对于术后或由于麻醉药、化疗药引起的呕吐无效。嗜铬细胞瘤、乳腺癌、机械性肠梗阻、肠胃出血等疾病患者禁用。

【剂型规格】片剂:10mg×42片;栓剂:60mg/枚;注射液:10mg(2ml)/支;混悬液:1mg/ml。

Sig:① 口服,10~20mg,t.i.d.,餐前15~30分钟服;②直肠给药,60mg,b.i.d.~t.i.d.;③肌内注射,每次10mg,必要时可重复给药。

3. 莫沙必利(加斯清、瑞琪、新络纳) Mosapride

【药理作用】第三代促胃肠动力药,全消化道作用,选择性5-HT$_4$受体激动剂。

【适应证】功能性消化不良、慢性胃炎、胃食管反流伴有胃灼热、恶心、呕吐等症状;糖尿病性胃轻瘫等。

【注意事项】用药2周后症状改善不明显,宜停药。存在消化道出血、梗阻、穿孔时禁用。

【不良反应】常见肠痉挛、腹痛、口干。

【剂型规格】片剂:加斯清5mg×10片;瑞琪5mg×24片;新络纳5mg×20片。

Sig:5mg,p.o.,t.i.d.,餐前或餐后服。

4. 伊托必利(为力苏) Itopride

【药理作用】促胃肠动力药,具有多巴胺D$_2$受体拮抗和乙酰胆碱酯酶抑制的双重作用,通过刺激内源性乙酰胆碱释放并抑制其水解而增强胃和十二指肠运动,促进胃排空,可作用于全消化道,并具有中等强度镇吐作用,无中枢副作用。

【剂型规格】片剂:50mg×20片。

Sig:50mg,p.o.,t.i.d.,餐前服用。

5. 普芦卡必利(力洛) Prucalopride

【药理作用】二氢苯并呋喃甲酰胺类化合物,选择性、高亲和力的 $5-HT_4$ 受体激动剂,具有促肠动力活性;可通过 $5-HT_4$ 受体激活作用来增强胃肠道中蠕动反射和推进运动模式。

【适应证】治疗成年女性患者中通过轻泻剂难以充分缓解的慢性便秘症状。

【剂型规格】琥珀酸普芦卡必利片:2mg×7片。

Sig:2mg,p.o.,q.d.;老年患者(>65岁),起始剂量为1mg,p.o.,q.d.,必要时可增至2mg,q.d.,可在一天中任何时间服用,餐前餐后均可。

6. 曲美布汀(舒丽启能) Trimebutine

【药理作用】外周阿片类受体激动剂,可直接作用于胆碱能和肾上腺素能神经末梢的阿片 μ 及 κ 受体,对全胃肠道动力具有"双向"调节作用。同时具有胃肠止痛作用和末梢性镇吐作用。

【适应证】胃肠运动功能紊乱引起的消化道症状的改善,肠易激综合征(IBS)。

【剂型规格】马来酸曲美布汀片:100mg×20片。

Sig:100~200mg,p.o.,t.i.d.,空腹或餐后服用均可。

第五节 胃肠解痉药

胃肠解痉药物(antispasmodics)主要用于解除胃肠痉挛,缓解腹痛,主要指抗胆碱药,如阿托品、山莨菪碱、丁溴东莨菪碱等,它们既能降低胃肠的运动性和胃排空速率,具有解痉作用,又能减少酸和胃蛋白酶的分泌,从而减少疼痛并降低攻击因子的效能。此外,还包括一些化学结构及作用机制与抗胆碱药不同,但也具有解除平滑肌痉挛的药物,如季铵类解痉药(溴丙胺太林、格隆溴铵、匹维溴铵、奥替溴铵等)、叔胺类解痉药(贝那替秦、屈他维林、阿尔维林、罗西维林等)和其他解痉药(如间苯三酚、曲美布汀)。

常 用 药 物

1. 阿托品　Atropine

【药理作用】抑制节后胆碱能神经支配的平滑肌与腺体活动,并根据本品剂量大小,有兴奋或抑制中枢神经系统作用。具有拮抗胆碱酯酶抑制剂的作用。

【适应证】①各种内脏绞痛,如胃肠绞痛及膀胱刺激症状。对胆绞痛、肾绞痛的疗效较差。②迷走神经过度兴奋所致的窦房传导阻滞、房室传导阻滞等缓慢型心律失常。③解救有机磷酸酯类中毒。

【禁忌证】青光眼、前列腺肥大者、高热者。

【不良反应】不同剂量所致的不良反应程度不同,常见的有口干、视物模糊、心率加快、瞳孔扩大及皮肤潮红等。最低致死剂量成人为 80~130mg,儿童为 10mg。

【剂型规格】硫酸阿托品片剂:0.3mg×100 片;注射液 1mg(2ml)/ 支。

Sig:①口服,0.3~0.6mg,t.i.d.,极量每次 1mg,3mg/d;②皮下、肌内或静脉注射,0.5~1mg/ 次,极量每次 2mg。(参阅第一章第十四节)

2. 消旋山莨菪碱(654-2)　Racanisodamine

【药理作用】M 胆碱受体拮抗剂,不透过血脑屏障,选择性较高。

【适应证】胃及十二指肠溃疡、胆绞痛引起的平滑肌痉挛,感染中毒性休克,脑血栓及各种神经痛等。

【禁忌证】颅内压增高、脑出血急性期、青光眼患者。

【不良反应】基本同阿托品。

【剂型规格】片剂:10mg×100片;盐酸消旋山莨菪碱针:10mg(1ml)/支。

Sig:(1)解痉,①口服,5~10mg,t.i.d.;②肌内注射,5~10mg,q.d.~b.i.d.。(2)抗休克及有机磷中毒,静脉注射,成人每次10~40mg,小儿每次0.3~2mg/kg,必要时每隔10~30分钟重复给药。

3. 丁溴东莨菪碱(百舒平、解痉灵)
Scopolamine Butylbromide

【药理作用】M胆碱受体拮抗剂,对平滑肌解痉作用较阿托品为强,对中枢的作用较弱,能选择性地缓解胃肠道、胆管及泌尿道平滑肌的痉挛和抑制其蠕动,而对心脏、瞳孔以及唾液腺的影响较小。口服不易吸收。肌内注射或静脉注射后,一般在3~5分钟内产生药效,维持时间2~6小时。

【适应证】①适用于胃、十二指肠、结肠纤维内镜检查的术前准备,内镜逆行胰胆管造影和胃、十二指肠、结肠的气钡造影或CT扫描的术前准备,可有效减少或抑制胃肠道蠕动,使检查效果满意,图像清晰,成功率高;②治疗各种病因引起的胃肠道痉挛、胆绞痛、肾绞痛或胃肠道蠕动亢进等,疗效确切,比阿托品、山莨菪碱的作用强,起效更快,副作用小。

【剂型规格】胶囊剂:10mg×12粒;注射液:20mg(1ml)/支。

Sig:①口服,10mg,t.i.d.;②肌内注射、静脉注射或静脉滴注,每次20~40mg,或每次20mg,间隔20~30分钟后再用20mg,静脉注射时速度不宜过快。

4. 颠茄合剂(颠茄酊及复合维生素B溶液)
Belladonna Mixtura

【药理作用】解痉镇痛。

【适应证】胃肠平滑肌痉挛性疼痛，亦可用于胆、肾绞痛等。

【剂型规格】口服液：100ml/瓶。

Sig：10ml，p.o.，t.i.d.。

5. 间苯三酚（斯帕丰、艾朴）　Phloroglucinol

【药理作用】间苯三酚能直接作用于胃肠道和泌尿生殖道平滑肌，是亲肌性、非阿托品、非罂粟碱类纯平滑肌解痉药。与其他平滑肌解痉药相比，其特点是不具有抗胆碱作用，在解除平滑肌痉挛的同时，不会产生一系列抗胆碱样副作用，不会引起低血压、心率加快、心律失常等症状，对心血管功能没有影响。

【适应证】消化系统和胆道功能障碍引起的急性痉挛性疼痛，急性痉挛性尿道、膀胱、肾绞痛，妇科痉挛性疼痛，怀孕期间子宫收缩的辅助治疗。

【注意事项】避免与吗啡及其衍生物类药同用。

【剂型规格】注射液：40mg（4ml）/支。

Sig：①肌内或静脉注射，1~2安瓿/次，1~3安瓿/d；②静脉滴注，每日剂量可达5安瓿，于5%或10%的葡萄糖注射液滴注。

6. 匹维溴铵（得舒特）　Pinaverium Bromide

【药理作用】胃肠道高度选择性解痉作用的钙拮抗剂，主要对结肠平滑肌具有高度选择性，无抗胆碱能作用。

【适应证】IBS有关的腹痛、排便紊乱、肠道不适；钡剂灌肠前准备。

【剂型规格】片剂：50mg×15片。

Sig：①口服，50mg，t.i.d.~q.i.d.，最大剂量300mg/d，切勿咀嚼或掰碎药片；②钡剂灌肠准备，应于检查前3天开始给药，剂量为200mg/d。

7. 奥替溴铵（斯巴敏）　Otilonium Bromide

【药理作用】对于消化道平滑肌具有选择性和强烈的解痉作用，因此适用于所有的运动功能亢进，不同原因和不同部位以及由于平滑肌纤维病理性萎缩引起的痉挛反应。

【适应证】适用于胃肠道痉挛和运动功能障碍(肠易激综合征、胃炎、十二指肠炎、肠炎、食管病变)。也可用于内镜检查前准备(食管 - 胃 - 十二指肠镜、结肠镜、直肠镜等)。

【剂型规格】片剂:40mg×30 片。

Sig:40~80mg,p.o.,b.i.d.~t.i.d.。

8. 屈他维林(诺仕帕) Drotaverine

【药理作用】异喹啉类衍生物,是直接作用于平滑肌细胞的亲肌性解痉药。它通过抑制磷酸二酯酶,增加细胞内环腺苷酸的水平,抑制肌球蛋白轻链肌酶,使平滑肌舒张,从而解除痉挛,其作用不影响自主神经系统。

【适应证】胃肠道平滑肌痉挛、肠易激综合征;胆绞痛和胆道痉挛、胆囊炎、胆囊结石、胆道炎;肾绞痛和泌尿道痉挛、肾结石、输尿管结石、肾盂肾炎、膀胱炎;子宫痉挛、痛经、先兆流产、子宫强直。

【不良反应】偶有恶心、呕吐、头晕、心悸和低血压。

【注意事项】避免妊娠和哺乳期服用。严重肝、肾功能损害与心力衰竭者禁用。

【剂型规格】片剂:40mg×20 片;注射液:40mg(2ml)/ 支。

Sig:①口服,40~80mg,p.o.,t.i.d.;②肌内或静脉注射,每次 40~80mg,每日最多 3 次。

9. 阿尔维林(斯莫纳) Alverine

【药理作用】人工合成的罂粟碱衍生物,直接作用于平滑肌,是一种选择性平滑肌松弛剂,其作用机制为影响离子通道的电位敏感度与磷酸肌醇代谢途径。它选择性地作用于胃肠道、子宫、生殖泌尿道器官的平滑肌,在正常剂量下对气管和血管平滑肌几无影响。对平滑肌的解痉作用为罂粟碱的 2.5~3 倍,抑制组胺的反应为阿托品的 5 倍,但抑制乙酰胆

消化系统

碱反应仅为阿托品的万分之一。故对青光眼及前列腺肥大的患者无禁忌。无成瘾性。

【适应证】肠易激综合征、肠痉挛、腹痛、憩室炎引起的疼痛、胆管痉挛；痛经；泌尿道结石或感染引发的痉挛性疼痛、下泌尿道感染引起的尿频、膀胱痉挛及其他痉挛性疼痛。

【不良反应】治疗剂量下几乎无副作用，超过剂量则会有胃肠不适、嗜睡、头晕、虚弱、头痛、口干或低血压。

【剂型规格】枸橼酸阿尔维林胶囊：60mg×6粒。

Sig：60~120mg，p.o.，t.i.d.，餐前服。

10. 复方枸橼酸阿尔维林软胶囊（乐健素）
Compound Alverine Citrate Capsules

【主要成分】复方制剂，每粒含枸橼酸阿尔维林 60mg，西甲硅油 300mg。

【适应证】主要用于成人治疗胃肠胀气（腹胀）和疼痛等症状。

【剂型规格】片剂：360mg×20 片。

Sig：360mg，p.o.，b.i.d.~t.i.d.，餐前服。

11. 罗西维林（里拉通）　Rociverine（Rilaten）

【药理作用】同时具有罂粟碱样作用和抗毒蕈碱活性，具有很强的解痉作用。

【适应证】用于泌尿生殖道及胆道的解痉、镇痛作用。

【禁忌证】青光眼、前列腺增生、尿潴留、幽门狭窄及其他胃肠道狭窄患者。

【剂型规格】片剂：10mg×30 片。

Sig：10mg，p.o.，t.i.d.~q.i.d.。紧急情况下可 1 次服用 2 片。

第六节　止泻药及微生态制剂

止泻药（antidiarrheals）是针对腹泻的症状性治

疗,可通过减少肠蠕动或保护肠道免受刺激而达到止泻的目的,同时要进行针对病因和必要的补充体液治疗。止泻药根据不同的作用机制可分为:①保护收敛止泻药,如鞣酸蛋白、碱式碳酸铋;②吸附性止泻药,如蒙脱石散、药用炭;③抗菌止泻药,如喹诺酮类、磺胺类、盐酸小檗碱;④阿片及其衍生物制剂,如洛哌丁胺、地芬诺酯、复方樟脑酊等;⑤抑制肠道平滑肌,如阿托品、颠茄、盐酸消旋山莨菪碱;⑥微生态制剂及其他类型,如地衣芽孢杆菌、双歧杆菌等。微生态制剂(probiotics)是根据微生态学原理,利用人体内正常生理性细菌或对人体有促进作用的无毒微生物等活性物质制备而成的生物制品。它能增加肠道内正常菌群的数量,调节肠道内微生态环境,从而抑制致病菌及条件致病菌生长,止泻作用好,无明显不良反应。

消化系统

常 用 药 物

1. 蒙脱石散(思密达、必奇)　Montmorillonite

【药理作用】对消化道内的病毒、病菌及其产生的毒素有极强的固定、抑制作用,对消化道黏膜有很强的覆盖能力,并能够修复、提高黏膜屏障的防御功能。

【适应证】①成人及儿童急、慢性腹泻,对儿童急性腹泻效果尤佳;②食管、胃和十二指肠疾病引起疼痛症状的辅助治疗,但本品不作解痉剂使用;③肠易激综合征。

【剂型规格】粉剂:3g×10包。

Sig:将本品倒入50ml温水中,摇匀后服用;成人1袋/次,t.i.d.,儿童减半;治疗急性腹泻时,首剂加倍。

2. 洛哌丁胺(易蒙停)　Loperamide

【药理作用】长效,通过作用于肠壁的阿片受体,阻止乙酰胆碱和前列腺素的释放,从而抑制肠蠕动,延长肠内容物的滞留时间,促进水、电解质及葡萄糖的吸收。

【适应证】①用于各种病因引起的非感染性急、慢性腹泻,尤其适用于其他止泻药物效果不显著的慢性功能性腹泻;②用于回肠造瘘术患者,可减少排便体积及次数,增加大便稠硬度。

【剂型规格】胶囊剂:2mg×6 粒。

Sig:①急性腹泻,首次成人 4mg,5 岁以上儿童 2mg,以后每次 2mg,至腹泻停止;总量不超过 16mg/d。②慢性腹泻,首次成人 4mg,5 岁以上儿童 2mg,以后视情况调整剂量。

3. 复方地芬诺酯(苯乙哌啶、止泻宁)

【药理作用】地芬诺酯和阿托品的复方制剂,为人工合成的具有止泻作用的阿片生物碱,具有较弱的阿片样作用,减弱肠蠕动,促进肠水分的吸收。

【剂型规格】片剂:每片含地芬诺酯 2.5mg,硫酸阿托品 25μg×24 片。

Sig:1~2 片,p.o.,b.i.d.~q.i.d.,首剂加倍,餐后服。

4. 消旋卡多曲(海兰赛) Racecadotril

【作用机制】选择性的肠道脑啡肽酶抑制剂,抑制肠道过度分泌,30 分钟快速起效。

【适应证】成人急性腹泻的对症治疗。

【剂型规格】胶囊剂:100mg×10 粒。

Sig:首次服药可在任何时间开始服用 100mg,之后每次在 3 次主餐前服用 100mg。连续用药不超过 7 天。

5. 盐酸小檗碱(黄连素)

【药理作用】小檗碱为毛茛科植物黄连根茎中所含的一种主要生物碱,可由黄连、黄柏或三棵针中提取,也可人工合成。本品对细菌只有微弱的抑菌作用,但对志贺菌属、大肠埃希菌引起的肠道感染有效。

【禁忌证】溶血性贫血患者禁用。

【剂型规格】片剂:0.1g×100 片。

Sig：1~3 片，p.o.，t.i.d.。

6. 地衣芽孢杆菌活菌胶囊（整肠生）　Bacillus Licheniformis Capsule Live

【适应证】用于细菌或真菌引起的急慢性肠炎、腹泻。也可用于其他原因引起的胃肠道菌群失调的防治。

【剂型规格】胶囊剂：0.25g×20 粒。

Sig：成人，2 粒，p.o.，t.i.d.，首剂加倍；儿童剂量减半。空腹或餐后服用均可。

7. 枯草杆菌二联活菌肠溶胶囊（美常安）　Live Combined Bacillus Subtilis and Enterococcus Faecium Enteric-Coated Capsules

【药理作用】含有两种活菌即枯草杆菌和肠球菌，可直接补充正常生理菌丛，调整肠道内菌群失调，尤其适用于儿童。

【剂型规格】胶囊剂：0.25g×20 粒。

Sig：① 12 岁以下，1 粒，q.d.~b.i.d.；② 12 岁以上，1~2 粒，b.i.d.~t.i.d.。用 40℃以下温开水或牛奶冲服，也可直接服用。

8. 双歧杆菌活菌制剂（丽珠肠乐）　Live Bifidobacterium Preparation

【适应证】用于肠道菌群失调引起的肠功能紊乱，如急慢性腹泻、便秘等。

【注意事项】应与抗菌药、抗酸药分开服用。铋剂、鞣酸、药用炭、酊剂等能抑制、吸附或杀灭活菌，不应合用。适宜于冷藏保存，宜用冷、温开水送服；孕妇及哺乳期妇女用药尚不明确。

【剂型规格】胶囊剂：0.35g×20 粒。

Sig：一般 1~2 粒，p.o.，b.i.d.。

9. 双歧杆菌三联活菌胶囊（培菲康）　Live Combined Bifidobacterium，Lactobacillus and Enterococcus Capsules

【药理作用】新型生物制剂，由双歧杆菌、嗜酸

消化系统

乳杆菌、粪肠球菌这3种对人体有益的肠道固有菌群组成。它补充有益菌,建立强大生物屏障,维持人体微生态平衡。

【适应证】主治因肠道菌群失调引起的急慢性腹泻、便秘,也可用于治疗轻中型急性腹泻、慢性腹泻及消化不良、腹胀,以及辅助治疗因肠道菌群失调引起的内毒素血症。

【剂型规格】胶囊剂:每粒胶囊含药粉210mg,含108个活菌 × 24粒。

Sig:一般2~4粒,p.o.,b.i.d.~t.i.d.,餐后半小时温水服用,重症加倍。儿童用药酌减,婴幼儿服用时可将胶囊内药粉用温开水或温牛奶冲服。

10. 双歧杆菌乳杆菌三联活菌片(金双歧) Live Combined Bifidobacterium and Lactobacillus Tablets

【主要成分】本品每克含双歧杆菌不低于 1.0×10^8CFU,乳杆菌不低于 1.0×10^7CFU,嗜热链球菌 1.0×10^7CFU。

【药理作用】本品可直接补充正常生理性细菌,调节肠道菌群,能抑制肠道中对人体具有潜在危害的菌类甚至病原菌。

【适应证】用于肠道菌群失调引起的腹泻和腹胀,也可用于治疗轻中度急性腹泻及慢性腹泻。

【剂型规格】片剂:0.5g × 36片。

Sig:成人,4片,po,t.i.d.,用低于40℃温水冲服。婴幼儿可直接嚼服,或碾碎后溶于温热牛奶中冲服,遵医嘱减量。

11. 双歧杆菌四联活菌片(思连康) Live Combined Bifidobacterium,Lactobacillus,Enterococcus and Bacillus Cereus Tablets

【主要成分】婴儿双歧杆菌、嗜酸乳杆菌、粪肠球菌、蜡样芽孢杆菌四联活菌。

【剂型规格】片剂:0.5g × 30片。

Sig:成人,3片,p.o.,t.i.d.,重症可加倍服用或遵医嘱。儿童须根据年龄减量。

12. 布拉氏酵母菌散(亿活) Saccharomvces Boulardii Sachets

【适应证】用于治疗成人和儿童腹泻,及肠道菌群失调所引起的腹泻症状。

【剂型规格】粉剂:冻干活布拉氏酵母菌282.5mg(相当于250mg酵母)×6袋。

Sig:①成人,2袋,b.i.d.;②3岁以上儿童,1袋,b.i.d.,倒入少量温水混匀后服用。

第七节　泻药、胃肠镜术前准备用药

泻药(purgatives)是指促进肠蠕动和加速粪便排出的药物,按作用机制可分为容积性泻药(又称渗透性泻药,如硫酸镁、乳果糖、聚乙二醇4000)、接触性泻药(又称刺激性泻药,如比沙可啶,含蒽醌苷类的大黄、番泻叶)、润滑性泻药(如山梨醇、甘油)等,主要用于治疗各种原因引起的便秘或排出肠内毒物,或清洁肠道以便行肠道检查或手术。本节还简要介绍便秘型肠易激综合征的治疗用药利那洛肽、鲁比前列酮。

1. 复方聚乙二醇电解质散(福静清、和爽、恒康正清) Polyethylene Glycol-Electrolyte Powder

【主要成分】聚乙二醇4000、无水硫酸钠、氯化钠、氯化钾、碳酸氢钠。

【适应证】术前肠道清洁准备;肠镜、钡灌肠及其他检查前的肠道清洁准备。

【禁忌证】肠梗阻、肠穿孔、胃潴留、消化道出血、中毒性肠炎、中毒性巨结肠或肠扭转患者。

【剂型规格】散剂:福静清73.59g×4袋;和爽68.56g/袋;恒康正清69.56g/袋。

Sig:将1袋溶解在1L水中,搅拌均匀,分次服

消化系统

用(检查前一天晚上服 1L 和检查前 4~6 小时服用 2L),或遵医嘱。

2. 聚乙二醇 4000 散(福松、润可隆、优赛乐)
Macrogol 4000 Powder

【药理作用】大分子线性长链聚合物,既不被消化道吸收,也不在消化道内代谢分解,使水分保留在结肠内,增加粪便含水量并软化粪便,恢复粪便体积和重量至正常。

【适应证】成人及 8 岁以上儿童便秘的症状治疗。

【剂型规格】粉剂:10g×10 袋。

Sig:1 袋,q.d.~b.i.d.,每袋内容物溶于 1 杯水后服用,每日剂量可根据患者情况增减。空腹或餐后服用均可。

3. 磷酸钠盐口服液(辉灵、丹方、今辰清)
Sodium Phosphates Oral Solution

【主要成分】磷酸氢二钠、磷酸二氢钠。

【适应证】术前肠道清洁准备;肠镜、钡灌肠及其他检查前的肠道清洁准备。

【禁忌证】先天性巨结肠、肠梗阻、腹水患者、充血性心脏病或肾衰竭患者。

【剂型规格】辉灵、丹方口服液:45ml/瓶;今辰清口服溶液:90ml/瓶。

Sig:本品用于肠道准备时服药一般分两次,每次服药 45ml。第 1 次服药时间在操作或检查前一天晚上 7 点,用法采用稀释方案,用 750ml 以上温凉水稀释后服用。第 2 次服药时间在操作或检查当天早晨 7 点(或在操作或检查前至少 3 个小时),用法同第 1 次。为获得良好肠道准备效果,建议患者在可承受范围内多饮水。

4. 链霉蛋白酶颗粒(得佑) Pronase Granules

【药理作用】本品主要成分为链霉蛋白酶,是灰色链霉菌产生的蛋白水解酶。通过切断胃黏液的主要成分黏蛋白的肽键,溶解去除胃黏液。

【适应证】用于胃镜检查时溶解去除胃内黏液。

【剂型规格】颗粒剂:20 000IU/盒。

Sig: 在胃镜检查前的 15~30 分钟,将 20 000IU 的链霉蛋白酶(1 袋)和 1g 碳酸氢钠加入 50~80ml 饮用水(20~40℃)中,振摇溶解后,口服。

5. 西甲硅油乳剂(柏西) Simethicone Emulsion

【药理作用】本品可以改变消化道中存在于食糜和黏液内的气泡的表面张力,并使之分解。释放出的气体可以被肠壁吸收,并通过肠蠕动排出体外。

【适应证】腹部胀气、术后;腹部影像学检查的辅助用药,以及双重对比造影剂悬液的添加剂;作为表面活性剂(如清洁剂)中毒时的除沫剂,欧洲胃肠道内窥镜学会(ESGE)和国内的共识中建议将其在肠道准备中常规使用。

【剂型规格】乳剂:1ml(25 滴)乳剂中含 40mg 二甲硅油/二氧化硅,1.2g(30ml)/瓶。

Sig: ①肠道准备时,30ml 本品于泻药完成后 30~60 分钟内服用;②用于显像检查准备,检查前服用,2ml/次,3 次/d,检查当日早晨服用 2ml 或遵医嘱;③作造影剂混悬液的添加剂,1L 造影剂内加入 4~8ml 西甲硅油,用于双重对比显示;④作为清洁剂中毒(表面活性剂中毒)时的解救药,根据中毒程度的不同,成人 10~20ml,儿童 2.5~10ml;⑤腹胀气,成人 2ml/次(相当于 50 滴),3~5 次/d。

6. 乳果糖(杜密克、利动) Lactulose

【药理作用】容积性泻药,在回肠内不被分解和吸收,提高肠内渗透压,产生缓和的导泻作用。

【适应证】酸化肠道,降血氨,用于功能性便秘、肝性脑病及慢性门脉高压症。

【禁忌证】禁用于胃肠道梗阻、糖尿病和低糖饮食者。

【剂型规格】杜密克口服液:10g(15ml)×6 袋

（每 100ml 杜密克口服溶液含 67g 乳果糖，≤11g 半乳糖，≤6g 乳糖）；利动口服液：100ml/ 瓶。

Sig: 1 袋，p.o.，t.i.d.，空腹或餐后服用均可。

7. 开塞露（含山梨醇） Sorbitol Enema

【适应证】便秘。

【注意事项】刺破或剪开后的注药导管的开口应光滑，以免插伤肛门或直肠。

【剂型规格】灌肠剂：20ml/ 支（含山梨醇 42.7%~47.3%）。

Sig: 将容器顶端刺破或剪开，涂以油脂少许，缓慢插入肛门，然后将药液挤入直肠。成人 1 支 / 次，儿童半支 / 次。

8. 甘油灌肠剂（信龙浣肠） Enemia Glycerini

【适应证】用于清洁灌肠或便秘。

【注意事项】刺破或剪开后的注药导管的开口应光滑，以免插伤肛门或直肠。

【剂型规格】灌肠剂：110ml/ 支。

Sig: 患者侧卧位插入肛门内（小儿插入 3~7cm，成人插入 6~10cm），清洁灌肠一次 110ml，重复 2~3次。便秘，一次 60ml。

9. 利那洛肽（令泽舒） Linaclotide（Linzess）

【药理作用】鸟苷酸环化酶 -C（GC-C）激动剂。利那洛肽及其活性代谢物与 GC-C 结合和局部作用于小肠上皮管腔表面上。GC-C 的激活导致细胞内和细胞外环鸟苷酸（cGMP）浓度都增高。细胞内 cGMP 升高刺激氯离子和碳酸氢根的分泌进入肠腔，主要是通过激活的囊性纤维化跨膜电导调节器（CFTR）离子通道，导致小肠液体增加和加速通过。

【适应证】便秘型肠易激综合征（IBS-C）。

【禁忌证】①6 岁以下儿童；②患者有已知或怀疑机械性胃肠道梗阻。

【不良反应】最常见腹泻、腹痛、胀气和腹胀。

【剂型规格】胶囊剂：290μg×7粒。

Sig：290μg，p.o.，q.d.，至少首餐前30分钟服用。

10. 鲁比前列酮　Lubiprostone（Amitiza）

【药理作用】局限性氯离子通道激活剂，可选择性活化位于胃肠道上皮尖端管腔细胞膜上的2型氯离子通道，增加肠液的分泌和肠道的运动性，从而增加排便，减轻慢性特发性便秘的症状，且不改变血浆中钠和钾的浓度。目前在国内尚未上市。

【适应证】成人慢性特发性便秘、便秘型肠易激综合征（只用于18岁以上女性患者，儿童及成年男性禁用）。

【剂型规格】胶囊剂：24μg×60粒，100粒。

Sig：24μg，p.o.，b.i.d.，餐中随食物同服。

第八节　止血药及抗炎症性肠病药

目前上消化道出血的止血药物主要包括血管升压素（如垂体后叶素、特利加压素）、生长抑素及质子泵抑制剂等。其中，生长抑素止血效果肯定，因不伴有全身血流动力学改变，故短期使用几乎没有严重不良反应，但价格昂贵。炎症性肠病（IBD）专指病因不明的炎症性肠病，包括溃疡性结肠炎（UC）和克罗恩病（CD）。其主要的治疗药物包括氨基水杨酸类制剂（如柳氮磺吡啶、美沙拉秦）、糖皮质激素、肠内营养、免疫抑制剂（如硫唑嘌呤、巯嘌呤、沙利度胺、环孢素、他克莫司、甲氨蝶呤）等。近年来，一些生物制剂如肿瘤坏死因子α（TNF-α）抑制剂（如英夫利西单抗、阿达木单抗）、白介素-23（IL-23）单克隆抗体等也被探索应用于治疗IBD，取得了一定疗效。具体可参阅《炎症性肠病诊断与治疗的共识意见（2018年，北京）》、本书第九章第二节和第三节。

常 用 药 物

1. 奥曲肽（善宁、泽合、金迪林、依普比善、力尔宁） Octreotide Acetate

【药理作用】人工合成的天然生长抑素的八肽衍生物，其药理作用与生长抑素相似，但作用持续时间更长，半衰期相对较长（约 4 小时）；能抑制胃肠胰内分泌系统肽的病理性分泌，抑制生长激素、胰高血糖素和胰岛素的作用较天然生长抑素更强，且对前两者有明显的选择性抑制作用；能抑制促甲状腺激素的释放，还能抑制胃肠蠕动，减少内脏血流量和降低门脉高压。

【适应证】胰腺疾病、肝硬化伴食管静脉曲张出血、胃肠道瘘管、应激性或消化性溃疡出血、消化系统内分泌肿瘤（血管活性肠肽瘤、胃泌素瘤、胰高血糖素瘤和类癌瘤）、肢端肥大症、甲亢突眼症。

【禁忌证】孕妇、哺乳期妇女、儿童禁用。

【剂型规格】醋酸奥曲肽注射液：0.1mg/ 支。

Sig：①肝硬化伴食管 - 胃底静脉曲张出血，首剂负荷量 0.1mg，缓慢 i.v.（不少于 5 分钟），随后 25~50μg/h 静脉滴注 或 0.3~0.6mg+5% N.S 500ml，iv.gtt，q12h.，最大剂量不超过 1.2g/d，连续滴注至少 48 小时，最多 5 天。②应激性或消化性溃疡出血，0.1mg，i.h.，q8h.，3~5 天；严重者静脉给药，用法同"①"。③急性胰腺炎，用法同"①"。④胰损伤或手术后胰瘘，0.1mg，i.h.，q8h.，7~14 天或直至瘘管闭合。⑤胃肠道瘘管，0.1mg，i.h.，q8h.，10~14 天或直至瘘管闭合。⑥预防胰腺手术后并发症，手术前 1 小时，0.1mg，i.h.，以后 0.1mg，i.h.，q8h.，共 7 天。⑦消化系内分泌肿瘤、肢端肥大症、甲亢突眼症，0.1mg，i.h.，q8h.。

2. 生长抑素（思他宁、坎立宁、和宁） Somatostatin

【药理作用】人工合成的环状 14 肽，与天然生长抑素在化学结构和作用方面完全相同。

【适应证】①严重急性食管静脉曲张出血;②严重急性胃或十二指肠溃疡出血,或并发急性糜烂性胃炎或出血性胃炎;③胰、胆和肠瘘的辅助治疗;④胰腺手术后并发症的预防和治疗;⑤糖尿病酮症酸中毒的辅助治疗。

【注意事项】半衰期短(仅 2~3 分钟),需持续静脉滴注,两次输液间隔时间不可超过 5 分钟。

【剂型规格】注射剂:思他宁 250μg/ 支,3mg/支;坎立宁、和宁 3mg/ 支。

Sig:一般静脉给药,通过慢速冲击注射(3~5 分钟)250μg 或以 250μg/h 的速度连续滴注,即大约相当于 3.5μg/(kg·h)给药。对严重急性上消化道出血(包括食管静脉曲张出血)的治疗,建议首剂负荷剂量 250μg 缓慢静脉注射,而后立即以 250μg/h 的速度连续静脉滴注维持。当大出血被止住后(一般在12~24 小时内),治疗应继续 48~72 小时,以防止再次出血。

3. 垂体后叶素　Hypophysin

【药理作用】全身性缩血管药,通过收缩内脏小动脉,减少门静脉、胃左静脉和奇静脉的血流量,从而降低门脉压力,发挥止血效果。目前主张同时应用硝酸甘油,减少其不良反应。

【不良反应】常见腹痛、恶心、头晕、心动过速、血压升高,极少数患者甚至可诱发心绞痛、心肌梗死。高血压、冠心病患者慎用。

【剂型规格】注射液:6U(1ml)/ 支。

Sig:0.2~0.4U/min 维持静脉滴注,出血停止后减 0.1U/min,维持 24 小时后停药。

4. 特利加压素(可利新、翰唯)　Terlipressin

【药理作用】新型血管升压素,本身不具有活性,静脉注射后在体内缓慢释放活性物质,使血管平滑肌收缩。1 次给药可维持 10 小时,不良反应较少。

【适应证】治疗食管 - 胃底静脉曲张出血。

【剂型规格】醋酸特利加压素粉针剂：1mg/ 支。

Sig：首剂负荷量 2mg，缓慢 i.v.（>1 分钟），以后每 4~6 小时静脉注射 1~2mg，延续 24~48 小时，直至出血控制。建议出血停止后仍维持治疗 1~2 天，以防止再出血。建议每日最大剂量 120~150μg/kg。

5. 奥美拉唑（洛赛克）Omeprazole

【剂型规格】粉针剂：40mg/ 支。（艾司奥美拉唑用法用量同奥美拉唑）

Sig：①静脉滴注，40mg+N.S 100ml，iv.gtt，q12h.（出血严重的患者可以用 q8h. 或 q6h.）；②静脉微泵，首剂 80mg 静脉推注，其后 8mg/h 持续泵入，即 200mg+N.S 50ml，以 2ml/h 持续泵入。

6. 美沙拉秦（5- 氨基水杨酸、颇得斯安、艾迪莎、莎尔福、惠迪）Mesalazine，5-ASA

【药理作用】缓释剂型通过在肠道黏膜缓慢、持续地释放 5- 氨基水杨酸，达到抗炎作用，不良反应较普通剂型明显减少。同类药物还包括奥沙拉秦和巴柳氮（Balsalazide）。

【适应证】溃疡性结肠炎、克罗恩病。

【禁忌证】对水杨酸制剂过敏者；孕妇和哺乳期妇女。

【不良反应】治疗开始时可能会出现头痛、恶心、呕吐等症状。如出现以下症状，必须停药：急性胰腺炎、白细胞减少症，但上述症状极为罕见，停药后预后良好。极个别患者可出现心包炎和心肌炎。

【剂型规格】颇得斯安缓释片：0.5g×100 片；颇得斯安栓剂：1g×28 枚；艾迪莎缓释颗粒剂：0.5g×10 袋；莎尔福肠溶片：0.5g×40 片；莎尔福灌肠液：60ml：4g×7 支。

Sig：（1）颇得斯安缓释片，一般 1.0g，p.o.，q.i.d.；维持期：0.5g，p.o.，q.i.d.。（2）艾迪莎缓释颗粒（下述

剂量每天分 3~4 次口服,可用 1 杯水漱服或与各餐同服),①溃疡性结肠炎,急性期 4g/d(8 袋),缓解期 1.5g/d(3 袋);②克罗恩病,缓解期 2g/d(4 袋),袋内容物应吞服,不要咀嚼。(3)莎尔福美沙拉秦灌肠液,睡前灌肠 1 支或半支,q.d.。

7. 奥沙拉秦(畅美、帕斯坦) Olsalazine

【适应证】溃疡性结肠炎、克罗恩病。

【不良反应】常见腹泻,可有恶心呕吐、上腹不适、消化不良、腹部痉挛、皮疹、头痛、头晕、失眠、关节痛、白细胞减少及短暂性焦虑等。

【剂型规格】胶囊剂:0.25g×36 粒。

Sig:治疗开始一日 1g(4 粒),分次服用,以后逐渐提高剂量至一日 3g(12 粒),分 3~4 次服用。儿童剂量为每日 20~40mg/kg。长期维持治疗成人 0.5g(2 粒),一日 2 次,儿童为每日 15~30mg/kg,或遵医嘱。本品应在进餐时伴服。

8. 柳氮磺吡啶(维柳芬) Sulfasalazine,SASP

【作用特点】口服后在肠内分解为磺胺吡啶和 5- 氨基水杨酸,有抗菌、消炎和免疫抑制作用。适用于急慢性溃疡性肠炎及克罗恩病。

【不良反应】主要为恶心、呕吐、上腹不适、头痛、发热等。

【剂型规格】片剂:0.25g×60 片。

Sig:成人口服起始剂量 3~4g/d,分 3~4 次服用,无效时渐增至 4~6g/d,症状缓解后降至 1.5~2g/d,直至症状消失。

9. 英夫利西单抗(类克) Infliximab,IFX

【药理作用】人 / 鼠嵌合抗 TNF-α 单克隆抗体。

【适应证】中重度活动性、瘘管性克罗恩病,重度溃疡性结肠炎。当激素和免疫抑制剂治疗无效或激素依赖或不能耐受上述药物治疗时,可考虑 IFX 治疗。

【剂型规格】注射剂:100mg/ 支。

消化系统

Sig：首剂 5~10mg/kg，静脉输注，然后在给药后第 2、6 周以及每隔 8 周各给予 1 次相同剂量。对于疗效不佳者，可以增加单次给药剂量或缩短给药间隔时间。

10. **阿达木单抗**（修美乐） Adalimumab（Humira）

【药理作用】重组全人源化抗人 TNF-α 单克隆抗体。

【适应证】中重度活动性、瘘管性克罗恩病，重度溃疡性结肠炎。

【剂型规格】注射液：40mg（0.8ml）/ 支。

Sig：首剂 4 支，皮下注射；第 2 周 2 支，第 4 周 1 支，每隔 2 周后 1 支。

11. **糖皮质激素**

【药理作用】基本作用机制为非特异性抗炎和抑制免疫反应，对急性发作期有较好疗效。

Sig：①足量氨基水杨酸制剂治疗后症状控制不佳，尤其是病变较广泛的轻中度 UC 患者活动期，应及时改用激素，按 0.75~1mg/（kg·d）泼尼松口服；②静脉用糖皮质激素为重度 UC 的首选治疗，一般甲泼尼龙 40~60mg/d，或氢化可的松 300~400mg/d；③糖皮质激素是中重度 CD 的常用药物，全身作用激素口服或静脉给药，剂量相当于 0.75~1mg/（kg·d）泼尼松。

12. **复方谷氨酰胺肠溶胶囊**（谷参肠安）

【主要成分】每粒含 L- 谷氨酰胺 120mg，人参 50mg，甘草（蜜炙）50mg，白术 50mg，茯苓 50mg。

【适应证】用于各种原因所致的急、慢性肠道疾病和肠道功能紊乱，如肠易激综合征、非感染性腹泻、肿瘤治疗引起的肠道功能紊乱和放化疗性肠炎；亦可促进创伤或术后肠道功能的恢复。

【剂型规格】肠溶胶囊：36 粒 / 盒。

Sig：2~3 粒，p.o.，t.i.d.。

第九节　营养支持用药

肠外、肠内营养支持是指通过消化道外或内的各种途径为患者提供较为全面的机体所需的各种营养物质,以期达到预防或纠正营养不良(指营养不足),增强患者对感染创伤等应激的耐受力,减少并发症,改善患者的临床结局的目的,从而使患者受益。根据其输注途径,分为肠外营养(parenteral nutrition, PN)药和肠内营养(enteral nutrition, EN)药。

一、肠外营养药

肠外营养(PN)是经静脉途径为经胃肠道摄取和利用营养物质不能或不足的患者提供包括氨基酸、脂肪、糖类、维生素及矿物质在内的营养素,为患者的康复或生长需求提供必要的基质。多腔袋类肠外营养制剂能使氨基酸、葡萄糖、脂肪乳、电解质长期稳定不需冷藏地保存在一个容器的各腔室内,需要时可以迅速配制成"全合一"营养液。

(一)氨基酸

1. 复方氨基酸注射液(乐凡命、力命、洛安命、安命、木安)　Compound Amino Acid Injection

【剂型规格】注射剂:250ml/瓶。

Sig:250ml, iv.gtt, q.d., 或遵医嘱。

2. 复方氨基酸双肽注射液(漠宜林、谷安光)

【剂型规格】注射液:67g(500ml)(氨基酸/双肽)/袋。

Sig:500ml, iv.gtt, q.d.~b.i.d., 一般不超过2周,或遵医嘱。

3. 丙氨酰谷氨酰胺(安吉驰、辰佑、力太、善达、欣坤畅)　Glutamine

【适应证】适用于需要补充谷氨酰胺患者的肠外营养,包括处于分解代谢和高代谢状况的患者。

消化系统

【禁忌证】严重肾功能不全(肌酐清除率 < 25ml/min)或严重肝功能不全的患者禁用。

【剂型规格】安吉驰、辰佑、力太注射液:20g (100ml)/瓶;10g(50ml)/瓶;粉针剂:善达:10g/支;欣坤畅:20g/支。

Sig:每日剂量 0.3~0.4g/kg,100ml 本品溶液需至少加入 500ml 的载体溶液,最大剂量 0.4g/kg,连续使用时间不应超过 3 周。

(二)脂肪乳

1. 中长链脂肪乳剂(力能、力保肪宁、肽力佳、力邦特) MCT/LCT Fat Emulsion

【剂型规格】20% 注射剂:50g(250ml)/瓶。

Sig:250ml,iv.gtt,q.d.,或遵医嘱。

2. 长链脂肪乳注射液(克凌诺) Long Chain Fat Emulsion Injection

【剂型规格】注射液:50g(250ml)(脂肪)/3g(磷脂)/瓶。

Sig:250ml,iv.gtt,q.d.,或遵医嘱。

3. 脂肪乳注射液(力基、英脱利匹特) Fat Emulsion Injection

【剂型规格】10% 注射液:50g(500ml)/瓶;20% 注射液:50g(250ml)/瓶。

Sig:50g,iv.gtt,q.d.,或遵医嘱。

(三)糖类

1. 果糖注射液(丰海能、韦贝仙、普利康、护川) Fructose Injection

【剂型规格】注射液:丰海能 12.5g(250ml)/瓶;韦贝仙 25g(250ml)/瓶;普利康 12.5g/25g(250ml)/瓶;护川 25g(250ml)/瓶,50g(500ml)/瓶。

Sig:12.5~50g,iv.gtt,q.d.,或遵医嘱。

2. 转化糖电解质注射液(海斯维、田力) Multiple Electrolytes and Invert Sugar Injection

【主要成分】复方制剂,其组分为每 500ml 含葡萄糖 25g,果糖 25g,氯化钠 0.73g,氯化钾 0.93g,氯化镁 0.143g,磷酸二氢钠 0.375g,乳酸钠 1.40g。

【剂型规格】海斯维注射液:250ml/袋;田力注射液:500ml/袋。

Sig:250~1 000ml,iv.gtt,q.d.,按年龄、体重及症状不同可适当增减。给药速度,成人不超过 0.5g/(kg·h)(以果糖计)。

(四)维生素及辅酶类

1. 水溶性维生素(奇谷生、欣维、水乐维他、九维他、广愈) Water-Soluble Vitamin

【主要成分】本品主要成分为多种维生素,包括硝酸硫胺、核黄素磷酸钠、烟酰胺、盐酸吡哆辛、泛酸钠、维生素 C、生物素、叶酸、维生素 B_{12}、甘氨酸、乙二胺四乙酸二钠、羟苯甲酯等。(注:不同厂家品种的各种成分含量有所不同,以药品说明书为准)。

Sig:1~2 支 +G.S 250ml,iv.gtt,q.d.。

2. 脂溶性维生素(天兴 2+1、知维保、力时、博朗瑞宁、维他利匹特) Fat-Soluble Vitamin

【主要成分】维生素 A、维生素 D_2、维生素 E、维生素 K_1。

【药物相互作用】本品含维生素 K_1,可与香豆素类抗凝血药发生相互作用,不宜合用。

Sig:1~2 支 +N.S/G.S 250~500ml,iv.gtt,q.d.;可与注射用水溶性维生素联合使用。

3. 核黄素磷酸钠(欧卡维、安伽宁、奔达、君亮、益然) Riboflavin Sodium Phosphate

【适应证】维生素 B_2 补充剂。用于由维生素 B_2 缺乏引起的口角炎、唇炎、舌炎、结膜炎及阴囊炎等疾病的治疗。

【剂型规格】注射剂:欧卡维 10mg/支;安伽宁、奔达 5mg/支;君亮 5mg/支,10mg/支;益然注射液:15mg(5ml)/支。

Sig:每次 5~30mg,一日 1 次。可皮下、肌内注射或静脉注射。

4. 复合辅酶(贝科能、鑫贝科)

【主要成分】主要含有辅酶 A、辅酶 I、腺苷三磷酸、还原型谷胱甘肽、核苷酸等生物活性物质。

【剂型规格】注射剂:贝科能 100U/ 支;鑫贝科 200U/ 支。

Sig:200~400U+G.S 250ml,iv.gtt,q.d.。

(五)多腔袋类肠外营养制剂

脂肪乳氨基酸(17)葡萄糖(11%)注射液(卡文)

【适应证】用于不能或功能不全或被禁忌经口 / 肠道摄取营养的成人患者。

【剂型规格】注射液:1 440ml/ 袋。

Sig:可经周围静脉或中心静脉进行输注。使用前开通腔室间的可剥离封条,使三腔内液体混合均匀,混合液在 25℃下可放置 24 小时。卡文输注速率按患者体重不宜超过每小时 3.7ml/kg(相当于 0.25g 葡萄糖、0.09g 氨基酸、0.13g 脂肪 /kg)。推荐输注时间为 12~24 小时。为避免可能发生的静脉炎,建议每日更换输液针刺入的位置。同类产品还有脂肪乳氨基酸(17)葡萄糖(19%)注射液(商品名为卡全)。

二、肠内营养药

肠内营养(EN)是指需少量消化过程或不需消化过程就能吸收的营养液,通过消化道置管(或造口)或少量多次口服的方法,为患者提供所需的营养素。肠内营养制剂按氮源分为三大类:氨基酸型(AA)、短肽型(SP)、整蛋白型(TP)。

1. 氨基酸型肠内营养剂(爱伦多)

【适应证】胃肠道功能或部分胃肠道功能不全而不能或不愿吃足够数量的常规食物以满足机体营养需求的肠内营养治疗的患者。克罗恩病患者有肠内瘘或小肠狭窄,手术术后患者指南推荐使用。

【剂型规格】散剂:80g/包。每袋(80g)含能量300kcal。

Sig:取凉水255ml,加散剂1袋,搅拌均匀后成为300ml溶液,全溶后放入冰箱中,若需温热使用可加温至25℃。可口服,或用鼻饲管、胃管饲或肠管饲法给药。成人每日标准量为480~640g(1 800~2 400kcal),根据年龄、体重、症状相应增减。

2. **整蛋白型肠内营养剂**(粉剂)(能全素)
Intacted Protein Enteral Nutrition Powder

【主要成分】复方制剂,其主要成分为:酪蛋白、植物油、麦芽糖糊精、矿物质、维生素和微量元素等。

【适应证】有胃肠道功能或部分胃肠道功能,而不能或不愿进食足够数量的常规食物以满足机体营养需求的应进行肠内营养治疗的患者。主要用于:①厌食和其相关的疾病;②机械性胃肠道功能紊乱;③危重疾病(如大面积烧伤、创伤、脓毒血症);④营养不良患者的手术前喂养。本品能用于糖尿病患者。

【禁忌证】①肠道功能衰竭患者禁用;②完全性肠道梗阻患者禁用;③严重腹腔内感染患者禁用;④对本品中任一成分过敏的患者禁用;⑤对本品中任一成分有先天性代谢障碍的患者禁用;⑥顽固性腹泻等需要进行肠道休息处理的患者禁用。

【剂型规格】粉剂:320g/听。每100g含能量462kcal。

Sig:口服或管饲喂养。在洁净的容器中注入500ml温开水,加入本品1听(320g),充分混合。待粉剂完全溶解后,再加温开水至1 500ml,轻轻搅拌混匀。也可用所附的小匙,取9平匙,溶于50ml温开水中充分混合,待完全溶解后,加温开水至200ml以满足少量使用的要求。管饲喂养时,先置一根喂养管到胃、十二指肠或空肠上端部分。正常滴速为每小时100~125ml(开始时滴速宜慢)。①一般患者,每天给予2 000kcal即可满足机体对营养成分的需求。②高代谢患者(烧伤、多发性创伤),每天可用到 4 000kcal 以适应机体对能量需求的增加。③对初次胃肠道喂养的患者,初始剂量最好从每天 1 000kcal 开始,在 2~3 天内逐渐增加至需要量。剂量和使用方法根据患者需要,由医师处方而定。

3. 肠内营养混悬液(SP)(百普力) Enteral Nutritional Suspension(SP)

【主要成分】本品为复方制剂,其组分为水、麦芽糊精、乳清蛋白水解物、植物油、维生素、矿物质和微量元素等人体必需的营养要素。

【适应证】用于有胃肠功能或部分胃肠道功能而不能或不愿意吃足够数量的常规食物以满足机体营养需求的肠内营养治疗的患者。主要用于:①代谢性胃肠道功能障碍(胰腺炎、肠道炎症性疾病、放射性肠炎和化疗、肠瘘、短肠综合征、艾滋病);②危重疾病(大面积烧伤、创伤、脓毒血症、大手术后的恢复期);③营养不良患者的手术前喂养。本品可用于糖尿病患者。

【剂型规格】混悬液:500ml/瓶。每 500ml 含能量 500kcal。

Sig:口服或管饲喂养。置入一根喂养管到胃、十二指肠或空肠上段部分,连接喂养管与本品容器。正常滴速为每小时 100~125ml(开始时滴速宜慢)。①一般患者,一天给以 2 000kcal(4 瓶)即可满足机体对营养的需求;②高代谢患者(烧伤、多发性创伤),一天 4 000kcal(8 瓶);③初次肠道喂养的患者,初始剂量从 1 000kcal(2 瓶)开始,在 2~3 天内逐渐增加至需要量。严禁经静脉输注。

4. 肠内营养混悬液(TPF)(能全力) Enferal Nutritional Suspension(TPF)

【主要成分】本品为复方制剂,其组分为水、麦芽糊精、酪蛋白、植物油、膳食纤维(大豆多糖等)、矿物质、维生素和微量元素等人体必需的营养要素。

类似药品还要肠内营养乳剂 TPF-D（瑞代）。

【适应证】同百普力。

【剂型规格】混悬液：500ml/ 瓶。每 500ml 含能量 750kcal。

Sig：同百普力。

（孔浩　涂蕾　林克）

消化系统

第四章　泌尿系统疾病用药

第一节　糖皮质激素

糖皮质激素(glucocorticoids)对免疫反应过程有多种作用,可破坏参与免疫反应的淋巴细胞;抑制巨噬细胞吞噬及处理抗原的作用;抑制免疫母细胞的分裂增殖、浆细胞抗体的合成、致敏淋巴细胞的活化;干扰补体参与免疫反应;对免疫反应引起的炎症反应有较强的抑制作用。正是由于糖皮质激素对免疫排斥反应具有强大的抑制作用,使之成为肾脏免疫性疾病的基础用药。糖皮质激素在呼吸、消化、内分泌、风湿免疫等系统的应用参阅相应章节。

【糖皮质激素的分类】

根据生物半衰期的不同而分成3类:①短效(8~12小时),如可的松、氢化可的松;②中效(12~36小时),如泼尼松、泼尼松龙、曲安西龙、甲泼尼龙;③长效(36~54小时),如地塞米松、倍他米松。

【糖皮质激素的药理作用】

(1) 强大的抗炎作用。

(2) 免疫抑制和抗过敏作用。

(3) 抗休克作用。

(4) 刺激骨髓造血功能　促红细胞、中性粒细胞和血小板增生。

(5) 对代谢的影响　如促进糖原异生,升高血糖;长期使用升高血浆胆固醇,激活四肢皮下的酯酶;加速蛋白质分解代谢等。

（6）提高中枢神经系统的兴奋性。

（7）使胃酸和胃蛋白酶分泌增加。

【糖皮质激素的适应证】

（1）替代疗法 如肾上腺皮质功能减退症。

（2）严重感染或炎症，防止某些炎症后遗症 如中毒性肺炎、暴发性流行性脑脊髓膜炎、败血症、急性粟粒性结核病。

（3）自身免疫性疾病及过敏性疾病 如肾病综合征、风湿热、SLE、RA、荨麻疹等。

（4）抑制器官移植排斥反应。

（5）抗休克治疗。

（6）血液病 如再生障碍性贫血、儿童急性淋巴细胞白血病、粒细胞减少症、血小板减少症和过敏性紫癜等。

（7）局部应用 接触性皮炎、湿疹等。

（8）雾化吸入 慢性阻塞性肺疾病、支气管哮喘等。

【糖皮质激素的禁忌证】

曾患或现患有严重精神病和癫痫，活动性消化性溃疡病，新近胃肠吻合术，骨折，角膜溃疡，肾上腺皮质功能亢进症，严重高血压，糖尿病，抗菌药物不能控制的感染（如水痘、细菌、真菌感染），妊娠等。

【糖皮质激素的不良反应】

（1）类肾上腺皮质功能亢进综合征 因脂质代谢和水盐代谢所致，如满月脸、水牛背、向心性肥胖、皮肤变薄、痤疮、多毛、水肿、低钾血症、高血压和血糖升高等。

（2）诱发或加重感染 抑制机体防御功能。

（3）诱发或加剧消化性溃疡，甚至造成消化道出血或穿孔。

（4）高血压和动脉粥样硬化。

（5）骨质疏松、肌肉萎缩、伤口愈合迟缓等。

（6）精神失常。

泌尿系统

【糖皮质激素的临床应用要点】

（1）糖皮质激素抗炎作用 剂量换算：醋酸可的松 25mg= 氢化可的松 20mg= 泼尼松 5mg= 泼尼松龙 5mg= 甲泼尼龙 4mg= 曲安西龙 4mg= 倍他米松 0.75mg= 地塞米松 0.75mg。

（2）氢化可的松由于半衰期较短，长期治疗需要一天 2 次给药；而地塞米松由于对下丘脑 - 垂体 - 肾上腺轴（HPA）的强烈抑制，所以都不适合长期治疗。长期治疗常用泼尼松。

（3）可的松和泼尼松在肝内转化为氢化可的松和泼尼松龙方能生效。肝脏首过效应的灭活作用和口服药物生物利用度的影响，会造成口服剂量的药物并不能完全转化成活性形式，并可能增加肝脏的负担。故严重肝功能不良的患者只宜选用氢化可的松和泼尼松龙。

（4）甲泼尼龙高亲脂性，能轻易而迅速地穿透细胞膜磷脂层。糖皮质激素穿透血脑屏障的能力依次递减的顺序为甲泼尼龙、地塞米松、氢化可的松。

（5）地塞米松可使患者 HPA 的抑制作用持续 48 小时以上，与等效抗炎作用的其他激素相比，地塞米松对 HPA 的抑制作用显著超过其抗炎作用。长期使用地塞米松会导致肾上腺的萎缩、肾上腺功能的丧失，一旦患者出现应激或突然停药，由于自身被抑制的 HPA 轴不能恢复功能而分泌糖皮质激素，将出现临床上的"肾上腺危象"，危及生命。地塞米松常成为抑制试验所选择的药物（内源性抑制试验）。

（6）糖皮质激素的疗程和用法可分为大剂量冲击疗法、短程疗法、中程疗法、长程疗法。其中，长程疗法常分为治疗、减量和维持 3 个阶段。

常 用 药 物

1. 氢化可的松 Hydrocortisone

【作用特点】 短效天然皮质激素，血浆半衰期

（$t_{1/2}$）约 1.5 小时，但 2~8 小时后仍具有生物活性，不经肝脏转化即可发挥作用，抗炎作用比泼尼松弱，但水钠潴留的副作用较大。主要用于抢救危重患者如中毒性感染、过敏性休克、严重的肾上腺皮质功能减退症、结缔组织病、严重的支气管哮喘等过敏性疾病。本品含 50% 乙醇助溶，使用前应充分稀释，乙醇过敏者禁用。

【剂型规格】氢化可的松琥珀酸钠注射剂：50mg/支。

Sig：一般 100mg+100ml N.S，iv.gtt，可用至 300~400mg/d，疗程不超过 3~5 日。根据病情个体化治疗。

2. 泼尼松（强的松、去氢可的松） Prednisone

【作用特点】中效，$t_{1/2}$>200 分钟，适合长程治疗，主要用于过敏性与自身免疫性炎症性疾病，适用于结缔组织病（如 SLE、皮肌炎）、肾病综合征、自身免疫性贫血等。

【剂型规格】醋酸泼尼松片：5mg×100 片。

Sig：肾病综合征常规用药原则为起始足量 1mg/（kg·d），缓慢减量（2~3 周减量 10%），长期维持等，一般早晨顿服或分次服用，病程中叮嘱患者监测血糖、血压。

3. 泼尼松龙（强的松龙、氢化泼尼松） Prednisolone

【作用特点】中效，$t_{1/2}$ 为 2~3 小时。抗炎作用较泼尼松强，适用于肝功能不良患者。

【剂型规格】片剂：5mg×100 片；醋酸泼尼松龙注射液：125mg（5ml）/支。

Sig：根据病情个体化治疗。

4. 甲泼尼龙（甲基强的松龙、甲强龙、甲基泼尼松龙、美卓乐、尤金） Methylprednisolone

【作用特点】中效，$t_{1/2}$ 约 30 分钟，生物半衰期适宜，无药物蓄积；唯一适用于冲击治疗的激素类药物。激素受体结合速率高于其他激素类 5~10 倍；起效时间快于各类激素药物 1.5~2 倍；脂溶性强，能达到血浆高浓度，以快速控制症状；HPA 抑制作用弱；盐皮质激素作用弱，安全性好。适用于肝功能不良患者。临床中肾病综合征等疾病使用激素，减量或维持治疗时即减量半片或小剂量，通常选择口服甲泼尼龙，其血浆浓度稳定性好从而相对降低了病情复发率。另外肾病综合征合并乙型肝炎者用激素治疗需密切监测 HBV-DNA 的复制活动情况。

【剂型规格】注射用甲泼尼龙琥珀酸钠：40mg/支，500mg/支；美卓乐片：4mg×30 片；尤金片：4mg×24 片。

Sig：根据病情个体化治疗。

5. 地塞米松 Dexamethasone

【作用特点】长效，抗炎、抗过敏和抗毒作用较泼尼松强，对 HPA 的抑制作用较强，水钠潴留的副作用较轻。

【剂型规格】注射液：5mg(1ml)/支；片剂：0.75mg×100 片。

Sig：根据病情个体化治疗。

6. 复方倍他米松（得宝松）Compound Betamethasone

【主要成分】本品为复方制剂，其组分为：二丙酸倍他米松及倍他米松磷酸钠。每支含二丙酸倍他米松按倍他米松计为 5mg 和倍他米松磷酸钠按倍他米松计为 2mg，并含有灭菌缓冲剂和防腐剂。

【作用特点】倍他米松为地塞米松的差向异构体，作用强于地塞米松，用于对皮质激素敏感的急、慢性疾病。对严重疾病如 SLE 或哮喘持续状态，在抢救措施中开始剂量可用 2ml。

【适应证】①肌内注射治疗对全身用糖皮质激素类药物奏效的疾病；②直接注入有适应证的患者软组织；③关节内和关节周围注射治疗关节炎；④皮损内注射治疗各种皮肤病；⑤局部注射治疗某些足

部炎性和囊性疾病。

【剂型规格】复方倍他米松注射液:2mg(1ml)/支;倍他米松片:0.5mg × 100 片。

Sig:根据病情个体化治疗。

7. 外用糖皮质激素

【适应证】主要用于湿疹、神经性皮炎、特应性皮炎、脂溢性皮炎等炎症性、瘙痒性及过敏性皮肤病。

【常用药物】如糠酸莫米松乳膏(艾洛松)、醋酸氟轻松软膏、丙酸氟替卡松乳膏(克廷肤)、哈西奈德乳膏等。

8. 吸入糖皮质激素制剂

【适应证】COPD、支气管哮喘等。

【常用药物】如倍氯米松、氟替卡松、布地奈德等,具体参阅第二章第三节。

第二节　免疫抑制剂

绝大多数原发性或继发性肾小球疾病是由免疫反应介导的炎症性疾病。因此,免疫抑制剂(immunodepressants)在肾小球疾病的治疗中占有十分重要的地位。除糖皮质激素外,本节重点介绍在肾内科常用的各种免疫抑制剂在难治性肾病综合征或狼疮肾炎中的应用。本类药物在风湿免疫性疾病中的应用可参阅第九章第二节;在血液病化疗中的应用可参阅第七章第四节。难治性肾病综合征的定义一般指原发性肾病综合征中经足量糖皮质激素治疗后仍频繁复发型、激素依赖型和激素抵抗型的肾病综合征;也有国外学者认为是指肾病综合征患者用足量激素和其他免疫抑制治疗 6 个月仍无效者。

一、环孢素(新山地明、新赛斯平、丽珠环明、山地明) Ciclosporin,CsA

【药理作用】新型 T 淋巴细胞调节剂,能特异

泌尿系统

性地抑制辅助 T 淋巴细胞的活性,亦可抑制 B 淋巴细胞的活性;还能选择性抑制 IL-1、IL-2、干扰素的产生;对体液免疫亦有抑制作用;能抑制体内抗移植物抗体的产生,具有抗排斥作用。

【不良反应】①肾毒性;②肝功能损害;③高尿酸血症;④高血压、糖尿病、高胆固醇血症、高钙血症、胃肠道反应等;⑤多毛、痤疮、牙龈增生等。

【注意事项】环孢素治疗的安全血药浓度(治疗窗)范围较窄,患者个体间、同一患者不同给药时间对环孢素的吸收差别较大,1 天内血药浓度的峰值变异也很大,故应根据病情及患者的自身条件(身高、体表面积等),在上级医师严格指导下用药。同时应常规定时进行环孢素血药浓度的测定,及时调整剂量;还应密切监测肝、肾功能。

常 用 剂 型

1. 新山地明 Sandimmun Neoral

【作用特点】微乳化环孢素。与常规型环孢素相比,平均生物利用度提高 20%~30%,具有更好的环孢素药物暴露(AUC_0)和剂量的线性关系,吸收相对稳定,受饮食及昼夜节律的影响减小。

【剂型规格】软胶囊:25mg × 50 粒。

2. 新赛斯平 New Cyspin

【剂型规格】软胶囊:25mg × 50 粒;口服液:5g(50ml)/瓶。

3. 丽珠环明

【剂型规格】软胶囊:50mg × 48 粒。

4. 山地明 Sandimmun

【剂型规格】注射液:250mg(5ml)/ 支。

5. 环孢素口服液

【剂型规格】口服液:5g(50ml)/瓶。常用牛奶、果汁等稀释后或将药液滴在面包内服用,但不要用葡萄汁、柚汁稀释,不可用热的或冰冷的流质稀释药液。

【治疗难治性肾病综合征的常规剂量】①口服:开始剂量多为 5mg/(kg·d),分 2 次口服,服用 3 个月后,每个月减 1~3mg/(kg·d)甚至更低剂量作维持治疗。应用环孢素期间,要测定血药浓度,使其维持在 250~350ng/ml。②静脉:用药剂量一般为口服剂量的 1/3~1/2,按 1:100~1:20 的比例溶于生理盐水或 5% 葡萄糖溶液中,静脉缓慢滴注,2~6 小时内滴完。

二、他克莫司(FK-506、普乐可复) Tacrolimus

【药理作用】本品免疫抑制特性与环孢素相似,而且效应更强,其免疫抑制作用是 CsA 的 10~100 倍,他克莫司可抑制细胞因子 IL-2、IL-3、IL-4、IL-5、IL-7、INF-γ、TNF-α 及 GM-CSF 的受体。他克莫司还可在体外抑制原发性和继发性细胞毒性 T 细胞增殖,也抑制 B 细胞活化。

【不良反应】常见肾毒性、高血糖;其他有震颤、头痛、腹泻、高血压、高钾血症、低镁血症、高尿酸血症等。

【注意事项】①治疗肾病综合征一般很少单用他克莫司,常加用小剂量激素。②他克莫司与环孢素有相互拮抗的免疫抑制作用、协同的肾毒性,故一般不能同时应用;如果需要两者替换,需要停药 12~24 小时才可应用另外一种制剂。③注意口服他克莫司时需严格按照间隔 12 小时执行并定期监测血药浓度,其血药浓度受食物影响较大,一般推荐与进食间隔 2 小时。他克莫司的血药浓度 >20μg/L 时,其肾毒性的发生概率显著增加,应避免使用对肾功能有不良影响的药物。

【剂型规格】胶囊剂:0.5mg,1mg×50 粒;注射液:5mg(1ml)/ 支。

【治疗难治性肾病综合征常规剂量】一般剂量

范围为 0.05~0.3mg/(kg·d),分两次服用,然后根据 FK-506 的全血血药浓度调整用量,口服用药一般需数天至 3 周才能达到稳定的血药浓度。

三、硫唑嘌呤(依木兰) Azathioprine, Aza

【药理作用】本品在体内代谢裂解成硫嘌呤(6-MP),阻止次黄嘌呤核苷酸变为腺嘌呤核苷酸及鸟嘌呤核苷酸,从而影响核酸的合成。作为免疫抑制剂,主要作用于效应 T、B 淋巴细胞的增殖期,也可阻止 IL-2 的产生。

【不良反应及注意事项】①硫唑嘌呤选择性不高,主要毒性是骨髓造血系统的抑制和胃肠道黏膜损害。②当硫唑嘌呤与别嘌醇合用时,剂量应减至原用剂量的 1/4,以防止出现严重的骨髓抑制。③硫唑嘌呤可引起白细胞下降或血清免疫球蛋白异常降低或并发感染:如 WBC 下降到 5×10^9/L 时,可将用量减至半量;如继续下降至 3×10^9/L 时,则必须停药;如果同时有 WBC、PLT 急剧下降,常预示骨髓过度抑制,可引起巨细胞病毒感染。④可出现肝功能损害,发生严重的肝损害时需减量或者换用吗替麦考酚酯。⑤致畸、致突变作用。

【剂型规格】片剂:50mg×100 片。

【治疗难治性肾病综合征常规剂量】根据临床需要和血液系统的耐受情况,给予 1~4mg/(kg·d),每日 1 次服药后,药效维持 12~24 小时。

四、吗替麦考酚酯(骁悉、赛可平、麦考芬、弥他乐) Mycophenolate Mofetil, MMF

【药理作用】吗替麦考酚酯在体内分解代谢为活性产物麦考酚酸(MPA),后者是一种高选择性、非竞争性的次黄嘌呤单核苷酸脱氢酶(IMPDHA)的可逆性抑制剂,对淋巴细胞有免疫抑制效应,T、B 淋巴细胞均受显著影响。最早用于狼疮肾炎、肾移植排斥反应、过敏性紫癜肾炎等。目前也常用于难治性肾病综合征。

【不良反应】主要有胃肠道反应、出血性胃炎、白细胞减少、贫血、血小板减少。

【注意事项】①与 CsA/FK-506 及激素合用，具有协同的免疫抑制作用，而不增加毒副作用的发生；由于与 Aza 同为抗代谢药物，一般不与 Aza 合用。②临床一般不用测定 MMF 的血药浓度来指导用药。③调节剂量一般根据外周血白细胞计数：WBC 为 $(3\sim4)\times10^9$/L 时，减量 1/4~1/3；$<2\times10^9$/L 时，应停药。④长期应用也会增加机会性感染、肿瘤的发生率。

【剂型规格】胶囊剂（骁悉）：0.25g×40 片；分散片（赛可平、麦考芬）：0.25g×40 片；干混悬剂（弥他乐）：0.25g×20 袋。

【治疗难治性肾病综合征常规剂量】一般推荐剂量为 1.0~2.0g/d，分 2 次服用，根据体重和临床病情变化分别采用 0.75~1.5g/d（<60kg），1.0~2.0g/d（≥60kg）。

五、环磷酰胺（安道生） Cyclophosphamide, CTX

【药理作用】本品是一种烷化剂，在体内其代谢产物与 DNA 链有交联作用，阻止 DNA 链的分离、合成新的 DNA，阻断淋巴母细胞的生长发育，阻止 T、B 淋巴细胞的分化，并抑制抗体的合成。

【禁忌证】WBC$<3\times10^9$/L 时；合并肝功能不良、妊娠患者。

【不良反应】①出血性膀胱炎、膀胱癌和膀胱纤维化：代谢产物丙烯醛对膀胱移行上皮细胞有直接毒性作用，故用药后 36 小时酌情多饮水（3 000ml），必要时加用 N- 乙酰谷氨酸、美司钠；本药不宜下午 6 时后使用。②骨髓抑制、白细胞减少、血小板减少。

③性腺受损。④诱发淋巴瘤和白血病。⑤其他:脱发、胃肠道反应等。⑥与 Aza 一样,当与别嘌醇合用时,其骨髓抑制作用会加重。

【CTX 冲击治疗的优点】①可以阻止肾脏纤维化,减少远期复发,维持肾功能稳定,提高远期存活率;②冲击 3~4 次后,尿蛋白开始减少,肾功能有恢复;③改善血液、呼吸、神经系统症状;④与小剂量 CTX 连续口服相比,冲击治疗对骨髓造血干细胞毒性作用小,并发感染机会少;⑤与口服硫唑嘌呤相比,抑制 B 细胞合成自身抗体强而快。

【疗效】大剂量 CTX 静脉注射疗法的作用特点及效应与甲泼尼龙冲击疗法有很大差异。如大剂量 CTX 静脉注射疗法对狼疮肾炎的疗效主要是改善其远期预后,而不是顿挫狼疮危象。

【剂型规格】注射剂:0.2g/ 支。

【治疗难治性肾病综合征冲击疗法】一般 1.0g,iv.gtt,1 天或 0.6~0.75g,iv.gtt,2 天(常用剂量为每次 0.3~1g/m^2),每个月 1 次,连续用 6~8 次,以后可以每 3 个月 1 次,持续 1~2 年不等。

六、来氟米特(爱若华、妥抒、关平)
Leflunomide,LEF

【药理作用】本品为具有抗增殖活性的异噁唑类免疫抑制剂,通过抑制二氢乳清酸脱氢酶的活性,从而影响活化淋巴细胞的嘧啶合成。一般 3 个月才显效。主要用于治疗类风湿关节炎、狼疮肾炎,抗移植排斥等。

【不良反应】腹泻、瘙痒、可逆性转氨酶增高、一过性白细胞减少、脱发、皮疹等。剂量过大或出现毒性时,可给予考来烯胺或药用炭加以消除。

【注意事项】①服药初始阶段应定期检查肝功能和血象。②严重肝脏损害和明确的乙型肝炎或丙型肝炎血清学指标阳性的患者慎用。③免疫缺陷、未控制的感染、活动性胃肠道疾病、肾功能不全、骨髓发育不良者慎用。④如果服药期间出现白细胞下降，调整剂量或中断治疗的原则如下：WBC≥3.0×10^9/L，继续服药观察；2.0×10^9/L≤WBC≤3.0×10^9/L，减半量服药观察，多数患者可恢复正常，若复查 WBC 仍 <3.0×10^9/L，中断服药；若WBC<2.0×10^9/L，中断服药。⑤年龄 <18 岁者慎用。

【剂型规格】爱若华片：10mg×16 片；妥抒片：10mg×10 片，20 片；关平片：10mg×10 片。

Sig：为了快速达到稳态血药浓度，建议在开始治疗的最初 3 天给予负荷剂量 50mg/d，之后给予维持剂量 20mg/d。

七、利妥昔单抗（美罗华）Rituximab

【药理作用】利妥昔单抗是一种人鼠嵌合性单克隆抗体，能特异性地与跨膜抗原 CD20 结合。CD20 抗原位于前 B 和成熟 B 淋巴细胞的表面，利妥昔单抗与 B 细胞上的 CD20 抗原结合后，启动介导 B 细胞溶解的免疫反应。B 细胞溶解的可能机制包括：补体依赖的细胞毒性（CDC）、抗体依赖细胞介导的细胞毒作用（ADCC）。

【适应证】主要用于非霍奇金淋巴瘤、类风湿关节炎、ANCA 相关性血管炎及难治性肾病综合征（如膜性肾病、激素依赖型微小病变、局灶节段性肾小球硬化等）等的治疗。

【禁忌证】禁用于已知对该产品的任何成分及鼠蛋白过敏的患者，严重活动性感染或免疫应答严重损害（如低免疫球蛋白血症、CD4 或 CD8 细胞计数严重下降），严重心力衰竭（NYHA 分级Ⅳ）的患者，哺乳期妇女及儿童。

【不良反应】滴注相关不良反应表现为发热、寒战及肌肉震颤等，主要发生在第 1 次输注时，通常在 2 小时内。往往症状较轻，严重者需停药并给予

泌尿系统

对症处理。

【剂型规格】注射液：100mg（10ml）/支，500mg（50ml）/支。

Sig：目前使用利妥昔单抗治疗难治性肾病综合征有以下几种常见方式，① 375mg/m² 或 500mg+N.S 500ml，iv.gtt，每周冲击 1 次，连续使用 4 周；②于起始治疗的第 1 日和第 15 日予利妥昔单抗 1g 输注；③单剂冲击即按 375mg/m² 或 500mg 输注 1 次；④小剂量 100mg+N.S 100ml，iv.gtt，一般每月 1 次，可依据监测的外周 B 淋巴细胞计数结果和病情调整。建议使用利妥昔单抗治疗期间均需监测外周 B 淋巴细胞计数，检测 B 细胞 <5×10⁶/L 即达到清除目标。注意用药前异丙嗪 25mg，i.m.；地塞米松 5mg，i.v；必要时双氯芬酸钠栓 1/3~1/2 颗，塞肛。

八、雷公藤多苷（雷公藤多贰）Tripterygium Glycosides

【药理作用】本品是一种雷公藤的水 - 三氯甲烷提取物，去除了某些毒性成分，保留了生药的免疫抑制作用。对细胞免疫具有明显的抑制作用，可作用于免疫应答感应阶段的 T 细胞，从而抑制 IL-2 的分泌及其受体的表达，其抑制 T 细胞的转化率强于硫唑嘌呤、地塞米松，还能抑制巨噬细胞、自然杀伤细胞的功能，对体液免疫也有抑制作用。

【不良反应】主要是肝功能损害、白细胞减少、胃肠道反应、性腺损害。停药后一般能恢复。

【禁忌证】严重肝、肾功能不全者，严重心血管病，老年患者，孕妇及哺乳期妇女。

【剂型规格】片剂：10mg×100 片。

Sig：按 1~1.5mg/（kg·d）剂量，分 3 次餐后服用，常用剂量 20mg，p.o.，t.i.d.。

第三节　原发性和继发性肾小球肾炎（或肾病综合征）用药

原发性肾小球肾炎（或肾病综合征）的治疗主要包括 ACEI 和 ARB 类药物降低肾小球滤过率（GFR），减少蛋白尿的漏出；中成药辅助减少血尿、蛋白尿；改善肾小球微循环；同时治疗肾小球肾炎或肾病综合征的各种并发症（如高凝、高脂状态）以及结合 24 小时尿蛋白定量、肾脏病理穿刺结果，选择激素或其他免疫抑制剂治疗。继发性肾小球肾炎（或肾病综合征）的治疗除上述治疗外，还应积极治疗原发病。同样需要根据原发病的类型、24 小时尿蛋白定量、肾脏病理穿刺结果选择激素治疗，或其他免疫抑制剂甚至是细胞毒药物治疗。常见的继发性肾炎或肾病有乙型肝炎相关性肾小球肾炎、过敏性紫癜肾炎、狼疮肾炎、糖尿病肾病、轻链沉积病、肾淀粉样变性等。

一、血管紧张素转化酶抑制剂与血管紧张素Ⅱ受体拮抗剂

参阅第一章第二节、第三节。

【作用特点】ACEI 与 ARB 有降低血压、减少蛋白尿和延缓肾功能恶化的作用。后两种作用是通过对肾小球血流动力学的特殊调节作用——扩张入球和出球小动脉，但对出球小动脉的扩张强于入球小动脉，降低肾小球内高压力、高灌注和高滤过（"三高"）；以及非血流动力学作用（"非血压依赖性效应"）——抑制细胞因子，减少蛋白尿和细胞外基质的蓄积，达到减缓肾小球硬化的发展和肾脏保护作用。

【临床应用】广泛应用于各种肾脏疾病。对于急慢性肾小球肾炎、慢性肾衰竭（CRF）病程中的高

血压、蛋白尿皆可使用,尤其适用于合并高血压、左心室肥厚患者。此两类药物不仅能够降低血压,而且能够降低肾小球内压力。对于伴有蛋白尿的慢性肾脏病患者,虽无系统性高血压,也适宜使用上述药物,以延缓肾功能减退。治疗肾脏病的一般用量比常规降压剂量偏大。

常 用 药 物

1. 培哚普利(雅施达) Perindopril

【剂型规格】片剂:4mg×30 片;8mg×15 片。

Sig:8mg,p.o.,q.d. 或遵医嘱。

2. 贝那普利(洛汀新、信达怡) Benazepril

【剂型规格】片剂:10mg×14 片。

Sig:20mg,p.o.,q.d. 或遵医嘱,最大剂量 40mg/d。

3. 福辛普利(蒙诺) Fosinopril

【作用特点】肝、肾双通道代谢,尤其适用于肾功能不全患者。

【剂型规格】片剂:10mg×14 片。

Sig:20mg,p.o.,q.d. 或遵医嘱,最大剂量 40mg/d。

4. 缬沙坦(代文、怡方、易达乐) Valsartan

【剂型规格】代文、怡方胶囊:80mg×2 粒;易达乐片:80mg×7 片。

Sig:160mg,p.o.,q.d. 或遵医嘱,最大剂量 320mg/d。

5. 氯沙坦(科素亚、山坦) Losartan

【剂型规格】片剂:50mg×7 片,100mg×7 片。

Sig:100mg,p.o.,q.d. 或遵医嘱,最大剂量200mg/d。

6. 替米沙坦(美卡素、欧美宁) Telmisartan

【剂型规格】片剂:80mg×7 片。

Sig:80~160mg,p.o.,q.d. 或遵医嘱。

7. 奥美沙坦酯(傲坦) Olmesartan Medoxomil

【剂型规格】片剂:20mg×7 片。

Sig:20~40mg,p.o.,q.d. 或遵医嘱,最大剂量40mg/d。

8. 厄贝沙坦（安博维、科苏、格平、吉加）
Irbesartan

【剂型规格】片剂：安博维、格平、吉加 150mg×7 片；科苏 75mg×20 片。

Sig：150~300mg，p.o.，q.d. 或遵医嘱。

9. 阿利沙坦酯（信立坦）　Allisartan Isoproxil

【剂型规格】片剂：240mg×7 片。

Sig：120~240mg，p.o.，q.d. 或遵医嘱。

知识点：ARB 在降低蛋白尿应用中的剂量选择是依据 2007 年美国肾脏病／透析临床实践指南（K/DOQI），即降低蛋白尿所用 ARB 的目标剂量要高于常规起始剂量，结合血压进行调整。ACEI 与 ARB 对血压正常但蛋白尿控制较差的患者，可进一步加量以控制蛋白尿。

二、中成药制剂

1. 黄葵胶囊

【主要成分】黄蜀葵花。

【功能主治】清利湿热，解毒消肿。用于慢性肾炎之湿热证：水肿、腰痛、蛋白尿、血尿和舌苔黄腻等。

【剂型规格】胶囊剂：0.5g×30 粒。

Sig：5 粒，p.o.，t.i.d.，一般 8 周为 1 个疗程。

2. 肾炎康复片

【主要成分】西洋参、人参、地黄、杜仲、山药、白花蛇舌草、土茯苓、丹参等。

【功能主治】益气养阴，补肾健脾，清除余毒。主治慢性肾小球肾炎，属于气阴两虚，脾肾不足，毒热未清证者，表现为神疲乏力，腰酸腿软，面浮肢肿，头晕耳鸣，蛋白尿、血尿等。

【剂型规格】片剂：0.48g×45 片。

Sig：5 片，p.o.，t.i.d.。

3. 肾炎温阳胶囊

【主要成分】人参、黄芪、附子、党参、茯苓、香加皮等。

【作用特点】有降低急性血清型肾炎循环免疫复合物（CTC）值、尿蛋白、尿素氮、肌酐等作用。

【功能主治】温肾健脾，化气行水。用于脾肾阳虚，水湿潴留所致的水肿，症见全身水肿，面色苍白，脘腹胀满，纳少便溏，神倦尿少；慢性肾炎见上述证候者。

【剂型规格】胶囊剂：0.48g×36 粒。

Sig：3 粒，p.o.，t.i.d.。

4. 六味地黄丸

【主要成分】熟地黄、山茱萸、山药、泽泻、牡丹皮、茯苓，辅料为蜂蜜。

【功能主治】滋阴补肾。用于头晕耳鸣，腰膝酸软，遗精盗汗。

【剂型规格】丸剂：200 丸/瓶，每 8 丸相当于原药材 3g。

Sig：8 丸，p.o.，t.i.d.。

5. 左归丸

【主要成分】枸杞子、龟甲胶、鹿角胶、牛膝、山药、山茱萸等。

【功能主治】滋阴补肾。用于真阴不足，腰酸膝软，盗汗遗精，神疲口燥。

【剂型规格】丸剂：60g/瓶。

Sig：9g（约 1.5 量杯），p.o.，b.i.d.。

6. 冬虫夏草与人工虫草制剂（金水宝胶囊、百令胶囊、至灵胶囊）

【主要成分】发酵虫草菌粉或冬虫夏草。

【作用特点】补益肺肾，秘精益气，常用于慢性肾脏病、慢性支气管炎的辅助治疗。此类药物的药理作用是多方面的，对免疫系统、内分泌系统具有双向调节作用，对神经系统有镇静作用，对呼吸系统、血液系统有保护作用。

【剂型规格】金水宝胶囊：0.33g×63粒；百令胶囊：0.5g×42粒；至灵胶囊：0.25g×36粒，50粒。

Sig：①金水宝胶囊，3粒，p.o.，t.i.d.；②百令胶囊，2~6粒，p.o.，t.i.d.，治疗慢性肾衰竭一般3~4粒，t.i.d.；③至灵胶囊，2~3粒，b.i.d.~t.i.d.。

三、糖皮质激素及其他免疫抑制剂

参阅本章第一节、第二节。

四、抗凝、抗血小板、改善肾小球微循环用药

参阅第一章第九节、第十六节。

1. 前列地尔（凯时、凯彤、碧凯晴、优帝尔、小优帝尔）Alprostadil，PGE_1

【作用特点】外源性前列腺素 E_1，改善微循环，扩张血管，抑制血小板聚集。

【剂型规格】注射液（凯时、凯彤、碧凯晴）：10μg(2ml)/支；干乳剂：优帝尔10μg/支；小优帝尔5μg/支。

Sig：一般推荐5~10μg+N.S 10ml缓慢静脉推注或直接入小壶缓慢静脉滴注，q.d.。

2. 西洛他唑（培达、赛活灵、邦平）Cilostazol

【作用特点】抗血小板聚集，扩张血管。肾病综合征患者也可使用阿司匹林（50~200mg）、双嘧达莫（50~100mg，t.i.d.）抗栓。

【剂型规格】片剂：培达、赛活灵 50mg×12片；胶囊剂：邦平 50mg×12粒。

Sig：100mg，p.o.，b.i.d.。

3. 贝前列素钠（德纳、凯那）Beraprost Sodium

【作用特点】抗血小板聚集，扩张血管。肾病综合征患者使用。

【剂型规格】片剂：德纳 20μg×10片；凯那

40μg×10 片。

Sig：20~40μg，p.o.，b.i.d.~t.i.d.。

4. 低分子量肝素（法安明、齐征、尤尼舒、速碧林、克赛、亿嗪佳）

【适应证】预防肾病综合征患者静脉血栓形成的发生，尤其当血清 ALB<20g/L 时使用。

【剂型规格】注射液：法安明 5 000IU（0.2ml）/支；齐征 5 000IU（0.4ml）/支；尤尼舒 5 000IU（1ml）/支；速碧林 4 100IU（0.4ml）/支；克赛 4 000IU（0.4ml）/支；亿嗪佳 6 000IU（0.6ml）/支。

Sig：4 000~6 000IU，i.h.，q.d.~q12h. 或者 100~200IU/kg，i.h.，q.d.，或遵医嘱。

五、纠正高脂血症用药

参阅第一章第十一节。

1. 他汀类 Statins

以降胆固醇为主，常用：阿托伐他汀、瑞舒伐他汀、氟伐他汀、普伐他汀等。

2. 贝特类 Fibrates

以降甘油三酯为主，常用：非诺贝特、苯扎贝特等。

知识点：高脂血症是肾病综合征的主要表现。有研究表明，当肾病综合征得到控制后，随着血浆白蛋白水平的恢复，高脂血症会逐步得到控制。但是在激素发挥疗效、血清白蛋白未上升之前应积极控制高脂血症，因其有致动脉粥样硬化和增加血栓形成的风险。

六、过敏性紫癜肾炎用药

1. 氯雷他定（贝雪、瑞普康、开瑞坦、息斯敏）Loratadine

【剂型规格】片剂：贝雪、瑞普康 8.8mg×6 片；开瑞坦、息斯敏 10mg×6 片。

Sig：1 片，p.o.，q.d.。

2. 依匹斯汀（凯莱止、亦殊）　Epinastine

【剂型规格】胶囊剂：凯莱止 10mg×10 粒，12 粒；片剂：亦殊 10mg×8 片。

Sig：10mg，p.o.，q.d.。

3. 马来酸氯苯那敏（扑尔敏）　Chlorphenamine

【剂型规格】片剂：4mg×100 片。

Sig：4mg，p.o.，t.i.d.。

4. 10% 葡萄糖酸钙　10% Calglucon

【剂型规格】注射液：10ml/ 支。

Sig：30ml+N.S 250ml，iv.gtt，q.d.，用于急性期。

5. 阿奇霉素（希舒美、芙琦星、其仙、泰力特）Azithromycin

【剂型规格】注射剂：希舒美、芙琦星 0.5g/ 支；其仙：0.25g/ 支。胶囊剂：泰力特 0.5g×6 粒。

Sig：口服 0.5g，q.d. 或静脉 0.5g+N.S/G.S 500ml，iv.gtt，q.d.，消化道反应重者可加维生素 B_6 0.2g 同时滴注。

6. 雷公藤多苷　Tripterygium Glycosides

【适应证】用于主要以血尿为表现者。

【剂型规格】片剂：10mg×100 片。

Sig：20mg，p.o.，t.i.d.，或遵医嘱。

7. 糖皮质激素和细胞毒药物

Sig：一般仅用于重症患者，用法遵医嘱。

知识点：过敏性紫癜是血管变态反应性出血性疾病，肾脏累及率为 80%，临床主要表现为镜下血尿和轻中度蛋白尿、皮肤紫癜、黏膜出血，也可伴有皮疹、关节痛、腹痛及肾损害。处理方式为①以紫癜肾炎收入院者，使用糖皮质激素前应排除消化道出血的可能；②因机体对各种抗原敏感性高，合并感染者尽量选用抗原性低的抗生素，如阿奇霉素；③发病年龄大以及反复发作者，肾脏病理类型往往较差，治疗效果往往亦不佳。

七、狼疮肾炎用药

参阅本章第一节、第二节和第九章第二节。

1. 糖皮质激素

Sig:以肾病综合征表现者,可给予泼尼松 1mg/(kg·d)足量治疗,每日分 2~3 次口服。根据肾穿刺病理类型,可选择大剂量甲泼尼龙冲击(1.0g×3 天)或联合吗替麦考酚酯半量激素 0.5mg/(kg·d)口服治疗。

2. 吗替麦考酚酯(骁悉、赛可平、麦考芬)Mycophenolate Mofetil

【剂型规格】胶囊剂:骁悉 0.25g×40 片;分散片:赛可平、麦考芬 0.25g×40 片。

Sig:0.75g,p.o.,b.i.d.,餐前空腹服用,或遵本章第二节所述用法。

3. 环磷酰胺(安道生) Cyclophosphamide,CTX

Sig:根据肾穿刺活检病理类型可选择冲击治疗(如 0.5g×2 天),或遵本章第二节所述用法。

4. 硫唑嘌呤(依木兰) Azathioprine,Aza

Sig:2mg/(kg·d),最大剂量 150~200mg/d,或遵医嘱。

知识点:国际肾脏病学会/肾脏病理学会 2003 年将狼疮肾炎(LN)分为 6 型。LN 治疗方案的决定主要根据肾脏病理表现和分型,病情的活动性,累及的其他脏器,合并症及其他引起肾损伤的因素,对起始治疗的反应及治疗的不良反应。其中以肾脏病理改变最为重要。LN 临床表现多样,从单纯的蛋白尿到肾病综合征,甚至肾功能进行性减退而出现尿毒症。有些患者病情来势凶险,为肾内科患者死亡的常见病种。肾脏病理类型决定预后,控制狼疮的活动是关键。

八、乙型肝炎或丙型肝炎相关性肾炎用药

参阅第八章第一节至第五节。

知识点：乙型肝炎或丙型肝炎相关性肾小球肾炎的发病由免疫复合物介导，在肾组织内找到 HBV 或 HCV 抗原为确诊依据。我国乙型肝炎相关性肾小球肾炎以膜性肾病和 IgA 肾病最为多见。一般不宜使用糖皮质激素和细胞毒药物治疗，干扰素 α 等抗病毒治疗可使部分患者尿蛋白减少，肾功能稳定。HCV 感染常引起冷球蛋白血症，治疗以干扰素 α 等抗病毒治疗原发病为主。

九、糖尿病肾病用药

参阅第六章第一节、第二节。

1. 积极控制血糖　口服降糖药，皮下注射胰岛素或胰岛素类似物。

2. ACEI/ARB 类药物　降低肾小球内的"三高"，降低尿蛋白，延缓病情进展。

3. 舒洛地特（伟素）　Sulodexide

【主要成分】葡萄糖醛酸基葡萄糖胺聚糖硫酸盐。本品主要由两种成分构成：内源性肝素样物质部分占 80%，皮肤素部分占 20%。

【作用特点】对动脉和静脉均有较强的抗血栓形成作用，修复肾小球基底膜，特别适用于糖尿病肾病患者。

【剂型规格】注射液：600LSU（2ml）/ 支；软胶囊剂：250LSU × 50 粒。

Sig：①注射液，1~2 支 +N.S 100ml，iv.gtt，q.d.；②软胶囊，1 粒，p.o.，b.i.d.，距离用餐时间要长，如在早上 10 时和晚上 10 时服用。

知识点：糖尿病肾病进入大量蛋白尿期，临床治疗效果往往不佳。主要是积极控制血糖，降低肾小球滤过率，配合中成药降低蛋白尿。一般不使用糖皮质激素。研究表明，糖尿病肾病合并肾病综合征表现者，5~7 年后会进展为终末肾衰竭。

泌尿系统

第四节 肾功能不全用药

慢性肾衰竭是指各种慢性肾脏病进行性进展，引起肾单位和肾功能不可逆地丧失，导致以代谢产物和毒物潴留、水电解质和酸碱平衡紊乱，以及内分泌失调为特征的临床综合征，常常进展为终末期肾病（ESRD）。因此，慢性肾衰竭的用药几乎涉及全身各系统，包括营养治疗（优质低蛋白质饮食），尿毒症前期药物降肌酐治疗，尿毒症期透析治疗，肾性高血压的纠正，肾性骨病的治疗，肾性贫血的治疗，维持酸碱平衡和电解质平衡（含高钾血症的处理），防治心血管并发症，控制感染，促进尿毒症性毒物的肠道排泄等。急性肾衰竭是由各种原因引起的肾功能在短时间内突然下降而出现的临床综合征，治疗原则主要是明确并纠正病因，积极治疗原发病和并发症。

一、降肌酐药物

1. 药用炭片（爱西特） Medicinal Charcoal Tablets

【作用特点】吸附药，能吸附 CRF 患者的胃肠道中的肌酐等毒素，促进其排出，还可用于食物及生物碱引起的中毒及腹泻、胃肠胀气等。

【不良反应】胃肠不适，引起恶心、呕吐、便秘等。

【剂型规格】片剂：0.3g×100 片。

Sig：3~10 片，p.o.，t.i.d.，最好与其他药物间隔 2 小时服用。

2. 羟苯磺酸钙（可元、多贝斯、安多明、朗仕） Calcium Dobesilate

【作用特点】改善肾小球微循环，降肌酐，降低血浆黏稠度和血小板的高聚集性。

【注意事项】口服该药期间建议检查血肌酐水平时采用苦味酸法，因其对血肌酐检测的酶化学法有一定干扰作用,会使检测值较实际值要低。

【剂型规格】可元、多贝斯胶囊:0.5g×20粒;安多明胶囊:0.25g×48粒;朗仕片:0.25g×36片。

Sig:0.5g,p.o.,b.i.d.~t.i.d.。

3. 包醛氧淀粉胶囊(析清) Coated Aldehyde Oxystarch

【作用特点】胃肠道中的氨、氮可通过复醛处理与氧化淀粉中的醛基结合成席夫碱络合物,从粪便中排出,故能代偿肾功能,降低血液中非蛋白氮和尿素氮。

【适应证】尿素氮吸附药,适用于各种原因造成的氮质血症。

【剂型规格】硬胶囊剂:0.625g×100粒。

Sig:8~16粒,p.o.,b.i.d.~t.i.d.(餐后用温开水送服),或遵医嘱。

4. 海昆肾喜胶囊

【主要成分】褐藻多糖硫酸酯。

【功能主治】化浊排毒。用于慢性肾衰竭(代偿期、失代偿期和尿毒症早期)。症见恶心,呕吐,纳差,腹胀,身重困倦,尿少,浮肿,苔厚腻。

【不良反应】个别患者服用后出现胃脘不适,纳差。

【剂型规格】胶囊剂:0.22g×18粒。

Sig:2粒,p.o.,t.i.d.,餐后1小时服用;2个月为1个疗程。

5. 尿毒清颗粒

【主要成分】大黄、黄芪、桑白皮、苦参、白术、茯苓、白芍、制何首乌、丹参、车前草等。

【功能主治】通腑降浊,健脾利湿,活血化瘀。在临床上主要用于CRF,氮质血症期和尿毒症早期,中医辨证属脾虚湿浊证和脾虚血瘀证者。本品可降低肌酐、尿素氮,延缓透析时间。

【剂型规格】颗粒剂:5g×15袋。

Sig:温开水冲服。每日 4 次,6、12、18 时各服 1
袋,22 时服 2 袋,每日最大量 8 袋,也可另订服药时
间,但两次服药间隔勿超过 8 小时。

6. 益肾排毒丸

【作用特点】中成药,含大黄等。

【注意事项】用药期间观察患者排便次数及性
状等,适当调整剂量。临床中部分患者出现腹泻、排
便次数增多等表现,必要时减量或停药。

【剂型规格】丸剂:50g/ 瓶。

Sig:5g,p.o.,t.i.d.。

7. 中药灌肠

【适应证】慢性肾衰竭患者保守治疗,排出肠
道毒素。

Sig:(举例)生大黄 30g,黄芪 30g,生龙牡 30g,
枳实 20g,蒲公英 30g。水煎 400ml,灌肠,q.d.×7 天。

二、营养支持药物

1. 复方 α- 酮酸(开同) Compound α-Ketoacid

【作用特点】本品含 4 种酮氨基酸钙、1 种羟氨
基酸钙和 5 种氨基酸,利用非必需氨基酸的氮转化
为氨基酸,可减少尿素合成,尿毒症毒性产物的蓄积
也减少;同时可改善肾性高磷血症和继发性甲状旁
腺功能亢进,改善肾性骨营养不良。

【注意事项】宜在用餐期间服用;定期监测血
钙水平;注意血磷水平的下降;遗传性苯丙酮尿症患
者慎用。对于 GFR<25ml/min 的患者,配合 <40g/d
的低蛋白饮食(成人),可延缓肾衰竭进展。

【剂型规格】片剂:0.63g×100 片。

Sig:2.52~5.04g,p.o.,t.i.d.,用餐期间整片吞服,
或遵医嘱。

2. 左卡尼汀(可益能、卡尔特、双成博维、佐益
汀) L-Carnitine

【适应证】适用于慢性肾衰竭长期血液透析患

者因继发性肉碱缺乏产生的一系列并发症状,临床表现如心肌病、骨骼肌病、心律失常、高脂血症,以及低血压和透析中肌痉挛等。

【不良反应】主要为一过性的恶心和呕吐;身体出现特殊气味、恶心和胃炎;可诱发癫痫或使癫痫加重。

【剂型规格】注射液:可益能、卡尔特1g(5ml)/支;粉针剂:双成博维、佐益汀0.5g/支。

Sig:每次血液透析后推荐起始剂量10~20mg/kg,溶于5~10ml注射用水中,每次2~3分钟静脉推注,也可加入生理盐水或葡萄糖中静脉滴注,或遵医嘱。

3. 氨基酸、维生素辅酶类及其他

包括复方氨基酸溶液、水溶性维生素、脂溶性维生素、复合辅酶、脂肪乳等,具体可参阅第三章第九节。

三、肾性贫血的治疗用药

根据《肾性贫血诊断与治疗中国专家共识(2014修订版)》指出,①在CKD非透析肾性贫血患者中,可尝试进行为期1~3个月的口服铁剂治疗(一般200mg/d),若无效或不能耐受者可以改用静脉铁剂治疗。②血液透析患者应常规采用静脉补铁。1个疗程剂量常为1 000mg,1个疗程完成后,仍血清铁蛋白≤500μg/L和转铁蛋白饱和度(TSAT)≤30%,可以再重复治疗1个疗程。③静脉途径铁剂维持性治疗:推荐100mg每1~2周1次。如果患者TSAT≥50%和/或血清铁蛋白≥800μg/L,应停止静脉补铁3个月,随后重复检测铁指标以决定静脉补铁是否恢复。当TSAT和血清铁蛋白分别降至≤50%和≤800μg/L时,可考虑恢复静脉补铁,但每周剂量需减少1/3~1/2。相关抗贫血药用法可参阅第七章第一节。

1. 重组人促红素(重组人促红细胞生长素,益

比奥、赛博尔、利血宝、罗可曼、怡宝） recombinant human Erythropoietin, rh-EPO

【作用特点】治疗肾性贫血，一般 2~4 周血红蛋白开始逐渐升高，速度控制在每个月升高 10~20g/L，可将其维持在 110g/L 以上。

【注意事项】应用前需事先排除是否存在营养物质缺乏，如缺铁、维生素 B_{12}、叶酸等。

【剂型规格】益比奥、赛博尔注射液：10 000IU（1ml）/ 支；利血宝注射液 6 000IU（0.5ml）/ 支；罗可曼注射液 5 000IU（0.3ml）/ 支；怡宝粉针剂：4 000IU/ 瓶。

Sig：初始剂量建议 50~100IU/kg 每周 3 次，或 10 000IU 每周 1 次，皮下或静脉给药，纠正期和维持期使用剂量有所不同，视具体病情调整。

2. 罗沙司他（爱瑞卓） Roxadustat

【药理作用】本品是全球首个开发的小分子低氧诱导因子脯氨酰羟化酶抑制剂（HIF-PHI）类治疗肾性贫血的药物。低氧诱导因子（HIF）的生理作用不仅使红细胞生成素表达增加，也能使红细胞生成素受体以及促进铁吸收和循环的蛋白表达增加。罗沙司他通过模拟脯氨酰羟化酶（PH）的底物之一酮戊二酸来抑制 PH 酶，影响 PH 酶在维持 HIF 生成和降解速率平衡方面的作用，从而达到纠正贫血的目的。

【适应证】用于慢性肾衰透析或非透析治疗患者因 CKD 引起的贫血。

【注意事项】用药时，应注意监测血压及血红蛋白水平，对于重度肝功能受损患者应综合评估风险及获益后进行。不建议与红细胞生成刺激剂（ESAs）同时使用。

【不良反应】常见头痛、背痛、疲劳和腹泻等。

【剂型规格】胶囊剂：20mg×3 粒，50mg×3 粒。

Sig：根据体重选择起始剂量，透析患者每次 100mg（45~60kg）或 120mg（≥60kg）起始口服给药，每周 3 次。建议每 2 周监测 1 次血红蛋白水平，根据患者当前的血红蛋白水平及过去 4 周内的变化，每 4 周进行 1 次剂量调整。最大建议剂量为 2.5mg/kg。

3. 右旋糖酐铁（科莫非）　Iron Dextran

【作用特点】低分子量右旋糖酐铁（LMWID）是目前唯一可以单次大剂量（总剂量）输注的静脉铁剂，可减少患者输注次数。

【剂型规格】注射液：0.1g（2ml）/ 支。

Sig：0.1~0.2g+N.S 100ml，iv.gtt，可按需要量每周用药 2~3 次（每次 30 分钟），或按单次总剂量输注的方式给予（4~6 小时缓慢滴注），最大剂量 20mg/kg，或遵医嘱。首次使用需警惕过敏反应。

4. 蔗糖铁（维乐福、森铁能）　Iron Sucrose

【作用特点】蔗糖铁（IS）通常分多次输注，不能肌内注射或按患者需要铁的总量 1 次全剂量给药。对于有药物过敏史的患者推荐给予试验剂量 1.25ml（25mg）缓慢静脉推注。

【剂型规格】注射液：维乐福 0.1g（5ml）/ 支；森铁能 0.2g（10ml）/ 支。

Sig：0.1~0.2g+N.S 100ml，iv.gtt，根据血红蛋白水平每周用药 2~3 次，给药频率应不超过每周 3 次。

【缺铁性贫血缺铁量的计算】总缺铁量 [mg]=体重 [kg]×（Hb 目标值 −Hb 实际值）[g/L]×0.24[*]+贮存铁量 [mg]。体重 >35kg：Hb 目标值 =150g/L，贮存铁量 =500mg。[*]因子 0.24=0.003 4×0.07×1 000（血红蛋白含量大约是 0.34%，血容量约占体重的 7%，因子 1 000 是指从 g 转化到 mg）。

5. 多糖铁复合物胶囊（力蜚能）　Polysaccharide-Iron Complex Capsules

【剂型规格】胶囊剂：150mg×10 粒。

Sig：1~2 粒，p.o.，q.d.。

6. 琥珀酸亚铁（速力菲）　Ferrous Succinate

【剂型规格】片剂：0.1g×24 片。

Sig：0.1~0.2g，p.o.，t.i.d.，餐后服。

四、肾性高血压的治疗用药

参阅第一章第一节至第六节。

1. ACEI 或 ARB 类　① Scr<350μmol/L 时可选用，为 RAS 系统亢进的肾性高血压患者有效的降压药。注意定期复查肾功能电解质。② Scr>350μmol/L 未透析患者，慎用或禁用。③ Scr>350μmol/L 而同时行透析治疗的患者可使用，甚至可加大剂量，可延缓残存肾小球损害的进展。

2. 钙通道阻滞剂　如氨氯地平、非洛地平、硝苯地平、乐卡地平、贝尼地平、尼卡地平等。

3. α受体拮抗剂　如特拉唑嗪、多沙唑嗪等。

4. β受体拮抗剂　如美托洛尔、比索洛尔、阿罗洛尔。

5. 利尿剂　如吲达帕胺、复方阿米洛利等。

五、肾性骨病及高磷血症的治疗用药

治疗肾性骨病及高磷血症除了减少含磷物质的摄入外，需使用阿法骨化醇、骨化三醇等抑制继发性甲状旁腺功能亢进。可使用磷结合剂如（含钙磷结合剂）碳酸钙、醋酸钙，（非含钙磷结合剂）碳酸镧、司维拉姆等。另外亦可用西那卡塞直接降低甲状旁腺激素。部分药物用法可参阅第六章第五节。

1. 骨化三醇（盖三淳、罗盖全、溉纯）Calcitriol

【剂型规格】胶丸剂（盖三淳、罗盖全）：0.25μg×10 粒；注射液（溉纯）：1μg（1ml）/支。

【药理作用】骨化三醇（1,25-二羟维生素 D_3）是维生素 D_3 最重要的活性代谢产物。肾性骨营养不良的患者，口服本品使肠道吸收钙的能力恢复正常，纠正低钙血症及过高的血碱性磷酸酶和甲状旁腺素浓度，同时能减轻骨与肌肉疼痛。

Sig：起始剂量 0.25μg，p.o.，q.d.，再根据血钙和

iPTH 水平制订每日最佳剂量。

2. 阿法骨化醇（阿法迪三，1α- 羟化维生素 D_3）

【作用机制】在体内经肝细胞和成骨细胞中的 25- 羟化酶羟化后，转化为骨化三醇而发挥作用，因此在肝功能正常时才有效。

【剂型规格】软胶囊剂：$0.25\mu g \times 20$ 片。

Sig：$0.25\sim1.0\mu g$，p.o.，q.d.，或遵医嘱。

3. 碳酸钙 D_3 咀嚼片（凯思立 D、钙尔奇 D、迪巧、朗迪）

【剂型规格】凯思立 D、朗迪：碳酸钙 1.25g（元素钙 500mg）/ 维生素 D_3 200U×60 片；钙尔奇 D：1.5g（元素钙 600mg）/ 维生素 D_3 125U×30 片；迪巧：0.75g（元素钙 300mg）/ 维生素 D_3 100U×30 片。

Sig：1 片，p.o.，q.d.~b.i.d.，咀嚼后咽下，最大量不超过 3 片 /d。

4. 醋酸钙（的灵、金丐）　Calcium Acetate

【适应证】慢性肾衰竭所致高磷血症。

【剂型规格】的灵片：0.667g×12 片，24 片；金丐胶囊：0.6g×12 粒。

Sig：1 片 / 粒，p.o.，q.d.~b.i.d.，餐前或餐中服用，服药时间不宜超过 1 个月，监测血钙、血磷，或遵医嘱。

5. 碳酸镧（福斯利诺）　Lanthanum carbonate

【作用特点】磷结合剂。在上消化道的酸性环境下解离，与食物中的磷酸盐结合形成不溶性的磷酸镧复合物以抑制磷酸盐的吸收，从而降低体内血清磷酸盐和磷酸钙的水平。

【适应证】高磷血症。用于血液透析或持续不卧床腹膜透析的慢性肾衰竭患者高磷血症的治疗。

【剂型规格】咀嚼片：500mg×20 片。

Sig：1~2 片，p.o.，b.i.d.~t.i.d.（建议咀嚼随餐或在餐后立即服用），监测血磷等调整剂量。

6. 司维拉姆（诺维乐） Sevelamer

【药理作用】一种非吸收磷酸结合交联聚合体，不含钙或其他金属；含多个胺根，各通过一个碳原子连接到聚合体主链上。胺根以质子化形式存在于肠道中，并通过离子键和氢键与磷酸分子相互作用。其通过结合消化道中的磷酸根并降低吸收。

【适应证】用于控制正在接受透析治疗的 CKD 成人患者的高磷血症。

【剂型规格】碳酸司维拉姆片：0.8g×30 片。

Sig：1~2 片，p.o.，t.i.d.（随餐整片吞服），监测血磷调整剂量，一般间隔 2~4 周调整 1 次。

7. 西那卡塞（盖平） Cinacalcet

【作用特点】盐酸西那卡塞作用于甲状旁腺细胞表面存在的钙受体，进而抑制甲状旁腺素（PTH）的分泌而降低血清 PTH 浓度。

【适应证】用于治疗 CKD 维持性透析患者的继发性甲状旁腺功能亢进症。

【注意事项】口服盐酸西那卡塞可以降低血钙水平，当血钙浓度低于 1.9mmol/L 禁用。通常血钙处于正常低值水平时常规联用骨化三醇。

【剂型规格】片剂：25mg×10 片。

Sig：起始剂量 25mg，p.o.，q.d.（建议整片随餐或在餐后立即服用），监测全段甲状旁腺激素（IPTH）及血清钙浓度、血清磷浓度等相关指标调整剂量至75mg/d，最大剂量 100mg/d。

六、电解质紊乱的处理及维持机体内环境稳定

1. 高钾血症

（1）10% 葡萄糖酸钙 20ml，i.v，可重复。

（2）10% 葡萄糖 250ml+ 胰岛素 6U，iv.gtt，可重复。

（3）5% 碳酸氢钠 125~250ml，iv.gtt，可重复。

（4）利尿：如呋塞米或托拉塞米 20~40mg，i.v.，促进排钾，可重复。

（5）聚苯乙烯磺酸钙（可利美特）：一般成人 15~30g/d，儿童 5~10g/d，分 1~3 次服用。服用时可将粉末混悬于 150ml 水中，搅匀后立即服用。

（6）紧急血液透析。（以上措施可选择性联合应用）

2. 低钾血症 具体处理可参阅第一章第十八节。

3. 低钙血症 在纠正酸中毒的基础上用 10% 葡萄糖酸钙。注意：5% 碳酸氢钠纠正酸中毒后会使外周血钙离子浓度进一步下降，有导致低钙抽搐的可能。纠酸同时注意及时补钙。

4. 高磷血症 除了减少含磷物质的摄入外，使用阿法骨化醇、骨化三醇等抑制继发性甲状旁腺功能亢进，还可使用磷结合剂如醋酸钙、碳酸镧、司维拉姆等。

第五节 尿路感染用药

尿路感染（urinary tract infection）又称泌尿系感染，是指各种病原微生物在泌尿系统生长繁殖所致的尿路急、慢性炎症反应。根据感染发生的部位，临床可分为肾盂肾炎、膀胱炎和尿道炎。单纯性尿路感染致病菌主要是大肠埃希杆菌。临床用药主要是根据尿细菌培养药敏试验结果选择敏感抗生素治疗。尽量减少使用各种有潜在肾毒性的药物，如第一、二代头孢菌素，克林霉素，氨基糖苷类抗生素等。长期治疗要注意药物不良反应和病菌耐药性，注意联合用药和轮换用药。注意使用抗生素可造成肾功能不全患者的电解质紊乱。尿路感染常用抗生素：①喹诺酮类；②第三、四代头孢菌素；③青霉素类；④磺胺类。具体用法参阅第二章第二节。

【尿路感染的知识要点】

（1）尿路感染致病菌：绝大多数为革兰氏阴性杆菌，其中以大肠埃希菌最为常见，占80%~90%，其次为变形杆菌、克雷伯菌。5%~10%尿路感染由革兰氏阳性细菌引起，主要是粪肠球菌和凝固酶阴性葡萄球菌。初次感染、无症状性菌尿及单纯性尿路感染多由大肠埃希菌引起。院内感染、复杂性或复发性尿路感染、尿路器械检查后发生的尿路感染，则多为粪肠球菌、变形杆菌、克雷伯菌和铜绿假单胞菌所致。

（2）尿路感染的抗感染治疗：用药基本原则，①选用致病菌敏感的抗生素。无病原学结果前，一般首选对革兰氏阴性杆菌有效的抗生素，尤其是初发的尿路感染。治疗3天无改善，应按药敏结果调整用药。②抗生素在尿液和肾内的浓度要高。③选用肾毒性小，不良反应少的抗生素。④在单一药物治疗失败、严重感染、混合感染或出现耐药菌时，应联合用药。⑤对不同类型的尿路感染给予不同的治疗时间。常用抗生素包括，①喹诺酮类；②β-内酰胺类（第三、四代头孢菌素，青霉素）；③磺胺类；④氨基糖苷类（如阿米卡星）。前列腺组织中抗菌药物浓度大多较低，但红霉素、磺胺甲噁唑、甲氧苄啶、氟喹诺酮类在前列腺液和前列腺组织中可达有效浓度。

（3）复杂性尿路感染用多种抗生素无效或者疗效不佳时需考虑以下感染：①假单胞菌；②耐药金黄色葡萄球菌；③肠球菌；④厌氧菌；⑤真菌感染。再发的尿路感染，应作尿路X线或CT等影像学检查，必要时作泌尿外科检查，以确定有无尿路不畅等易感因素。

（4）慢性肾功能不全时较易伴发感染，而感染又加重了CRF的恶化程度。故临床上合理应用抗生素治疗并发的严重感染，是防止肾功能损伤和延缓CRF恶化的重要问题。在选用抗生素时主要针对引起感染的可能菌属,最好做细菌培养和药敏试验,然后根据抗生素的主要代谢过程、排泄途径和毒性大小,尤其是肾毒性及肾功能减退的程度等,综合考虑治疗措施和治疗方案。

第六节　抗前列腺增生及前列腺炎用药

目前治疗良性前列腺增生(BPH)的两大类药物——5α-还原酶抑制剂和α受体拮抗剂,分别针对构成前列腺有关症状的前列腺体积和平滑肌张力这两个因素。5α-还原酶抑制剂可使增生的前列腺体积缩小而缓解膀胱出口梗阻的症状;α受体拮抗剂能松弛膀胱颈、前列腺及尿道平滑肌,从而降低前列腺部尿道阻力。此外,还有M胆碱受体拮抗剂(索利那新、托特罗定)、植物类药物(如沙巴棕提取物、锯叶棕果实提取物)、中成药制剂等。细菌性前列腺炎的治疗主要是选用敏感的抗生素、充足的疗程治疗。选择抗生素时,要优先考虑选择酸性、脂溶性或血浆蛋白结合率低的药物,使其尽可能在前列腺组织中有较高的药物浓度,具体用药原则和用法参阅本章第五节、第二章第二节。

一、5α-还原酶抑制剂

1. 非那雄胺(保列治、蓝乐)　Finasteride

【作用特点】Ⅱ型5α-还原酶抑制剂,可使肥大的前列腺缩小,改善尿流及前列腺增生的有关症状。可降低双氢睾酮(DHT)和前列腺特异抗原(PSA)水平。小剂量可治疗男性秃发。妇女和儿童禁用。

【不良反应】性功能受影响、乳房不适和皮疹。

【剂型规格】片剂:保列治 5mg×10 片;蓝乐 5mg×10 片,20 片。

Sig:5mg,p.o.,q.d.,6 个月为 1 个疗程,或遵医嘱。

2. 爱普列特（依立雄胺） Epristeride

【作用特点】选择性和非竞争性的类固醇 5α-还原酶 2 抑制剂。

【不良反应】性功能受影响，消化道不良反应，口干，全身乏力，皮疹，耳鸣，耳塞，髋部痛，肝、肾功能异常。

【剂型规格】片剂：5mg×10 片。

Sig：5mg，p.o.，b.i.d.，4 个月为 1 个疗程，或遵医嘱。

3. 度他雄胺（安福达） Dutasteride

【作用特点】新型 5α- 还原酶的双重抑制剂：既能抑制 5α- 还原酶 1，也能抑制 5α- 还原酶 2。它比非那雄胺更能使 DHT 的浓度降低，对 5α- 还原酶 1 的抑制作用是非那雄胺的 60 倍。

【不良反应】轻至中度阳痿、性欲下降、射精障碍、乳房增大和 / 或触痛。

【剂型规格】胶囊剂：0.5mg×10 粒。

Sig：0.5mg，p.o.，q.d.，整粒吞服，6 个月为 1 个疗程，或遵医嘱。

二、α 受体拮抗剂

1. 阿夫唑嗪（桑塔） Alfuzosin

【作用特点】喹那唑啉类衍生物，对前列腺、膀胱三角区和尿道部位的 α$_1$ 受体有选择性作用。

【禁忌证】直立性低血压、肝衰竭、严重肾衰竭、肠梗阻。

【剂型规格】缓释片：10mg×10 片。

Sig：10mg，p.o.，q.d.，晚餐后服用，不能咀嚼。

2. 特拉唑嗪（欧得曼、高特灵） Terazosin

【作用特点】选择性 α$_1$ 受体拮抗剂，降压起效慢，时间长，可治疗良性前列腺肥大增生的排尿症状。

【注意事项】老年人建议首剂小剂量开始，睡前服用,避免直立性低血压发生。

【剂型规格】欧得曼胶囊:2mg×20粒;高特灵片剂:2mg×14片。

Sig:一般2mg,p.o.,b.i.d.,常用剂量5~10mg/d,根据患者反应调整剂量。

3. 多沙唑嗪(可多华、必亚欣)　Doxazosin

【注意事项】开始治疗前及治疗过程中应定期检查以排除前列腺癌;有胃肠道梗阻、食管梗阻或任何程度胃肠道腔径缩窄病史者禁用。

【剂型规格】可多华控释片:4mg×10片;必亚欣片:2mg×14片。

Sig:①可多华,4mg,p.o.,q.d.,不得咀嚼、掰开或碾碎后服用;②必亚欣,2~4mg,p.o.,q.d.,根据病情增减。

4. 坦索罗辛(坦洛新、哈乐、齐索)　Tamsulosin

【作用特点】选择性地阻断前列腺中的α_{1A}肾上腺素受体,松弛尿道、膀胱颈及前列腺部位平滑肌,从而改善良性前列腺增生症所致的排尿困难等症状。

【注意事项】该药不能缩小增生腺体,故适用于轻、中度患者及未导致严重排尿障碍者,如已发生严重尿潴留时不应单独服用;使用前应排除前列腺癌的诊断;合用降压药时应密切注意血压变化;注意不要嚼碎胶囊内的颗粒。

【禁忌证】儿童和肾功能不全者禁用;直立性低血压及高龄患者慎用。

【剂型规格】哈乐缓释胶囊:0.2mg×10粒;齐索缓释胶囊:0.2mg×20粒。

Sig:0.2~0.4mg,p.o.,q.d.,餐后服用,根据年龄、症状增减。

5. 赛洛多辛(优利福)　Silodosin

【作用特点】阻断分布于前列腺、尿道及膀胱三角区的α_{1A}肾上腺素受体亚型介导的交感神经系统,缓解下尿路组织平滑肌紧张,抑制尿道内压升高,从而改善前列腺增生症引起的排尿障碍症状。

【禁忌证】重度肾功能损害(Ccr<30ml/min),服用强效 CYP3A4 抑制剂(如克拉霉素、伊曲康唑、利托那韦)及对本品成分过敏的患者禁用。

【剂型规格】胶囊剂:4mg×14 粒。

Sig:4mg,p.o.,b.i.d.,餐后口服,可根据症状酌情减量。

6. **萘哌地尔**(博帝、再畅、愈畅、坤达) Naftopidil

【作用特点】新型长效、高选择性的 α_1 受体拮抗剂。

【适应证】BPH 引起的尿路梗阻症。

【剂型规格】片剂:博帝 25mg×20 片;再畅 25mg×10 片;愈畅 25mg×8 片;坤达 25mg×6 片。

Sig:起始剂量 25mg,p.o.,q.n.(睡前服),最大剂量 75mg/d;高龄患者应从低剂量(12.5mg/d)开始用药,同时注意监护和血压变化。

三、M 胆碱受体拮抗剂

1. **索利那新**(卫喜康) Solifenacin

【药理作用】竞争性毒蕈碱受体拮抗剂,对膀胱的选择性高于唾液腺。毒蕈碱 M_3 受体在一些主要由胆碱能介导的功能中起着重要作用,包括收缩膀胱平滑肌和刺激唾液分泌。本品通过阻断膀胱平滑肌的毒蕈碱 M_3 受体来抑制逼尿肌的过度活动,从而缓解膀胱过度活动症伴随的急迫性尿失禁、尿急和尿频症状。

【适应证】用于膀胱过度活动症患者伴有的尿失禁和/或尿频、尿急症状的治疗。

【剂型规格】琥珀酸索利那新片:5mg×10 片。

Sig:5mg,p.o.,q.d.,必要时可增至 10mg,q.d.。必须整片用水送服,餐前或餐后均可服用。严重肝、肾功能不良患者最大剂量 5mg/d。

2. 托特罗定（舍尼亭、宁通、得妥）　Tolterodine

【药理作用】竞争性 M 胆碱受体拮抗剂。

【适应证】适用于治疗膀胱过度活动症，其症状可为尿急、尿频、急迫性尿失禁。

【剂型规格】酒石酸托特罗定缓释片：舍尼亭 2mg×14 片，4mg×7 片；普通片：宁通 2mg×14 片，30 片；缓释胶囊：得妥 4mg×7 粒。

Sig：普通片推荐起始剂量为 2mg，b.i.d.；缓释片/胶囊的推荐剂量为 4mg，q.d.，用水将药物完整吞服。根据患者的疗效和耐受性，该剂量可以减至 2mg/d。

四、植物药及中成药制剂

1. 沙巴棕软胶囊（柏诺特）　Sabal Fruit Extract Soft Capsules

【主要成分】沙巴棕提取物。

【药理作用】同时具有 5α- 还原酶抑制剂和 α 受体拮抗剂的作用，并能抗炎、消肿、解痉。

【适应证】前列腺增生症。症见排尿延缓，尿间频繁，小便不畅，尿滴沥等。

【剂型规格】胶囊剂：0.16g×10 粒（每粒胶囊内含沙巴棕标准提取物 160mg）。

Sig：160mg，p.o.，b.i.d.，温开水送服，4 周为 1 个疗程，或遵医嘱。

2. 锯叶棕果实提取物软胶囊（沙芭特）

【药理作用】①通过抑制 5α- 还原酶的活性，减少睾酮向双氢睾酮的转化；②抑制环加氧酶和脂氧合酶的活性，减少白三烯、前列腺素等炎症介质的生成，发挥非特异性抗炎作用；③具有肾上腺素能拮抗作用和钙阻滞作用，达到解痉作用。

【适应证】良性前列腺增生初期，如尿频、尿急、排尿困难等。

【注意事项】与抗凝药或抗血小板药联合使用时,增强两者的作用。

【剂型规格】胶囊剂:0.16g×10 粒。

Sig:一般 1 粒,p.o.,q.d.~b.i.d.,餐后用少许温开水冲服。

3. 普适泰(舍尼通) Prostat(Cernilton)

【主要成分】水溶性花粉提取物 P-5、脂溶性花粉提取物 EA-10。

【作用特点】本品可阻碍体内睾酮转化为双氢睾酮,抑制白三烯、前列腺素合成。

【注意事项】可在进食时或单独服用。老年人或肾功能不全者不需改变剂量。儿童禁用。

【剂型规格】片剂:74mg×14 片(每片含 P-5 70mg,EA-10 4mg)。

Sig:74mg,p.o.,b.i.d.,疗程 3~6 个月。6 个月可以收到最佳疗效,如有必要可以继续服用。

4. 普乐安(前列康)

【主要成分】油菜花花粉。

【功能主治】补肾固本。用于肾气不固所致的腰膝酸软,排尿不畅,尿后余沥或失禁。慢性前列腺炎及前列腺增生症见上述症候者。

【注意事项】忌辛辣、生冷、油腻食物;感冒发热患者不宜服用;服药 2 周症状无缓解者,应就诊。

【剂型规格】片剂:含主药 0.57g×60 片;胶囊剂:含主药 0.375g×60 粒。

Sig:①片剂,3~4 片,p.o.,t.i.d.,餐前服用,②胶囊,4~6 粒,p.o.,t.i.d.,1 个月为 1 个疗程,一般可服 3~4 个疗程。

5. 前列康舒胶囊

【主要成分】土茯苓、虎杖、鳖甲、莪术、淫羊藿、黄芪、枸杞子。

【功能主治】解毒活血,补气益肾。用于肾虚湿热瘀阻型慢性前列腺炎的治疗,可改善尿频、尿急、尿痛、腰膝酸软、会阴胀痛、睾丸隐痛等症状。

【剂型规格】胶囊剂:0.3g×20 粒。

Sig:5 粒,p.o.,t.i.d.,2 周为 1 个疗程。

6. 前列舒通胶囊

【主要成分】黄柏、赤芍、当归、川芎、土茯苓、三棱、泽泻、马齿苋、马鞭草、虎耳草、柴胡、川牛膝、甘草。

【功能主治】清热利湿,化瘀散结。用于慢性前列腺炎、前列腺增生属湿热瘀阻证,症见尿频、尿急、尿淋沥、会阴、下腹或腰骶部坠胀或疼痛,阴囊潮湿等。

【剂型规格】胶囊剂:0.4g×36 粒。

Sig:3 粒,p.o.,t.i.d.。

7. 前列倍喜胶囊

【主要成分】猪鬃草、蝼蛄(麸炒)、王不留行(炒)、皂角刺、刺猬皮(烫)。

【功能主治】消利湿热,活血化瘀,利尿通淋。用于湿热瘀阻所致的小便不利,淋漓涩痛;前列腺炎、前列腺增生见上述证候者。

【剂型规格】胶囊剂:0.4g×54 粒。

Sig:6 粒,p.o.,t.i.d.,餐前服,20 天为 1 个疗程;或遵医嘱。

8. 温肾前列胶囊

【主要成分】熟地黄、淫羊藿、山药、茯苓、山茱萸、泽泻、牡丹皮、肉桂、附子、牛膝、虎杖、萹蓄、瞿麦、车前子。

【功能主治】益肾利湿。用于肾虚挟湿的良性前列腺增生症,症见小便淋漓,腰膝酸软,身疲乏力等。

【剂型规格】胶囊剂:0.5g×36 粒。

Sig:4~6 粒,p.o.,t.i.d.。

9. 前列安栓

【主要成分】黄柏、虎杖、大黄、栀子、大黄、泽兰、毛冬青、吴茱萸、威灵仙、石菖蒲、荔枝核等。

【功能主治】清热利湿通淋，化瘀散结止痛。主治湿热瘀血壅阻证所引起的少腹痛、会阴痛、睾丸疼痛、排尿不利、尿频、尿痛、尿道口滴白、尿道不适等症。可用于精浊、白浊、劳淋（慢性前列腺炎）等病见以上证候者。

【剂型规格】栓剂：2g×5粒，2g×7粒。

Sig：将药栓置入肛门3~4cm，1粒，q.d.，1个月为1个疗程，或遵医嘱。

10. 热淋清颗粒

【主要成分】头花蓼。

【功能主治】清热泻火，利尿通淋。用于下焦湿热所致的热淋，症见尿频、尿急、尿痛；尿路感染、肾盂肾炎见上述证候者。

【剂型规格】颗粒剂：8g×6袋

Sig：1~2袋，t.i.d.，开水冲服。

（姜华军　汪玉琴）

泌尿系统

第五章　神经系统疾病用药

第一节　抗帕金森病药

帕金森病（Parkinson disease，PD）是常见中老年人神经系统变性疾病，其病理特征为黑质多巴胺能神经元进行性退变和路易小体形成，生化改变特征为纹状体区多巴胺递质降低，多巴胺与乙酰胆碱递质失平衡，临床特征包括以震颤、肌强直、动作迟缓、姿势平衡障碍为主的运动症状和以嗅觉减退、便秘、睡眠行为异常和抑郁为主的非运动症状。

【抗帕金森病药的临床应用要点】

具体参阅 2014 年《中国帕金森病治疗指南（第 3 版）》

（1）对帕金森病的运动症状和非运动症状应采取全面综合的治疗，包括药物治疗、手术治疗、运动疗法、心理疏导及照料护理等。药物治疗为首选，手术治疗为补充。

（2）用药原则：①提倡早期诊断、早期治疗，以达到改善症状，提高工作能力和生活质量为目标；②尽可能以小剂量达到满意临床效果；③强调个体化特点，不同患者的用药选择需要综合考虑患者的疾病特点和疾病严重程度、有无认知障碍、发病年龄、就业状况、有无共病、药物可能的副作用；④长期服用抗帕金森病药物，突然停药会导致撤药恶性综合征，故除非发生心肌梗死或出现精神错乱等严重并发症必须停药以外，应逐渐减量或改换另一种药物替代。

神经系统

（3）抗帕金森病药物等效剂量换算：左旋多巴等效剂量指与 100mg 左旋多巴标准片（实际联用多巴胺脱羧酶抑制剂）疗效相同的抗帕金森病药物的剂量。多巴丝肼 100mg 相当于：溴隐亭 10mg；普拉克索 1mg；罗匹尼罗 5mg；吡贝地尔 100mg；阿扑吗啡（apomorphine）10mg；金刚烷胺 100mg；雷沙吉兰 1mg；司来吉兰 10mg；息宁 1.33 片。注意：各种药物代谢并非完全线性，上述转换剂量仅供参考。

（4）非运动症状的治疗

1）精神障碍：若为抗帕金森病药物诱发者可逐减或停用相关药物，在不明显加重帕金森病的运动症状的前提下，可将复方左旋多巴逐步减量。如药物调整效果不理想，则提示精神障碍可能为疾病本身导致，可对症用药。幻觉和妄想推荐氯氮平、喹硫平或哌马色林，使用氯氮平需监测血细胞计数。抑郁/焦虑可应用选择性 5- 羟色胺再摄取抑制剂（selective serotonin reuptake inhibitors, SSRIs），也可应用多巴胺受体（dopamine receptor, DR）激动剂如普拉克索。激惹状态可予劳拉西泮和地西泮。认知障碍和痴呆可应用胆碱酯酶抑制剂。

2）自主神经功能障碍：便秘可予温和导泻药和促胃肠动力药；尿频、尿急和急迫性尿失禁的治疗，可采用外周抗胆碱药；逼尿肌无反射者则给予胆碱能制剂（慎用，可能加重帕金森病的运动症状）；尿潴留者可予间歇性清洁导尿；直立性低血压可予米多君、多潘立酮。

3）睡眠障碍：失眠可予短效镇静安眠药；快速眼动期睡眠行为异常可睡前给予氯硝西泮 0.5mg；白天过度嗜睡可将抗帕金森药减量或以左旋多巴控释剂代替常释剂。

4）感觉障碍：嗅觉减退暂无有效药物；伴不宁腿综合征者，可在入睡前 2 小时内服用 DR 激动剂如普拉克索，或给予复方左旋多巴。

常 用 药 物

一、拟多巴胺药物

1. 多巴丝肼片（美多芭） Levodopa and Benserazide Tablets（Medopar）

【药理作用】左旋多巴与脱羧酶抑制剂苄丝肼按 4∶1 的比例配制而成的复方制剂。左旋多巴可穿过血脑屏障进入中枢，脱羧代谢生成多巴胺，起到替代治疗的效果；苄丝肼可减少左旋多巴在外周脱羧导致的不良反应。

【不良反应】胃肠道反应、头晕、直立性低血压、不自主异常运动、精神障碍等。

【注意事项】闭角型青光眼、精神病患者禁用。不应当同时给患者服非选择性单胺氧化酶抑制剂；应避免在进食高蛋白时服药。

【剂型规格】片剂：250mg×40 片（200mg 左旋多巴 /50mg 苄丝肼）。

Sig：首次推荐量是每次 1/2 片（或 1/4 片），p.o.，t.i.d.；以后每周的日服量增加 1/2 片，直到合适治疗量为止；有效量常为 2~4 片 /d，分 3~4 次服用。一般不超过 5 片 /d。

2. 卡左双多巴控释片（息宁） Carbidopa and Levodopa Controlled Release Tablets（Sinemet）

【药理作用】卡比多巴与左旋多巴的复合物，控释片在 4~6 小时内释放出有效成分。卡比多巴为外周脱羧酶抑制剂，可使入脑的左旋多巴增多，同时减少其外周不良反应，生物利用度较多巴丝肼低。

【剂型规格】控释片：250mg×30 片（200mg 左旋多巴 /50mg 卡比多巴），125mg×30 片（100mg 左旋多巴 /25mg 卡比多巴）。

Sig：第 1 周，125mg，p.o.，b.i.d.；其后每隔 1 周，每日增加 125mg，直到合适剂量。一般每日剂量不得超过 1g，分 3~4 次服用，不可嚼碎服用。

3. 恩他卡朋双多巴片（Ⅱ）（达灵复）　Levodopa and Carbidopa Tablets（Stalevo）

【药理作用】恩他卡朋、左旋多巴和卡比多巴的复方制剂。

【适应证】治疗经左旋多巴/多巴脱羧酶（DDC）抑制剂疗法所未能控制或者出现"剂末"运动功能波动的成人帕金森病患者。

【剂型规格】左旋多巴 100mg/ 卡比多巴 25mg/ 恩他卡朋 200mg × 30 片。

Sig：治疗开始时，应调整本品的剂量至尽可能接近当前使用的左旋多巴的日总剂量并替换之，酌情滴定。最大剂量为每天 8 片，药片应整片吞服。

二、促多巴胺释放剂

金刚烷胺　Amantadine

【药理作用】促进纹状体多巴胺释放，提高基底节多巴胺浓度，对少动、强直、震颤均有改善作用，并且对改善异动症有帮助。

【注意事项】常用药半年后逐渐失效，停药数月后又可恢复。肾功能不全、癫痫、严重胃溃疡、肝病患者慎用，哺乳期妇女禁用。

【剂型规格】片剂：0.1g × 100 片。

Sig：0.05~0.1g，p.o.，b.i.d.~t.i.d.，末次应在下午 4 时前服用，以避免失眠；最大剂量不超过 400mg/d。

三、多巴胺受体激动剂

多巴胺受体（DR）激动剂包括麦角类和非麦角类。麦角类DR 激动剂主要有溴隐亭、二氢麦角隐亭。非麦角类DR 受体激动剂主要包括吡贝地尔、普拉克索、罗匹尼罗、罗替高汀等。DR 激动剂的药物剂量转换参考如下，吡贝地尔：普拉克索：罗匹尼罗：溴隐亭：α- 二氢麦角隐亭 =100：1：5：10：60。

1. **溴隐亭**(佰莫亭)　Bromocriptine

【药理作用】半合成的麦角生物碱溴化衍生物,选择性 D_2 受体激动剂。

【适应证】抗帕金森病,治疗闭经或溢乳,抑制生理性泌乳、催乳素过高引起的经前期综合征,肢端肥大症,女性不孕症和亨廷顿病。适用于晚期帕金森病对左旋多巴无效者。

【剂型规格】甲磺酸溴隐亭片:2.5mg×30 片。

Sig:治疗帕金森病,起始剂量第 1 周 1.25mg,q.d.,逐周增加 1.25mg/d,分 2~3 次服用,直到最小满意剂量;常用剂量为 10~40mg/d。

2. **α- 二氢麦角隐亭**(克瑞帕)　Dihydro-α-ergocryptine(Cripar)

【药理作用】麦角类多巴胺受体激动剂。

【适应证】帕金森病、头痛和偏头痛、高催乳素血症,并改善由于神经功能退化、改变而造成的老年性痴呆和脑血管痴呆的各种综合症状。

【剂型规格】甲磺酸 α- 二氢麦角隐亭片:5mg×30 片,20mg×20 片。

Sig:起始剂量 2.5mg,p.o.,b.i.d.,每隔 5 天增加 2.5mg,有效剂量为 30~50mg/d,分 3 次口服。

3. **吡贝地尔**(泰舒达)　Piribedil(Trastal)

【药理作用】选择性的非麦角类 D_2/D_3 受体激动剂。

【适应证】抗帕金森病,对震颤作用强,对强直和少动的作用较弱,对外周循环障碍亦有效,也可治疗不宁腿综合征。

【剂型规格】缓释片:50mg×30 片。

Sig:起始剂量 50mg,p.o.,q.d.,易产生不良反应者可予 25mg,p.o.,b.i.d.,1 周后增至 50mg,p.o.,b.i.d.;有效剂量为 150mg/d,最大剂量不超过 250mg/d。

4. **普拉克索**(森福罗)　Pramipexole(Sifrol)

【药理作用】新型非麦角类多巴胺受体激动

神经系统

剂,对 D_2、D_3、D_4 受体均有激动作用。

【适应证】帕金森病的单独治疗或与左旋多巴联合治疗;不宁腿综合征。

【注意事项】当本品剂量超过 1.5mg/d 时,嗜睡的发生率明显增加。

【剂型规格】常释片剂:0.25mg,1mg×30 片;缓释片:0.75mg×10 片。

Sig:①常释剂起始剂量 0.125mg,p.o.,t.i.d.,第 2 周可增加至 0.25mg,t.i.d.,此后逐周增加 0.375mg/d,直到合适剂量;通常有效剂量为 0.5~0.75mg,p.o.,t.i.d.,最大剂量不超过 4.5mg/d。②缓释剂每日总剂量与常释剂相同,但为每日单次服用。

5. 罗匹尼罗(植恩、力备) Ropinirole

【药理作用】选择性非麦角类多巴胺 D_2 受体激动剂。

【适应证】帕金森病、中重度不宁腿综合征。

【注意事项】日常活动中易产生困倦。

【剂型规格】常释片剂(植恩):0.5mg×30 片;缓释片(力备):2mg,4mg×28 片。

Sig:①常释剂,初始剂量为 0.25mg,p.o.,t.i.d.,每周增加 0.75mg/d 至每日 3mg,一般有效剂量为每日 3~9mg,分 3 次服用,最大日剂量为 24mg。②缓释剂,初始剂量为 2mg,p.o.,q.d.,每周增加 2mg/d 直至有效剂量,最大日剂量为 24mg,应于每日相近时间服用,必须整片吞服,不得嚼碎、碾碎或掰开。

6. 罗替高汀(优普洛) Rotigotine

【药理作用】$D_1/D_2/D_3$ 受体激动剂。透皮贴剂,可持续释放治疗药物,消除首过效应,提供稳态的血药水平,避免了对多巴胺受体的脉冲式刺激,减少服用左旋多巴等药物易引起的症状波动、开关现象等。

【适应证】帕金森病的单独治疗或与左旋多巴联合治疗。

【注意事项】不良反应包括恶心、呕吐、嗜睡、给药部位反应、头晕、厌食、多汗和失眠。本药贴片应每日大致同一时间用药，贴于完整、洁净皮肤，14日内不可于同一部位重复给药。

【剂型规格】贴剂：4.5mg/10cm²，9mg/20cm²，13.5mg/30cm²，18mg/40cm²。

Sig：初始剂量为 2mg，q.d.，每周增加 2mg/d，一般有效剂量早期患者为 6~8mg/d，中晚期患者为 8~16mg/d。

四、抗胆碱药

1. 苯海索（安坦） Benzhexol（Antan）

【药理作用】阻断中枢胆碱能受体，对震颤效果较好，无震颤患者不推荐使用。

【禁忌证】年龄 >60 岁、认知受损、青光眼、前列腺肥大、重症肌无力者。

【剂型规格】片剂：2mg×100 片。

Sig：1~2mg，p.o.，b.i.d.~t.i.d.，每 3~5 日可增加 2mg 至合适剂量，一般不超过 10mg/d。

2. 苯扎托品 Benztropine（Trastal）

【药理作用】具有抗胆碱、抗组胺和局麻作用。

【适应证】帕金森病和各种原因，包括利血平、吩噻嗪类药物引起的帕金森症状。

【禁忌证】与苯海索相似，偶尔可引起严重的精神错乱和不安，此时须停药。

【剂型规格】片剂：0.5mg/ 片，1mg/ 片，2mg/ 片。

Sig：起始剂量为每日睡前服 0.5~1mg，以后每日可增至 2~6mg，分 3 次服。

五、单胺氧化酶 B 抑制剂

1. 司来吉兰（金思平、思吉宁、咪多吡） Selegiline

【药理作用】选择性单胺氧化酶 B（monoamine oxidase B，MAO-B）抑制剂，抑制多巴胺的再摄取及

神经系统

突触前受体;另有研究表明其有神经保护作用。

【适应证】单用治疗早期帕金森病或与左旋多巴合用,与左旋多巴合用特别适用于治疗运动波动。

【注意事项】不可与 5-羟色胺再摄取抑制剂类抗抑郁药合用。

【剂型规格】片剂:金思平、思吉宁 5mg×10 片;咪多吡 5mg×100 片。

Sig:2.5~5.0mg,p.o.,b.i.d.,在早晨、中午服用,勿在傍晚或晚上应用,以免引起失眠;或与维生素 E 2 000U 合用(DATATOP 方案)。

2. 雷沙吉兰(安齐来) Rasagiline(Azilect)

【药理作用】不可逆性 MAO-B 选择性抑制剂,能增强多巴胺的传递信号,阻断脑多巴胺分解;具有神经保护作用。

【适应证】同司来吉兰。

【禁忌证】禁用于重度肝损害患者。

【注意事项】不可与氟西汀和氟伏沙明合用。胃溃疡者慎用。

【剂型规格】片剂:1mg×14 片。

Sig:1mg,p.o.,q.d.。

六、儿茶酚-*O*-甲基转移酶抑制剂

1. 恩他卡朋(珂丹) Entacapone(Comtan)

【药理作用】儿茶酚-*O*-甲基转移酶(catechol-*O*-methyltransferase,COMT)抑制剂,与左旋多巴同时服用,能增加其血药浓度和稳定性,使纹状体多巴胺受体获得相对连续的多巴胺能刺激,能显著减少运动并发症。

【不良反应】常见腹痛、腹泻、头痛、转氨酶升高、失眠、帕金森病症状加重、疲乏、幻觉等。

【剂型规格】片剂:200mg×30 片。

Sig:每次 100~200mg,与多巴丝肼片同服,单用无效。

2. 托卡朋（森得宁） Tolcapone

【药理作用】COMT 抑制剂，作用机制同恩他卡朋。

【剂型规格】片剂：100mg×12 片。

Sig：100mg，p.o.，t.i.d.，第 1 剂与复方左旋多巴同服，此后间隔 6 小时服用，可单用，最大剂量为 600mg/d。

七、其他类

1. 伊曲茶碱 Istradefylline

【药理作用】选择性的腺苷 A_{2A} 受体拮抗剂，能明显缩短关期，延长开期。临床试验结果显示可显著降低左旋多巴治疗的剂末现象。

【适应证】帕金森病患者的运动波动；改善"疗效减退（wearing-off）"现象；也可治疗 PD 患者的精神症状，如焦虑、抑郁等，还能逆转抗精神病药物引起的木僵。

【剂型规格】片剂：20mg×30 片，20mg×100 片。

Sig：20~40mg，p.o.，q.d.。

2. 哌马色林 Pimavanserin

【药理作用】选择性 5-羟色胺 2A（$5-HT_{2A}$）反向激动剂，目前尚未在国内上市。

【适应证】改善中晚期帕金森病患者的精神症状（如幻觉、妄想等）。

Sig：40mg，p.o.，q.d.。

第二节　精神类药物

《精神卫生法》已于 2018 年 4 月 27 日正式实施。第二十九条规定："精神障碍的诊断应当由精神科执业医师作出"。第六十五条规定："综合性医疗机构应当按照国务院卫生行政部门的规定开设精神科门诊或者心理治疗门诊，提高精神障碍预防、诊断、治

神经系统

疗能力"。第十七条规定:"医务人员开展疾病诊疗服务,应当按照诊断标准和治疗规范的要求,对就诊者进行心理健康指导;发现就诊者可能患有精神障碍的,应当建议其到符合本法规定的医疗机构就诊"。非精神科执业医师无权作出"精神障碍"的诊断,包括目前常在综合科医院首诊,但明确属于精神障碍范畴的抑郁症、焦虑症、双相情感障碍等。本节由神经内科医师编写,仅供参考,必要时应依法建议患者至相关专科治疗。

一、镇静催眠药

能够引起镇静和近似生理睡眠的药物,称为镇静催眠药(sedative-hypnotics)。其小剂量产生镇静作用,较大剂量产生催眠作用。长期使用可产生耐受性和依赖性。主要包括苯二氮䓬类受体激动剂(benzodiazepine receptor agonists,BZRAs)、褪黑素受体激动剂和具有催眠效果的抗抑郁药物(详见本节第二部分)。巴比妥类(barbiturate)作为中枢抑制药物,目前不作为失眠常规用药(详见抗癫痫药物部分)。

【镇静催眠药物的临床应用要点】

具体参阅《中国成人失眠诊断与治疗指南(2017 版)》

(1)失眠的临床评估包括病史采集、睡眠日记、量表评估和客观评估等手段,对于睡眠障碍患者尽可能明确病因,临床治疗达到以下目的:①改善睡眠质量和 / 或增加有效睡眠时间;②恢复日间社会功能,提高生活质量;③减少与失眠相关的躯体疾病或与精神疾病共病的风险;④避免药物干预带来的负面效应。

(2)药物干预失眠的短期疗效已经被临床试验所证实,但是长期应用仍需承担药物不良反应、成瘾性等潜在风险。短期失眠患者应积极寻找并消除相关诱因。慢性失眠患者首选认知行为疗法。

（3）失眠患者用药首选非苯二氮䓬类药物如唑吡坦、右佐匹克隆，如无效可更换为中短效苯二氮䓬类药物、褪黑素受体激动剂等，慢性失眠患者建议采用间歇治疗或按需治疗方式服用非苯二氮䓬类药物。抗组胺药、抗过敏药不宜用于慢性失眠的治疗。伴随焦虑和抑郁症状的失眠患者可添加具有镇静催眠作用的抗抑郁药。老年患者应采用最低有效剂量，尽可能短期应用或间歇疗法。COPD 或睡眠呼吸暂停患者可选用唑吡坦、右佐匹克隆或褪黑素受体激动剂，慎用苯二氮䓬类药物。老年患者酌情减量。

常用药物

（一）苯二氮䓬类受体激动剂

苯二氮䓬类受体激动剂（BZRAs）分为传统的苯二氮䓬类药物（benzodiazepine drugs，BZDs）和新型非苯二氮䓬类药物（non benzodiazepine drugs，non-BZDs）。传统的苯二氮䓬类药物于 20 世纪 60 年代开始使用，通过非选择性激动 γ 氨基丁酸受体 A（$GABA_A$）上不同的 α 亚基，发挥镇静催眠、抗焦虑、肌松和抗惊厥/抗癫痫作用。主要不良反应包括：治疗量连续用药可出现头晕、嗜睡、困倦、乏力等反应，长效类尤易发生；老年患者应用时尤须注意药物的肌松作用和跌倒风险；大剂量可导致共济失调；过量急性中毒可导致昏迷和呼吸抑制（可用氟马西尼解毒）；静脉注射对心血管有抑制作用；长期服用可产生依赖性和成瘾性，尤其与酒类合用时易发生；停药时可出现反跳和戒断症状（如失眠、焦虑、激动、震颤等）。

新型非苯二氮䓬类药物于 20 世纪 80 年代开始应用于失眠的临床治疗，主要包括唑吡坦、佐匹克隆、右佐匹克隆、扎来普隆等。它们对 $GABA_A$ 上的 α_1 亚基更具选择性，主要发挥催眠作用。禁用于失代偿的呼吸功能不全患者、重症肌无力、重度睡眠呼

神经系统

吸暂停综合征患者。

1. 地西泮（安定） Diazepam（Valium）

【药理作用】长效苯二氮䓬类药物，具有抗焦虑、镇静、催眠、抗惊厥、抗癫痫及中枢性肌肉松弛作用。达峰时间 1~2 小时，血浆半衰期为 20~80 小时。

【禁忌证】孕妇、妊娠期妇女、新生儿禁用或慎用，重症肌无力患者禁用。

【剂型规格】片剂：2.5mg × 100 片；注射液：10mg（2ml）/ 支。

Sig：①抗焦虑、抗惊厥，2.5~10mg，p.o.，b.i.d.~q.i.d.。②催眠，每次 5~10mg，睡前服。6 个月以上儿童每次 0.1mg/kg，p.o.，t.i.d.。③抗癫痫、镇静，静脉注射，成人每次 10~20mg，必要时隔 4 小时再重复 1 次。癫痫持续状态时，静脉注射 10mg 后，可将 20mg 加入生理盐水中静脉滴注维持，24 小时总量不超过 50mg 为宜。

2. 氯硝西泮（氯硝安定） Clonazepam

【药理作用】中效类，本药类似地西泮及硝西泮，但抗惊厥作用比两者强 5 倍，且作用迅速。还具有广谱抗癫痫、抗焦虑、中枢性肌松作用。口服 30~60 分钟起效，血药浓度 2~4 小时达峰，血浆半衰期为 20~40 小时；脂溶性好，易通过血脑屏障；几乎全部在肝脏代谢，代谢物经尿排出。

【剂型规格】片剂：2mg × 100 片；注射液：1mg（1ml）/ 支。

Sig：①口服，起始剂量 0.75~1mg/d，分 2~3 次，以后逐渐增加，维持量可至 2mg，t.i.d.。小儿开始每日 10~20μg/kg，分 2~3 次，以后逐渐增加，维持量每日 0.1~0.2mg/kg，分 2~3 次服用。②肌内注射或者静脉注射，成人每次 1~2mg，一般不超过 6mg/d。癫痫持续状态未能控制者，20 分钟后可重复原剂量 2 次，兴奋躁动者可适当加大剂量。需要时可静脉滴注。

3. 奥沙西泮(优菲) Oxazepam

【药理作用】短效类，本品为地西泮、氯氮草的主要活性代谢物。口服吸收血药浓度达峰时间为2~3小时，半衰期为4~15小时。主要与葡糖醛酸结合，经肾排出。

【适应证】焦虑障碍或伴有焦虑的失眠，并能缓解急性酒精戒断症状。

【剂型规格】片剂：15mg×20片。

Sig：①失眠，15mg，p.o.，q.n.；②焦虑和戒酒症状，15~30mg，p.o.，t.i.d.~q.i.d.。

4. 劳拉西泮(罗拉、氯羟安定) Lorazepam

【药理作用】中效苯二氮草类药物，作用与地西泮相似，抗焦虑作用较地西泮强5倍。

【剂型规格】片剂：1mg×24片。

Sig：1~2mg，p.o.，b.i.d.~t.i.d.。

5. 艾司唑仑(舒乐安定) Estazolam

【药理作用】中效苯二氮草类药物。

【剂型规格】片剂：1mg×30片。

Sig：①镇静，1~2mg，p.o.，t.i.d.；②催眠，1~2mg，睡前服；③抗癫痫，2~4mg，t.i.d.。

6. 阿普唑仑(佳静安定) Alprazolam

【药理作用】中效苯二氮草类。

【剂型规格】片剂：0.4mg×100片。

Sig：①诱导睡眠，0.4~0.8mg，p.o.，q.n.；②抗焦虑，0.2~0.4mg，p.o.，t.i.d.，最大剂量为4mg/d。

7. 咪达唑仑(咪唑安定、多美康、力月西、瑞太) Midazolam

【药理作用】抗焦虑、镇静催眠、肌松、抗惊厥。作用快，持续时间短，代谢灭活快，对快波睡眠无影响。

【适应证】各种失眠症和睡眠节律障碍，特别适用于入睡困难者；注射剂用于内镜检查及手术前给药。

神经系统

【剂型规格】多美康片：7.5mg×10 片，100 片；力月西片：15mg×10 片；力月西针：5mg（1ml）/ 支，10mg（2ml）/ 支；瑞太针：2mg（2ml）/ 支。

Sig：①口服，成人 7.5~15mg，睡前即刻服用。②肌内注射，术前 30 分钟，10~15mg。③静脉注射，术前准备 2.5~5mg[0.15~0.2mg/(kg·h)]，麻醉诱导成人 5~10mg，儿童为 0.2mg/kg。癫痫持续状态，可静脉注射 5mg，继之以 0.05mg/(kg·h)静脉泵入维持。

8. 唑吡坦（思诺思）Zolpidem（Stilnox）

【药理作用】咪唑吡啶类药物，选择性地与苯二氮䓬 I 型受体 β_2 或 ω_1 受体结合，快速催眠。服用推荐剂量的唑吡坦不影响快速眼动（REM）睡眠的总时间。起效快，血药浓度达峰时间为 0.5~3 小时，平均血浆清除半衰期为 2~4 小时。

【适应证】偶发性、暂时性失眠，慢性失眠症短期治疗。

【不良反应】(尤其是老年人)常见共济失调、手脚笨拙、精神错乱等。

【剂型规格】酒石酸唑吡坦片：10mg×7 片。

Sig：5~10mg，p.o.，q.n.；长期用药不超过 4 周，肝功能不全者剂量减半。

9. 佐匹克隆（三辰、青尔齐）Zopiclone

【药理作用】环吡咯酮类新型催眠药，抑制性递质氨酪酸（γ- 氨基丁酸，GABA）受体激动剂。本品为速效催眠药，具有镇静催眠、抗焦虑和抗惊厥作用，能缩短入睡时间，减少觉醒次数，次晨残余作用低。

【不良反应】与唑吡坦类似，使用本品时绝对禁止摄入酒精饮料。

【剂型规格】三辰片：7.5mg×12 片；青尔齐胶囊：7.5mg×12 粒。

Sig：3.75~7.5mg，p.o.，q.n.；剂量超过 7.5mg 疗效不增加而不良反应加重。

10. 右佐匹克隆（艾司佐匹克隆、伊坦宁、文飞）Eszopiclone（Dexzopiclone）

【剂型规格】片剂：3mg×7 片。

Sig：起始剂量为入睡前 2mg，由于 3mg 可以更有效地延长睡眠时间，可根据临床需要起始剂量为或增加到 3mg。入睡困难的老年患者推荐起始剂量为睡前 1mg，必要时可增加到 2mg。睡眠维持障碍的老年患者推荐剂量为入睡前 2mg。

11. 扎来普隆（曲宁、百介民、安云）Zaleplon

【药理作用】选择性结合脑 $GABA_A$ 受体复合物 α 亚单位的 ω_1 受体，起效时间快，达峰浓度约 1 小时，清除半衰期约 1 小时。

【不良反应】与唑吡坦类似。

【剂型规格】胶囊剂：5mg×7 粒；片剂：5mg×7 片。

Sig：5~10mg，p.o.，q.n.。老年人、糖尿病患者及轻中度肝功能不全患者，推荐剂量为 5mg，p.o.，q.n.，持续用药时间限制在 7~10 天。

（二）褪黑素受体激动剂

褪黑素受体激动剂包括雷美替胺（ramelteon）、特斯美尔通（Ⅲ期临床中，tasimelteon）、阿戈美拉汀（agomelatine）等。与 BZDs 药物不同，褪黑素受体激动剂可缩短睡眠潜伏期，提高睡眠效率，增加总睡眠时间，可用于治疗以入睡困难为主诉的失眠、昼夜节律失调性睡眠障碍，作为不能耐受前述催眠药物患者以及已经发生药物依赖患者的替代治疗。

1. 雷美替胺（雷美尔通）Ramelteon

【药理作用】特异性褪黑素 1 型和 2 型受体激动剂。达峰时间为 0.5~1.5 小时，活性代谢物半衰期为 2~5 小时。雷美替胺对于合并睡眠呼吸障碍的失眠患者安全有效，且无成瘾性。

【不良反应】升高成年妇女催乳素水平；降低成年男性睾酮水平；中度以上肝病者慎用；氟伏沙明

神经系统

可大幅度升高雷美替胺血清浓度,应避免联用。

【剂型规格】片剂:8mg×7 片,5mg×7 片。

Sig:成人推荐剂量为 8mg,p.o.,睡前 30 分钟。

2. 阿戈美拉汀(维度新、阿美宁) Agomelatine

【药理作用】本品既是褪黑素受体激动剂也是 5-羟色胺 2C 受体拮抗剂,因此具有抗抑郁和催眠双重作用,能够改善抑郁障碍相关的失眠,校正紊乱的昼夜节律,缩短睡眠潜伏期,增加睡眠连续性。半衰期为 1~2 小时。

【不良反应】头痛、头晕、焦虑、自杀念头、激越、转氨酶升高等。

【剂型规格】片剂:25mg×14 片。

Sig:25mg,p.o.,q.n.。

(三)食欲素受体激动剂

苏沃雷生 Suvorexant

【药理作用】非选择性阻断食欲素 1 型受体和 2 型受体,抑制食欲素 A 和食欲素 B 的活性,阻断觉醒。目前在国内尚未上市。

【不良反应】日间嗜睡。

【剂型规格】片剂:5mg×30 片。

Sig:10mg,p.o.,睡前 30 分钟,且计划觉醒时间前至少有 7 小时剩余;总剂量不超过 20mg/d。

(四)抗抑郁药

部分抗抑郁药具有镇静作用,适用于失眠伴随抑郁、焦虑心境者。主要包括:①三环类抗抑郁药物,能够缩短睡眠潜伏期,减少睡眠中觉醒,增加睡眠时间,提高睡眠效率,但其同时减少慢波睡眠,不同程度减少快速眼动(REM)睡眠,且不良反应多,如抗胆碱能作用引起的口干、心率加快、排尿困难等。因此,不作为失眠的首选药物。小剂量的多塞平(3~6mg/d)因有专一性抗组胺机制,可以改善成年和老年慢性失眠患者的睡眠状况,具有临床耐受性良好、无戒断效应的特点,近年来国外已作为失眠治疗的推荐药物之一。②选择性 5- 羟色胺再摄取抑制剂（SSRIs），虽无明确催眠作用，但可以通过治疗抑郁和焦虑障碍而改善失眠症状，药品说明详见抗抑郁药部分（见下文）。

（五）其他类

1. 谷维素　Oryzanol

【药理作用】调节自主神经功能失调及内分泌平衡障碍。

【适应证】镇静助眠，如神经官能症、经前期综合征、更年期综合征的辅助治疗。

【剂型规格】片剂：10mg×100 片。

Sig：10~20mg，p.o.，t.i.d.。

2. 百乐眠胶囊

【主要成分】百合、刺五加、首乌藤、合欢花、珍珠母、石膏、酸枣仁、茯苓、远志、玄参、地黄、麦冬、五味子、灯心草、丹参。

【功能主治】滋阴清热，养心安神。用于肝郁阴虚型失眠症，症见入睡困难，多梦易醒，醒后不眠，头晕乏力，烦躁易怒，心悸不安等。

【剂型规格】胶囊剂：0.27g×24 粒。

Sig：4 粒，p.o.，b.i.d.。

3. 脑灵素

【主要成分】黄精、淫羊藿、苍耳子（炒）、五味子、枸杞子、大枣、远志（制）、熟地黄、麦冬、酸枣仁（炒）、茯苓、龟甲、鹿角胶、人参、鹿茸。

【功能主治】补气血，养心肾，健脑安神。用于神经衰弱，健忘失眠，头晕心悸，身倦无力，体虚自汗，阳痿遗精。

【剂型规格】片剂：0.3g×60 片；胶囊剂：0.35g×30 粒。

Sig：①片剂，3~4 片，p.o.，b.i.d.~t.i.d.；②胶囊，2~3 粒，p.o.，b.i.d.~t.i.d.。

4. 枣仁安神颗粒（吉欣）

【主要成分】炒酸枣仁、丹参、醋五味子。

【功能主治】补心安神。用于失眠、头晕、健忘。

【剂型规格】颗粒剂：5g×6袋。

Sig：5g，冲服，临睡前。

5. 乌灵胶囊

【主要成分】乌灵菌粉。

【功能主治】补肾健脑，养心安神。用于心肾不交所致的失眠，健忘，心悸心烦，神疲乏力，腰膝酸软，头晕耳鸣，少气懒言，脉细或沉无力；神经衰弱见上述证候者。

【剂型规格】胶囊：0.33g×36粒。

Sig：3粒，p.o.，t.i.d.。

二、抗抑郁药

抗抑郁药（antidepressants）是指能明显提高情绪，但不引起运动兴奋的药物，属精神科常用药品。主要用于治疗抑郁症及其他精神疾病伴发的抑郁情绪，有时也用于治疗某些其他特定状况，如焦虑、惊恐或强迫症状。主要包括三环类抗抑郁药（TCAs）、四环类抗抑郁药、选择性5-羟色胺再摄取抑制剂（SSRIs）、5-羟色胺和去甲肾上腺素再摄取抑制剂（SNRIs）、去甲肾上腺素和特异性5-羟色胺受体拮抗剂（NaSSAs）、去甲肾上腺素和多巴胺再摄取抑制剂（NDRIs）、去甲肾上腺素再摄取抑制剂（NARIs）、单胺氧化酶抑制剂（MAOI）。还有近来推出的新型抗抑郁药，如米氮平、文拉法辛等。四环类抗抑郁药的治疗作用和不良反应与三环类相似。单胺氧化酶抑制剂的不良反应大，临床上已很少应用。SSRIs类的西酞普兰、氟西汀、舍曲林、帕罗西汀和氟伏沙明5种药（俗称"五朵金花"），因对5-羟色胺（5-hydroxytryptamine，5-HT）选择性高，对其他递质作用小，尤其是心血管和胆碱能反应小，依从性好，在世界各国均被作为抗抑郁的首选。抗抑郁药的使用应足剂量、足疗程，确立诊断后，尽量用一种抗抑郁药治疗，并要与心理治疗、社会功能康复相结合。具体可参阅《中国抑郁障碍防治指南（第二版）》。

【抗抑郁药的不良反应】

（1）抗胆碱能反应：以 TCAs 明显，表现为口干、便秘、视物模糊、心动过速、尿潴留等。

（2）心血管系统：以 TCAs 明显，如直立性低血压、心电图改变（如 Q-T 间期延长）、房室传导阻滞等。

（3）性功能障碍：以 SSRIs 多见。

（4）神经系统：可引起药源性癫痫。

（5）精神方面改变：TCAs 可诱发躁狂发作等。

（6）药物间相互作用：SSRIs 如氟伏沙明、氟西汀、舍曲林等均含高蛋白基团（与血浆蛋白结合率较高，>95%），与心血管药物（尤其是华法林、地高辛）高蛋白基团竞争受体，减慢肾脏排泄，使这些药物的血药浓度升高。

【抗焦虑抑郁药物的临床应用要点】

（1）选药策略：①如患者有明显激越，选用有镇静作用的抗抑郁药如米氮平、帕罗西汀、氟伏沙明、曲唑酮等；②如患者有强迫症状，建议使用较高剂量的 SSRIs；③如患者有精神症状可选氟伏沙明，或联用第二代抗精神病药物，不建议使用安非他酮。

（2）治疗原则：小剂量开始，逐渐滴定，一般不主张使用 2 种以上抗抑郁药。推荐足疗程用药，以减少复发风险。

常 用 药 物

（一）选择性 5- 羟色胺再摄取抑制剂（SSRIs）

1. 西酞普兰（喜普妙、望悠、泰纳、特林那）

Citalopram

【作用特点】高选择性的 5-HT 再摄取抑制剂。

【剂型规格】氢溴酸西酞普兰片：喜普妙 20mg ×

14 片;望悠、泰纳、特林那 20mg×12 片。

Sig:20mg,p.o.,q.d.,最大剂量 40mg/d;老年人剂量减半,即 10~20mg/d。

2. 舍曲林(左洛复、乐元、曲优、唯他停、彼迈乐) Sertraline

【剂型规格】片剂:50mg×14 片。

Sig:50mg,p.o.,q.d.,最大剂量 200mg/d。

3. 氟西汀(百忧解、奥麦伦、诺誉、开克) Fluoxetine

【剂型规格】胶囊剂:20mg×28 粒;分散片:20mg×28 片。

Sig:20mg,p.o.,q.d.(晨服);必要时可增至 40mg/d。

4. 帕罗西汀(赛乐特、乐友、万生力乐) Paroxetine

【剂型规格】片剂:20mg×10 片。

Sig:20mg,p.o.,q.d.(晨服);最大剂量 60mg/d,老年人不宜超过 40mg/d。

5. 氟伏沙明(兰释、瑞必乐) Fluvoxamine

【剂型规格】片剂:50mg×30 片,50mg×60 片。

Sig:起始剂量 50mg,p.o.,q.n.;有效剂量 100~300mg,p.o.,q.n.。

6. 艾司西酞普兰(来士普、百适可、百洛特) Escitalopram

【药理作用】本品是西酞普兰左旋异构体(S-西酞普兰),是对 5-HT 转运体(SERT)选择性最强的抗抑郁药,起效较快(一般 1 周起效)。

【剂型规格】草酸艾司西酞普兰片:来士普、百洛特 10mg×7 片;百适可 5mg×14 片,28 片。

Sig:5~10mg,p.o.,q.d.,最大剂量不超过 20mg/d。

(二)5- 羟色胺和去甲肾上腺素再摄取抑制剂(SNRIs)

1. 文拉法辛(怡诺思、博乐欣) Venlafaxine

【药理作用】选择性 5- 羟色胺 / 去甲肾上腺

素再摄取抑制剂(selective serotonin-norepinephrine reuptake inhibitors, SSNRI),文拉法辛及其活性代谢物 O-去甲基文拉法辛(ODV)能有效地抑制 5-羟色胺和去甲肾上腺素的再摄取,对多巴胺的再摄取也有一定的抑制作用。

【剂型规格】怡诺思缓释胶囊:75mg×14 粒;博乐欣缓释片:75mg×14 片。

Sig:①怡诺思,常规起始剂量 75mg,p.o.,q.d.,最大剂量 225mg/d,建议加量时,以 75mg 为加量幅度,加量间隔 4 天以上,应在每天相同的时间与食物同时服用;②博乐欣,起始剂量为 25mg,b.i.d.~t.i.d.,逐渐增至 75~225mg/d,分 2~3 次口服。

2. **度洛西汀**(欣百达、奥思平、优必罗)
Duloxetine

【药理作用】SSNRI 类抗抑郁药,也可应用于糖尿病周围神经病性疼痛和慢性肌肉骨骼疼痛。

【不良反应】常见恶心、嗜睡、头晕、食欲下降和便秘。有报道称使用度洛西汀可导致血压轻度升高,因此,高血压患者应慎重使用。此外,肝、肾功能不全患者也应谨慎使用度洛西汀。禁止与 MAOI(如司来吉兰、吗氯贝胺)联用。

【剂型规格】欣百达胶囊:60mg×14 粒;奥思平片:20mg×20 片;优必罗片:20mg×24 片。

Sig:推荐剂量为 40mg/d(20mg,b.i.d.)至 60mg/d(60mg,q.d. 或 30mg,b.i.d.),最大剂量不超过 60mg/d。

3. **米那普仑**(现唯宁) Milnacipran

【药理作用】目前对两种神经递质重吸收抑制作用最为均衡的 SSNRI 类药物,对 5-羟色胺和去甲肾上腺素重吸收抑制的作用最接近 1:1(文拉法辛 1:30,度洛西汀 1:9),最低剂量 25mg 即可开启双通道作用。

【剂型规格】片剂:25mg×14 片。

Sig:初始剂量为 25mg,p.o.,q.d.,可逐渐增至

100mg/d,分 2~3 次服用。

（三）去甲肾上腺素和多巴胺再摄取抑制剂（NDRIs）

安非他酮（乐孚亭、迪沙） Amfebutamone

【药理作用】对去甲肾上腺素、5-HT、多巴胺再摄取有较弱的抑制作用,对单胺氧化酶无此作用;也用于辅助戒烟。

【不良反应】水肿、皮疹、共济失调、运动障碍、胸痛、心电图异常(期前收缩、非特异性 ST 段 T 波改变)。

【剂型规格】普通片 / 缓释片:75mg×14 片,150mg×14 片,150mg×12 片。

Sig:成人初始剂量为 75mg,p.o.,b.i.d.,可逐渐增至 300mg/d,分 2~3 次服用。每日最大剂量450mg,每次最大剂量不应超过 150mg,两次用药间隔不得少于 6 小时。

（四）5-羟色胺拮抗 / 摄取抑制剂（SARIs）

曲唑酮（美时玉、每素玉、舒绪、安适） Trazodone

【作用机制】通过选择性地阻断 5-HT 的再摄取,发挥有效的抗抑郁作用和抗焦虑作用。还能选择阻断 H_1 受体,具有较强的镇静作用,改善睡眠质量。

【适应证】抑郁症、伴随抑郁症状的焦虑症、药物依赖者戒断后的情绪障碍。

【禁忌证】严重的心脏病或心律不齐者禁用,意识障碍者禁用。

【注意事项】由于具有 α_1 肾上腺素能受体拮抗作用与抗组胺作用,可诱发直立性低血压。

【剂型规格】片剂:50mg×20 片,50mg×40 片。

Sig:起始剂量 50~100mg/d(分次服用),然后每3~4 天剂量可增加 50mg/d。门诊患者一般以 200mg/d(分次服用)为宜,住院患者较严重者剂量可较大,最大剂量不超过 400mg/d(分次服用)。通常需要服药2~4 周才出现最佳疗效。维持治疗,长期维持的剂量应保持在最低有效果。一旦有足够的疗效,可逐渐减量。一般建议治疗的疗程应该持续数月。

（五）去甲肾上腺素和特异性 5- 羟色胺受体拮抗剂（NaSSAs）

米氮平（瑞美隆、米尔宁、派迪生） Mirtazapine

【药理作用】四环类非典型抗抑郁药,可增强中枢去甲肾上腺素和特异 5- 羟色胺活性,起效相对较快,副作用较少,尤其适用于伴有焦虑、失眠的抑郁症。

【不良反应】嗜睡、体重增加。

【剂型规格】片剂:15mg,30mg×10 片;口腔崩解片:15mg×18 片。

Sig:15~30mg,p.o.,q.d.,有效剂量 15~45mg/d。

（六）三环类抗抑郁药（TCAs）

【作用特点】包括阿米替林、多塞平、丙米嗪等,对内源性、反应性及更年期抑郁症疗效较好。本类药物属于非选择性单胺再摄取抑制剂,主要阻断去甲肾上腺素和 5-HT 递质的再摄取,目前临床较常用的是阿米替林。

【注意事项】禁用于前列腺肥大和青光眼患者。三环类抗抑郁药具有 I 类抗心律失常的作用,具有奎尼丁样延长 Q-T 间期的作用,与胺碘酮等药物联用时可能导致尖端扭转型室性心动过速等严重不良反应。

【剂型规格】阿米替林、多塞平、丙米嗪片:25mg×100 片。

Sig:常用剂量 25mg,p.o.,b.i.d.~t.i.d.,最大剂量不超过 300mg/d。

三、抗焦虑药物

1. **氟哌噻吨美利曲辛**（黛力新） Flupentixol and Melitracen Tablets（Deanxit）

【适应证】轻至中度焦虑、抑郁、虚弱;神经衰

神经系统

弱,心因性抑郁,抑郁性神经官能症,隐匿性抑郁,心身疾病伴焦虑和情感淡漠,更年期抑郁,嗜酒及药瘾者的焦躁不安、抑郁。

【剂型规格】片剂:10.5mg×20片(0.5mg氟哌噻吨/10mg美利曲辛)。

Sig:1片,p.o.,q.d.~b.i.d.(早、中餐后服用);老年人一般晨服1片。

2. 丁螺环酮(布斯哌隆、奇比特) Buspirone

【药理作用】第三代抗焦虑药物,阿扎哌隆类,通过与5-HT$_{1A}$受体选择性结合,发挥抗焦虑作用,但无镇静、肌松和抗惊厥作用,不产生依赖,无交叉耐药性,无呼吸抑制作用。

【适应证】广泛性焦虑症和其他焦虑性障碍。

【剂型规格】片剂:5mg×40片。

Sig:起始剂量5mg,p.o.,t.i.d.,缓慢增加到合适剂量。

3. 坦度螺酮(希德、律康) Tandospirone

【药理作用】5-HT$_{1A}$受体激动剂,抗焦虑作用与地西泮的效力相同,具有肌松、增强麻醉、抗痉挛以及抑制自发运动、共济运动的作用。

【剂型规格】枸橼酸坦度螺酮片(希德):10mg×21片;胶囊剂(律康):5mg×24粒,5mg×48粒,10mg×24粒。

Sig:常用剂量10~20mg,p.o.,t.i.d.;最大剂量60mg/d。

四、抗精神病药物

抗精神病药物(antipsychotics)治疗作用包括三方面:①抗精神病作用,即抗幻觉、妄想作用和激活作用;②非特异性的镇静作用;③预防疾病复发作用。按药理作用可分为两类:①典型抗精神病药物,又称传统抗精神病药物,代表药物有氯丙嗪、氟哌啶醇等。②非典型抗精神病药,又称非传统抗精神病药,治疗剂量较小,不良反应较少,对精神分裂症单纯型疗效较传统抗精神病药好,代表药物有氯氮平、奥氮平、利培酮、喹硫平等。依据化学结构的不同,可分为吩噻嗪类、硫杂蒽类、丁酰苯类及其他抗精神病药。

【抗精神病药物的不良反应】

(1)神经阻滞剂恶性综合征:是抗精神病药物引起的最严重的不良反应,多由高效价低剂量药物引起,如氟哌啶醇、氯丙嗪,主要症状为高热、肌强直、意识改变、心动过速、血压波动等。应及时停药,除对症支持治疗之外,可用溴隐亭、金刚烷胺及肌松药缓解。

(2)锥体外系反应:最常见,包括急性肌张力障碍、肌张力增高、静坐不能、药源性的帕金森综合征等。神经科通常不主张大剂量抗精神病药物治疗器质性精神病。

(3)过度镇静、意识障碍、精神运动性障碍等。

(4)抗胆碱能症状:如口干、视物模糊、心动过速、便秘、排尿困难等。

(5)心血管系统:如直立性低血压、心动过速、心电图异常等。

常 用 药 物

1. 氯丙嗪(冬眠灵) Chloropromazine(Wintermine)

【药理作用】吩噻嗪类,广泛阻断中枢各种受体,主要阻断 DA 受体,可产生镇静、抗阳性精神症状、镇吐、降低体温的作用。

【适应证】控制精神症状如躁动、兴奋等,亦可用于止吐和治疗顽固性呃逆,但对晕动性呕吐无效。与异丙嗪合用于亚冬眠。

【剂型规格】片剂:25mg,50mg × 100 片;注射液:50mg(2ml)/ 支。

Sig:①口服,25~50mg,b.i.d.~t.i.d. 起始;②肌内

神经系统

注射,25~50mg,i.m.;③静脉注射,必要时50~100mg+25% G.S 20ml,i.v.,极量600mg/d。

2. 奋乃静(羟哌氯丙嗪) Perphenazine

【药理作用】吩噻嗪类的哌嗪衍生物,阻断与情绪思维有关的中脑边缘系统及中脑-皮质通路的多巴胺受体(DA_2)而达到抗精神病作用;阻断网状结构上行激活系统的 α 肾上腺素能受体则与镇静安定作用有关;镇吐作用强,镇静作用较弱。

【剂型规格】片剂:2mg×100片。

Sig:起始剂量2~4mg,p.o.,t.i.d.,以后每隔1~2日增加6mg,逐渐增至常用治疗剂量20~60mg/d,维持剂量10~20mg/d。

3. 氟哌啶醇(氟哌丁苯) Haloperidol(Serenelfi)

【药理作用】丁酰苯类的代表药物,选择性阻断 D_2 受体,对阳性症状效果较好。长期应用易出现锥体外系反应,发生率高达80%。

【剂型规格】片剂:2mg×100片;注射液:5mg(1ml)/支。

Sig:①口服,2mg,p.o.,t.i.d.,根据疗效需要逐渐增加至常用量每日10~40mg,维持剂量每日4~20mg,儿童、老年人减半;②肌内注射,5~10mg,i.m.,b.i.d.~t.i.d.,。

4. 氟哌利多 Droperidol

【药理作用】作用与氟哌啶醇基本相似,临床上主要用于增强镇痛药物的作用。

【剂型规格】注射液:5mg(1ml)/支。

Sig:5~10mg,i.m.,q.d.~b.i.d.。

5. 氯氮平 Clozapine

【药理作用】苯二氮䓬类,第一个非典型抗精神病药,阻断 5-HT 和多巴胺 D_2 受体,抗精神症状作用较强,几乎无锥体外系反应。

【适应证】对精神分裂症的阳性或阴性症状有较好疗效,适用于急性和慢性精神分裂症的各个亚型。

【不良反应】粒细胞减少。

【剂型规格】片剂:25mg×100 片。

Sig:起始剂量 25mg,p.o.,q.d.~b.i.d.,逐渐缓慢增加至常用治疗剂量 200~400mg/d,最大剂量 600mg/d。

6. 奥氮平(再普乐、欧兰宁)　Olanzapine

【药理作用】非典型广谱抗精神病药,治疗精神分裂症,与 5-HT、多巴胺、α 肾上腺素、组胺等多种受体有亲和力,显著改善阴性、阳性症状及情感症状。

【口崩片特点】平均崩解时间为 15.8 秒,如保持手干燥,将奥氮平口崩片放入口中,可自行崩解。同时,还可方便溶于水或各种饮料如果汁、牛奶中,尤其适用于精神疾病患者急性发作期或用药依从性差的患者。

【剂型规格】普通片:再普乐 5mg×28 片;欧兰宁 10mg×7 片。口崩片:5mg,10mg×7 片。

Sig:起始剂量 5mg,p.o.,q.n.,有效剂量 5~20mg/d。

7. 舒必利　Sulpiride

【药理作用】苯甲酰胺类,主要拮抗多巴胺 D_1、D_2 受体,起效快,号称"药物电休克疗法",对阴性症状和阳性症状均有一定效果。高血压、嗜铬细胞瘤、躁狂症患者禁用。

【剂型规格】片剂:0.1g×100 片。

Sig:0.1g,p.o.,t.i.d.。

8. 硫必利(泰必利)　Tiapride

【适应证】舞蹈病,老年性精神障碍,抽动秽语综合征,神经性头痛及偏头痛,急、慢性酒精中毒等。

【剂型规格】片剂:100mg×100 片;注射液:100mg (2ml)/ 支。

Sig:①治疗疼痛,起始剂量 200~400mg/d,p.o.,连服 3~8 天,严重病例 200~400mg/d,i.m. 或 i.v.,连续 3 天。②抗精神失常,100mg,p.o.,t.i.d.。③舞蹈病及抽动秽语综合征,150~300mg/d,p.o.,分 3 次服。④急、慢性酒精中毒,急性酒精中毒开始 24 小时肌内或静脉注射 600~1 200mg,每 4~8 小时注射 1 次,3~4 天后逐渐减量并改为口服,150~800mg/d;慢性酒精中毒一般 150mg/d,分 2~3 次口服。

9. 利培酮(维思通、索乐) Risperidone(Risperdal)

【药理作用】丙苯异噁唑衍生物,第二代非典型抗精神病药,对 D_2 和 5-HT 受体有很高的亲和力,对阳性和阴性症状均有良效。口服液为水剂,无色无味,可掺入饮食和饮料中服用。

【剂型规格】片剂:1mg,2mg × 20 片;口服液:30mg(30ml)/ 瓶。

Sig:起始剂量 0.5mg,p.o.,b.i.d.;可逐周上调至合适剂量,维持量一般为 2~6mg/d,单次或分两次服用,最大有效剂量范围 4~8mg/d。

10. 喹硫平(思瑞康) Quetiapine(Seroquel)

【药理作用】非典型抗精神病药物,与多种神经递质受体(5-HT$_2$ 和 D_1、D_2 受体)有相互作用,用于治疗各种阳性、阴性精神症状。

【剂型规格】富马酸喹硫平片:25mg × 20 片,100mg × 20 片,200mg × 20 片。

Sig:前 4 日治疗期的日总剂量分别为 50mg(第1 日)、100mg(第 2 日)、200mg(第 3 日)和 300mg(第4 日)。从第 4 日以后,将剂量逐渐增加到有效剂量范围,一般为 300~450mg/d。可根据患者的临床反应和耐受性,将剂量在 150~750mg/d 调整。每日总量分 2~3 次口服。

11. 阿立哌唑(博思清、安律凡、奥派、帕格)Aripiprazole

【药理作用】非典型抗精神病药物,对多巴胺能系统具有双向调节作用,与 5-HT$_{1A}$、5-HT$_{2A}$、D_1、D_2受体亲和力高。

【剂型规格】片剂:5mg × 10 片,10mg × 7 片,10mg × 14 片;口崩片:博思清 5mg × 20 片。

Sig：起始剂量为 5mg，p.o.，q.d.，每周增加 5mg/d，有效剂量为 10~30mg/d，最大剂量不超过 30mg/d。

第三节 抗癫痫药和抗神经痛药

癫痫是一种由多种病因引起的慢性脑部疾病，以脑神经元过度同步化放电导致反复性、发作性和短暂性的中枢神经系统功能失常为特征，临床上分为局限性发作和全身性发作。根据 2015 年中国抗癫痫协会的指南，抗癫痫药（anti-epileptic drugs，AEDs）是癫痫治疗最重要和最基本的治疗，也往往是癫痫的首选治疗。目前现有 AEDs 都是控制癫痫发作的药物，所以对于仅有脑电图异常没有临床发作的患者应当慎用抗癫痫药。临床上常将抗癫痫药按上市时间分为新和老的抗癫痫药。丙戊酸及以前上市的药物称为老的或传统的抗癫痫药，以后上市的称为新的抗癫痫药。从 20 世纪 80 年代开始一直强调单药治疗，并认为至少进行 2 种或 2 种以上的单药治疗失败后再考虑进行联合药物治疗。但从 2007 年以后部分专家认为在第 1 种抗癫痫药失败后，即可以考虑"合理的多药治疗"，所谓"合理的多药（联合）治疗"应当注意几个方面：①作用机制不同；②药效动力学具有疗效协同增强作用（synergistic effect）；③药代动力学无相互作用，至少是无不良的相互作用，可以产生协同作用；④不良反应无协同增强或者叠加作用。部分抗癫痫药具备治疗神经痛的功效，故本节中一并介绍神经痛治疗药物（drugs for neuropathic pain）。

【抗癫痫药的临床应用要点】

具体参阅《2011 年抗癫痫药物应用专家共识》《临床诊疗指南：癫痫病分册（2015 修订版）》。根据癫痫发作类型选用抗癫痫药物的原则见表 5-1。

神经系统

表 5-1 根据癫痫发作类型选用抗癫痫药物的原则

发作类型	一线药物	添加药物	可以考虑的药物	可能加重发作的药物
全身强直阵挛发作	丙戊酸、拉莫三嗪、卡马西平、奥卡西平、左乙拉西坦、苯巴比妥	左乙拉西坦、托吡酯、丙戊酸、拉莫三嗪、氯巴占		卡马西平、奥卡西平、加巴喷丁、普瑞巴林、瑞替加滨、氨己烯酸
强直或失张力发作	丙戊酸	拉莫三嗪	托吡酯、卢非酰胺	卡马西平、奥卡西平、苯妥英钠、加巴喷丁、普瑞巴林、瑞替加滨、氨己烯酸
失神发作	丙戊酸、乙琥胺、拉莫三嗪	丙戊酸、乙琥胺、拉莫三嗪	氯硝西泮、氯巴占、左乙拉西坦、托吡酯、唑尼沙胺	卡马西平、奥卡西平、苯妥英钠、加巴喷丁、普瑞巴林、瑞替加滨、氨己烯酸
肌阵挛发作	丙戊酸、左乙拉西坦、托吡酯	左乙拉西坦、丙戊酸、托吡酯	氯硝西泮、氯巴占、唑尼沙胺	卡马西平、奥卡西平、加巴喷丁、普瑞巴林、瑞替加滨、氨己烯酸
局灶性发作	卡马西平、拉莫三嗪、奥卡西平、左乙拉西坦、丙戊酸	卡马西平、左乙拉西坦、拉莫三嗪、奥卡西平、加巴喷丁、丙戊酸、托吡酯、唑尼沙胺、氯巴占、拉考沙胺	苯妥英钠、苯巴比妥	

注：上表中部分药物在中国未上市或者获取较困难，例如氯巴占、瑞替加滨、氨己烯酸、乙琥胺、卢非酰胺、唑尼沙胺。

（1）根据发作类型和综合征分类选择药物是治疗癫痫的基本原则，同时还需要考虑共患病、共用药、患者的年龄及患者或监护人的意愿等进行个体化。

（2）如果合理使用一线抗癫痫药仍有发作，需严格评估癫痫的诊断。

（3）由于不同抗癫痫药的制剂在生物利用度和药代动力学方面有差异，为了避免疗效降低或不良反应增加，应推荐患者固定使用同一生产厂家的药品。

（4）尽可能单药治疗。

（5）如果选用的第 1 种抗癫痫药因为不良反应或仍有发作而治疗失败，应试用另一种药物，并加量至足够剂量后，将第 1 种用药缓慢地减量。

（6）如果第 2 种用药仍无效，在开始另一个药物前，应根据相对疗效、不良反应和药物耐受性将第 1 或第 2 个药物缓慢撤药。

（7）仅在单药治疗没有达到无发作时才推荐联合治疗。

（8）如果联合治疗没有使患者获益，治疗应回到原来患者最能接受的方案（单药治疗或联合治疗），以取得疗效和不良反应耐受方面的最佳平衡。

（9）对于儿童、妇女等特殊人群用药需要考虑患者特点，应具体施策。

（10）对治疗困难的癫痫综合征及难治性癫痫，建议转诊至癫痫专科医师诊治。

常 用 药 物

一、传统抗癫痫药

1. **苯妥英钠**（大仑丁） Phenytoin Sodium (Dantinal)

【药理作用】增加细胞钠离子外流，减少内流，

神经系统

使神经细胞膜稳定,提高兴奋阈,减少病灶高频放电的扩散;减低突触传递,可抗神经痛及松弛骨骼肌;抑制钙离子内流,降低心肌自律性,提高房颤与室颤阈值。

【适应证】可用于全身强直阵挛性发作、复杂部分性发作、三叉神经痛、坐骨神经痛、发作性控制障碍、肌强直症及三环类抗抑郁药过量时心脏传导障碍等。

【注意事项】不同制剂的生物利用度显著不同,且有明显的个体差异。注意用药个体化。阿-斯综合征、Ⅱ~Ⅲ度房室传导阻滞、窦房结阻滞、窦性心动过缓等患者禁用。

【不良反应】除对胃肠道的刺激以外,其他均与血药浓度平行(>20μg/ml 可出现毒性反应)。常见齿龈增生;可影响造血系统。

【剂型规格】片剂:0.1g×100 片;粉针剂:0.1g/支。

Sig: ①成人,50~100mg,p.o.,t.i.d.,餐后服,极量 500mg/d;体重在 30kg 以下小儿按 5mg/(kg·d)给药。②癫痫持续状态,150~250mg+5% G.S 20~40ml,i.v.(在 6~10 分钟缓慢推完),每分钟不超过 50mg。必要时隔 30 分钟再次注射 100~150mg。

2. **卡 马 西 平**(得 理 多、双 益、宁 新 宝)Carbamazepine(Tegretol)

【药理作用】通过抑制多突触作用和阻断强直后增强而发挥作用。

【适应证】部分性癫痫的首选药,亦可用于各种癫痫、三叉神经痛、舌咽神经痛。

【不良反应】本品与苯妥英钠均为肝药酶诱导剂,注意药物相互作用;与左乙拉西坦合用可增加卡马西平诱导的毒性;极少数患者可能出现变态反应,如中毒性表皮坏死松解症、皮疹、荨麻疹、瘙痒。

【剂型规格】得理多片:0.2g×30 片;国产片剂(双益、宁新宝):0.1g×100 片;卡马西平缓释胶囊:

0.1g×12 粒。

Sig: 起始剂量 0.1g, p.o., q.d.~b.i.d., 可逐日增加剂量, 维持剂量 0.4g, p.o., b.i.d.~t.i.d., 最大剂量 1.6g/d。

3. 苯巴比妥 (鲁米那) Phenobarbital (Luminal)

【药理作用】巴比妥类, 普遍性中枢抑制药, 小剂量镇静, 中剂量催眠, 大剂量抗惊厥。

【不良反应】与苯二氮䓬类相似, 但引起耐受和成瘾的概率较前者高。

【剂型规格】片剂: 30mg×100 片; 注射液: 100mg (1ml) / 支, 200mg (2ml) / 支。

Sig: ①镇静、抗癫痫, 15~30mg, p.o., t.i.d. 或 0.1~0.2g, i.m., q8h.; ②催眠, 30~90mg, p.o., q.n.。

4. 丙戊酸钠 (德巴金) Valproate Sodium (Depakene)

【适应证】广谱抗癫痫药, 是新诊断特发性全面性癫痫的一线首选药物。

【不良反应】一般较轻, 偶有肝损害。2 岁以下儿童, 多药合用时特别容易发生致死性肝损害。有致畸作用。

【剂型规格】普通片: 0.2g×100 片; 德巴金缓释片: 相当于丙戊酸钠 500mg×30 片 (丙戊酸钠 333mg/ 丙戊酸 145mg); 注射液: 400mg (4ml) / 支; 口服溶液: 12g (300ml) / 瓶。

Sig: ①口服普通片或溶液, 成人 15~25mg/(kg·d), 一般 0.2~0.4g, t.i.d.。②口服缓释片, 成人起始剂量通常为 10~15mg/(kg·d), 随后递增至疗效满意为止, 一般剂量为 20~30mg/(kg·d); 小儿常规剂量为 30mg/(kg·d), 分 2~3 次口服。③静脉注射, 成人常将 400mg 起始剂量 (小儿酌减) 缓慢静脉推注 (3 分钟以上), 而后以 1~2mg/(kg·h) 的速度静脉滴注维持, 并根据临床情况调整剂量。

5. 丙戊酸镁 Valproate Magnesium

【适应证】广谱抗癫痫药。

神经系统

【剂型规格】普通片:0.2g×60 片;缓释片:0.25g×48 片。

Sig:①普通片,成人 15~25mg/(kg·d),一般 0.2~0.4g,t.i.d.;②缓释片,0.25g,b.i.d.,可根据情况适当上调剂量,最大剂量 1 600mg/d。

6. 氯硝西泮 Clonazepam

【药理作用】苯二氮䓬类,具有广谱抗癫痫作用,对癫痫小发作疗效较地西泮强。治疗癫痫持续状态首选地西泮,用法参阅本章第二节。

【剂型规格】片剂:2mg×100 片;注射液:1mg(1ml)/ 支。

Sig:①口服,起始剂量 0.75~1mg/d,分 2~3 次,以后逐渐增加,维持量可至 2mg,t.i.d.。小儿开始每日 10~20μg/kg,分 2~3 次,以后逐渐增加,维持量每日 0.1~0.2mg/kg,分 2~3 次服用。②肌内注射或者静脉注射,成人每次 1~2mg,一般不超过 6mg/d。癫痫持续状态未能控制者,20 分钟后可重复原剂量 2 次,兴奋躁动者可适当加大剂量。需要时可静脉滴注。

二、新型抗癫痫药

1. 奥卡西平(曲莱) Oxcarbazepine(Trileptal)

【药理作用】奥卡西平是一种卡马西平的 10-酮衍生物,本品及其在体内的代谢物羟基衍生物均具有抗惊厥活性,其作用可能在于阻断脑细胞的电压敏感性钠通道,抑制神经元重复放电;还通过增加钾的传导性和调节高电压激活钙通道起到抗惊厥作用。

【适应证】与卡马西平相同,对卡马西平有变态反应的患者 2/3 能耐受奥卡西平。

【剂型规格】片剂:150mg,300mg×50 片;口服混悬液:6g(100ml)/ 瓶。

Sig:起始剂量 300~600mg/d,分 2~3 次服用,

以后可逐渐增量至 900~3 000mg/d,以达到满意的疗效。

2. 托吡酯(妥泰) Topiramate(Topamax)

【药理作用】阻断神经元持续去极化导致的反复电位放电;增加 GABA 激活 $GABA_A$ 受体的频率;降低谷氨酸 AMPA 受体的活性。

【适应证】伴或不伴继发性全身发作的部分性癫痫发作的加用治疗。

【不良反应】共济失调、注意力受损、意识模糊、头晕、疲惫、嗜睡和思维异常等。

【剂型规格】片剂:25mg × 60 片,100mg × 60 片。

Sig:起始剂量 50mg,p.o.,q.n.;1 周后,每周可增加 50~100mg/d,分两次服用,逐渐加量至合适剂量维持。常用剂量 100~200mg,p.o.,b.i.d.,最大剂量 400mg/d。

3. 拉莫三嗪(利必通、安闲) Lamotrigine

【药理作用】苯基三嗪类化合物,是一种电压门控式钠通道的应用依从阻滞剂。可抑制戊四氮和电刺激所致的惊厥,对抗部分和全身性癫痫发作,是健康育龄期妇女特发性全面性癫痫与症状性部分性癫痫的首选用药。

【适应证】各种形式的癫痫(简单部分性发作、复杂部分性发作、继发性和原发性全身强直阵挛性发作)。

【剂型规格】利必通片:50mg × 30 片;安闲片:25mg × 48 片。

Sig:成人起始剂量 25mg,p.o.,q.d.,每 2 周倍增剂量 1 次,直至最佳剂量。通常达到最佳疗效的维持剂量为 100~200mg/d,每日 1 次或分 2 次给药。

4. 左乙拉西坦(开浦兰) Levetiracetam(Keppra)

【药理作用】本品是一种吡咯烷酮衍生物,其化学结构与现有的抗癫痫药物无相关性;其抗癫痫作用的确切机制尚不清楚,可能选择性地抑制癫痫样突发放电的超同步性和癫痫发作的传播。

【适应证】对部分性发作、肌阵挛、全身强直阵挛发作都有效。

【剂型规格】片剂:250mg×30 片;口服液:15g(150ml)/瓶;注射液:500mg(5ml)/支。

Sig:①口服,起始剂量 500mg,p.o.,b.i.d.,每 2 周可进行 1 次剂量调整,增加或减少每次 500mg,每日 2 次,直至最佳剂量;最大剂量 1 500mg,b.i.d.。儿童起始剂量 10mg/kg,b.i.d.;最大剂量 30mg/kg,b.i.d.。口服溶液可以兑水稀释服用,并且服用不受进食影响。②静脉注射,500mg 左乙拉西坦溶液稀释至 100ml,滴注 15 分钟,初始剂量为 1 000mg/d,分 2 次静脉滴注,根据病情每 2 周增加剂量 1 000mg/d 至最大推荐日剂量 3 000mg。左乙拉西坦由口服转为静脉注射时,总日剂量和频率与口服相当。

5. 唑尼沙胺(福丁宁) Zonisamide

【药理作用】N- 甲基 -D- 天冬氨酸(NMDA)受体甘氨酸位点结合拮抗剂,其抗癫痫机制与其阻滞钠通道及 T 型钙通道有关。

【适应证】用于≥16 岁癫痫患者有或无继发性全面性发作的部分性癫痫发作辅助治疗。

【不良反应】常见的有嗜睡、厌食、眩晕、头痛、恶心以及焦虑或急躁。孕妇禁用。

【剂型规格】片剂:100mg×30 片。

Sig:初始剂量 100mg,p.o.,q.d.,2 周后可增至 100mg,p.o.,b.i.d.,持续 2 周后再增加至 300~400mg/d,分 2~3 次服用。每种剂量都要至少持续 2 周时间以达到稳态。

6. 拉考沙胺(维派特) Lacosamide(Vimpat)

【药理作用】NMDA 受体甘氨酸位点结合拮抗剂,可选择性促进钠通道缓慢失活并调节脑衰蛋白反应调节蛋白 2(CRMP-2)。

【适应证】16 岁及以上伴或不伴继发全面性发

作的部分性发作癫痫患者的辅助治疗。

【剂型规格】片剂：50mg，100mg×14 片。

Sig：成人起始剂量 50mg，p.o.，b.i.d.，每周增加 100mg/d，直至 200~400mg/d。

7. 吡仑帕奈（卫克泰） Perampanel（Fycompa）

【药理作用】本品是一种高选择性、非竞争性的 α- 氨基 -3- 羟基 -5- 甲基 -4- 异噁唑丙酸（AMPA）受体拮抗剂，可通过靶向抑制突触后膜 AMPA 受体的谷氨酸活性，减少与癫痫发作相关的神经元的过度兴奋。

【适应证】12 岁及以上癫痫部分性发作患者（伴有或不伴有继发性全面性癫痫发作)的加用治疗。

【不良反应】胃肠道不适、头晕、嗜睡、疲劳感、共济失调、感觉异常、易激惹、幻觉、谵妄等。

【剂型规格】片剂：2mg×7 片。

Sig：①未合用酶诱导型抗癫痫药（如苯妥英、卡马西平、奥卡西平）者初始剂量为 2mg，p.o.，q.d.，之后可每隔至少 1 周将日剂量增加 2mg，维持剂量为 8~12mg，p.o.，q.d.。②合用酶诱导型 AEDs 者初始剂量为 4mg，p.o.，q.d.，之后可每隔至少 1 周将日剂量增加 2mg，最大日剂量为 12mg，p.o.，q.d.。③轻、中度肝功能损害者的初始剂量为 2mg，p.o.，q.d.，之后可每隔至少 2 周将日剂量增加 2mg，轻、中度肝功能损害者的最大日剂量分别为 6mg 和 4mg，均顿服。中度肾功能损害者应在密切监护下用药，可考虑根据临床应答及耐受性较为缓慢地增加剂量。

三、抗神经痛药

1. 加巴喷丁（迭力、派汀） Gabapentin

【适应证】伴或不伴继发性全身发作的部分性发作辅助治疗；成人疱疹后神经痛。

【不良反应】常见嗜睡、头晕、乏力和共济失调，一般较轻，用药 2 周后多可消失。急性胰腺炎患者禁用,肾功能不全者需减量。

【剂型规格】迭力胶囊剂:0.1g×48粒,0.3g×24粒;派汀胶囊剂:0.1g×50粒,0.3g×10粒。

Sig:①成人起始剂量0.3g,p.o.,q.d.;第2日,0.3g,p.o.,b.i.d.;第3日,0.3g,p.o.,t.i.d.;维持量,0.3~0.6g,t.i.d.。②儿童,一般25~35mg/(kg·d),分2~3次口服。

2. 普瑞巴林(乐瑞卡、莱瑞克) Pregabalin

【药理作用】普瑞巴林是一种新型钙通道调节剂(GABA结构类似物),能阻断电压依赖性钙通道,减少神经递质的释放。

【适应证】带状疱疹后神经痛、糖尿病周围神经痛及其他神经痛。

【不良反应】可能会出现血管性水肿,严重者可致呼吸功能受损。可能引起头晕、嗜睡、体重增加。

【剂型规格】乐瑞卡胶囊:75mg,150mg×8粒;莱瑞克胶囊:75mg×10粒。

Sig:起始剂量75mg,b.i.d.,可在1周内酌情增至150mg,b.i.d.。

3. 异丙吡仑 Isopropiram

【适应证】神经痛、心绞痛、胆绞痛,以及烧伤、癌症及术后疼痛。

【剂型规格】富马酸异丙吡仑片:50mg×8片。

Sig:50~100mg,p.o.,b.i.d.,最大剂量不超过450mg/d。

第四节 护脑和营养神经药、醒脑药

本节主要阐述护脑、醒脑和营养神经药物。此类药物主要通过增加脑血流量,改善循环,清除氧自由基,改善大脑代谢等多种机制,发挥保护和改善神经元和大脑功能的作用。主要包括GABA衍生物、钙通道阻滞剂、核苷类似物/衍生物、促神经生长因子、维生素类／辅酶类、麦角生物碱类等。

一、护脑和营养神经药

（一）GABA 环化衍生物

1. 奥拉西坦（欧兰同、倍清星、欧来宁、健朗星）Oxiracetam

【药理作用】GABA 的环化衍生物，脑功能改善药，可促进磷酰胆碱和磷酰乙醇胺合成，促进脑代谢，透过血脑屏障对特异性中枢神经道路有刺激作用，改善智力和记忆。

【剂型规格】欧兰同、倍清星、欧来宁注射液：1.0g（5ml）／支；欧来宁、健朗星胶囊：0.4g×24 粒。

Sig：①静脉注射，4.0~6.0g+N.S/G.S 100~250ml，iv.gtt，q.d.；②口服，0.8g，p.o.，b.i.d.~t.i.d.。

2. 吡拉西坦（脑复康、康容） Piracetam

【药理作用】GABA 的环化衍生物，能增加脑血流量，抗大脑皮质缺氧，活化大脑细胞。

【适应证】衰老、脑血管意外、一氧化碳中毒等引起的记忆减退及轻中度脑功能障碍，儿童发育迟缓。

【剂型规格】脑复康片：0.4g×100 片；康容（吡拉西坦氯化钠注射液）：10g（50ml）／瓶，20g（100ml）／瓶。

Sig：①口服，0.8~1.6g，p.o.，t.i.d.，4~8 周为 1 个疗程；②静脉注射，10g，iv.gtt，q.d.~b.i.d. 或 20g，iv.gtt，q.d.。

3. 复方吡拉西坦脑蛋白水解物（赛克欣、全威康宁）

【药理作用】复方制剂，营养神经，改善脑代谢。

【剂型规格】片剂：吡拉西坦 0.2g/ 脑蛋白水解物 0.12g×36 片。

Sig：3 片，p.o.，b.i.d.~t.i.d.。

4. 茴拉西坦（阿尼西坦、顺坦） Aniracetam

【药理作用】GABA 的环化衍生物，通过血脑屏障选择性作用于中枢神经系统。

【适应证】中老年记忆减退和脑血管病后的记忆减退。

【剂型规格】片剂:0.1g×50 片。

Sig:0.1~0.2g,p.o.,t.i.d.,疗程 4~8 周。

(二) 改善脑代谢药物

1. 脑蛋白水解物(尤尼泰、韦司平、丽珠赛乐、奥利达、脑活素) Cerebrolysin Hydrolysate

【药理作用】由猪脑组织水解提取而成,含人脑所必需的游离氨基酸及由氨基酸结合组成的低分子肽,并含有微量元素和神经生长因子。

【适应证】用于颅脑外伤及脑血管疾病(脑供血不足、脑梗死)后遗症伴有记忆减退及注意力集中障碍的症状改善。

【不良反应】可能增加癫痫病发作率。

【剂型规格】尤尼泰、韦司平粉针剂:(以总氮计)30mg/ 支;丽珠赛乐、奥利达注射液:10ml/ 支;脑活素注射液:5ml/ 支。

Sig:①尤尼泰、韦司平,60~180mg+N.S/G.S 250ml,iv.gtt,q.d.;②丽珠赛乐、奥利达、脑活素,10~30ml+N.S/G.S 250ml,iv.gtt,q.d.,连续使用 10~14 天为 1 个疗程或遵医嘱。

2. 小牛血清去蛋白注射液(奥德金、生祺、鸿源、新欧瑞、丽生乐欣) Deproteinised Calf Blood Serum Injection

【药理作用】含多种游离氨基酸、低分子肽和寡糖,能促进细胞对葡萄糖和氧的摄取与利用。

【适应证】①改善脑部血液循环和营养障碍性疾病(缺血性损害、颅脑外伤)所引起的神经功能缺损;②末梢动脉、静脉循环障碍及其引起的动脉血管病、腿部溃疡。

【剂型规格】奥德金、生祺、鸿源注射液:0.4g(10ml)/ 支;新欧瑞、丽生乐欣、小奥德金注射液:

0.2g（5ml）/ 支。

Sig：0.8~1.2g+N.S/G.S 250ml，iv.gtt，q.d.，2 周 为 1 个疗程。

3. 丁苯酞（恩必普） Butylphthalide

【药理作用】左旋芹菜甲素人工合成的消旋体，可改善循环，改善线粒体代谢功能，增进神经和肌肉活性，对急性缺血性脑卒中患者中枢神经功能的损伤有改善作用，可促进患者功能恢复。

【适应证】轻、中度急性缺血性脑卒中。

【剂型规格】软胶囊剂：0.1g×24 粒；丁苯酞氯化钠注射液：25mg（100ml）/ 瓶。

Sig：①口服，0.2g，t.i.d.，餐前服用，20 天为 1 个疗程，或遵医嘱；②静脉，25mg，iv.gtt，b.i.d.，每次注射时间不少于 50 分钟，两次注射间隔时间不少于 6 小时，疗程 14 天。

4. 艾地苯醌（金博瑞、申维） Idebenone

【药理作用】脑代谢、精神症状改善药，可激活脑线粒体呼吸活性，改善脑缺血的脑能量代谢，改善脑内葡萄糖利用率，使脑内 ATP 产生增加，抑制脑线粒体生成过氧化脂质，抑制脑线粒体膜脂质过氧化作用所致的膜障碍。

【适应证】慢性脑血管病及脑外伤等所引起的脑功能损害。

【剂型规格】片剂：30mg×12 片。

Sig：30mg，p.o.，t.i.d.。

5. 依达拉奉（必存、易达生、积华尤敏、国瑞） Edaravone

【药理作用】自由基捕获剂，可刺激前列环素的生成，减少炎症介质白三烯的生成，降低脑动脉栓塞风险和羟自由基的浓度，对心肌缺血再灌注所造成的损伤亦有保护作用。

【适应证】改善急性脑梗死所致的神经症状、日常生活活动能力和功能障碍。

【剂型规格】必存注射液:10mg(5ml)/支,30mg(20ml)/支;易达生、积华尤敏、国瑞注射液:30mg(20ml)/支。

Sig:30mg+N.S/G.S 100ml,iv.gtt,b.i.d.,尽可能在发病后24小时内开始给药,1个疗程为2周以内。

(三)核苷酸衍生物

1. 三磷酸胞苷二钠(三羧力、瑞智宁、欣诺尔) Cytidine Disodium Triphosphate

【药理作用】核苷酸衍生物,在机体内参与磷脂类及核酸的合成和代谢,是脑磷脂合成与核酸代谢的中间产物和能量来源。

【适应证】主要用于脑血管意外及其后遗症、脑震荡、颅脑术后功能障碍、神经官能症、自主神经紊乱等。

【剂型规格】粉针剂:三羧力、瑞智宁20mg/支;欣诺尔40mg/支。

Sig:20~40mg+N.S/G.S 250~500ml,iv.gtt,q.d.。

2. 三磷酸腺苷二钠氯化镁(艾诺吉、欣力佳) Adenosine Disodium Triphosphate and Magnesium Chloride

【药理作用】核苷酸衍生物,可透过各重要脏器的细胞膜,增加组织和细胞内ATP水平,改善细胞内外的钠、钾、镁平衡失调,抑制细胞内Ca^{2+}聚集。

【适应证】缺血性脑血管病后遗症、脑损伤、心肌炎、肝炎的辅助治疗。

【剂型规格】粉针剂:132mg(三磷酸腺苷二钠100mg/氯化镁32mg)/支。

Sig:1~2支+G.S 250ml,iv.gtt,q.d.,或遵医嘱。

3. 胞磷胆碱钠(思考林) Citicoline Sodium

【药理作用】核苷衍生物,改善脑代谢,促进脑功能恢复,促苏醒。

【适应证】用于治疗颅脑损伤或脑血管意外所引起的神经系统的后遗症。

【剂型规格】胶囊:0.1g×24粒。

Sig：0.1~0.2g，p.o.，t.i.d.。

4. 胞磷胆碱　Citicoline

【适应证】用于治疗急性颅脑外伤和脑部手术后的意识障碍。对脑卒中所致的偏瘫可逐渐恢复四肢的功能，亦可用于其他中枢神经系统急性损伤引起的功能和意识障碍。

【剂型规格】注射液：0.25g（2ml）/支。

Sig：0.5~1.0g+N.S 250ml，iv.gtt，q.d.。

（四）辅酶类 / 维生素类

1. 甲钴胺（弥可保、怡神保、博迪同、奇信）Mecobalamin

【药理作用】内源性的辅酶 B_{12}，参与一碳单位循环，在由同型半胱氨酸合成甲硫氨酸的转甲基反应过程中起重要作用。本药易转移至神经细胞的细胞器中，从而促进核酸及蛋白的合成，适用于末梢性神经障碍。

【适应证】周围神经病变。

【剂型规格】片剂（弥可保、怡神保、博迪同、奇信）：500μg × 20 片；注射液（弥可保）：500μg（1ml）/支。

Sig：①口服，500μg，t.i.d.；②注射，500~1 000μg，i.m.，q.d. 或 500~1 000μg，加入墨菲管 iv.gtt，q.d.。

2. 腺苷钴胺（千安倍、星艾）　Cobamamide

【药理作用】氰钴型维生素 B_{12} 的同类物，它是体内维生素 B_{12} 的两种活性辅酶形式之一，是细胞生长增殖和维持神经髓鞘完整所必需的物质。

【适应证】主要用于巨幼细胞贫血、营养不良性贫血、妊娠期贫血、多发性神经炎、神经根炎、三叉神经痛、坐骨神经痛、神经麻痹；白细胞减少症的辅助治疗。

【剂型规格】片剂：0.25mg × 100 片；粉针剂：0.5mg/支，1mg/支。

Sig：①口服，0.5~1.5mg，t.i.d.；②肌内注射，0.5~1.5mg+N.S 2ml，i.m.，q.d.。

神经系统

3. 维生素 B₁ Vitamin B₁

【药理作用】维生素 B₁ 参与体内辅酶的形成，能维持正常糖代谢及神经、消化系统功能。

【适应证】适用于维生素 B₁ 缺乏所致的脚气病或 Wernicke 脑病的治疗；亦可用于维生素 B₁ 缺乏引起的周围神经炎、消化不良等的辅助治疗

【剂型规格】片剂：10mg×100 片；注射液：100mg（2ml）/ 支。

Sig：①口服，10~20mg，t.i.d.。②肌内注射，常用剂量 100mg，q.d.；治疗成人重型脚气病，50~100mg，i.m.，t.i.d.，症状改善后改口服。

4. 维生素 B₆ Vitamin B₆

【药理作用】维生素 B₆ 在红细胞内转化为磷酸吡哆醛，作为辅酶，对蛋白质、碳水化合物、脂类的各种代谢功能起作用。

【适应证】对抗各种药物的神经毒性，如抗结核药物异烟肼引起的周围神经炎。

【剂型规格】片剂：10mg×100 片；注射液：50mg（1ml）/ 支。

Sig：① 口服，10~20mg，t.i.d.；② 静脉滴注，50~100mg+N.S 250ml，iv.gtt，q.d.，用于异烟肼中毒解毒时，每 1g 异烟肼给予 1g 维生素 B₆ 静脉注射。

（五）促神经再生类药物

1. 单唾液酸四己糖神经节苷脂（申捷、翔通、施捷因、澳苷） Monosialotetrahexosyl Ganglioside

【药理作用】唯一能透过血脑屏障的神经节苷脂，可促进由于各种原因引起的中枢神经系统损伤的功能恢复，其作用机制是促进"神经重构"（neuroplasticity）。

【适应证】用于治疗血管性或外伤性中枢神经系统损伤；帕金森病。

【禁忌证】遗传性糖脂代谢异常（神经节苷脂累积病如家族性黑蒙性痴呆、视网膜变性病等）；吉

兰 - 巴雷综合征患者。

【剂型规格】注射液:20mg(2ml)/支。

Sig:20~40mg+N.S 250ml,iv.gtt,q.d.~b.i.d.,病变急性期可用至 100mg/d。

2. 鼠神经生长因子(恩经复、金路捷、苏肽生) Mouse Nerve Growth Factor

【适应证】各种周围或者外周神经损伤(包括正己烷中毒性周围神经病)。

【剂型规格】粉针剂:恩经复 18μg(9 000AU)/支;金路捷 20μg(≥9 000AU)/支;苏肽生 30μg(≥15 000AU)/瓶。

Sig:1 支 + 注射用水 2ml,i.m.,q.d.,一般 4 周为 1 个疗程。

(六)麦角生物碱类

1. 二氢麦角碱(培磊能) Dihydroergotoxine (Perenan)

【药理作用】天然麦角生物碱的四种双氢衍生物的等比例混合物,可兴奋多巴胺和 5- 羟色胺受体,阻断 α 肾上腺素能受体的效应,能改善受损害的脑代谢功能,并缩短脑循环时间,改善脑电活动和受损组织的代谢活动。

【适应证】脑动脉硬化、脑外伤后遗症、脑血管病后遗症,微循环障碍,高血压,老年痴呆症症状。

【剂型规格】甲磺酸二氢麦角碱缓释胶囊:2.5mg×30 粒。

Sig:2.5mg,p.o.,b.i.d.(早晚餐时服用)。

2. 尼麦角林(乐喜林、思尔明) Nicergoline

【药理作用】半合成的麦角碱衍生物。有 α 肾上腺素能受体拮抗作用和血管扩张作用,可加强脑细胞能量的新陈代谢,增加氧和葡萄糖的利用;可促进神经递质多巴胺的转换而增强神经传导,加强脑部蛋白质生物合成,改善脑功能。注意可能会增强降血压药的作用。

【适应证】急、慢性血管性或代谢性脑功能不全，脑循环障碍，头痛，脑梗死后遗症，血管性痴呆。

【剂型规格】片剂：乐喜林 10mg×24 片；思尔明 10mg×30 片。

Sig：10~20mg，p.o.，b.i.d.~t.i.d.。

二、醒脑药物

1. 纳洛酮（凯因诺彤、奇方键、纳乐枢、苏诺）Naloxone

【药理作用】阿片受体拮抗剂，可缓解呼吸抑制，改善低氧血症；保护细胞膜，减轻脑水肿，促清醒，解酒，解除麻醉镇痛药中毒等。

【适应证】①用于阿片类药物复合麻醉药术后，拮抗该类药物所致的呼吸抑制，促使患者苏醒；②用于阿片类药物过量，完全或部分逆转阿片类药物引起的呼吸抑制；③解救急性酒精中毒；④用于急性阿片类药物过量的诊断。

【剂型规格】注射液：凯因诺彤 4mg（10ml）/支；粉针剂：奇方键 1.2mg/支；纳乐枢 0.4mg/支，1mg/支，苏诺注射液 0.4mg（1ml）/支，1mg（1ml）/支，2mg（2ml）/支，4mg（10ml）/支。

Sig：①阿片类药物过量，首次可静脉注射 0.4~2mg，如果未获得呼吸功能理想的对抗和改善作用，可隔 2~3 分钟重复注射给药。如果不能静脉给药，可肌内给药。②术后阿片类药物抑制效应，给药剂量应依据患者反应来确定。首次纠正呼吸抑制时，应每隔 2~3 分钟静脉注射 0.1~0.2mg，直至产生理想的效果。③重度酒精中毒，0.8~1.2mg，1 小时后重复给药 0.4~0.8mg。

2. 纳美芬（抒纳） Nalmefene

【药理作用】逆转阿片类药物的作用。

【适应证】常用于创伤性昏迷、酒精中毒、新生儿缺氧症、儿童遗尿症。

【剂型规格】注射剂:0.1g(1ml)/支。

Sig:初始剂量0.25μg/kg,i.v.或者i.m.,2~5分钟后可增加剂量0.25μg/kg,达到预期的阿片类药物逆转后立即停药。累积剂量大于1.0μg/kg并不增加疗效。

3. 醒脑静

【主要成分】麝香、栀子、郁金、冰片。

【功能主治】清热泻火,凉血解毒,开窍醒脑。用于脑血管病、中枢神经系统感染所致的昏迷、抽搐,新生儿脑缺氧所致的脑瘫,肝性脑病,安眠药中毒等。

【剂型规格】注射剂:10ml/支。

Sig:10~20ml+G.S 250ml,iv.gtt,q.d.。

4. 氟马西尼(必和、芬必清、莱意) Flumazenil

【药理作用】苯二氮䓬类受体拮抗剂。

【适应证】常用于逆转苯二氮䓬类药物所致的中枢镇静作用。

【剂型规格】注射剂:0.2mg(2ml)/支。

Sig:苯二氮䓬类药物过量时,推荐首剂量为静脉注射0.3mg,1分钟后未清醒可重复使用至清醒或达总量2mg。如出现意外的过度兴奋体征,可静脉注射5mg地西泮或咪达唑仑并根据病情调整用量。

第五节 改善脑血液循环、改善头痛头晕药物

本节主要阐述改善循环和改善头晕等症状的药物,本类药物也多具有一定的护脑作用。此类药物通过拮抗细胞外钙离子内流,抗血小板聚集,活血化瘀,调节血管舒缩功能,改善微循环代谢等多种机制发挥作用,主要包括部分钙拮抗剂、活血化瘀中成药、部分抗血小板聚集药、抗眩晕药物等。其中抗血小板药和大部分的活血化瘀中成药(如丹参川芎

嗪、丹参酮、血栓通、丹红注射液、苦碟子针等）同样适用于缺血性心血管疾病的治疗，具体用法可分别参阅第一章第九节、第十五节和第十六节。

常用药物

1. **长春西汀**（润坦、博健、锐达康、安锐特、开文通） Vinpocetine

【药理作用】抑制磷酸二酯酶活性，增加血管平滑肌松弛的信使 cGMP 的作用，选择性地增加脑血流量。

【适应证】改善脑梗死后遗症、脑出血后遗症、脑动脉硬化症等诱发的各种症状。

【剂型规格】润坦、开文通注射液:10mg(2ml)/支;博健、锐达康注射液:20mg(2ml)/支;安锐特注射液:30mg(5ml)/支;开文通片剂:10mg×30 片,90 片。

Sig:①静脉,20~30mg+N.S 250ml,iv.gtt,q.d.,或遵医嘱;②口服,10mg,t.i.d.。

2. **藻酸双酯钠**（西木生） Polysaccharide Sodium

【药理作用】本品具有类肝素样生理活性，能降低血液的黏度，具有抗凝血、抗血栓、降血黏度及扩张外周血管的作用。

【适应证】主要用于缺血性脑血管病如脑血栓、脑栓塞、TIA 及冠心病心绞痛的防治;也可用于治疗弥散性血管内凝血、慢性肾小球肾炎。

【剂型规格】片剂:50mg×100 片;注射液:50mg(1ml)/支,100mg(2ml)/支。

Sig:①口服,50~100mg,b.i.d.~t.i.d.;②静脉,50~100mg+N.S 250~500ml,iv.gtt,q.d.,共 14 天。

3. **法舒地尔**（川威、祺利、彤苏） Fasudil

【药理作用】细胞内钙拮抗剂，抑制平滑肌收缩最终阶段的肌球蛋白轻链磷酸化，改善血管痉挛。

【适应证】改善和预防蛛网膜下腔出血术后的

脑血管痉挛及其引起的脑缺血症状。也有研究显示法舒地尔可降低肺动脉高压患者的肺血管阻力,增加心排血量。

【剂型规格】注射液:30mg(2ml)/支。

Sig:30mg+N.S 100ml,iv.gtt,b.i.d.~t.i.d.。

4. 桂哌齐特(克林澳、安捷利)　Cinepazide

【药理作用】钙拮抗剂,抑制血管痉挛,降低血管阻力,增加血流量;提高红细胞柔韧性和变形性,提高其通过微血管的能力。

【适应证】脑动脉硬化,短暂性脑缺血发作(TIA),脑血栓形成,脑栓塞、脑出血后遗症和脑外伤后遗症。

【剂型规格】马来酸桂哌齐特注射液:克林澳80mg(2ml)/支;安捷利320mg(10ml)/支。

Sig:320mg+N.S/G.S 250~500ml,iv.gtt,q.d.。

5. 尼莫地平(尼达尔、尼膜同、尼立苏)　Nimodipine

【作用特点】高度脂溶性钙拮抗剂,极易透过血脑屏障,具有神经/血管双重保护作用。拮抗钙超载、保护神经元,能有效改善血管性、退行性和混合性痴呆,改善血管性抑郁。

【适应证】预防和治疗蛛网膜下腔出血后脑血管痉挛;改善脑血管血供(防治缺血性卒中),治疗轻度认知功能障碍;治疗老年性脑功能障碍。

【注意事项】避免用于分水岭脑梗死,有血流动力学改变、血压低于正常的脑梗死。

【剂型规格】①尼达尔片:20mg×50片;②尼膜同片:30mg×20片;③尼膜同注射液:10mg(50ml)/支;④尼立苏注射液:2mg(10ml)/支。

Sig:①蛛网膜下腔出血,尼莫地平注射液静脉注射起始量为0.5mg/h,2小时后增至1mg/h,治疗5~14天后,继以尼莫地平40~60mg,p.o.,t.i.d.~q.i.d.,服用7天或遵医嘱;②缺血性脑血管病,30mg,p.o., t.i.d.~q.i.d.。

6. 氟桂利嗪(西比灵) Flunarizine

【适应证】偏头痛的预防性治疗;由前庭功能紊乱引起的眩晕的对症治疗。

【注意事项】老年人易发生锥体外系副作用(如运动徐缓、强直、震颤等)。禁用于有抑郁症病史、帕金森病患者。

【剂型规格】胶囊剂:5mg×20 粒。

Sig:起始剂量,① 65 岁以下,10mg,p.o.,q.n.;② 65 岁以上,5mg,p.o.,q.n.。

7. 舒马普坦(丹同静) Sumatriptan

【药理作用】血管 5-HT$_{1D}$ 受体的选择性激动剂,作用于人基底动脉和脑脊硬膜血管系统,引起血管收缩。

【适应证】用于成人有或无先兆偏头痛的急性发作。

【剂型规格】琥珀酸舒马普坦片:25mg×2 片,100mg×2 片。

Sig:50mg,p.o.,p.r.n.。若服用 1 次后无效,不必再加服。如果首次服药后有效,但症状仍持续发作者可于 2 小时后再加服 1 次。若服药后症状消失,但之后又复发者,应待前次给药 24 小时后方可再次用药。单次最大剂量为 100mg,24 小时总剂量不得超过 200mg。

8. 佐米曲普坦(卡曲、宝乐佳) Zolmitriptan

【药理作用】选择性 5-HT$_{1B/1D}$ 受体激动剂。

【适应证】用于成人伴或不伴先兆症状的偏头痛的急性治疗。

【剂型规格】片剂:2.5mg×2 片,2.5mg×6 片。

Sig:2.5mg,p.o.,p.r.n.。如需第 2 次服药,时间应与首次服药时间最少相隔 2 小时。服用 2.5mg(1 片),头痛减轻不满意者,在随后的发作中,可服用 5mg(2 片),最大剂量 15mg/d。

9. 利扎曲普坦（欧立停）　Rizatriptan

【药理作用】选择性 5-HT$_{1B/1D}$ 受体激动剂。

【适应证】用于成人有或无先兆的偏头痛发作的急性治疗。

【剂型规格】苯甲酸利扎曲普坦片：5mg×6 片。

Sig：5~10mg，p.o.，p.r.n.。如果偏头痛再次发作，可在首次给药 2 小时后再次用药，最大剂量 30mg/d。

10. 左旋四氢帕马丁（颅痛定）　L-Tetrahydropalmatine（Rotundine）

【药理作用】具有镇痛、镇静、催眠及安定作用，其镇痛作用弱于哌替啶，强于一般解热镇痛药。

【适应证】①镇痛：适用于消化系统疾病引起的内脏痛（如胃溃疡及十二指肠溃疡的疼痛）、一般性头痛、月经痛、分娩后宫缩痛；②镇静、催眠：适用于紧张性疼痛或因疼痛所致的失眠患者。

【剂型规格】片剂：30mg，60mg×100 片；注射液：60mg（2ml）/ 支。

Sig：①镇痛，60~120mg，p.o.，q.d.~q.i.d.，或 60~120mg，i.m，按需给药；②催眠，30~90mg，p.o.，睡前服用。

11. 酚咖片　Paracetamoland Caffeine Tablets

【药理作用】复方制剂，对乙酰氨基酚能抑制前列腺素的合成而产生解热镇痛作用；咖啡因是中枢兴奋药，由于它能够收缩脑血管，减轻其搏动的幅度，故与解热镇痛药配伍，能增强镇痛效果。

【适应证】中等程度的各种疼痛（头痛、牙痛、肌肉痛、关节痛、痛经等），以及因感冒等引起的发热症状。

【剂型规格】片剂：对乙酰氨基酚 500mg/ 咖啡因 65mg×10 片，20 片。

Sig：一次 1 片，若症状不缓解，间隔 4~6 小时可重复用药 1 次，24 小时内不超过 4 次。

神经系统

12. 倍他司汀（敏使朗） Betahistine

【药理作用】组胺衍生物,血管扩张药,能选择性改善大脑、小脑、脑干、内耳等循环,有效改善头晕,消除内耳水肿。

【适应证】梅尼埃病、梅尼埃综合征、眩晕症伴发的眩晕、头晕感。

【剂型规格】甲磺酸倍他司汀片:6mg×30 片。

Sig:6~12mg,p.o.,t.i.d.,餐后服。

13. 地芬尼多（眩晕停） Difenidol

【药理作用】改善椎基底动脉供血不足,对前庭神经系统有调节作用,对各种中枢性、末梢性眩晕有治疗作用,有止吐及抑制眼球震颤作用,可抗晕动病。

【适应证】防治多种原因或疾病引起的眩晕、恶心、呕吐,如乘车、船、飞机时的晕动病。

【剂型规格】片剂:25mg×30 片。

Sig:25~50mg,p.o.,t.i.d.。

14. 眩晕宁

【主要成分】泽泻、白术、茯苓、陈皮、半夏、女贞子、墨旱莲、菊花、牛膝、甘草。

【功能主治】健脾利湿,益肝补肾。用于痰湿中阻,肝肾不足引起的头昏头晕。

【剂型规格】片剂:0.38g×18 片;颗粒剂:8g 总药材/袋。

Sig:①片剂,2~3 片,p.o.,t.i.d.~q.i.d.;②颗粒剂,1 袋,冲服,t.i.d.~q.i.d.。

15. 强力定眩片

【主要成分】天麻、杜仲、野菊花、杜仲叶、川芎。

【功能主治】降压,降脂,定眩。用于高血压、动脉硬化、高脂血症等引起的头痛、头晕、目眩、耳鸣、失眠等症。

【剂型规格】片剂:0.35g×60 片。

Sig:4~6 片,p.o.,t.i.d.。

16. 星瑙灵

【主要成分】欧山楂浸膏、锯叶棕提取物、大蒜提取物、大黄提取物 D1、白头翁提取物 D4、毒芹提取物、石松子提取物 D26、碳酸钡、山金车花提取物 D4、磷稀释液 D4、矿泉碘。

【功能主治】脑血管硬化、动脉硬化、冠状动脉功能不全、中老年人身体虚弱及早衰现象、血压不稳等症。

【剂型规格】片剂：5mg×20 片。

Sig：1~2 片，p.o.，t.i.d.，餐前服用。

17. 脑安胶囊

【主要成分】川芎、当归、红花、人参、冰片。

【功能主治】活血化瘀，益气通络。适用于脑血栓形成急性期，恢复期属气虚血瘀证候者，症见急性起病，半身不遂，口舌㖞斜，舌强语謇，偏身麻木，气短乏力，口角流涎，手足肿胀，舌暗或有瘀斑，苔薄白等。

【剂型规格】胶囊剂：0.4g×30 粒。

Sig：1~2 粒，p.o.，b.i.d.。

18. 脑心清

【主要成分】柿叶乙酸乙酯浸出物。

【功能主治】活血化瘀，通络，用于脉络瘀阻，眩晕头痛，肢体麻木，胸痹心痛，胸中憋闷，心悸气短；冠心病、脑动脉硬化症见上述证候者。

【剂型规格】片剂：0.41g×36 片。

Sig：2~4 片，p.o.，t.i.d.。

19. 脑心通胶囊

【主要成分】黄芪、丹参、当归、川芎、赤芍、红花、乳香（炙）、没药（炙）等。

【功能主治】用于气虚血滞，脉络瘀阻所致中风中经络，半身不遂，肢体麻木，口眼㖞斜，舌强语謇及胸痹心痛、胸闷，心悸，气短；脑梗死、冠心病心绞痛属上述证候者。

神经系统

【剂型规格】胶囊剂:0.4g×36 粒。

Sig:2~4 粒,p.o.,t.i.d.,或遵医嘱。

20. 三七通舒胶囊

【主要成分】三七三醇皂苷。

【功能主治】活血化瘀,活络通脉。具有抗血小板聚集和神经保护/改善的双重作用,主要用于心脑血管栓塞性病症。

【剂型规格】胶囊:200mg×12 粒。

Sig:1~2 粒,p.o.,t.i.d.,4 周为 1 个疗程。

21. 葛酮通络胶囊

【主要成分】葛根总黄酮。

【功能主治】活血化瘀。适用于缺血性中风中经络恢复期瘀血痹阻脉络证,症见半身不遂,口舌㖞斜,偏身麻木,语言不利,头晕目眩,颈项强痛等。

【剂型规格】胶囊:250mg×12 粒。

Sig:2 粒,p.o.,b.i.d.。

22. 二十五味珊瑚胶囊

【主要成分】珊瑚、珍珠、青金石、诃子、广木香、红花等 25 味中药材所制备。

【功能主治】开窍,通络,止痛。用于"白脉病",神志不清,身体麻木,头晕目眩,头痛,血压不调,癫痫及各种神经性疼痛。

【剂型规格】胶囊:500mg×12 粒。

Sig:2 粒,p.o.,q.d.。

第六节 抗痴呆药物

痴呆(dementia)是一种以获得性认知功能损害为核心,并导致患者日常生活能力、学习能力、工作能力和社会交往能力明显减退的综合征。患者的认知功能损害涉及记忆、学习、定向、理解、判断、计算、语言、视空间功能、分析及解决问题等能力,在病程某一阶段常伴有精神、行为和人格异常。痴呆的临床诊断思路分"三步走":①明确是否为痴呆;②明确痴呆的病因;③明确痴呆的严重程度。在痴呆诊疗过程中应对患者的认知、精神行为、日常能力和伴随疾病进行全面评估并综合施治。其中,阿尔茨海默病(Alzheimers disease,AD)是老年性痴呆最常见的类型。本部分主要涵盖痴呆的认知功能障碍的治疗药物,具体可参阅《2018 中国痴呆与认知障碍诊治指南》。

【痴呆的分类】

(1)按照是否为变性病分类:①变性病痴呆,如阿尔茨海默病(AD)、额颞叶变性(FTLD)、路易体痴呆(DLB)、帕金森病痴呆(PDD);②非变性病痴呆,如血管性痴呆(vascular dementia,VaD)、正常压力性脑积水、颅脑损伤、感染等。

(2)按照病变部位分类:①皮质性痴呆,如阿尔茨海默病;②皮质下痴呆,如血管性痴呆;③皮质下混合性痴呆,如路易体痴呆、多发梗死性痴呆;④其他痴呆,如脑外伤后痴呆等。

(3)按照发病及进展速度分类:①快速进展性痴呆(RPD),病因归结为"VITAMINS";②发病较快的痴呆:如 HIV 感染、克 - 雅病。

【抗痴呆药物的分类和临床应用要点】

(1)胆碱酯酶抑制剂(ChEIs):增加突触间隙乙酰胆碱含量,是目前治疗轻、中度 AD 的一线药物,包括多奈哌齐、卡巴拉汀、加兰他敏和石杉碱甲。应用某一种 ChEIs 治疗无效或因不良反应不能耐受时,可根据患者病情及出现不良反应程度,调换其他 ChEIs 或换作贴剂进行治疗。ChEIs 存在剂量效应关系,中、重度 AD 患者可选用高剂量的 ChEIs 作为治疗药物,但应遵循低剂量开始逐渐滴定的给药原则。

(2)兴奋性氨基酸受体拮抗剂:盐酸美金刚用于治疗中、重度 AD,并可与胆碱酯酶抑制剂联用。

神经系统

对出现明显精神行为症状的重度 AD 患者,尤其推荐 ChEIs 与美金刚联合使用。

（3）中药及其他治疗药物:临床研究显示,对 AD、VaD 有益的药物还包括中成药如银杏叶提取物（EGb 761）,神经保护剂如脑蛋白水解物、奥拉西坦、吡拉西坦、尼麦角林,抗氧化剂维生素 E。这些药物可作为 AD 患者的协同辅助治疗药物。2019 年 11 月 NMPA 批准了我国自主研发的用于治疗轻到中度 AD 的原创新药甘露特钠（代号 GV-971,商品名为九期一）上市。

常 用 药 物

一、胆碱酯酶抑制剂

1. 多奈哌齐（安理申） Donepezil（Aricept）

【药理作用】第二代乙酰胆碱酯酶抑制剂,可逆性地抑制 AChE 引起的乙酰胆碱水解而增加受体部位的乙酰胆碱含量。

【适应证】轻、中、重度阿尔茨海默型痴呆症。

【不良反应】最常见腹泻、恶心和失眠。

【剂型规格】盐酸多奈哌齐片:5mg×7 片,10mg×7 片。

Sig:起始剂量 5mg,p.o.,q.n.;服用 1 个月后可增至 10mg,q.d.,晚上睡前服用;最大剂量 10mg/d。

2. 卡巴拉汀（艾斯能） Rivastigmine（Exelon）

【药理作用】乙酰和丁酰胆碱酯酶双重抑制剂。

【适应证】轻、中度阿尔茨海默型痴呆症。

【注意事项】病态窦房结综合征或伴严重心律失常患者应慎用。

【剂型规格】重酒石酸卡巴拉汀胶囊:1.5mg,3mg,4.5mg,6mg×28 粒;透皮贴剂:4.6mg（5cm²）,9.5mg（10cm²）。

Sig:①口服起始剂量为 1.5mg,b.i.d.,每 2 周

可酌情加量(增加剂量 3mg/d);维持剂量 1.5~6mg,b.i.d.;最大剂量 6mg,b.i.d.。②贴剂起始剂量为 4.6mg/24h,耐受性良好者,持续治疗 4 周后可改为 9.5mg/24h,每日 1 次(每日推荐有效剂量)。③胶囊和贴剂的转换,口服卡巴拉汀 <6mg/d 治疗的患者,可转换为 4.6mg/24h,每日 1 次透皮贴剂;口服卡巴拉汀 6~12mg/d 治疗的患者,可转换为 9.5mg/24h,每日 1 次透皮贴剂。在末次口服药物的第 2 日直接转为透皮贴剂治疗。

3. 加兰他敏(力益临) Galanthamine

【药理作用】菲啶类生物碱,亦是可逆性胆碱酯酶抑制剂,可透过血脑屏障,对抗非去极化类肌松药。

【适应证】轻、中度痴呆症;重症肌无力、脊髓灰质炎后遗症等。

【不良反应】常见疲劳、头晕、头痛、失眠、幻觉等。

【剂型规格】氢溴酸加兰他敏注射液:5mg (1ml)/ 支;片剂(力益临):8mg × 28 片。

Sig:①肌内注射,2.5~10mg,i.m.,q.d.,必要时可每日 2 次给药;②口服,起始剂量 4mg,p.o.,b.i.d.,4 周后可酌情加量至 8mg,b.i.d.,维持剂量 4~12mg,b.i.d.,最大剂量 24mg/d。

4. 石杉碱甲(双益平、哈伯因) Huperzine A

【药理作用】从天然植物千层塔中提取的生物碱,高选择性可逆性胆碱酯酶抑制剂,促进智力药物,对良性记忆功能减退的老年人有明显增强记忆的作用。

【适应证】适用于良性记忆障碍,对痴呆患者和脑器质性病变引起的记忆障碍亦有改善作用。

【不良反应】剂量过大时可引起头晕、恶心、胃肠道不适、乏力等反应。

【剂型规格】片剂:双益平 50μg × 40 片;哈伯因

神经系统

50μg×24 片。

Sig：常用量 100~200μg，p.o.，b.i.d.；最大剂量 450μg/d。

二、兴奋性氨基酸受体拮抗剂

美金刚（易倍申） Memantine（Ebixa）

【药理作用】一种电压依赖性、中等程度亲和力的非竞争性 NMDA 受体拮抗剂，可以阻断兴奋性递质谷氨酸浓度病理性升高导致的神经元损伤。

【适应证】中、重度阿尔茨海默型痴呆症。

【不良反应】常见有幻觉、意识混沌、头晕、头痛和疲倦等。

【剂型规格】盐酸美金刚片：10mg×28 片。

Sig：起始剂量 5mg，p.o.，q.d.；缓慢加量至维持剂量 10mg，b.i.d.；最大剂量 20mg/d。

第七节 抗血小板、降纤、溶栓和止血药物

脑血管疾病（cerebrovascular disease，CVD）是指由于各种脑血管病变所引起的脑部病变，可分为缺血性和出血性两种类型。前者又包括短暂性脑缺血发作（TIA），脑血栓形成，腔隙性梗死和脑栓塞等。抗血小板、抗凝治疗可以防止其血栓扩展和新血栓形成，常用的有阿司匹林、氯吡格雷、肝素、低分子量肝素等。降纤药物通过降解血中纤维蛋白原，可抑制血栓形成，常用的有降纤酶、巴曲酶和蚓激酶等。溶栓治疗的目的在于溶解血栓，迅速恢复梗死区的血流灌注，常用的有重组组织型纤溶酶原激活剂（rt-PA）和尿激酶（UK）等，适应证、禁忌证、用法用量等相关内容可参阅《中国急性缺血性脑卒中诊治指南 2018》。目前认为脑缺血有效溶栓时间窗为 4.5 小时（rt-PA）或 6 小时内（UK）。由于缺血性心、脑血

管疾病具有相似的病理生理机制和药物治疗手段,故本节部分药物具体用法可参阅第一章第九节、第十节。止血药物的应用可参阅第七章第七节。

【口服抗血小板药物在缺血性脑卒中或 TIA 二级预防中的推荐】

具体参阅《中国缺血性脑卒中和短暂性脑缺血发作二级预防指南 2014》。

(1)对非心源性缺血性脑卒中或 TIA 患者,建议给予口服抗血小板药物而非抗凝药物预防脑卒中复发及其他心血管事件的发生(Ⅰ级推荐,A 级证据)。阿司匹林(50~325mg/d)或氯吡格雷(75mg/d)单药治疗均可作为首选抗血小板药物(Ⅰ级推荐,A 级证据)。阿司匹林单药抗血小板治疗的最佳剂量为 75~150mg/d。阿司匹林(25mg)+缓释型双嘧达莫(200mg)2 次/d 或西洛他唑(100mg)2 次/d,均可作为阿司匹林和氯吡格雷的替代治疗药物(Ⅱ级推荐,B 级证据)。抗血小板药物应在患者危险因素、费用、耐受性和其他临床特性基础上进行个体化选择(Ⅰ级推荐,C 类证据)。

(2)发病在 24 小时内,具有脑卒中高复发风险(ABCD2 评分≥4 分)的急性非心源性 TIA 或轻型缺血性脑卒中患者(NIHSS 评分≤3 分),应尽早给予阿司匹林联合氯吡格雷治疗 21 日(Ⅰ级推荐,A 级证据),但应严密观察出血风险。此后可单用阿司匹林或氯吡格雷作为缺血性脑卒中长期二级预防一线用药(Ⅰ级推荐,A 级证据)。

(3)发病 30 日内伴有症状性颅内动脉严重狭窄(狭窄率 70%~99%)的缺血性脑卒中或 TIA 患者,应尽早给予阿司匹林联合氯吡格雷治疗 90 日(Ⅱ级推荐,B 级证据)。此后阿司匹林或氯吡格雷单用均可作为长期二级预防一线用药(Ⅰ级推荐,A 级证据)。

(4)伴有主动脉弓动脉粥样硬化斑块证据的缺血性脑卒中或 TIA 患者,推荐抗血小板及他汀类药物治疗（Ⅱ级推荐，B级证据）。口服抗凝药物与阿司匹林联合氯吡格雷效果的比较尚无肯定结论（Ⅱ级推荐，B级证据）。

（5）非心源性栓塞缺血性脑卒中或 TIA 患者，不推荐常规长期应用阿司匹林联合氯吡格雷抗血小板治疗（Ⅰ级推荐，A级证据）。

常 用 药 物

（一）抗血小板药

1. 阿司匹林（拜阿司匹灵） Aspirin

【药理作用】环加氧酶抑制剂，抗血小板聚集，预防血栓形成。

【剂型规格】片剂：100mg×30 片。

Sig：100~300mg，p.o.，q.d. 或 q.n.；维持量 100mg，p.o.，q.d. 或 q.n.。

2. 氯吡格雷（波立维、泰嘉、帅泰） Clopidogrel

【药理作用】噻吩吡啶类 ADP 受体拮抗剂，抗血小板聚集。与阿司匹林相比，氯吡格雷在预防血管性事件方面优于阿司匹林。对高危患者（曾发生脑卒中、外周动脉疾病、症状性冠脉疾病或糖尿病），其效果更加明显。

【剂型规格】片剂：波立维 75mg×7 片；泰嘉、帅泰 25mg×20 片。

Sig：①波立维，75~150mg，p.o.，q.d.；②泰嘉、帅泰，50~75mg，p.o.，q.d.。

3. 替格瑞洛（倍林达、泰仪、美洛林） Ticagrelor

【药理作用】环戊三唑嘧啶（CPTP）类化合物，可逆性地与血小板 $P2Y_{12}$ ADP 受体相互作用，阻断信号转导和血小板活化。

【剂型规格】片剂：60mg，90mg×14 片。

Sig：起始剂量为单次负荷量 180mg 口服，此后为 90mg，p.o.，b.i.d.。除非有明确禁忌，本品应与阿司匹林联合用药。

4. 双嘧达莫（潘生丁、升达）Dipyridamole

【作用特点】磷酸二酯酶抑制剂，双相抑制 ADP、TXA$_2$，抗血小板聚集。

【剂型规格】片剂：25mg×100 片。

Sig：25~50mg，p.o.，t.i.d.，餐前 1 小时服。

5. 阿司匹林双嘧达莫缓释片 Aspirin and Dipyridamole Sustained-release Tablets

【主要成分】复方制剂，其组分为每片含双嘧达莫 200mg 和阿司匹林 25mg。

【适应证】适用于已有 TIA 或血栓形成所致缺血性脑卒中患者，降低脑卒中或脑卒中再发的危险。

【剂型规格】缓释片：双嘧达莫 200mg/ 阿司匹林 25mg×24 片。

Sig：1 片，p.o.，b.i.d.。应整片吞服，不能咀嚼。

6. 西洛他唑（培达、赛活灵）Cilostazol

【药理作用】磷酸二酯酶抑制剂，抗血小板聚集，扩张血管。

【适应证】①预防脑梗死复发（心源性脑梗死除外）；②改善由于慢性动脉闭塞症引起的溃疡、肢痛、冷感及间歇性跛行等缺血性症状。

【剂型规格】片剂：50mg×12 片。

Sig：100mg，p.o.，b.i.d.，可根据年龄、症状适当增减。

7. 替罗非班（欣维宁）Tirofiban

【药理作用】非肽类的血小板糖蛋白Ⅱb/Ⅲa受体的可逆性拮抗剂，抗血小板聚集。

【剂型规格】注射液：5mg（100ml）/ 瓶。

Sig：起始静脉滴注速度为 0.4μg/（kg·min），30 分钟后继续以 0.1μg/（kg·min）的速度维持滴注，或遵医嘱。

8. 奥扎格雷（晴尔、泉迪、丹奥）Ozagrel

【药理作用】血栓素合成酶抑制剂，抗血小板聚集,预防血栓形成。

【适应证】适用于治疗急性血栓性脑梗死和脑梗死所伴随的运动障碍。

【剂型规格】晴尔注射液:40mg(2ml)/支;泉迪、丹奥粉针剂:20mg/支,40mg/支,80mg/支。

Sig:80mg+N.S/G.S 250~500ml,iv.gtt,b.i.d.。

9. 尤瑞克林(凯力康) Human Urinary Kallidinogenase

【药理作用】主要成分为人尿激肽原酶,能将激肽原转化为激肽和血管舒张素。对脑动脉具有舒张作用,并可抑制血小板聚集,降低脑梗死面积的扩展,改善梗死引起的脑组织葡萄糖和氧摄取降低。

【适应证】轻、中度急性血栓性脑梗死。

【剂型规格】粉针剂:0.15PNA/瓶。

Sig:一般在起病 48 小时内开始用药,0.15PNA+N.S 50~100ml,iv.gtt,q.d.,1 个疗程 21 天。

(二)溶栓药

1. 重组人组织型纤溶酶原激活剂(阿替普酶、爱通立) Alteplase(rt-PA)

【药理作用】第三代溶栓药物,特异性高,溶通率高。

【适应证】发病 4.5 小时内的缺血性脑卒中;急性 ST 段抬高心肌梗死;急性肺栓塞。

【剂型规格】粉针剂:20mg/支,50mg/支。

Sig:0.9mg/kg,最大剂量 90mg,溶于 N.S 50ml,先将总剂量 1/10 在最初 1 分钟内静脉推注,剩余剂量在 1 小时内静脉滴注完,滴完 24 小时之内不建议服用抗血小板药或抗凝药。

2. 尿激酶 Urokinase,UK

【药理作用】第一代溶栓药物,作用于内源性纤维蛋白溶解系统,能催化裂解纤溶酶原成纤溶酶,降解纤维蛋白凝块及凝血因子,发挥溶栓作用。

【适应证】发病 6 小时内的缺血性脑卒中患者,

如不能使用 rt-PA 可考虑静脉给予尿激酶,应根据适应证严格选择患者。

【剂型规格】粉针剂:10 万 IU/支。

Sig:100 万 ~150 万 IU+N.S 100~200ml,iv.gtt,30 分钟内滴完。

(三) 降纤药及抗凝血药

1. 巴曲酶(东菱迪芙)　Batroxobin

【药理作用】降纤维蛋白原药,使用中需监测凝血功能,当 FIB<0.8g/L 时建议停止应用。对不适合溶栓并经过严格筛选的脑梗死患者,特别是高纤维蛋白血症者可选用降纤治疗。

【适应证】①急性脑梗死;②改善各种闭塞性血管病(如血栓闭塞性脉管炎、深部静脉炎、肺栓塞)引起的缺血性症状;③改善末梢及微循环障碍。

【剂型规格】注射液:5BU(0.5ml)/支。

Sig:首日 10BU+N.S 250ml,iv.gtt,第 3、5 天各用 5BU+N.S 250ml 静脉滴注。

2. 纤溶酶(赛百、济特)　Fibrinogenase

【药理作用】从长白山白眉蝮蛇蛇毒中提取的蛋白水解酶,降纤维蛋白原药。

【适应证】用于脑梗死、高凝血状态及血栓性脉管炎等外周血管疾病。

【剂型规格】粉针剂:100IU/支。

Sig:若患者一般状况较好,除第 1 次使用 100IU 外,以后可 200~300IU+N.S/G.S 250~500ml,iv.gtt,q.d.,7~10 天为 1 个疗程。

3. 蕲蛇酶　Acutase

【药理作用】从蕲蛇毒中提取的凝血酶样酶,降纤维蛋白原药。

【剂型规格】注射液:0.75U(1ml)/支。

Sig:0.75U+N.S/G.S 250~500ml,iv.gtt(3 小时以上),q.d.,疗程 7~14 天。

神经系统

4. 蚓激酶(百奥) Lumbrukinase

【药理作用】蚓激酶是从多代杂交的特种蚯蚓中,通过生物工程下游技术提取出的一组复合酶。

【适应证】适用于缺血性脑血管病中纤维蛋白原增高及血小板聚集率增高的患者。

【剂型规格】肠溶胶囊:30万 IU×30粒;肠溶片:30万 IU×12片,24片。

Sig:2片/粒,p.o.,t.i.d.,餐前半小时服用,每3~4周为1个疗程。

5. 阿加曲班(诺保思泰、达贝) Argatroban

【药理作用】高选择性的凝血酶(Ⅱa因子)直接抑制剂。

【适应证】用于发病48小时内的缺血性脑梗死急性期患者的神经症状(运动麻痹)、日常活动(步行、起立、坐位保持、饮食)的改善。

【剂型规格】注射液:诺保思泰 10mg(2ml)/支;达贝 10mg(20ml)/支。

Sig:在发病2日内通常每日使用6支(60mg),以适当量的输液稀释,24小时持续静脉滴注。其后的5日中使用量为2支/d(20mg/d),以适当量的输液稀释,每日早晚各1次,每次1支(10mg),慢滴,3小时完成。可根据年龄、症状适当增减。

(四)止血药

1. 氨基己酸 Aminocaproic Acid,EACA

【适应证】适用于预防及治疗血纤维蛋白溶解亢进引起的各种出血,可用于蛛网膜下腔出血或脑室出血。

【剂型规格】注射液:2.0g(10ml)/支。

Sig:4~6g+N.S 100ml,iv.gtt,b.i.d.,1个疗程7天。一般不超过20g/d。

2. 酚磺乙胺(止血敏、力制凝) Etamsylate

【适应证】用于防治各种手术前后的出血,也可用于血小板功能不良、血管脆性增加而引起的出血,亦可用于呕血、尿血。

【注意事项】可与维生素 K 注射液混合使用,但不可与氨基己酸注射液混合使用。

【剂型规格】注射液:0.5g(2ml)/ 支。

Sig:0.25~0.75g+N.S/G.S 100ml,iv.gtt,b.i.d.~t.i.d.。

3. 氨甲苯酸(止血芳酸) Aminomethylbenzoic Acid,PAMBA

【适应证】主要用于因原发性纤维蛋白溶解过度所引起的出血,可用于蛛网膜下腔出血或脑室出血。

【剂型规格】注射液:0.1g(10ml)/ 支。

Sig:0.1~0.3g+N.S 10ml,i.v,q.d.~b.i.d.; 或 +N.S 250ml,iv.gtt,q.d.~b.i.d.;最大剂量 0.6g/d。

4. 维生素 K₁ Vitamin K₁

【适应证】用于维生素 K 缺乏引起的出血,华法林导致出血的特异性拮抗剂。

【剂型规格】注射液:10mg(1ml)/ 支。

Sig:10~20mg+N.S 100~250ml,iv.gtt,q.d., 也 可肌内或深部皮下注射,24 小时总量不超过 40mg。

第八节　脱水、降颅内压药

脱水药(dehydrants)又称渗透性利尿药(osmotic diuretics),是指能使组织脱水的药物,包括甘露醇、山梨醇、高渗葡萄糖、高渗盐水等。它们的药物作用完全取决于溶液中药物分子本身所发挥的渗透压作用。脱水药应具备如下特点:①易经肾小球滤过;②不易被肾小管再吸收;③在体内不被代谢;④不易从血管透入组织液中。根据上述特性,这类药物在大量静脉给药时,可升高血浆渗透压及肾小管腔液的渗透压,从而产生脱水及利尿作用。

【颅内高压的内科处理要点】

(1)遇到以下患者,应该想到颅内高压。①头

神经系统

痛、呕吐、意识改变、颈项强直;②外展神经麻痹、瞳孔散大;③库欣三联征(即血压升高、心动过缓、呼吸深慢或不规则三大症状);④偏瘫、四肢瘫,伴病理征。

(2)若无禁忌证,着手开始一般性治疗。①头位抬高大于 30°;②甘露醇 250ml 快速静脉滴注;③吸氧、心电血压监护,24 小时内允许适度高血压[<26.7/14.7kPa(200/110mmHg)],避免低血压。

(3)申请紧急的相关检查:颅脑 CT;血尿常规、凝血功能、肝肾功能、电解质、血糖、血气分析;心电图。

常 用 药 物

1. 20% 甘露醇 20% Mannitol

【药理作用】其渗透压约为血浆的 4 倍,可迅速提高胶体渗透压,产生组织脱水作用,降低颅内压和眼压,是目前降低颅内压的首选药。静脉注射后 15~30 分钟起效,2~3 小时达峰值,效果持续 4~6 小时。

【适应证】脑水肿、青光眼、预防急性肾衰竭。

【注意事项】慢性心力衰竭患者禁用(增加循环血量,增加心脏负担)。

【剂型规格】注射液:250ml/ 瓶。

Sig:125~250ml,iv.gtt,q6~8h./q.d.,或遵医嘱。

2. 呋塞米(速尿) Furosemide

【药理作用】强效袢利尿剂,常与甘露醇合用以增强脱水效果。

【剂型规格】注射液:20mg(2ml)/ 支。

Sig:40mg,i.v.,q6~8h.,或遵医嘱。

3. 托拉塞米(丽泉、泽通) Torsemide

【药理作用】强效袢利尿剂。

【注意事项】肾衰竭无尿患者,肝昏迷前期或肝昏迷患者,对磺酰脲类过敏患者,低血压、低血容量、低钾或钠血症患者,严重排尿困难(如前列腺肥大)患者禁用本品。

【剂型规格】丽泉注射液:10mg(2ml)/支,泽通粉针剂:10mg/支。

Sig:脑水肿一般初始剂量为 10mg,i.v.,q.d.,也可用 5% 葡萄糖溶液或生理盐水稀释后进行静脉注射;如疗效不满意可增加剂量直至满意疗效。

4. 50% 高渗葡萄糖　50% Hypertonic Glucose

【药理作用】具有脱水和渗透性利尿作用,但因其可部分从血管弥散进入组织中,且易被代谢,故作用弱且不持久。一般与甘露醇合用。

【剂型规格】注射液:20ml/支。

Sig:40~60ml,i.v.,根据病情调整。

5. 20% 人血白蛋白(贝林)　Human Albumin

【药理作用】提高胶体渗透压,尤其适用于低蛋白血症患者,作用较持久。

【剂型规格】注射液:10g(50ml)/支。

Sig:10g,iv.gtt,q.d.~b.i.d.。

6. 甘油果糖(天晴甘安、布瑞德、甘瑞宁) GlycerolandFructose

【药理作用】高渗复方制剂,通过高渗透性脱水,能使脑水分含量减少,降低颅内压,作用起效较慢,缓和而持久,对肾功能影响较小。

【注意事项】用量过大或输液过快易发生溶血。

【剂型规格】注射液:250ml/瓶。

Sig:① 一般 250ml,iv.gtt,q12h.~q.d.;② 与甘露醇联用,依据患者脑水肿情况,可选用下述几种方案。20% 甘露醇 250ml × 2 组 + 甘油果糖 250ml × 1 组(3 组液体 q8h. 交替),iv.gtt;20% 甘露醇 250ml × 2 组 + 甘油果糖 250ml × 2 组(4 组液体 q6h. 交替),iv.gtt;20% 甘露醇 250ml × 4 组 + 甘油果糖 250ml × 2 组(6 组液体 q4h. 交替),iv.gtt。

神经系统

7. 七叶皂苷钠 Sodium Aescinate

【适应证】脑水肿、创伤或手术所致肿胀，也用于静脉回流障碍性疾病。

【注意事项】肾功能不全患者、孕妇禁用。

【剂型规格】粉针剂：5mg/支，10mg/支。

Sig：5~10mg+N.S 250ml，iv.gtt，q.d.~b.i.d.，最大剂量 20mg/d，疗程 7~10 天。

第九节 中枢性肌松药

中枢性肌松药（central muscle relaxants）与外周性肌松药有明显区别，它们的作用部位在脑内或者脊髓，机制不一。神经科常将其应用于中枢性瘫痪之后的肌痉挛和肌强直，或者是肩周炎、肩背综合征等局部骨关节和肌肉疾患，有时亦用于颅周肌肉收缩所致的紧张性头痛，与消炎镇痛药合用疗效更佳。

常 用 药 物

1. 乙哌立松（妙纳） Eperisone

【药理作用】中枢性肌松剂。能同时作用于中枢神经系统和血管平滑肌，并作用于 γ 系，减轻肌梭灵敏度，缓解骨骼肌紧张。扩张血管，改善血液循环，阻断肌紧张亢进→循环障碍→肌痛→肌紧张亢进的恶性循环。

【适应证】颈背肩臂综合征、肩周炎等；脑脊髓或者侧索损害等后遗症；脑瘫、脑脊髓慢性疾病所致的肌紧张。

【剂型规格】片剂：50mg×20 片。

Sig：50mg，p.o.，t.i.d.，餐后服用。

2. 替扎尼定（凯莱通、畅邦） Tizanidine

【药理作用】中枢性 α_2 受体激动剂，通过增强运动神经元的突触前抑制作用，降低强直性痉挛状态。

【适应证】降低脑和脊髓损伤所致的骨骼肌张力增高、肌痉挛和强直。

【剂型规格】片剂：1mg×48片，2mg×24片。

Sig：起始剂量2~4mg，p.o.，t.i.d.，逐周增量至合适剂量，一般不超过24mg/d，极量32mg/d。

3. 复方氯唑沙宗（鲁南贝特）　Chlorzoxazone

【药理作用】中枢性肌肉松弛剂，与对乙酰氨基酚合用有较好的镇痛协同和肌松作用。

【适应证】各种急性骨骼肌损伤，以及由中枢神经病变引起的肌肉痉挛。

【剂型规格】胶囊剂：氯唑沙宗125mg/对乙酰氨基酚150mg×24粒。

Sig：1~2粒，p.o.，t.i.d.~q.i.d.，疗程10天。

4. 巴氯芬（枢芬、郝智、力奥来素）　Baclofen

【药理作用】GABA的衍生物，为作用于脊髓的骨骼肌松弛剂、镇静剂。该药通过激动GABA β受体而使兴奋性氨基酸如谷氨酸、天冬氨酸的释放受到抑制，从而抑制单突触和多突触反射在脊髓的传递而起到解痉作用。

【适应证】脊髓肿瘤、脊髓损伤、脑损伤、多发性硬化、脑血管病等引起的痉挛状态。

【剂型规格】片剂：枢芬10mg×10片；郝智10mg×20片；力奥来素10mg×30片。

Sig：推荐起始剂量5mg，t.i.d.，每3天增服5mg，逐渐递增至合适剂量，一般维持剂量10~25mg，p.o.，t.i.d.。

5. 美索巴莫（力制同）　Methocarbamol

【药理作用】中枢性肌肉松弛剂，特别对脊髓中神经元作用明显。抑制与骨骼肌痉挛有关的神经突触反射。

【适应证】用于关节肌肉扭伤、腰肌劳损、坐骨神经痛等病症。

【剂型规格】片剂：0.25g×24片；注射液：1g

（10ml）/ 支。

Sig：0.25g，p.o.，t.i.d.~q.i.d.。

第十节 神经系统免疫性疾病用药

神经系统免疫性疾病主要包括吉兰 - 巴雷综合征、重症肌无力、多发性硬化、视神经脊髓炎谱系疾病、自身免疫性脑炎等，由于此类疾病药物治疗既存在共性（如可能需用到激素、免疫球蛋白、免疫抑制剂等），又存在差异性，本节将按疾病分别进行阐述。糖皮质激素的用法参阅第四章第一节，免疫抑制剂的用法可参阅第四章第二节。

一、吉兰 - 巴雷综合征

吉兰 - 巴雷综合征（Guillain-Barre syndrome，GBS）是以周围神经和神经根的脱髓鞘病变及小血管炎性细胞浸润为病理特点的自身免疫性周围神经病。治疗目的为抑制异常免疫反应。治疗主要包括人免疫球蛋白、血浆置换。不推荐应用糖皮质激素治疗 GBS。

人免疫球蛋白 Human Immunoglobulin

【药理作用】含有广谱抗病毒、细菌或其他病原体的 IgG 抗体，能增强机体的抗感染能力和免疫调节功能，常用于各种自身免疫性疾病冲击治疗。

【不良反应】加重心力衰竭、肾功能不全；静脉注射免疫球蛋白（IVIg）过敏或者存在 IgA 型抗体者禁用。

【剂型规格】注射液：2.5g（50ml）/ 支。

Sig：400mg/（kg·d），iv.gtt，q.d.，连用 5 天。

二、重症肌无力

重症肌无力（myasthenia gravis，MG）是一种由神经 - 肌肉接头处传递功能障碍所引起的自身免疫性疾病,临床主要表现为部分或全身骨骼肌无力和易疲劳,活动后加重,休息后减轻。主要治疗包括四大方面:①对症治疗,胆碱酯酶抑制剂,代表药物是口服溴吡斯的明,部分危重情况可能会用到新斯的明注射剂;②快速免疫治疗,用于肌无力病情快速加重期或者肌无力危象,包括静脉注射免疫球蛋白、血浆置换、糖皮质激素冲击治疗;③长期免疫抑制治疗,包括口服糖皮质激素、硫唑嘌呤、他克莫司、吗替麦考酚酯、环孢素、甲氨蝶呤、环磷酰胺,以及利妥昔单抗注射剂;④切除胸腺或胸腺瘤(必要时辅以放化疗)。

1. 新斯的明 Neostigmine

【药理作用】外周胆碱酯酶抑制剂。

【适应证】重症肌无力、肌无力危象。常联用阿托品用于对抗其 M 受体胆碱能不良反应。

【禁忌证】癫痫、心绞痛、室性心动过速、机械性肠梗阻或泌尿道梗阻及哮喘患者禁用;心律失常、窦性心动过缓、血压下降、迷走神经张力升高禁用。

【不良反应】大剂量时可引起恶心、呕吐、腹泻、流泪、流涎等,严重时可出现共济失调、惊厥、昏迷、语言不清、焦虑不安、恐惧甚至心脏停搏。

【剂型规格】甲硫酸新斯的明注射液:1mg(2ml)/支。

Sig:1mg,i.m.;或新斯的明 2mg+ 阿托品 1mg+N.S 50ml,i.v. 泵入,起始量为 2~3ml/h,最大剂量 5mg/d。

2. 溴吡斯的明 Pyridostigmine Bromide

【药理作用】可逆性的胆碱酯酶抑制剂。

【适应证】重症肌无力、手术后功能性肠胀气及尿潴留等。

【禁忌证】【不良反应】基本同新斯的明。

【剂型规格】片剂:60mg×60 片。

Sig:60~120mg,p.o.,q6h.。应从小剂量开始,按需逐步加量,至能维持日常起居为宜。

神经系统

3. 甲泼尼龙琥珀酸钠　Methylprednisolone

【药理作用】人工合成的抗炎作用强的类固醇激素。

【剂型规格】注射剂：40mg/ 支，500mg/ 支。

Sig：MG 危重患者使用甲泼尼龙冲击治疗，1 000mg+N.S 250ml，iv.gtt，q.d.，连用 5 天；随后地塞米松 10~20mg+N.S 250ml，iv.gtt，q.d.，连用 7~10 天，稳定后改为泼尼松口服 60~100mg，p.o.，q.d.，症状基本消失后减量至 5~15mg，p.o.，q.d. 维持。

4. 醋酸泼尼松　Pridnisone

【药理作用】肾上腺皮质激素类药，具有抗炎、抗过敏、抗风湿、免疫抑制作用。

【剂型规格】片剂：5mg×100 片。

Sig：MG 小剂量递增法，泼尼松 20mg，p.o.，q.o.d.，每周增加 10mg，至 60~100mg，p.o.，q.o.d.，症状稳定改善 5 日后，逐渐减量至 5~15mg，p.o.，q.o.d.，维持数年。

5. 硫唑嘌呤（依木兰）　Azathioprine

【药理作用】6- 羟基嘌呤的咪唑衍生物。

【不良反应】过敏反应、致癌性、骨髓抑制、胃肠道反应、脱发等。

【剂型规格】片剂：50mg×30 片，50mg×100 片。

Sig：25~100mg，p.o.，b.i.d.。

6. 环磷酰胺（安道生）　Cyclophosphamide

【药理作用】体外无活性，体内水解为磷酰胺氮芥，属细胞周期非特异性药物。

【剂型规格】片剂：50mg×30 片；注射剂：0.2g/瓶。

Sig：50mg，p.o.，b.i.d.~t.i.d.，或 0.2g，i.v.，每周 2~3 次。

7. 环孢素（新山地明、新赛斯平、丽珠环明）Cyclosporine

【药理作用】含有 11 个氨基酸的环状多肽，有强力免疫抑制作用。

【不良反应】肾小球局部缺血坏死、恶心、心悸等。

【剂型规格】软胶囊:25mg×50粒;50mg×48粒。

Sig:6mg/(kg·d),疗程12个月。

8. 吗替麦考酚酯(骁悉、广维、赛可平) Mycophenolate Mofetil

【药理作用】口服后迅速水解为霉酚酸,后者是强效的、选择性的、非竞争性和可逆性的次黄嘌呤单核苷酸脱氢酶抑制剂,抑制淋巴细胞增殖。

【剂型规格】胶囊剂(骁悉):0.25g×40粒;分散片(广维、赛可平):0.25g×40片。

Sig:250mg,p.o.,b.i.d.~t.i.d.,逐周增量,1个月后增量至1 000mg,p.o.,b.i.d.。成人维持剂量在1 000~1 250mg,p.o.,b.i.d.。

9. 他克莫司(普乐可复) Tacrolimus

【药理作用】免疫抑制性大环内酯类药物。

【剂型规格】胶囊剂:1mg×10粒/50粒,5mg×5粒/50粒;注射液:5mg(1ml)/支。

Sig:1~2mg,p.o.,b.i.d.。

三、多发性硬化

多发性硬化(multiple sclerosis,MS)是以中枢神经系统白质炎性脱髓鞘病变为主要特点的自身免疫病。临床分型包括:临床孤立综合征(CIS)、复发-缓解型 MS(RRMS)、继发进展型 MS(SPMS)、原发进展型 MS(PPMS)。急性期治疗主要包括:①糖皮质激素,成人中至重症复发病例,用甲泼尼龙 1g/d加于 5% 葡萄糖 500ml 静脉滴注,连用 3~5 日,然后改口服泼尼松 60mg/d,3~4 周逐渐减量至停药。口服激素减量过程中病情明确加重和/或出现新的磁共振(MRI)病变,可再次给予甲泼尼龙冲击治疗或采用血浆置换。②血浆置换,一般为二线治疗。③静脉注射免疫球蛋白,目前证据尚不足。疾病缓解期治疗,又称为疾病修正治疗(disease modifying therapy,DMT),目的为减少疾病复发,延缓残疾进展。随着我国医疗改革的逐步推进,目前已经有越来越多DMT药物可供选择。MS具体诊治可参考《多发性硬化诊断和治疗中国专家共识(2018版)》。

【MS 缓解期治疗药物】

1. 干扰素 β1b(倍泰龙) interferon beta-1b

【适应证】复发 - 缓解型 MS(RRMS)和有 MRI 证据提示 MS 的 CIS。

【不良反应】早期出现典型的假流感样症状。大部分患者会有注射部位的反应,主要为轻微炎症及红斑。

【剂型规格】注射剂:0.25mg(8MIU)/ 支。

Sig:初始剂量为 0.062 5mg,i.h.,q.o.d.,每 2 周增加 0.062 5mg,直至达到最大 / 维持剂量 0.25mg,i.h.,q.o.d.。

2. 干扰素 β1a(利比) interferon beta-1a

【适应证】RRMS。

【剂型规格】注射剂:22μg(6MIU)/ 支,44μg(12MIU)/ 支。

Sig:22μg 或 44μg,i.h.,每周 3 次。

3. 聚乙二醇干扰素 β1a

【适应证】RRMS。

【剂型规格】注射剂:125μg/ 支。

Sig:125μg,i.h.,每 2 周 1 次.

4. 格拉替雷(格列默) Glatiramer(Copaxone)

【药理作用】人工新合成的肽类制剂,由 4 种氨基酸组成,为白介素 -4、6、10 激动剂。

【适应证】RRMS,目前国内尚未上市。

【不良反应】注射部位的刺激反应如红斑、肿胀、瘙痒等;血管扩张、胸痛、呼吸困难和心悸,可于注射后几分钟内即发生,持续数分钟后即逐渐消失。

【剂型规格】醋酸格拉替雷预充式注射器:20mg(1ml) 支。

Sig：20mg，i.h.，q.d. 或 40mg，i.h.，每周 3 次。

5. 那他珠单抗　Natalizumab（Tysabri）

【药理作用】选择性黏附分子抑制剂，其可阻止 α_4 整合，通过抑制黏附分子对免疫细胞表面的作用，阻止免疫细胞进入大脑起作用。

【适应证】RRMS 和中重度活动期克罗恩病，目前国内尚未上市。

【不良反应】常见头痛、疲乏、尿道感染、抑郁、下呼吸道感染、关节痛和腹部不适。注射部位的刺激反应同格拉替雷。

【剂型规格】注射液：300mg（15ml）/ 支。

Sig：300mg+N.S 100ml，iv.gtt，每 4 周 1 次（注射时间大于 1 小时，限单药治疗）。

6. 阿仑单抗　Alemtuzumab（Lemtrada，Campath）

【药理作用】阿仑单抗是一种靶向 CD52 单克隆抗体。

【适应证】RRMS 和有复发的 SPMS，目前国内尚未上市。

【剂型规格】注射液：12mg（1.2ml）/ 支，30mg（1ml）/ 支。

Sig：第一周期，12mg，i.v.，q.d.，连续 5 天；第二周期，第一周期结束 1 年后，12mg，i.v.，q.d.，连续 3 天；以后，150mg，i.v.，每月 1 次，必须稀释后使用。

7. 奥瑞珠单抗　Ocrelizumab（Ocrevus）

【药理作用】奥瑞珠单抗是一种以 $CD20^+B$ 细胞为靶点的人源化单克隆抗体。

【适应证】RRMS 和 PPMS，目前国内尚未上市。

【剂型规格】注射液：300mg（10ml）/ 支。

Sig：首剂，300mg，i.v.（d1）+300mg，i.v.（d15）；以后，600mg，i.v.，每 6 个月 1 次。

8. 米托蒽醌（恒恩、米西宁）　Mitoxantrone

【药理作用】一种蒽醌类抗肿瘤新药，在 MS 治疗中的机制尚不明确。

【适应证】RRMS,恶化的 RRMS 和 SPMS。

【不良反应】心脏毒性。

【剂型规格】恒恩注射剂:5mg/ 支;米西宁注射:5mg(5ml)/ 支。

Sig:$12mg/m^2$,加入 250ml N.S 静脉滴注,时间不少于 30 分钟,每 3 个月 1 次。米托蒽醌用于治疗 MS 的终身累计剂量不得超过 140mg,疗程不超过 2 年。

9. 芬戈莫德(捷灵亚) Fingolimod(Gilenya)

【药理作用】本品为为鞘氨醇 -1- 磷酸受体调节剂,在体内被神经鞘氨醇激酶代谢为活性的芬戈莫德 - 磷酸,后者阻断淋巴细胞从淋巴结出入的能力,减低外周血中淋巴细胞数,在 MS 治疗中的机制尚不明确。

【适应证】用于 10 岁及以上患者复发型多发性硬化的治疗。

【不良反应】头痛、流感、腹泻、背痛、肝转氨酶升高和咳嗽。

【剂型规格】硬胶囊:0.5mg×28 粒。

Sig:0.5mg,p.o.,q.d.。

10. 特立氟胺(奥巴捷) Teriflunomide(Aubagio)

【药理作用】具有抗炎作用的免疫调节剂,可抑制二氢乳清酸脱氢酶,该酶是一种参与嘧啶从头合成的线粒体酶。其治疗 MS 的确切机制尚不清楚,可能与中枢神经系统中活化淋巴细胞数量的减少有关。

【适应证】RRMS 和有复发的 SPMS。

【不良反应】肝毒性、腹泻、恶心、呕吐、脱发等。

【剂型规格】片剂:14mg×28 片。

Sig:7~14mg,p.o.,q.d.。

11. 富马酸二甲酯 dimethyl fumarate

【适应证】RRMS。

【不良反应】面部潮红、胃肠道不适。

【剂型规格】胶囊:240mg×56 粒。

Sig:240mg,p.o.,b.i.d.。

四、视神经脊髓炎谱系疾病

视神经脊髓炎（neuromyelitis optica，NMO）是视神经与脊髓同时或相继受累的急性或亚急性脱髓鞘病变。机体产生的 AQP4 抗体通过血脑屏障后攻击星形胶质细胞导致神经功能损伤。该病不仅损伤视神经、脊髓，还会损害脑干（延髓的最后区较常见）、小脑、间脑、大脑，故名为视神经脊髓炎谱系疾病（NMO spectrum disorders，NMOSD）。具体诊治可参考 2016 年《中国视神经脊髓炎谱系疾病诊断与治疗指南》。

急性期治疗参照 MS，主要为激素冲击、血浆置换、大剂量静脉注射免疫球蛋白。缓解期预防性治疗主要包括硫唑嘌呤、吗替麦考酚酯（参照重症肌无力），米托蒽醌、环磷酰胺、甲氨蝶呤（参考 MS），利妥昔单抗。其中硫唑嘌呤、吗替麦考酚酯与利妥昔单抗是最常用的长期预防性药物。干扰素、那他珠单抗及芬戈莫德可能会使 NMO 病情加重。

利妥昔单抗（美罗华）　Rituximab

【药理作用】一种人鼠嵌合性单克隆抗体，能特异性地与跨膜抗原 CD20 结合，启动 B 细胞溶解介导的免疫反应。

【剂型规格】注射液：100mg（10ml）/ 支；500mg（50ml）/ 支。

Sig：首次治疗，375mg/m^2，i.v.，每周 1 次，×4；后续治疗可每半年 1 次，1 000mg，i.v.，每 2 周 1 次 ×2，共使用 2 年（注射液以 N.S 或 5% 葡萄糖溶液稀释至 1mg/ml）。

五、自身免疫性脑炎

自身免疫性脑炎（autoimmune encephalitis，AE）泛指一类由自身免疫机制介导的脑炎。包括了由神经元表面 / 突触蛋白自身抗体介导的脑炎、神经元胞内抗体或其他机制介导的脑炎。有的 AE 合并肿瘤,合并相关肿瘤者,又可称为副肿瘤性自身免疫性脑炎。临床表现包括认知功能减退、癫痫发作和精神行为异常等各种症状。

AE 的治疗包括免疫治疗、对癫痫发作的治疗、对精神症状的治疗等,本节主要介绍其免疫治疗。AE 的免疫治疗分为一线治疗、二线治疗和长程免疫治疗。一线治疗包括激素冲击、丙种球蛋白、血浆置换或上述疗法联合应用;一线治疗无效的 AE 患者需要接受二线免疫治疗,包括利妥昔单抗、环磷酰胺或两者联用;长程免疫治疗主要用于复发的患者,常用药物为吗替麦考酚酯和硫唑嘌呤。用药可参考MG、NMOSD,具体可参阅 2017 年《中国自身免疫性脑炎诊治专家共识》。

第十一节 中枢神经系统感染性疾病及辅助用药

中枢神经系统感染性疾病为病原微生物(病毒、细菌、真菌、朊蛋白、寄生虫等)侵犯中枢神经系统的实质、被膜及血管等引起的急性或慢性炎症性(或非炎症性)疾病。根据病原体的不同,治疗策略有所不同。如单纯疱疹病毒性脑炎的药物治疗主要包括早期抗病毒治疗,辅以免疫治疗和对症支持治疗;化脓性脑膜炎需要针对病原菌选取足量敏感的抗生素;结核性脑膜炎需采取综合性治疗,其中抗结核药物治疗是整体治疗的关键。本节主要阐述中枢神经系统感染性疾病的辅助用药(如免疫调节剂),结核性脑膜炎的抗结核药物治疗,以及呼吸兴奋剂的用法(具体参阅第二章第六节)。

1. 灵孢多糖(肌生) Polysacharidum of G. Lucidum Karst

【主要成分】由多孔菌类植物赤芝子实体所产

生的担孢子经提取制成的无菌品。

【药理作用】具有调整自主神经功能，改善微循环，增强机体免疫力，抗炎、镇静抗焦虑等作用。

【适应证】用于神经官能症、多发性肌炎、皮肌炎、萎缩性肌强直与进行性肌营养不良，以及因免疫功能低下所致的各种疾病。

【剂型规格】注射液：2ml/支。

Sig：2ml，i.m.，q.d.，1~3 个月为 1 个疗程，或遵医嘱。

2. 薄芝糖肽（赛升、握尔泰）Bozhi Glycopeptide

【主要成分】由 GCL 菌株经液体发酵培养法制得的灵芝属薄树芝干燥菌丝体粉末中提取制得的灭菌水溶液，其组分为多糖和多肽。

【药理作用】抗衰老，调节核酸、蛋白质的代谢及合成。

【适应证】用于进行性肌营养不良、萎缩性肌强直，及前庭功能障碍、高血压等引起的眩晕和自主神经功能紊乱、癫痫、失眠等症。亦可用于肿瘤、肝炎的辅助治疗。

【剂型规格】注射液：(5mg 多糖 /1mg 多肽) 2ml/支。

Sig：①肌内注射，2ml，i.m.，b.i.d.；②静脉滴注，4ml+N.S 250ml，iv.gtt，q.d.，1~3 个月为 1 个疗程，或遵医嘱。

3. 抗结核病药

中枢神经系统结核的药物治疗遵循先强化后维持的治疗模式。其中异烟肼和利福平是该方案的关键组成部分。目前认为异烟肼、利福平和吡嗪酰胺是抗结核起始治疗的三种必需药物。暂无确切临床研究数据来指导第四种药物的选择，可酌情选择链霉素或乙胺丁醇或氟喹诺酮类。非耐药性中枢神经系统结核的抗结核治疗总疗程建议为 12 个月。对异烟肼的高度耐药者，可将异烟肼换成左氧氟沙星或莫西沙星,并与利福平和吡嗪酰胺联合治疗至少12个月。其他耐药性中枢神经系统结核、HIV合并结核、肝炎或其他肝损害者合并结核的患者应在相关科室合作下制订个体化治疗方案。中枢神经系统结核患者均应接受辅助糖皮质激素治疗。成人(>14岁)起始用量为地塞米松 0.4mg/(kg·24h),每周减0.1mg/(kg·24h),第5周调整为4mg/d,之后每周减少1mg/d至第8周左右停药。儿童(≤14岁)起始用量为泼尼松龙 4mg/(kg·24h)[或地塞米松当量剂量:0.6mg/(kg·24h)]4周,之后逐渐减量并在第8周停药。具体可参阅英国感染学会《成人和儿童中枢神经系统结核诊疗指南》[J Infect,2009,59(3):167-187]。非耐药性中枢神经系统结核的一线治疗方案见表5-2。

表 5-2　非耐药性中枢神经系统结核的一线治疗方案

药物	每日剂量		给药途径	持续用药时间
	儿童	成人	口服	12个月
异烟肼	10~20mg/kg (最高500mg)	300mg	口服	12个月
利福平	10~20mg/kg (最高500mg)	450mg(<50kg) 600mg(≥50kg)	口服	12个月
吡嗪酰胺	30~35mg/kg (最高2g)	1.5g(<50kg) 2.0g(≥50kg)	口服	2个月
乙胺丁醇	15~20mg/kg (最高1g)	15mg/kg	口服	2个月

(1)异烟肼(雷米封) Isoniazid,INH

【剂型规格】注射液:0.1g(2ml)/支;片剂:0.1g×100片。

Sig:10~20mg/kg,成人常用量 300mg/d,每日顿

服或配生理盐水静脉滴注。

（2）利福平　Rifampicin,RFP

【剂型规格】胶囊剂:0.15g×100粒。

Sig:10~20mg/kg,p.o.,q.d.;成人常用量450~600mg/d,儿童通常不超过500mg/d。

（3）乙胺丁醇　Ethambutol,EMB

【剂型规格】片剂:0.25g×100片。

Sig:15~20mg/kg,p.o.,q.d.。

（4）吡嗪酰胺　Pyrazinamide,PZA

【剂型规格】片剂:0.25g×100片。

Sig:20~30mg/kg,分3次口服,成人常用量1 500~2 000mg/d。

（5）链霉素　Streptomycin,SM

【剂型规格】粉针剂:0.75g(75万IU)/支,1g(100万IU)/支。

Sig:①成人,0.75g+N.S 2ml,i.m.,q.d.;②儿童,15~25mg/(kg·d),分两次肌内注射。

4. 呼吸兴奋剂

（1）尼可刹米(可拉明)　Nikethamide(Coramine)

【药理作用】延髓兴奋药,对呼吸中枢作用较强。

【适应证】用于中枢性呼吸抑制及各种原因引起的呼吸抑制。

【剂型规格】注射液:0.375g(1.5ml)/支。

Sig:①一般0.375g,i.v.或者i.m.,极量为每次1.25g;②或3~10支+G.S 500ml,iv.gtt维持。

（2）洛贝林(山梗菜碱):Lobeline(Antabac)

【药理作用】兴奋颈动脉体化学感受器而反射性兴奋呼吸中枢。

【适应证】主要用于各种原因引起的中枢性呼吸抑制。临床上常用于新生儿窒息,一氧化碳、阿片类药物中毒等。

【剂型规格】注射液:3mg(1ml)/支。

Sig:①一般3~6mg,i.v.,极量为6mg/次,20mg/d;
②或 9~30mg+G.S 500ml,iv.gtt 维持。

（曹旭）

第六章 内分泌和代谢疾病用药

第一节 口服降糖药

随着生活方式的改变和人口老龄化进程的加速,我国糖尿病的患病率逐年上升。糖尿病患病率从 1980 年的 0.67% 上升至 2013 年的 10.4%。糖尿病的治疗应是综合性的治疗,包括饮食控制、运动、血糖监测、糖尿病自我管理教育和药物治疗,其中饮食治疗是所有糖尿病治疗的基础,药物治疗则是 2 型糖尿病(type 2 diabetes mellitus,T2DM)最常用的手段。降糖药物主要包括口服降糖药(oral hypoglycemic agent,OHA)、胰岛素、胰岛素类似物及肠促胰素类似物,各类药物降糖的机制各不相同。具体可参阅《中国 2 型糖尿病防治指南(2017 年版)》。

【口服降糖药的分类】

1. 促胰岛素分泌剂

(1)磺酰脲类药物:如格列本脲、格列齐特、格列吡嗪、格列美脲、格列喹酮等。

(2)苯甲酸衍生物类(格列奈类药物):如瑞格列奈、那格列奈等。

2. 胰岛素增敏剂

(1)双胍类药物:如二甲双胍等。

(2)噻唑烷二酮类药物:如罗格列酮、吡格列酮等。

3. **α-葡萄糖苷酶抑制剂**（alpha glucosidase inhibitor，AGI） 如阿卡波糖、伏格列波糖、米格列醇等。

4. **二肽基肽酶-Ⅳ**（dipeptidyl peptidase Ⅳ，DPP-Ⅳ）**抑制剂** 如沙格列汀、西格列汀、维格列汀、利格列汀、阿格列汀、瑞格列汀等。

5. **钠-葡萄糖2型转运体**（sodium glucose co-transporter 2，SGLT-2）**抑制剂** 如达格列净、恩格列净、卡格列净等。

一、磺酰脲类药物

磺酰脲类（sulfonylureas，SUs）能与胰岛 B 细胞膜上的磺酰脲受体特异性结合，抑制细胞膜表面 ATP 敏感的 K^+ 通道（ATP-K^+），使之关闭，细胞内 K^+ 浓度升高，依次发生细胞膜去极化，细胞膜上电压依赖的 Ca^{2+} 通道开放，细胞外 Ca^{2+} 进入细胞内，胰岛 B 细胞内 Ca^{2+} 浓度升高，刺激胰岛素分泌，起到降低血糖的作用，可降低 HBA1c 1.0%~1.5%。SUs 的降糖作用有赖于相当数量（30% 以上）尚存在功能的胰岛 B 细胞。SUs 不刺激胰岛素合成。FDA 妊娠安全级别为 C 级。SUs 应在餐前半小时服用。

【适应证】

饮食和锻炼不能使血糖控制良好的 T2DM 患者或肥胖的 T2DM 患者，应用双胍类等药物治疗后血糖控制仍不满意或因胃肠道反应不能耐受者。

【禁忌证】

已经诊断明确的 1 型糖尿病（T1DM）患者，伴有酮症酸中毒、昏迷、严重烧伤、感染和重大手术等应激情况或伴有严重肝、肾疾病，白细胞减少的 T2DM 患者。

【不良反应】

①低血糖症：SUs 最主要、最危险的不良反应，与剂量过大，饮食配合不妥，使用长效制剂或同时

应用增强降糖作用药物等有关;②其他:如胃肠道反应、肝功能损害、皮肤过敏反应、白细胞减少、再生障碍性贫血等。

常 用 药 物

1. 格列齐特(达美康) Gliclazide

【作用特点】第二代 SU,较格列本脲降糖作用略弱;作用时间较短,故低血糖发生率少而轻。

【适应证】轻至中度 T2DM,尤其适合于肥胖患者及老年患者。

【剂型规格】普通片:80mg × 60 片;缓释片:30/60mg × 30 片,60mg × 15 片。

Sig:①普通片,起始剂量 80mg,早餐前及午餐前(或晚餐前)各 1 次;也可 40mg,t.i.d.,三餐前服,1周后按疗效调整剂量,不超过 320mg/d。②缓释片,起始剂量 30mg,q.d.,维持剂量 30~120mg/d,早餐前整片吞服,不可咀嚼、或压碎;60mg 剂型可沿中线掰开服用半量。

2. 格列吡嗪(瑞易宁、美吡哒) Glipizide

【作用特点】第二代 SU,胃肠吸收快,有消化道狭窄、腹泻者不宜使用本药控释片。

【剂型规格】瑞易宁控释片:5mg × 14 片;美吡哒片:5mg × 30 片。

Sig:起始剂量 5mg,q.d.,早餐时给药;多数患者5~10mg/d 即可,最大剂量 20mg/d。

3. 格列喹酮(糖适平) Gliquidone

【作用特点】第二代短效 SU,除刺激胰岛素分泌外,还可增加外周组织(肌肉、肝脏、脂肪)对胰岛素的敏感性。

【适应证】适用于病程短、病情较轻的患者,特别适用于 60 岁以上老年人,也适用于轻至中度肾功能不全的 T2DM 患者。

【剂型规格】片剂:30mg × 30 片,30mg × 60 片。

Sig：15~30mg 开始，根据血糖水平逐渐加量（1次加量 15~30mg），最大剂量 180mg/d。日剂量低于 30mg 时可于早餐前顿服，高于 30mg 时可酌情按早晚（或早、中、晚）分次服用。

4. 格列美脲（亚莫利、万苏平、佑苏、科德平）Glimepiride

【作用特点】第三代 SU，其结合及解离 SU 受体都较格列本脲快，较少引起低血糖，且可改善胰岛素敏感性。

【剂型规格】片剂：亚莫利 2mg×15 片；万苏平 2mg×12 片；佑苏 2mg×10 片；科德平 1mg×36 片。

Sig：通常起始剂量为 1~2mg，q.d.，早餐前或早餐时服；根据患者的血糖变化调整剂量，每 1~2 周剂量增加不超过 2mg；最大维持剂量为 6mg/d。

5. 格列本脲（优降糖）Glibenclamide

【剂型规格】片剂：2.5mg×100 片。

Sig：开始 2.5mg，早餐前或早餐及午餐前各 1 次，轻症者 1.25mg，t.i.d.，三餐前服，7 日后递增 2.5mg/d。一般用量为 5~10mg/d，最大剂量 15mg/d。

6. 消渴丸

【作用特点】含有格列本脲和多种中药成分（葛根、地黄、黄芪、天花粉、玉米须、南五味子、山药）的固定剂量复方制剂，降糖效果与格列本脲相当，但低血糖风险相对较低，改善糖尿病相关中医证候的效果更明显。

【适应证】滋肾养阴，益气生津。用于气阴两虚所致的消渴病，症见多饮，多尿，多食，消瘦，体倦乏力，眠差，腰痛；2 型糖尿病见上述证候者。

【剂型规格】丸剂：[每 10 丸重 2.5g（含格列本脲 2.5mg）]120 丸 / 瓶。

Sig：5~10 丸，p.o.，b.i.d.~t.i.d.，餐前用温开水送服。

内分泌系统

二、非磺酰脲类胰岛素促分泌剂

苯甲酸衍生物(格列奈类药物)属新一代快速作用的非磺酰脲类胰岛素促分泌剂,主要用于控制餐后高血糖,可降低 HBA1c 0.5%~1.5%。与 ATP-K$^+$ 通道结合、离解速度皆快,刺激胰岛素分泌的作用快速而短暂,对 ATP-K$^+$ 通道的组织选择性较磺酰脲类好,对血管内皮细胞、心肌细胞 ATP-K$^+$ 通道的结合较少;能模拟人胰岛素的生理分泌模式,快速促使胰岛素释放,对胰岛细胞的负荷较轻。一般餐前服用。我国批准上市的有瑞格列奈、那格列奈、米格列奈。其中瑞格列奈和那格列奈可用于 CKD 1~5 期患者,不需调整剂量。

【适应证】

①经饮食控制、降低体重及运动锻炼不能有效控制血糖的 T2DM 患者;②与二甲双胍等药合用治疗 T2DM。

【禁忌证】

① 1 型糖尿病、糖尿病酮症酸中毒者;②严重肝、肾功能不全者;③ 12 岁以下儿童、孕妇和哺乳期妇女;④ 75 岁以上老年人不宜使用。

【不良反应】

①主要为低血糖、体重增加,及消化系统反应如恶心、呕吐、腹痛、腹泻和便秘等;②少有过敏反应、视觉异常等。

常 用 药 物

1. 瑞格列奈(诺和龙、孚来迪) Repaglinide

【作用机制】非 SU 类促胰岛素分泌的餐时血糖调节药物,具有起效快、作用时间短的特点。其促进胰岛素分泌、发挥降低血糖作用的前提是必须有葡萄糖存在,故仅在进餐时才刺激胰岛素分泌,改善血糖水平,空腹时不会对 B 细胞产生刺激及导致低

内分泌系统

血糖发生。禁止与氯吡格雷联用。

【剂型规格】诺和龙：1mg×30 片；孚来迪：0.5mg×60 片。

Sig：0.5~1mg，p.o.，t.i.d.，餐前 15~30 分钟服用；最大剂量 16mg/d。

2. 那格列奈（唐力、唐瑞、安唐平） Nateglinide

【作用机制】机制与瑞格列奈类似，但起效更快，作用持续时间更短。

【作用特点】不适用于对磺酰脲类不敏感的糖尿病患者，也不宜与 SU 类药物合用于糖尿病治疗；与 AGI 合用发生低血糖时不可用蔗糖，而需用葡萄糖等纠正低血糖。脂肪餐餐前 10 分钟给药将显著降低本药的血药浓度。

【剂型规格】片剂：唐力 120mg×12 片；唐瑞 120mg×10 片；安唐平 30mg×48 片。

Sig：60~120mg，p.o.，t.i.d.，餐前 1~15 分钟服用；最大剂量 540mg/d。

三、双胍类

双胍类（biguanides）通过肝细胞膜 G 蛋白恢复胰岛素对腺苷酸环化酶的抑制，减少肝糖异生及肝糖输出，促进无氧糖酵解，增加肌肉等外周组织对葡萄糖的摄取和利用，增加非胰岛素依赖的组织（如脑、血细胞、肾髓质、肠道、皮肤等）对葡萄糖的利用，抑制或延缓葡萄糖在胃肠道的吸收等改善糖代谢，可使 HbA1c 下降 1%~1.5%，并可降低体重。降糖外益处包括：心血管保护作用，改善血脂，对非酒精性脂肪肝（NAFLD）改善作用，改善多囊卵巢综合征症状，以及对肿瘤抑制作用等。本类药物无刺激胰岛素分泌作用，对正常人无明显降血糖作用，单独应用不引起低血糖。肾功能 eGFR 在 45~59ml/（min·1.73m^2），造影前可适当减量继续使用二甲双胍，但使用碘化对比剂时应停用，复查肾功能正常后可继续用药。长期使用二甲双胍应注意维生素 B_{12} 缺乏的可能性,可以监测血维生素 B_{12} 浓度,尤其对于贫血或合并外周神经病变的患者。多国指南均推荐二甲双胍作为 2 型糖尿病患者控制高血糖的一线用药和药物联合中的基本用药。FDA 妊娠安全性分级为 B 级。具体用法可参阅《二甲双胍临床应用专家共识(2016 年版)》。

【适应证】

①超重或肥胖的 T2DM;②与其他口服降糖药联合应用;③胰岛素治疗的糖尿病患者,包括T1DM,加用双胍类药物有助于稳定血糖,减少胰岛素用量;④肥胖症,尤其是多囊卵巢综合征的女性。

【禁忌证】

①中重度肾功能不全[eGFR<45ml/(min·$1.73m^2$)];②可造成组织缺氧的疾病,如失代偿性心力衰竭、呼吸衰竭、休克;③严重感染或创伤、重大手术,以及临床有低血压者;④已知对盐酸二甲双胍过敏;⑤急、慢性代谢性酸中毒,包括有或无昏迷的糖尿病酮症酸中毒;⑥酗酒者;⑦接受血管内注射碘化对比剂者,可以暂时停用;⑧维生素 B_{12}、叶酸缺乏未纠正者。

【不良反应】

①胃肠道反应:较常见,表现为口干苦和金属味、畏食、恶心、呕吐、腹泻等,进餐中服药或由小剂量开始可减轻;②偶有过敏反应,表现为皮肤红斑、荨麻疹等;③最严重的罕见不良反应是可能诱发乳酸性酸中毒,但少见。苯乙双胍的发生率相对较高,目前在我国已停止生产销售和使用。乳酸性酸中毒的处理:监测血糖、电解质、血气和血乳酸浓度;适量补液,尽早大量补 $NaHCO_3$,监测 pH,上升至7.2 时暂停补碱;补钾,纠正其他电解质紊乱,必要时透析。

常用药物

二甲双胍（格华止、麦特美、圣妥） Metformin

【剂型规格】格华止缓释片：500mg，850mg×20片；麦特美缓释片：500mg×30片；圣妥肠溶片：250mg×48片。

Sig：起始剂量，500mg，q.d.~b.i.d. 或850mg，q.d.，餐时或餐后服用[早餐和/或晚餐]；5~7天后，如果无胃肠道反应，则增加剂量，早餐或晚餐前增加至850或1000mg；提高剂量后如果发生胃肠道反应，将剂量降至之前较低的剂量，过段时间再尝试提高剂量。起效最小剂量为500mg/d，以后根据病情逐渐加量，最佳有效剂量为2000mg/d，成人最大剂量为2550mg/d，疗效呈现剂量依赖效应。常用维持剂量：500mg，t.i.d. 或850mg，b.i.d.，餐时服。

四、噻唑烷二酮类

噻唑烷二酮类（thiazolidinediketones，TZD）可增强胰岛素在外周组织（如肝脏、肌肉、脂肪组织）的敏感性，减轻胰岛素抵抗，为胰岛素增敏剂，可使HbA1c下降0.7%~1.0%。药物进入靶细胞后与核受体结合，激活过氧化物酶体增殖物激活受体γ（PPAR-γ）核转录因子，可调控多种影响糖、脂代谢基因的转录，使胰岛素作用放大。18岁以下者本类药无用药资料。FDA妊娠安全性分级为C级。

【适应证】

主要用于T2DM的治疗，尤其存在明显胰岛素抵抗者；可单独或与其他类口服降糖药、胰岛素联合应用。

【禁忌证】

①T1DM或糖尿病酮症酸中毒患者；②既往曾应用罗格列酮导致黄疸的患者；③NYHA心功能Ⅲ、Ⅳ级的患者；④水肿；⑤肝功能不全（肝转氨酶大于

正常值上限 2.5 倍)或活动性肝病;⑥有严重骨质疏松和骨折病史的患者。

【不良反应】

①体重增加和水肿是噻唑烷二酮类药物的常见不良反应,这种不良反应在与胰岛素联合使用时表现更加明显;②增加骨折和心力衰竭发生的风险;③其他还包括头疼、头晕、乏力、恶心、腹泻、轻至中度贫血、高胆固醇血症等。

常 用 药 物

1. **罗格列酮**(文迪雅、太罗) Rosiglitazone

【作用机制】特异性 PPAR-γ 激活剂。

【注意事项】基于使用罗格列酮发生骨折和心血管事件的风险可能增加,2010 年罗格列酮及其复方制剂(文达敏)在欧盟遭到退市,在美国和中国被严格限制使用。

【剂型规格】片剂:4mg×7 片。

Sig:4mg,p.o.,q.d.或分 2 次服用,最大剂量 8mg/d。

2. **吡格列酮**(卡司平、艾可拓、万苏敏、贝唐宁) Pioglitazone

【作用机制】特异性 PPAR-γ 激活剂。

【注意事项】吡格列酮安全性研究和监测结果显示,吡格列酮可能轻度增加膀胱癌的发生风险,长期使用(>1 年)风险增加。美国、欧盟、日本等国家和地区已经或正在修订吡格列酮的产品说明书,增加对膀胱癌的风险警示。

【剂型规格】①片剂:卡司平 30mg×7 片;艾可拓 15mg×7 片;万苏敏 15mg×30 片。②胶囊剂:贝唐宁 30mg×7 粒。

Sig:15~30mg,p.o.,q.d.,最大剂量 45mg/d。

3. **吡格列酮二甲双胍片**(卡双平) Pioglitazone Metformin Tablets

【剂型规格】片剂:吡格列酮 15mg/ 二甲双胍

500mg×14 片,30 片。

Sig:以患者的耐受性和有效性为基础个性化治疗,应不超过每日最高推荐剂量吡格列酮 45mg,二甲双胍 2 550mg。一般推荐起始剂量为 1 片,p.o.,q.d.~b.i.d.。

五、α-葡萄糖苷酶抑制剂

α-葡萄糖苷酶抑制剂(alpha glucosidase inhibitor,AGI)在小肠黏膜刷状缘竞争性抑制葡萄糖淀粉酶、蔗糖酶和异麦芽糖酶,延缓葡萄糖和果糖等的吸收,可降低餐后血糖。同时减轻餐后高血糖对 B 细胞的刺激作用,避免了餐后高胰岛素症。本类药物只在肠道起作用,只降低进食多糖导致的餐后高血糖,不降低脂肪餐、蛋白餐或进食单糖导致的高血糖。对乳糖酶无抑制作用,不影响乳糖的消化吸收。我国批准上市的有阿卡波糖、伏格列波糖和米格列醇。FDA 妊娠安全性分级为 B 级。

【适应证】

①主要用于 T2DM 治疗,单独应用可降低餐后血糖和血浆胰岛素水平;②对于 1 型糖尿病或胰岛素治疗的 T2DM 患者,加用本药可改善血糖控制,减少胰岛素用量;③可联合磺酰脲类、双胍类治疗T2DM;④可用于糖耐量异常(IGT)的患者,降低餐后血糖。

【禁忌证】

①有明显消化和吸收障碍的慢性胃肠功能紊乱者;②Roemheld 综合征、严重的疝、肠梗阻和肠溃疡等由于肠胀气而可能恶化的疾病患者;③肌酐清除率 <25ml/(min·1.73m²)者;④18 岁以下患者、孕妇及哺乳期妇女。

【不良反应】

①常见胃肠道不良反应:胃胀、腹胀、腹泻、胃肠痉挛性疼痛、顽固便秘、肠鸣音亢进、排气增多

等。前述消化道反应随服药时间延长可减轻、消失。②少见乏力、头痛、眩晕、低血糖及皮肤瘙痒、红斑、荨麻疹等皮肤过敏反应。

常 用 药 物

1. 阿卡波糖（拜唐苹、卡博平）　Acarbose

【作用特点】本药为目前唯一被 FDA 批准可用于 IGT 患者的口服降糖药，尤其适用于心血管高危因素的 T2DM 患者。

【注意事项】在空腹时服药过量，一般不会出现胃肠道反应。但当药物过量，同时又进食碳水化合物时，会导致严重的胃肠胀气和腹泻，故当服用本药过量时，在随后的 4~6 小时应避免进食碳水化合物，避免同时服用抗酸药、肠道吸附剂和消化酶。

【剂型规格】片剂：拜唐苹，50mg，100mg×30片；卡博平，50mg×30 片。

Sig：起始剂量 50mg，p.o.，t.i.d.，餐前即刻整片吞服或与前几口食物一起嚼服，根据血糖可逐渐加量至 100mg，t.i.d.。

2. 伏格列波糖（倍欣、家能）　Voglibose

【剂型规格】片剂：200μg×30 片。

Sig：200μg，p.o.，t.i.d.，于餐前服用（服药后即刻进餐），最大剂量 300μg，t.i.d.。

六、二肽基肽酶-Ⅳ抑制剂

二肽基肽酶-Ⅳ（DPP-Ⅳ）抑制剂通过抑制DPP-Ⅳ而减少 GLP-1 在体内的失活，升高内源性GLP-1 和葡萄糖依赖性促胰岛素释放多肽（GIP）水平，以葡萄糖依赖方式促进胰岛素释放，降低胰高血糖素分泌，从而降低空腹和餐后血糖，单独使用不增加低血糖风险。常见国内上市的药物有：西格列汀、沙格列汀、维格列汀、利格列汀、阿格列汀，另有瑞格列汀待上市。西格列汀、沙格列汀、阿格列汀不增加心血管病变发生风险,但沙格列汀的治疗可能与心力衰竭住院的风险增加有关。西格列汀、沙格列汀、维格列汀均为高效、可逆、高选择性的 DPP-Ⅳ 抑制剂,可使 HbA1c 下降 0.4%~0.9%。临床研究证实,在饮食和运动基础上,DPP-Ⅳ 抑制剂可显著改善 T2DM 患者的血糖控制,对体重为中性作用或轻度增加。常见不良反应为上呼吸道感染、头痛、鼻咽炎、咳嗽、便秘、头晕、增加出汗量、关节疼痛和尿路感染。有肾功能不全的患者中使用西格列汀、沙格列汀、阿格列汀和维格列汀时需酌情减量。对于肝、肾功能不全的患者,使用利格列汀不需要调整剂量。目前有多种二甲双胍与此类药物的复方制剂,可以达到机制互补、效力协同的效果。

常 用 药 物

1. 西格列汀(捷诺维) Sitagliptin

【剂型规格】磷酸西格列汀片:0.1g×7 片。

Sig:0.1g,p.o.,q.d.,可与或不与食物同服。

2. 西格列汀二甲双胍片(捷诺达) Sitagliptin Phosphate/Metformin Hydrochloride Tablets

【剂型规格】片剂:西格列汀 50mg/ 二甲双胍 500mg/850mg×28 片。

Sig:根据患者目前的治疗方案、治疗的有效程度、对药物的耐受程度给予个体化的剂量,但不能超过磷酸西格列汀 100mg 和二甲双胍 2 000mg 的每日最大推荐剂量。通常的给药方法是每日 2 次,餐中服药。

3. 沙格列汀(安立泽) Saxagliptin

【剂型规格】片剂:2.5mg×14 片,5mg×14 片。

Sig:5mg,p.o.,q.d.,用药时间不受进餐影响。

4. 沙格列汀二甲双胍缓释片(安立格) Saxagliptin and Metformin Hydrochloride Sustained-release Tablets

【剂型规格】片剂:沙格列汀 2.5mg/5mg/ 二甲

双胍缓释片 1 000mg × 14 片。

Sig：初始剂量应根据患者的当前治疗方案、治疗有效性及耐受性进行个体化调整，每日最大建议剂量为 5mg 沙格列汀及 2 000mg 二甲双胍缓释剂。通常晚餐时给药，每日 1 次，逐渐进行剂量调整。

5. 维格列汀（佳维乐）　Vildagliptin

【剂型规格】片剂：50mg × 14 片。

Sig：①单药治疗或与二甲双胍合用，50mg，b.i.d.，早晚给药 1 次；②与磺酰脲类合用，50mg，每天 1 次早晨服。最大剂量 100mg/d。CKD 3~5 期患者剂量减半。

6. 二甲双胍维格列汀片（宜合瑞）　Metformin Hydrochloride and Vildagliptin Tablets

【剂型规格】片剂：二甲双胍 850mg/ 维格列汀 50mg × 30 片。

Sig：初始剂量应根据患者目前的治疗方案、疗效和对药物的耐受程度个性化定制，但维格列汀最大日剂量不得超过 100mg。通常的给药方案是每日 2 次，早晚各 1 片，用餐时或餐后服用。

7. 利格列汀（欧唐宁）　Linagliptin

【剂型规格】片剂：5mg × 7 片。

Sig：推荐剂量为 5mg，p.o.，q.d.。本品可在每天的任意时间服用，餐时或非餐时均可服用。肝、肾功能不全患者不需要调整剂量。最大剂量 5mg/d。

8. 利格列汀二甲双胍片（欧双宁）　Linagliptin and Metformin Hydrochloride Tablets

【剂型规格】片剂：利格列汀 2.5mg/ 二甲双胍 850mg × 14 片。

Sig：用药剂量应根据有效性和耐受性来进行个体化确定，且不能超过最大推荐剂量 2.5mg 利格列汀 /1 000mg 盐酸二甲双胍，每日 2 次，随餐服用。

9. 阿格列汀（尼欣那）　Alogliptin

【剂型规格】苯甲酸阿格列汀片：25mg × 7 片。

Sig：推荐剂量为 25mg，p.o.，q.d.，最大剂量 25mg/d。本品可在每天的任意时间服用，餐时或非餐时均可服用。

七、钠‑葡萄糖协同转运蛋白 2 抑制剂

钠‑葡萄糖协同转运蛋白 2（SGLT‑2）抑制剂通过抑制肾小管上的 SGLT‑2，进而达到抑制葡萄糖在肾脏的重吸收促进尿糖排泄，从而降低体内血糖水平，降低 HBA1c 幅度在 0.5%~1.0%，减轻体重 1.5~3.5kg，降低收缩压 0.4~0.7kPa（3~5mmHg）。在具有心血管高危风险的 2 型糖尿病患者中应用 SGLT‑2 抑制剂恩格列净或卡格列净可以使主要不良心血管事件（MACE）和肾脏事件复合终点发生发展的风险显著下降，心力衰竭住院率显著下降。DAPA‑HF 研究证明，无论患者有无糖尿病，达格列净均可降低心力衰竭恶化及心血管死亡风险，且可改善心力衰竭症状和射血分数。此类药物开始服用前需评估肾功能，中度肾功能不全的患者可以减量使用，重度肾功能不全的患者中因降糖效果显著下降不建议使用。

【适应证】

本药用于配合饮食控制和运动改善 2 型糖尿病患者的血糖控制。可单独用药也可与其他降糖药联合用药，包括胰岛素和二甲双胍。不适用于 1 型糖尿病或糖尿病酮症酸中毒患者。

【禁忌证】

①对本药有严重过敏史者；②严重肾受损、肾病终末期，或透析。

【不良反应】

最常见的不良反应是生殖泌尿道感染、排尿增加、鼻咽炎。其他还包括超敏反应、低血压、肾功能损害、低血糖（与胰岛素和胰岛素促泌剂合用时）、LDL‑C 升高、酮症酸中毒、膀胱癌风险、骨折风险和

足趾截肢可能(主要见于卡格列净)等。

常 用 药 物

1. 卡格列净(怡可安) Canagliflozin

【剂型规格】片剂:100mg×30 片。

Sig:起始剂量 100mg,p.o.,q.d.,早餐前服用。可根据情况增至 300mg,p.o.,q.d.。轻度肾功能受损者不需调整剂量;中度肾功能受损者剂量限制在 100mg,q.d.;重度肾功能受损者不可使用本药;若使用后 eGFR 持续 <45ml/(min·1.73m^2)时应停药。

2. 达格列净(安达唐) Dpagliflozin(Farxiga)

【剂型规格】片剂:10mg×14 片,10mg×30 片。

Sig:起始剂量 5mg,p.o.,q.d.,早晨服用,用药时间不受进餐影响。可根据情况增至 10mg,p.o.,q.d.。eGFR≥45ml/(min·1.73m^2)的患者不需调整剂量,中重度肾功能受损者不可使用本药。若使用后 eGFR 持续 <60ml/(min·1.73m^2)时应停药。

3. 恩格列净(欧唐静) Empagliflozin

【剂型规格】片剂:10mg×10 片。

Sig:起始剂量 10mg,p.o.,q.d.,早晨服用,用药时间不受进餐影响。可根据情况增至 25mg,p.o.,q.d.。eGFR≥45ml/(min·1.73m^2)的患者不需调整剂量;重度肾功能受损者不可使用本药,若使用后 eGFR 持续 <45ml/(min·1.73m^2)时应停药。

第二节 胰高血糖素样肽 -1 受体激动剂

胰高血糖素样肽 -1(GLP-1)受体激动剂通过激动 GLP-1 受体而发挥降低血糖的作用,它以葡萄糖浓度依赖的方式增强胰岛素分泌,抑制胰高血糖素分泌,并能延缓胃排空,通过中枢性地抑制食欲而减少进食量。GLP-1 受体激动剂可以单独使用或与其

内分泌系统

他口服降糖药联合使用,单独使用无明显导致低血糖发生的风险。GLP-1 受体激动剂有显著的降低体重作用,尤其适用于肥胖患者。目前上市的有短效制剂艾塞那肽(每日 2 次)、利拉鲁肽(每日 1 次)、贝那鲁肽(每日 3 次)、利司那肽(每日 1 次);长效制剂注射用艾塞那肽微球(每周 1 次)、度拉糖肽(每周 1 次)、聚乙二醇洛塞那肽(每周 1 次)、索马鲁肽(每周 1 次)及阿必鲁肽(每周 1 次)。目前心血管疾病获益证据强度为利拉鲁肽 > 索马鲁肽 > 艾塞那肽微球缓释剂。有效降低体重为索马鲁肽 > 利拉鲁肽 > 度拉糖肽 > 艾塞那肽 > 利司那肽。目前国外有利拉鲁肽与德谷胰岛素固定剂量的复方药物(iDegLira)及甘精胰岛素与利司那肽的复方制剂(iGlarLixi)。

【适应证】

在饮食控制和运动基础上接受二甲双胍单药或联合磺酰脲类药物和 / 或基础胰岛素治疗血糖控制不佳的成年 2 型糖尿病患者。

【不良反应】

常见的不良反应主要是胃肠道反应如恶心,心率加快,程度多为轻到中度,主要见于刚开始治疗时,随治疗时间延长逐渐减少。此类药物均应警惕甲状腺 C 细胞肿瘤风险和胰腺炎风险,不得用于有甲状腺髓样癌(MTC)既往史或家族史患者。

【临床应用要点】

每周 1 次皮下注射的长效制剂两针之间应至少间隔 3 天。忘记注射时,如果与下次计划注射时间超过 3 天,可以立即给予补充注射。如果与下次计划注射时间少于或等于 3 天,则不需补充注射。应在大腿、腹部或上臂皮下注射给药。

常 用 药 物

1. 艾塞那肽(百泌达) Exenatide

【作用特点】首个人工合成的 GLP-1 受体激

动剂。

【剂型规格】注射液：5μg×60（1.2ml）/支；10μg×60（2.4ml）/支。

Sig：起始剂量 5μg，i.h.，b.i.d.，于早餐和晚餐（或每日 2 次正餐前，大约间隔 6 小时或更长时间）前 60 分钟内给药。餐后不可给药。治疗 1 个月后，可根据临床反应将剂量增加至 10μg，i.h.，b.i.d.。

2. **艾塞那肽微球**（百达扬） Exenatide Microspheres（Bydureon）

【剂型规格】注射剂：2mg/瓶。

Sig：2mg，每周皮下注射 1 次。可在一天中的任何时间注射，空腹或进食后均可。

3. **聚乙二醇洛塞那肽**（孚来美） Polyethylene clycol Loxenatide

【剂型规格】注射液：0.5ml：0.1mg/支，0.5ml：0.2mg/支。

Sig：①单药治疗，推荐起始剂量为 0.1mg，每周（7 天）1 次腹部皮下注射，如血糖控制效果不满意，可增加到 0.2mg，每周 1 次。②联合治疗，对于二甲双胍基础用药血糖控制不佳的患者，推荐剂量为 0.1mg，每周 1 次。应每周（7 天）给药 1 次，可以在一天中任何时间（进餐前或进餐后）使用。

4. **利司那肽**（利时敏） Lixisenatide（Lyxumia）

【剂型规格】注射液：20μg（0.1mg/ml×3ml）/支。

Sig：起始剂量为 10μg，每日 1 次，应用 14 日。维持剂量，在第 15 日开始 20μg 为固定维持剂量，每日 1 次。给药时间在每日任何一餐前 1 小时内。

5. **利拉鲁肽**（诺和力） Liraglutide

【剂型规格】预填充注射笔：18mg（3ml）/支。

Sig：起始剂量 0.6mg，固定时间每日 1 次，不受进餐时间限制，至少 1 周后，剂量应增加至 1.2mg。根据临床应答情况，在至少 1 周后可将剂量增加至 1.8mg，预计一些患者在将剂量从 1.2mg 增加至

1.8mg 时可以获益。最大剂量 1.8mg/d。

6. 贝那鲁肽（谊生泰）Benaglutide

【剂型规格】注射液：4.2mg（42 000U）（2.1ml）/ 支。

Sig：起始剂量为每次 0.1mg（5µl），每日 3 次，餐前 5 分钟皮下注射。治疗 2 周后，剂量应增加至 0.2mg（100µl），每日 3 次。

7. 索马鲁肽 Semaglutide（Ozempic）

【剂型规格】预填充注射笔：2mg（1.5ml）/ 支。

Sig：起始剂量 0.25mg，皮下注射，每周 1 次，连续 4 周；此后，剂量增至每次 0.5mg；如果血糖控制不佳，0.5mg 剂量在维持 4 周后再增至极量，每次 1mg，每周 1 次。

8. 阿必鲁肽 Albiglutide（Tanzeum）

【剂型规格】注射笔：30mg/ 支，50mg/ 支。

Sig：起始剂量 30mg，皮下注射，每周 1 次；如果血糖控制不佳，可增至 50mg，每周 1 次。

9. 度拉糖肽（度易达）Dulaglutide（Trulicity）

【剂型规格】预填充注射笔：0.75mg（0.5ml）/ 支，1.5mg（0.5ml）/ 支。

Sig：起始剂量 0.75mg，每周 1 次，皮下注射。为进一步改善血糖控制，剂量可增加至 1.5mg，每周 1 次。最大剂量为 1.5mg，每周 1 次。可在一天中任意时间注射，和进餐与否无关。

第三节 胰岛素及胰岛素类似物

胰岛素（insulin）是目前发现的人体唯一降糖激素，对碳水化合物、蛋白质、脂肪等多种代谢起重要作用。胰岛素是 1 型糖尿病患者维持生命和控制血糖所必需的药物。T2DM 患者虽然不需要胰岛素来维持生命，但多数患者在糖尿病的晚期需要使用胰岛素来控制血糖的水平以减少糖尿病急、慢性并发症发生的危险性。基因工程的人胰岛素对人体无毒性作用,肝、肾功能不全,妊娠等均不影响正常使用,是目前已知的所有降糖药物中疗效最可靠、毒副作用最小的药物。

【胰岛素的分类】

(1)根据作用特点:可分为超短效胰岛素类似物、常规(短效)胰岛素、中效胰岛素、长效胰岛素(包括长效胰岛素类似物)和预混胰岛素。

1)超短效胰岛素类似物:门冬胰岛素(诺和锐)、赖脯胰岛素(优泌乐、谷赖胰岛素)。

2)短效(常规)胰岛素:诺和灵 R、优泌林 R、甘舒霖 R、(猪)常规胰岛素 R。

3)中效胰岛素:诺和灵 N、优泌林 N、甘舒霖 N、(猪)低精蛋白锌胰岛素。

4)长效胰岛素:诺和灵 UL、优泌林 UL、(猪)精蛋白锌胰岛素。

5)长效胰岛素类似物:甘精胰岛素(来得时、长秀霖)、地特胰岛素(诺和平)、德谷胰岛素。

6)预混胰岛素:①诺和锐 30(30% 门冬胰岛素 +70% 精蛋白结晶门冬胰岛素)、诺和锐 50;②诺和灵 30R(30% 短效 +70% 中效);③诺和灵 50R(50% 短效 +50% 中效);④优泌乐 25(25% 赖脯胰岛素 +75% 精蛋白锌赖脯胰岛素);⑤优泌乐 50(50% 赖脯胰岛素 +50% 精蛋白锌赖脯胰岛素);⑥优泌林 70/30(30% 短效 +70% 中效)。

(2)根据来源和化学结构:可分为动物胰岛素、基因重组人胰岛素和胰岛素类似物。

(3)根据纯度:可分为普通胰岛素、单峰胰岛素和单组分胰岛素。

【胰岛素的适应证】

所有 T1DM 和妊娠糖尿病患者必须接受胰岛素治疗。

(1)新诊断糖尿病患者分型困难,与 1 型糖尿病难以鉴别时,可首选胰岛素治疗。

（2）T2DM 患者在生活方式改善和口服降糖药联合治疗的基础上，如果血糖仍然未达到控制目标，即可开始口服药物和胰岛素的联合治疗。一般经过较大剂量多种口服药物联合治疗后 HbA1c 仍大于 7.0% 时，就可以考虑启动胰岛素治疗。

（3）发生下列情况的 T2DM 患者也需要胰岛素治疗。①非酮症高渗性昏迷、乳酸性酸中毒、糖尿病酮症酸中毒或反复出现酮症；②血糖控制不良的增殖型视网膜病变；③重症糖尿病肾病；④神经病变导致严重腹泻、吸收不良综合征；⑤肝、肾功能不全；⑥妊娠期及哺乳期；⑦合并严重感染、创伤、手术、急性心肌梗死及脑血管意外等应激状态；⑧严重消瘦，或在糖尿病病程中（包括新诊断的 T2DM 患者），出现无明显诱因的体重显著下降时，应该尽早使用胰岛素治疗；⑨同时患有需要糖皮质激素治疗的疾病，如 SLE、腺垂体功能减退等；⑩《中国 2 型糖尿病防治指南（2017 年版）》推荐对于 HbA1c≥9.0% 或空腹血糖≥11.1mmol/L 伴明显高血糖症状的新诊断 T2DM 患者可以实施短期胰岛素强化治疗，治疗周期为 2 周到 3 个月为宜，治疗目标为空腹 4.4~7.0mmol/L，非空腹≤10mmol/L。早期使用胰岛素可以让胰岛 B 细胞得到休息及一定程度的功能恢复。

【胰岛素的用药原则】

在一般治疗和饮食治疗的基础上使用，从小剂量开始，注意个体化。

（1）联合治疗：在原用量口服降糖药的基础上，加睡前注射 1 次中效人胰岛素或长效胰岛素类似物［起始剂量 0.1~0.3U/（kg·d）］，大多患者可迅速得到满意控制。如不能满意控制餐后血糖，则改为常规胰岛素治疗。

（2）常规胰岛素治疗：早、晚餐前各注射 1 次混合胰岛素，部分患者可达到严格控制血糖的目标。

早餐前用量约占 1 日总量的 2/3，或早晚餐的剂量大致相等。当使用每日 2 次注射方案时，应停用胰岛素促泌剂。

（3）胰岛素强化治疗：①多次皮下注射胰岛素，基础 + 餐时胰岛素每日 1~3 次注射；②每日 2~3 次预混胰岛素，预混人胰岛素每日 2 次，预混胰岛素类似物每日 2~3 次；③持续皮下胰岛素输注（CSII）泵脉冲式释放胰岛素，三餐前冲击 + 基础量泵入。

（4）需要从静脉补充葡萄糖的糖尿病患者，可按 2~4g 葡萄糖加 1U 短效胰岛素，但必须监测血糖，随时调整剂量。

【预混胰岛素的选择原则】

取决于患者血糖的特点，例如根据患者早餐后血糖和午餐后血糖特点、餐前 R 剂量来选择早餐前胰岛素的种类，如果两餐的 R 剂量相当或午餐略多，则选用 50R 更利于血糖的控制；若早餐前较小剂量即可控制，而午餐前需较大剂量才可控制，则选 30R 较合适。同样，根据患者晚餐后血糖及空腹血糖特点、晚餐前 R、睡前 N 的剂量来选择晚餐前预混胰岛素的种类。一般经综合评估，选用一种预混胰岛素，通常只有在当速效和中效胰岛素比例接近固定比值时，方可在早餐和 / 或晚餐前使用预混胰岛素。《中国 2 型糖尿病防治指南（2017 年版）》推荐：①根据患者的血糖水平，可选择每日 1~2 次的注射方案。当 HbA1c 比较高时，使用每日 2 次注射方案。②每日 1 次预混胰岛素，起始的胰岛素剂量一般为 0.2U/（kg·d），晚餐前注射；③每日 2 次预混胰岛素，起始的胰岛素剂量一般为 0.2~0.4U/（kg·d），按 1∶1 的比例分配到早餐前和晚餐前。根据空腹血糖和晚餐前血糖分别调整早餐前和晚餐前的胰岛素用量，每 3~5 日调整 1 次，根据血糖水平，每次调整的剂量为 1~4U，直到血糖达标。

内分泌系统

【胰岛素疗效的影响因素】

胰岛素制剂的类型、种类、注射部位、注射技术、胰岛素抗体及患者的个体差异均可能影响胰岛素的起效时间、作用强度及持续时间。腹壁注射起效最快，其次为上臂、大腿和臀部。

【胰岛素的不良反应】

（1）主要是低血糖反应，与剂量过大和/或饮食失调有关。

（2）治疗初期可因钠潴留而发生水肿，可自行缓解。

（3）部分患者治疗后可出现视物模糊，为晶状体屈光改变，多于数周内逐渐恢复。

（4）局部反应有注射部位瘙痒、荨麻疹或脂肪营养不良（增生或萎缩）。少数有过敏反应。

常 用 药 物

1. 人正规胰岛素（常规人胰岛素、生物合成人胰岛素、重组人胰岛素、诺和灵 R、优泌林 R、甘舒霖 R、中性人胰岛素、中性可溶性短效胰岛素） Human Regular Insulin

【药物特点】本品通过 DNA 重组技术生产，为短效、速效的单组分人胰岛素中性溶液，一般皮下注射后 30 分钟起效，1~3 小时达峰，持续 4~8 小时。需 2~8℃避光保存，严禁冷冻，正在使用的笔芯不能储藏在冰箱内。

【剂型规格】注射液：400U（10ml）/ 支；注射用笔芯：300U（3ml）/ 支。

Sig：①皮下注射主要用于控制餐后血糖，一般从 6~8U 起，依餐后血糖、个体化、小剂量开始，逐渐调整剂量，一般早餐前剂量略高于中晚餐，于三餐前 15~30 分钟，i.h.；②糖尿病酮症酸中毒或非酮症高渗性昏迷患者采用静脉给药，一般按 0.1U/（kg·h）给药较安全，每小时降幅 2.8~4.2mmol/L 为宜，1~2 小时测 1 次血糖,以血糖及降低的速度来调整剂量。

2. 低精蛋白锌胰岛素 [中效人胰岛素、诺和灵 N、优泌林 N、精蛋白锌重组人胰岛素(中效型)、中性低精蛋白锌人胰岛素] Human Isophane Insulin

【药物特点】本品主要由人正规胰岛素、鱼精蛋白、氯化锌组成低精蛋白锌胰岛素混悬液,胰岛素与鱼精蛋白的比例相当,无多余的鱼精蛋白。皮下注射后缓慢释放出胰岛素。皮下注射后 1~4 小时起效,4~12 小时达峰,持续 18~24 小时。本品不可静脉给药。

【剂型规格】注射液:400U(10ml)/支;注射用笔芯:300U(3ml)/支。

Sig:主要用于睡前皮下注射控制空腹血糖,用量视空腹血糖而定,一般近似或略低于空腹血糖值,起始剂量一般 4~8U 起,一般需要量为 0.1~0.3U/kg。

3. 50-50 混合人胰岛素(诺和灵 50R、精蛋白生物合成人胰岛素预混 50R) lsophane Protamine Biosynthetic Human Insulin Injection(pre-mixed 50R)

【主要成分】本品含人低精蛋白锌胰岛素和人正规胰岛素各 50%,相当于短效、中效胰岛素各一半,不可静脉用药。

【剂型规格】注射液:400U(10ml)/支;注射用笔芯:300U(3ml)/支。

Sig:此类制剂主要为方便患者,减少注射次数,用于血糖控制较稳定的患者,多由 3R+1N 方案过渡到早晚餐前各注射 1 次预混胰岛素,早餐前剂量取决于早餐后血糖及午餐后血糖,晚餐前剂量取决于晚餐后血糖及空腹血糖。

4. 70-30 混合人胰岛素(诺和灵 30R、甘舒霖 30R、优泌林 70/30、70% 中效 -30% 常规混合人胰岛素) 70% Human Insulin Isophane and 30% Human Insulin

【主要成分】本品含人低精蛋白锌胰岛素

（70%）、人正规胰岛素（30%），相当于中效、短效胰岛素分别占 70% 和 30%。

【剂型规格】注射液：400U（10ml）/ 支；注射用笔芯：300U（3ml）/ 支。

Sig：此类制剂主要为方便患者，减少注射次数，用于血糖控制较稳定的患者，用法类似 50-50 混合人胰岛素，但中短效胰岛素混合比例不同，与 50R 的区别是中效比例 70%，故如果中餐后空腹血糖高，而早晚餐后血糖尚可，可以选择 70-30 预混胰岛素。

5. 精蛋白锌重组赖脯胰岛素混合注射液（25R）（优泌乐 25）

【主要成分】本品含赖脯胰岛素 25%，精蛋白锌赖脯胰岛素 75%。

【剂型规格】注射用笔芯：300U（3ml）/ 支。

Sig：与诺和灵 50R、30R 类似。

6. 门冬胰岛素（诺和锐） Insulin Aspart

【药物特点】本品为一种重组人胰岛素类似物，由天冬氨酸代替人胰岛素氨基酸链的 β_{28} 位脯氨酸而产生，形成六聚体的倾向较低，故吸收更快，餐前 5~10 分钟皮下注射，亦可餐时注射。注射后 15 分钟起效，1~3 小时达峰，持续 3~5 小时，比可溶性人胰岛素起效更快，作用持续时间更短。更接近人体生理情况下胰岛素的分泌，既有利于降低餐后血糖，又不易导致下一餐前低血糖。FDA 妊娠安全性分级为 B 级，可用于妊娠孕妇。

【剂型规格】注射用笔芯：300U（3ml）/ 支。

Sig：与人正规胰岛素类似，主要用于控制餐后血糖。

7. 诺和锐 30（门冬胰岛素 30 注射液） Insulin Aspart 30

【药物特点】本品含 30% 可溶性门冬胰岛素（速效）和 70% 精蛋白结合的结晶门冬胰岛素（中效），其活性成分为门冬胰岛素，与常规可溶性人胰岛素相比,这部分门冬胰岛素能迅速起效,因此可以在更接近用餐时(0~10分钟)给药。

【剂型规格】注射用笔芯:(300U)3ml/支。

Sig:与诺和灵30R类似。

8. 甘精胰岛素(来得时、长秀霖、优乐灵、重组甘精胰岛素) Insulin Glargine

【药理作用】本品为一种重组人胰岛素类似物,具有平稳、无峰值、作用时间长等特性,在中性液中溶解度低,在酸性液(pH=4)中完全溶解。皮下注射后,因酸性溶液被中和而形成的微细沉积物,可持续释放少量甘精胰岛素,从而产生长达24小时平稳无峰值的可预见的血药浓度。提供人体基础胰岛素的需要。FDA妊娠安全性分级为C级。

【剂型规格】注射液:300U(3ml)/支。

Sig:每日固定时间给药,i.h.,q.d.,剂量宜个体化。

9. 地特胰岛素(诺和平) Insulin Detemir

【药物特点】本品可在皮下与白蛋白可逆性结合,而且在外周血液循环中与白蛋白的可逆性结合率高达98%,从而缓慢、稳定地被吸收,有效减少血糖波动,提供人体基础胰岛素的需要。FDA妊娠安全性分级为B级,可用于妊娠孕妇。

【剂型规格】笔芯注射液、特充注射液:300U(3ml)/支。

Sig:与口服降糖药联合治疗时,起始剂量为10U或0.1~0.2U/kg,i.h.,q.d.。

10. 德谷胰岛素(诺和达) Insulin Degludec

【药物特点】新一代超长效胰岛素类似物,半衰期达24.5小时,作用时间长达42小时以上。注射到皮下以后,仅以多六聚体的形式存在,这是其主要的延迟作用机制。随着时间的延长,胰岛素单体从多六聚体中缓慢解聚、释放、弥散,进入毛细血管后,德谷胰岛素分子通过其脂肪酸侧链与血液中的白蛋白可逆性结合,进一步延长了作用时间,这是其次要的延迟作用机制。到达靶器官后,由于其与胰岛素受体的亲和力高于与白蛋白的亲和力,德谷胰岛素与白蛋白解离并与胰岛素受体结合。FDA 妊娠安全性分级为 C 级。

【剂型规格】注射液:300U(3ml)/ 支。

Sig:每日 1 次或隔日 1 次,i.h.,推荐起始剂量为每天 10U。可以在每天任何时间皮下注射给药,每天 1 次,最好在每天相同时间给药。

第四节 甲状腺疾病相关用药

目前,针对甲亢的治疗主要采用以下三种方式:①抗甲状腺药;②¹³¹I 治疗;③甲状腺次全切除手术。三种疗法各有利弊。抗甲状腺药物治疗可以保留甲状腺产生激素的功能,但是疗程长,治愈率低,复发率高;¹³¹I 和甲状腺次全切除术都是通过破坏甲状腺组织来减少甲状腺激素的合成和分泌,疗程短,治愈率高,复发率低,但是甲减的发生率相对增高。甲减一般需要甲状腺激素终身替代治疗。

【治疗甲亢药物的类型】

(1)抗甲状腺药(antithyroid drugs,ATD):包括硫脲类和咪唑类两类。硫脲类有甲硫氧嘧啶(MTU)及丙硫氧嘧啶(PTU);咪唑类有甲巯咪唑(methimazole,MMI,他巴唑)和卡比马唑(carbimazole,CMZ,甲亢平)。常用 PTU 和 MMI,长程治疗分初治期、减量期及维持期,按病情轻重决定剂量。

(2)碘剂:如饱和碘化钾溶液(SSKI)、复方碘溶液(Lugol 液)等。

(3)锂制剂:如碳酸锂等。

(4)糖皮质激素:主要用于严重的甲状腺毒症患者和甲状腺危象的抢救,如氢化可的松、地塞米松、泼尼松、甲泼尼龙等。

(5)β 受体拮抗剂:常用普萘洛尔。

【抗甲状腺药物的不良反应】

（1）主要有白细胞/粒细胞减少（MTU 多见，MMI 次之，PTU 最少），严重可致粒细胞缺乏症。MMI 的不良反应呈剂量依赖性，PTU 呈非剂量依赖性。粒细胞减少多发生在用药后最初的 2~3 个月内，如外周血白细胞 $<3 \times 10^9/L$ 或中性粒细胞 $<1.5 \times 10^9/L$，应考虑停药。一般在应用抗甲状腺药的同时常规给予口服升白细胞的药。目前推荐妊娠早期抗甲亢治疗首选 PTU，3 个月后改为 MMI。

（2）肝功能不良：严重者可发生中毒性肝病，多在用药后 3 周发生，表现为变态反应性肝炎，转氨酶显著上升。MMI 还可导致一种罕见的胆汁淤积性肝病。

（3）过敏反应：皮疹、瘙痒等。

（4）血管炎：较为罕见，由 PTU 引起的多于 MMI。血清学检查符合药物性狼疮。对长期使用 PTU 治疗患者，应定期监测尿常规和 ANCA。

常 用 药 物

1. 甲巯咪唑（他巴唑、赛治） Thiamazole, MMI

【作用特点】血浆半衰期 4~6 小时，在甲状腺内停留时间长，可以每天单次用药。

【适应证】各种类型的甲亢，尤其适用于病情较轻，甲状腺轻至中度肿大的格雷夫斯病，甲亢手术后复发但又不适于放射性 ^{131}I 治疗的甲亢，作为 ^{131}I 放疗的辅助治疗。

【注意事项】用药前、后及用药过程中应当检查或监测血常规、肝功能、甲状腺功能。用药最初每周监测血常规，每半个月监测肝功能。

【剂型规格】片剂：他巴唑 5mg × 100 片；赛治 10mg × 50 片。

Sig: ①初治期，10mg，p.o., t.i.d., 至症状缓减或血甲状腺激素（TH）恢复正常时即可减量；②减量期,每 2~4 周减量 1 次,每次减 5~10mg,待症状完全消除、体征明显好转后再减至最小维持量;③维持期,5~10mg/d,如此维持 1~1.5 年,必要时还可在停药前将维持量减半。

2. 丙硫氧嘧啶(丙赛优) Propylthiouracil,PTU

【作用特点】①血浆半衰期约 60 分钟,起效快,控制甲亢症状快,需每 6~8 小时服药 1 次;②可抑制外周组织 T_4 转换成具有生物活性的 T_3,是甲状腺危象和严重病例的首选。

【适应证】与 MMI 相似,但应用范围更广,还可用于儿童、青少年及老年患者、妊娠合并格雷夫斯病、甲亢危象的辅助治疗。

【剂型规格】片剂:50mg×100 片。

Sig:①初治期,100mg,p.o.,t.i.d.,最大剂量 600mg/d,至症状缓减或血 TH 恢复正常时即可减量;②减量期,每 2~4 周减量 1 次,每次减 50~100mg,待症状完全消除,体征明显好转后再减至最小维持量;③维持期,50~100mg/d;④甲状腺危象,首剂 600mg 口服,然后 200mg,q8h.,待症状控制后减为一般治疗剂量。

3. 复方碘溶液

【作用机制】减少甲状腺充血,阻抑碘的有机化和 TH 合成,也抑制其释放和外周 T_4 向 T_3 转换。

【适应证】①甲状腺次全切除术的术前准备;②甲状腺危象;③严重的甲状腺毒症心脏病;④甲亢患者接受急诊外科手术。

【剂型规格】酊剂:100ml×1 瓶。

Sig:内科一般用于甲状腺危象抢救,服 PTU 后 1~2 小时再加用复方碘溶液,首剂量 30~60 滴,以后每 6~8 小时为 5~10 滴,一般 3~7 天停药。

4. 碳酸锂 Lithium Carbonate

【作用机制】可抑制甲状腺激素的分泌,但这种作用随时间延长而逐渐消失。与碘剂不同的是,它不干扰甲状腺对放射碘的摄取。

【适应证】主要用于对 ATD 和碘剂均过敏的患者,临时控制它们的甲状腺毒症。毒副作用较大,仅适用于短期治疗。

【剂型规格】片剂:0.25g × 100 片。

Sig:250~500mg,p.o.,t.i.d.,根据病情调整。

5. 普萘洛尔(心得安) Propranolol

【作用机制】非选择性 β 受体拮抗剂。甲状腺激素与儿茶酚胺有协同作用,加强后者在神经、心血管和胃肠道等脏器的兴奋和刺激作用,而本药可以非选择性地阻断前述作用,故特别适用于甲亢引起交感神经兴奋症状。还可抑制外周组织 T_4 转换成 T_3。β 受体拮抗剂还可以通过独立的机制(非肾上腺能受体途径)阻断甲状腺激素对心肌的直接作用。

【剂型规格】片剂:10mg × 100 片。(参阅第一章第四节)

Sig:①一般剂量,10~40mg,p.o.,t.i.d.~q.i.d.,根据病情调整;②甲状腺危象,根据病情,最大剂量可用 60~80mg,p.o.,q6~8h.。

6. 糖皮质激素

【作用机制】可以抑制甲状腺激素分泌和抑制外周组织 T_4 转换为 T_3,主要用于甲状腺危象和严重的甲状腺毒症。

Sig:如地塞米松 2mg,iv.gtt,q6~8h.;或氢化可的松 50~100mg,iv.gtt,q6~8h.。

7. 左甲状腺素钠(优甲乐) Levothyroxine Sodium

【药理作用】人工合成的四碘甲状腺原氨酸(L-T_4),活性相当于生理甲状腺素,血浆半衰期约 7 天,起效缓慢,停药后药效仍可持续数周。FDA 妊娠安全性分级为 A 级。

【适应证】①各种原因引起的甲减的长期替代治疗;②单纯性甲状腺肿、慢性淋巴细胞性甲状腺炎,以及甲状腺癌手术后的抑制及替代治疗;③甲亢的辅助治疗。

【注意事项】动脉硬化、冠心病、高血压、心肌缺血等有心脏病患者慎用。伴有垂体肾上腺轴功能减退或肾上腺皮质功能不全的患者,如需补充甲状腺激素,应在使用本药前数日先用肾上腺皮质激素,或至少同时补充糖皮质激素,避免发生肾上腺危象。

【剂型规格】片剂:50μg×100片,100μg×100片。

Sig:起始剂量25~50μg/d,晨服,可每隔2~4周增加25~50μg,直至维持正常代谢。一般维持剂量50~200μg/d。老年人起始量以12.5~25μg/d为宜,可每3~4周递增12.5~25μg,并密切观察患者是否有心率加快、心律不齐、血压改变等不良反应,同时监测甲状腺激素水平,必要时暂缓加量或减量。

第五节 抗骨质疏松药物

骨质疏松症(osteoporosis,OP)是一种以骨量减少和骨微结构破坏为特征,导致骨脆性增加和易于骨折的代谢性骨病。原发性OP多见于绝经后女性和老年人;继发性OP多见于内分泌代谢疾病(如甲亢、甲状旁腺功能亢进症、性腺功能减退症、库欣综合征)、全身性疾病,以及药物副作用(如糖皮质激素、肝素、抗癫痫药、免疫抑制剂、羟孕酮等)。骨质疏松症的一般治疗包括均衡、高钙膳食,增加户外活动,适度加强腰背部肌肉和负重锻炼,谨防跌倒等创伤,戒烟,少饮酒,避免过量咖啡或碳酸饮料,避免或少用影响骨代谢的药物。抗骨质疏松药物(anti-osteoporosis drugs)按照作用机制可分为:①促进骨矿化药物,如钙剂、维生素D₃、骨化三醇;②促进骨形成药物,如甲状旁腺素;③抑制骨吸收药物,如降钙素、双膦酸盐、雌激素替代类药物、核因子κB受体活化因子配体(RANKL)抑制剂。部分药物如锶盐同时具有抑制骨吸收和促进骨形成的双重作用,应用抗骨质疏松药物的过程注意定期监测血钙、磷。相关内容可参阅《原发性骨质疏松症诊疗指南(2017)》。

【抗骨质疏松药物的分类】

(1)钙剂:包括无机钙(钙含量高,作用快,但对胃肠刺激大)和有机钙(含量低但吸收好)。指南推荐成人每日元素钙摄入量800mg,50岁及以上摄入量为1 000~1 200mg。

1)无机钙:如氯化钙(钙含量27%)、碳酸钙(钙含量50%)等。

2)有机钙:葡萄糖酸钙(钙含量11%)、乳酸钙(钙含量13%)等。

(2)维生素D及其代谢产物:如骨化三醇、阿法骨化醇等。2013版《中国居民膳食营养素参考摄入量》为400IU/d,65岁及以上老年人因缺乏日照以及摄入和吸收障碍,推荐量为600IU/d,可耐受最高量为2 000IU/d,用于骨质疏松症治疗剂量为800~1 200IU/d。

(3)双膦酸盐(bisphosphonates):如阿仑膦酸钠、利塞膦酸钠、依替膦酸二钠、唑来膦酸、伊班膦酸钠等。本类药物主要用于骨吸收明显增强的代谢性骨病(如佩吉特病、多发性骨髓瘤、甲状旁腺功能亢进症等),亦可用于高转换型骨质疏松症、高钙血症危象和骨肿瘤的治疗,对糖皮质激素引起的OP也有疗效。

(4)降钙素(calcitonin):如鲑鱼降钙素、鳗鱼降钙素等。

(5)甲状旁腺素类似物:如醋酸特立帕肽等。

(6)激素类:如雌激素、选择性雌激素受体调节剂类(SERMs),如雷洛昔芬、雄激素等。

(7)RANKL抑制剂:如狄诺塞麦(denosumab)。

(8)锶盐:如雷奈酸锶。

（9）维生素 K 类：如四烯甲萘醌。

（10）中成药：如骨碎补总黄酮制剂、淫羊藿苷制剂、人工虎骨粉制剂等。

常用药物

1. 碳酸钙 - 维生素 D_3（钙尔奇 D、凯思立 D、朗迪、迪巧） Calcium Carbonate and Vitamin D_3

【药理作用】碳酸钙和维生素 D_3 复合物。碳酸钙能调节骨代谢，并能维持神经与肌肉的正常兴奋性及降低毛细血管的通透性。维生素 D_3 能促进小肠黏膜刷状缘吸收钙及肾小管重吸收钙、磷。

【适应证】低钙血症、骨软化症、佝偻病、骨质疏松症及肾性骨病；作为补钙剂，尤其适用于儿童期、青春期、妊娠期、哺乳期和绝经期的钙剂补充。

【剂型规格】片剂：①钙尔奇 D，30 片 / 盒，每片含碳酸钙 1.5g（元素钙 600mg），维生素 D_3 125U；②凯思立 D、朗迪，20 片 / 盒，60 片 / 盒，每片含碳酸钙 1.25g（元素钙 500mg），维生素 D_3 200U；③迪巧，30 片 / 盒，每片含碳酸钙 0.75g（元素钙 300mg），维生素 D_3 100U。

Sig：预防用量，1 片，q.d.。

2. 复方氨基酸螯合钙（乐力） Calcium Amino Acid Chelate

【适应证】①预防和治疗钙及微量元素缺乏导致的多种疾病，如骨质疏松症、儿童佝偻病、钙缺乏引起的神经痛和肌肉抽搐等；②用于儿童、老年人、妊娠期和哺乳期妇女补充维生素 D 和钙。

【剂型规格】胶囊剂：1g × 30 粒。

Sig：① 6 岁以上儿童及成人，1~2g，p.o.，q.d.；② 6 岁以下儿童，0.5g，q.d.，可打开胶囊用适量的果汁冲服。

3. 骨化三醇（盖三淳、罗盖全） Calcitriol

【主要成分】活性维生素 D_3（1,25- 双羟维生素

D_3),疗效不受肝、肾功能影响。

【适应证】①绝经后和老年性骨质疏松;②慢性肾衰竭尤其是接受血液透析患者的肾性骨营养不良症;③术后甲状旁腺功能低下;④特发性甲状旁腺功能低下;⑤假性甲状旁腺功能低下;⑥维生素 D 依赖性佝偻病;⑦低血磷性维生素 D 抵抗型佝偻病等。

【剂型规格】胶囊剂:0.25μg×10 粒。

Sig:①绝经后和老年性骨质疏松,推荐剂量为 0.25μg,p.o.,b.i.d.;②肾性骨营养不良(包括透析患者),起始剂量 0.25μg,p.o.,q.d.,最佳剂量一般为 0.5~1.0μg/d。

4. 阿法骨化醇(阿法迪三、1α- 羟化维生素 D_3) Alfacalcidol

【作用机制】在体内经肝细胞和成骨细胞中的 25- 羟化酶羟化后,转化为骨化三醇而发挥作用,因此在肝功能正常时才有效。

【剂型规格】软胶囊剂:0.25μg×20 粒。

Sig:0.5~1.0μg,p.o.,q.d.。

5. 阿仑膦酸钠(福善美、固邦) Alendronate Sodium

【药理作用】双膦酸盐,能抑制骨吸收。主要作用于破骨细胞,可抑制破骨细胞的活性,减慢骨吸收,防止骨丢失,增加骨密度,抗骨吸收活性强,无抑制骨矿化的作用。FDA 妊娠安全性分级为 C 级。

【适应证】绝经后骨质疏松症、男性骨质疏松症,以及糖皮质激素引起的骨质疏松症。

【禁忌证】血栓栓塞性疾病患者、严重肝功能不全患者、骨软化症患者、食管动力障碍者、不能站立或坐立至少半小时者。活动性上消化道疾病患者慎用。

【剂型规格】片剂:10mg/ 片,70mg/ 片。

Sig:70mg,p.o.,每周 1 次或 10mg,p.o.,q.d.。应

于首次进食或应用其他药物前至少 30 分钟,用温开水 300ml 送服,不得咀嚼,服药后至少 30 分钟保持立位或坐位,避免躺卧。用药期间需补充钙剂。

6. 阿仑膦酸钠维 D₃ 片(福美加)

【剂型规格】片剂:阿仑膦酸钠 70mg/ 维生素 D₃ 2 800IU/5 600IU × 7 片。

Sig:每周服用 1 片。

7. 利塞膦酸钠(积华固松) Risedronate Sodium

【适应证】防治绝经后妇女的骨质疏松症、糖皮质激素引起的骨质疏松症。

【剂型规格】片剂:35mg × 4 片,5mg × 12 片。

Sig:35mg,p.o.,每周 1 次或 5mg,p.o.,q.d.,空腹服用,餐前至少 30 分钟直立位,用 1 杯水(200ml 左右)送服,服药后 30 分钟内不宜卧床。

8. 依替膦酸二钠(羟乙膦酸钠、依膦、邦特林、根德) Etidronate Disodium

【适应证】用于绝经后骨质疏松症和增龄性骨质疏松症。

【剂型规格】片剂:0.2g × 10 片。

Sig:0.2g,p.o.,b.i.d.,两餐间服药。本品需要间断、周期性服药,即服药 2 周,停药 11 周,然后再开始第 2 周期服药,停药期间可补充钙剂及维生素 D;服药 2 小时内避免高钙食品、含矿物质的维生素及抗酸药物。

9. 唑来膦酸(择泰、健润、苏奇、天晴依泰、密固达、科密固) Zoledronic Acid

【适应证】①绝经后妇女骨质疏松症;②恶性肿瘤溶骨性骨转移引起的骨痛;③佩吉特病。

【剂型规格】择泰、健润、苏奇、天晴依泰注射剂:4mg/ 支;密固达、科密固注射液:5mg(100ml)/ 瓶。

Sig:①择泰、健润、苏奇、天晴依泰,4mg+N.S 100ml,iv.gtt,滴注不少于 15 分钟;②密固达、科密固,5mg,iv.gtt,注意使用药物前充分水化。治疗绝经后骨质疏松症每年只用 1 次。目前建议唑来膦酸抗骨质疏松不超过 3 年,以防抑制骨吸收造成成骨障碍。

10. 伊班膦酸钠(艾本、邦罗力) Ibandronate Sodium

【适应证】恶性肿瘤引起的高钙血症、绝经后骨质疏松症。

【剂型规格】注射液:艾本 1mg(1ml)/支;邦罗力 1mg(1ml)/支,2mg(2ml)/支,6mg(6ml)/支。国外有口服剂型,150mg/片。

Sig:①高钙血症,2~4mg+5% G.S 500ml,iv.gtt,滴注时间不少于 2 小时,最高剂量 6mg/d;②绝经后骨质疏松症,2mg+N.S 250ml,iv.gtt,滴注时间不少于 2 小时,每 3 个月 1 次;③口服 150mg,1 个月 1 次,空腹用 200~300ml 白水送服,服药后 30 分钟避免平卧,避免进食牛奶、果汁等任何食品药品。

11. 帕米膦酸二钠(仁怡、阿可达) Pamidronate Disodium

【适应证】恶性肿瘤并发的高钙血症和溶骨性癌转移引起的骨痛。

【剂型规格】帕米膦酸二钠葡萄糖注射液(仁怡):250ml(帕米膦酸二钠 30mg/葡萄糖 12.5g)/瓶;阿可达粉针剂:30mg/支。

Sig:30~60mg,iv.gtt,缓慢滴注 4 小时以上,浓度不得超过 30mg/250ml,滴速不得大于 15~30mg/2h,每疗程最大剂量 90mg。注意治疗前或治疗期间用生理盐水充分水化。

12. 氯膦酸二钠(固令) Clodronate Disodium

【适应证】①恶性肿瘤并发的高钙血症;②溶骨性癌转移引起的骨痛;③可避免或延迟恶性肿瘤溶骨性骨转移;④各种类型骨质疏松。

【剂型规格】胶囊剂:400mg×60 粒;注射液:300mg(5ml)/支。

Sig:①口服,每次 1 600mg(4 粒),每日 1 次,整粒吞服,空腹服用,最大剂量不超过 3 200mg/d。服药 1 小时内,避免进食牛奶、食物或含钙其他二价阳离子的药物。②静脉治疗高钙血症,300mg/d,静脉滴注 3~5 日或一次给予 1.5g 静脉滴注,血钙正常后改口服。

【双膦酸盐临床应用的注意事项】①口服双膦酸盐后少数患者可能发生轻度胃肠道反应,包括轻度上腹疼痛、反酸等。食管炎,有活动性胃、十二指肠溃疡、反流性食管炎者慎用。静脉注射含氮双膦酸盐可引起一过性发热、骨痛和肌痛等类流感样反应,多在用药 3 天后明显缓解,症状明显者可用非甾体抗炎药对症治疗。②肾脏毒性:进入血液的双膦酸盐类药物约 60% 以原型从肾脏排泄,肾功能异常的患者,应慎用或酌情减量。特别是静脉输注的双膦酸盐类药物,每次给药前应检测肾功能,肌酐清除率 <35ml/min 患者禁用。尽可能使患者水化,静脉输注唑来膦酸的时间应不少于 15 分钟,伊班膦酸钠静脉输注时间不少于 2 小时。③下颌骨坏死:罕见,主要见于使用静脉注射双膦酸盐的肿瘤患者。对患有严重口腔疾病或需要接受牙科手术的患者,不建议使用该类药物。④非典型股骨骨折(AFF):对于长期使用双膦酸盐患者(3 年以上),一旦出现大腿或者腹股沟部位疼痛,应进行双股骨 X 线摄片检查,明确是否存在 AFF,MRI 或核素骨扫描均有助于 AFF 的确诊。一旦发生 AFF,应立即停止使用双膦酸盐等抗骨吸收药物。

13. 鲑鱼降钙素(密盖息、金尔力) Salmon-Calcitonin

【作用机制】①降低破骨细胞活性和数量,直接抑制骨吸收,减慢骨转换,降低血钙水平;②抑制肾小管对钙、磷重吸收,增加尿钙、磷排泄;③抑制疼痛介质释放,阻断其受体,增加 β- 内啡肽释放,起到周围性和中枢性镇痛作用。

【适应证】老年骨质疏松症；绝经后骨质疏松症；高钙血症及高钙血症危象；佩吉特病特别是伴有骨痛、神经并发症、骨转换增加、不完全骨折等。

【注意事项】用药前补充钙剂和维生素 D 数日。

【剂型规格】密盖息注射液：50IU（1ml）/ 支；密盖息喷鼻剂：4 400IU（2ml）/ 支；金尔力喷鼻剂：20μg×16 喷。

Sig:（1）新发骨折伴有疼痛的患者可短期考虑使用降钙素，①注射剂，每日 50IU，或隔日 100IU，皮下或肌内注射；2~4 周后隔日 50IU。②密盖息喷鼻剂，每日或隔日 100IU 或 200IU。（2）佩吉特病，每日 100IU 皮下或肌内注射，改善后可考虑改为 50IU/d。（3）高钙血症危象的紧急处理，5~10IU/（kg·d），溶于 500ml 生理盐水中，静脉滴注至少 6 小时或每日剂量分 2~4 次缓慢静脉注射，同时补充液体。（4）金尔力喷鼻剂，治疗骨质疏松症每日 20μg（120IU）或每日或隔日 40μg（240IU），一次或分次给药。

14. 依降钙素（鳗鱼降钙素、益盖宁、斯迪诺）Elcatonin

【适应证】骨质疏松症及骨质疏松引起的疼痛。

【剂型规格】益盖宁注射液：20U（1ml）/ 支；斯迪诺注射液：10U（1ml）/ 支。

Sig:①新发骨折伴有疼痛的患者可短期考虑使用降钙素，20U，i.m.，每周 1 次，或遵医嘱；②高钙血症，40U，i.m.，b.i.d.，应根据年龄适当增减剂量。

15. 特立帕肽（复泰奥、珍固）Teriparatide

【药理作用】本品是重组人甲状旁腺素氨基端 1-34（rhPTH1-34）活性片段。间断小剂量使用能刺激成骨细胞活性，促进骨形成，增加骨密度，改善骨质量，降低椎体和非椎体骨折的发生风险。

【适应证】适用于有骨折高发风险的绝经后妇女骨质疏松症的治疗。本品可显著降低绝经后妇女椎骨和非椎骨骨折风险。国外还批准用于男性骨质疏松症和糖皮质激素性骨质疏松症的治疗。

【注意事项】用药期间应监测血钙水平。本品可能增加骨肉瘤的风险,因此对于合并佩吉特病、骨骼疾病放疗史、肿瘤骨转移及合并高钙血症的患者应避免使用。小于18岁及骨骺未闭的青少年禁用。

【剂型规格】注射剂:20μg(80μl,2.4ml)/支。

Sig:20μg/d,i.h.,q.d.,治疗时间不宜超过2年,注射部位应选择大腿或腹部。

16. 替勃龙(利维爱) Tibolone

【药理作用】7-甲异炔诺酮,化学结构与雌二醇、孕酮、睾酮等性激素近似,兼有雌激素、孕激素及弱雄激素活性,能稳定更年期妇女卵巢功能衰退后的下丘脑-垂体系统。

【适应证】自然或手术绝经后雌激素降低所致的各种症状;预防绝经后骨质疏松症。

【禁忌证】确诊或怀疑有激素依赖性肿瘤的患者,血栓性疾病,原因不明的阴道出血,孕妇,哺乳期妇女。

【剂型规格】片剂:2.5mg×7片。

Sig:2.5mg,p.o.,q.d.,老年人不需调整剂量,每天同一时间服用。

17. 雷洛昔芬(易维特、贝邦) Raloxifene

【药理作用】选择性雌激素受体调节剂。雷洛昔芬在骨骼与雌激素受体结合,发挥类雌激素的作用,抑制骨吸收,增加骨密度,降低椎体骨折发生的风险。

【适应证】预防和治疗绝经后骨质疏松症。

【禁忌证】正在或既往患有静脉血栓栓塞性疾病者,包括深静脉血栓、肺栓塞和视网膜静脉血栓者;肝功能减退包括胆汁淤积,肌酐清除率<35ml/min者;难以解释的子宫出血者,以及有子宫内膜癌症状和体征者;对雷洛昔芬或任何赋形剂成分过敏者。

内分泌系统

【剂型规格】片剂:60mg×7 片。

Sig:60mg,p.o.,q.d.,老年人不需调整剂量。

18. 雷奈酸锶(欧思美) Strontium Ranelate

【药理作用】锶是人体必需的微量元素之一,参与人体多种生理功能和生化效应,可同时作用于成骨细胞和破骨细胞,具有抑制骨吸收和促进骨形成的双重作用。锶能显著提高骨密度,改善骨微结构,可降低椎体和非椎体骨折的发生风险。

【适应证】治疗绝经后骨质疏松症以降低椎体和髋部骨折的危险性。

【禁忌证】伴有已确诊的缺血性心脏病、外周血管病和 / 或脑血管疾病者,或伴有未控制的高血压者;肌酐清除率 <30ml/min 的重度肾功能损害者。

【剂型规格】干混悬剂:2g×7 袋。

Sig:口服每次 2g,睡前服用,最好在进食 2 小时之后服用。不宜与钙和食物同时服用,以免影响药物吸收。

19. 四烯甲萘醌(固力康) Menatetrenone

【药理作用】本品是维生素 K_2 的一种同型物,是 γ- 羧化酶的辅酶,在 γ- 羧基谷氨酸的形成过程中起着重要作用。γ- 羧基谷氨酸是骨钙素发挥正常生理功能所必需的,故可促进骨形成,对抑制骨吸收有一定作用,能够轻度增加骨质疏松症患者的骨量。

【适应证】适用于骨质疏松症的骨量和疼痛的改善。

【禁忌证】服用华法林的患者。

【剂型规格】软胶囊剂:15mg×30 粒

Sig:15mg,p.o.,t.i.d.,餐后服。

20. 强骨胶囊

【主要成分】骨碎补总黄酮。

【功能主治】补肾,强骨,止痛。用于肾阳虚所致的骨痿,症见骨脆易折,腰背或四肢关节疼痛,畏寒肢冷或抽筋,下肢无力,夜尿频多;原发性骨质疏松症、骨量减少见上述证候者。

【剂型规格】胶囊剂:0.25g×12粒。

Sig:1粒,p.o.,t.i.d.,餐后服,3个月为1个疗程,或遵医嘱。

第六节 抗 痛 风 药

痛风是嘌呤代谢障碍所致的一组异质性慢性代谢性疾病,其临床特点为高尿酸血症、反复发作的痛风性急性关节炎、间质性肾炎和痛风石形成;严重者呈关节畸形及功能障碍,常伴尿酸性尿路结石。痛风的一般防治包括控制体重,规律运动;限制酒精及高嘌呤、高果糖饮食的摄入;鼓励奶制品和新鲜蔬菜的摄入及适量饮水;不推荐也不限制豆制品的摄入。当尿 pH 在 6.0 以下时,建议服用枸橼酸制剂、碳酸氢钠碱化尿液。不宜使用抑制尿酸排泄的药物如噻嗪类利尿剂等。具体可参阅《中国高尿酸血症与痛风诊疗指南(2019)》。

【抗痛风药的分类】

(1)痛风炎症干扰药:多用于急性痛风性关节炎期的治疗。

1)秋水仙碱:急性期的特效药,越早应用疗效越好。

2)非甾体抗炎药:建议早期足量使用,如吲哚美辛、依托考昔、洛索洛芬钠、双氯芬酸钠、萘普生等。具体参阅第九章第一节。

3)糖皮质激素:用于上述两类药物不耐受、疗效不佳或存在禁忌时,起效快,缓解率高,但容易出现症状的"反跳"现象。累及多关节、大关节或合并全身症状的患者,可首选全身糖皮质激素治疗。

4)IL-1 或 TNF-α 拮抗剂:疼痛反复发作、常规药物无法控制的难治性痛风患者可考虑使用,如IL-1 拮抗剂阿纳白滞素、卡那单抗和利纳西普。

（2）降尿酸药：一般在痛风发作完全缓解后2~3周开始用药，小剂量开始，加至治疗量生效后改为维持量。如药物治疗过程中出现痛风发作，不建议停用降尿酸药。推荐别嘌醇、非布司他和苯溴马隆为痛风患者降尿酸的一线用药。

1）促尿酸排泄药：如丙磺舒、苯溴马隆、磺吡酮等。

2）抑制尿酸生成药：如别嘌醇、非布司他等。

常 用 药 物

1. 秋水仙碱 Colchicine

【药理作用】本品是从百合科植物秋水仙的球茎和种子中提取的一种生物碱，可控制关节局部的疼痛、肿胀、发红等炎症反应，直接抑制尿酸盐微晶体引起的炎症反应，是目前治疗急性痛风发作最特异的药物。在急性痛风发作最初 10~12 小时使用效果最好，超过 48 小时疗效明显偏低。本药无降血尿酸作用。

【禁忌证】血白细胞减少者、孕妇、哺乳期妇女。

【不良反应】骨髓抑制、肝细胞损害、秃发、精神抑郁等。

【剂型规格】片剂：0.5mg×50 片，1.0mg×20 片。

Sig：急性痛风发作时，推荐秋水仙碱首剂 1mg 口服，1 小时后追加 0.5mg，12 小时后改为 0.5mg，q.d. 或 b.i.d.。

2. 吲哚美辛（消炎痛） Indomethacin

【作用特点】非甾体抗炎药，抑制前列腺素合成。

【剂型规格】片剂：25mg×100 片。

Sig：起始剂量，50mg，p.o.，q6h.；症状缓解后按此剂量继续用 24~72 小时，以后逐渐减至 25mg，b.i.d.~t.i.d.。一旦症状缓解应逐渐减量，5~7 天后停用。

3. 洛索洛芬钠（乐松） Loxoprofen

【作用特点】非甾体抗炎药，止痛效果迅速，可用于急性发作控制症状。

【剂型规格】片剂:60mg×20片。

Sig:60mg,p.o.,t.i.d.。

4. 双氯芬酸钠(扶他林、戴芬)　Diclofenac

【作用特点】非选择性 NSAIDs,疗效较强,可用于控制急性期症状。

【剂型规格】片剂:75mg×10片。

Sig:75mg,p.o.,b.i.d.。

5. 依托考昔(安康信)　Etoricoxib

【作用特点】非甾体抗炎药,选择性 COX-2 抑制剂。

【适应证】急性痛风性关节炎。

【剂型规格】片剂:60mg×5片,120mg×5片。

Sig:①轻至中度,30~60mg,p.o.,q.d.;②重度,120mg,p.o.,q.d.,只适用于症状急性发作期,一般使用不超过8天。

6. 糖皮质激素

Sig:建议口服强的松 0.5mg/(kg·d),3~5 天停药;其他激素如地塞米松、倍他米松的用法按照等效抗炎剂量交换。

7. 俾哥的斯(聚乙二醇重组尿酸酶、普瑞凯西)　Pegloticase(Krystexxa)

【药理作用】分解血尿酸,将其代谢为可溶解盐,通过尿道排泄从而降低血尿酸。

【适应证】美国 FDA 于 2010 年 9 月批准 Krystexxa(Pegloticase)治疗成年中对常规治疗不反应或不能耐受的难治性慢性痛风性关节炎,尤其是合并痛风石,可溶解痛风石,延缓痛风性关节炎复发。国内尚未上市。

【禁忌证】葡萄糖 -6- 磷酸脱氢酶(G6PD)缺乏。

【注意事项】不推荐用于无症状高尿酸血症,暂不建议用于儿童或孕妇及哺乳期女性。

【不良反应】严重过敏、痛风发作、恶心、注射部位淤伤、鼻通道刺激、便秘、胸痛和呕吐等。

【剂型和规格】1ml 稀释无菌浓缩液含 8mg pegloticase 蛋白,以尿酸酶蛋白量表示。

Sig:对成年患者给予 8mg 作为静脉输注,每 2 周 1 次。

8. 别嘌醇(别嘌呤醇) Allopurinol

【药理作用】本药及其代谢产物均能抑制黄嘌呤氧化酶,使尿酸生成减少,从而防止尿酸形成结晶在局部沉积。另外还可使痛风结节及尿酸结晶重新溶解。

【禁忌证】孕妇、哺乳期妇女。

【剂型规格】片剂:100mg×100 片。

Sig:起始剂量 50mg,po,q.d.~b.i.d.,逐渐加量至 100mg,p.o.,b.i.d.~t.i.d.,最大剂量 600mg/d。

9. 非布司他(非布坦索、瑞扬、优立通、风定宁) Febuxostat

【作用特点】非嘌呤类黄嘌呤氧化还原酶(XOR)抑制剂,通过抑制 XOR 活性,有效减少尿酸的生成。别嘌醇只对还原型的 XOR 有抑制作用,而非布司他对氧化型和还原型的 XOR 均有显著的抑制作用,因而其降低尿酸的作用更强大、持久,且安全性更高。由于引起尿酸水平波动,可能导致痛风急性发作,故不推荐用于无症状的高尿酸血症。

【适应证】痛风的慢性高尿酸血症。

【禁忌证】禁与硫唑嘌呤、巯嘌呤、茶碱类药物合用。

【剂型规格】片剂:瑞扬 40mg×10 片;优立通、风定宁 40mg×14 片。

Sig:起始剂量 20~40mg,po,q.d.,重症患者 80mg/d。

10. 丙磺舒 Probenecid

【药理作用】竞争性抑制肾小管对有机酸的转运,抑制肾小管对尿酸的再吸收,增加尿酸排泄,用于慢性痛风治疗。应同时大量饮水或加服碳酸氢钠碱化尿液。

【不良反应】胃肠道反应、皮疹、骨髓抑制。

【禁忌证】磺胺过敏者和 2 岁以下儿童。

【剂型规格】片剂:0.25g×100 片。

Sig:起始剂量0.25g,p.o.,b.i.d.,1 周后增至0.5g,b.i.d.,最大剂量 2g/d。服用本品时应保持摄入足量水分(每日 2 500ml 左右)

11. 苯溴马隆(立加利仙、尤诺) Benzbromarone

【药理作用】抑制肾小管对尿酸的重吸收,作用强于丙磺舒,不仅能缓解疼痛、红肿,而且能使痛风结节消散。

【适应证】高尿酸血症、各种原因引起的痛风及痛风性关节炎非急性发作期。

【禁忌证】肾结石、孕妇、哺乳期妇女。

【注意事项】不宜用于急性痛风发作时,以防转移性痛风,必须在急性症状控制后使用,治疗期间应大量饮水。

【剂型规格】片剂:50mg×10 片。

Sig:起始剂量 25~50mg,p.o.,q.d.(早餐后服用),可逐渐增至 100mg,q.d.。

12. 碳酸氢钠(小苏打)

【作用机制】碱化尿液,利于尿酸的排出。但尿液过分碱化,钙盐易于沉淀,有发生磷酸钙、碳酸钙结石的危险,故以维持晨尿 pH 6.2~6.9 最为适宜。

【剂型规格】片剂:0.5g×100 片;5% 碳酸氢钠注射液:250ml/袋。

Sig:①口服,0.25~2g,p.o.,t.i.d.;②静脉,125~250ml,iv.gtt,q.d.。

第七节　其他内分泌腺疾病相关用药

内分泌系统常见的疾病包括腺体功能亢进如甲

亢、催乳素瘤、肢端肥大症、皮质醇增多症等,以及腺体功能减退如甲减、甲状旁腺功能减退症、腺垂体功能减退症、中枢性尿崩症、肾上腺皮质功能减退症、性腺功能减退症等。腺体功能亢进的疾病一般给予相关抑制激素合成或分泌释放的药物,而腺体功能减退的疾病一般是遵循"缺什么补什么,缺多少补多少"的原则,给予外源性激素替代治疗。

【内分泌腺疾病激素替代治疗药物的分类】

(1)糖皮质激素:①短效,如氢化可的松;②中效,如泼尼松、泼尼松龙、甲泼尼龙;③长效,如地塞米松。(参阅第四章第一节)

(2)盐皮质激素:如醛固酮、去氧皮质酮。

(3)性激素:①雄激素类,如十一酸睾酮;②雌激素、孕激素类,如戊酸雌二醇-醋酸环丙孕酮片(克龄蒙)、炔雌醇环丙孕酮片(达英-35)、结合雌激素(倍美力)、替勃龙(利维爱)、去氧孕烯炔雌醇片(妈富隆)、雌二醇片/雌二醇地屈孕酮片(芬吗通)等;③促性腺激素,如绒促性素、尿促性素等。

(4)甲状腺激素:如左甲状腺素钠、甲状腺素片等。(参阅本章第四节)

(5)生长激素及其他:重组人生长激素、去氨加压素、溴隐亭等。

常 见 药 物

1. 泼尼松(强的松、去氢可的松)　Prednisone

【药理作用】中效,需在肝内转化为泼尼松龙后才具有药理活性。

【适应证】内分泌科用于替代治疗各种原因导致的糖皮质激素缺乏(如原发性、继发性肾上腺皮质功能减退症,希恩综合征等);治疗合成糖皮质激素所需酶系缺陷所致的各型肾上腺皮质增生(如11,17或21-羟化酶缺陷等);亦用于甲状腺危象、垂体危象、格雷夫斯眼病等。

【剂型规格】片剂:5mg×100 片。

Sig:①长期替代疗法,泼尼松(5~7.5mg/d)或氢化可的松(20~30mg/d),以氢化可的松效果较好。给药方式,晨起后服总量的 2/3,下午服余 1/3。起始量,泼尼松 5mg/d;氢化可的松 20mg/d。②应激时的替代,肾上腺皮质功能减退症及腺垂体功能减退症患者处于感染、创伤、手术等应激时需要量比平时增加 2~5 倍,具体量视应激轻重而定,病情控制后,渐减至原基础用量。③艾迪生病,服用适量糖皮质激素和充分摄入食盐后仍感头晕、乏力、血压偏低者,需加用盐皮质激素(9α-氟氢可的松,8a.m.,0.05~0.15mg/d)。

2. 甲泼尼龙(美卓乐、尤金) methylprednisolone

【药理特点】中效糖皮质激素,疗效较强,对下丘脑 - 垂体 - 肾上腺轴影响小于地塞米松。

【剂型规格】片剂:美卓乐 4mg×30 片,尤金 4mg×24 片。

Sig:根据病情个体化给药。一般建议早餐后顿服,q.d.,对生理曲线影响最小。

3. 地塞米松(氟美松) Dexamethasone

【药理特点】人工合成的长效糖皮质激素。FDA 妊娠分级为 D 级。

【注意事项】因其对 HPA 抑制作用强,故一般不用于替代治疗。小剂量及大剂量地塞米松抑制试验可用于库欣综合征的诊断及鉴别诊断。

【剂型规格】片剂:0.75mg/ 片;注射液:5mg (1ml)/ 支。

4. 十一酸睾酮(安特尔、安雄) Testosterone Undecanoate

【主要成分】天然雄激素睾酮的十一酸酯,治疗睾酮缺乏的雄激素类药。

【适应证】原发性或继发性睾丸功能减退,男性体质性青春期延迟,中老年部分性雄激素缺乏综合征,中老年骨质疏松症。

【禁忌证】雄激素依赖性肿瘤患者,确诊或怀疑为前列腺癌患者,孕妇。

【剂型规格】胶丸剂:40mg×16粒。

Sig:80mg,p.o.,b.i.d.。

5. 戊酸雌二醇-醋酸环丙孕酮(克龄蒙) Estradiol Valerate/Cyproterone Acetate

【主要成分】本品为复方制剂,其组分为:11片白色糖衣片,每片含戊酸雌二醇2mg;10片浅橙红色糖衣片,每片含戊酸雌二醇2mg及醋酸环丙孕酮1mg。

【适应证】激素替代治疗,包括围绝经期(更年期)综合征等;预防绝经后骨质疏松;原发性、继发性闭经及月经周期紊乱。

【禁忌证】孕妇及哺乳妇女,妇科肿瘤。

【剂型规格】片剂:2mg×21片。

Sig:自月经周期第5日开始服用,每日1片,服药21日后停药7日,一般停药2~4日会出现有月经特点的撤药性出血。停药7日后开始另一周期。

6. 炔雌醇环丙孕酮(达英-35) Ethinylestradiol and Cyproterone Acetate

【主要成分】复方制剂,其组分为2mg醋酸环丙孕酮和0.035mg炔雌醇。

【药理作用】本品能抑制女性机体所产生的雄激素的影响,从而可能治疗雄激素产生过多或对雄激素特殊敏感所致的疾病。

【适应证】内分泌科用于治疗妇女雄激素性脱发、轻型多毛症,以及多囊卵巢综合征患者的高雄性激素症状。

【禁忌证】妇科肿瘤、血栓栓塞性疾患者、不明原因的阴道出血等。

【剂型规格】片剂:21片/盒。

Sig:炔雌醇环丙孕酮片是含21片的日历式包

装。选定某一时间(如在早餐或晚餐后)服药,就应当每日按照同一时间服用。必须按包装上箭头所指方向每日服药 1 片,直到整板服完为止。在 21 天服完后,停药 7 日,此时将出现撤药性出血。在此 7 日后,不论出血是否已停或仍在继续,应打开另一包继续服药。

7. 结合雌激素(倍美力) Conjugated Estrogens

【主要成分】雌酮、马烯雌酮、17α- 二氢马烯雌酮及小量 17α- 雌二醇等。

【适应证】内分泌科主要用于绝经后产生的雌激素缺乏症状,如面部潮红等;与钙剂合用可预防及治疗雌激素缺乏相关的骨质疏松症。

【剂型规格】片剂:0.625mg×28 片。

Sig: 治疗女性性腺功能减退,0.625mg,p.o.,q.d.;或同时加孕激素序贯应用,即在周期 15~28 日,每日加用 2.5mg 甲羟孕酮。

8. 去氧孕烯炔雌醇(地索高诺酮、妈富隆) Desogestrel and Ethinyl Estradiol

【主要成分】合成孕激素(去氧孕烯)与合成雌激素(炔雌醇)的复方制剂,即每片含去氧孕烯(地索高诺酮,高效孕激素)150μg,炔雌醇 30μg。

【适应证】内分泌科可用于治疗更年期综合征、多囊卵巢综合征。

【剂型规格】片剂:21 片 / 盒。

Sig:每日 1 片,连服 21 天,停药 7 日后再开始服用下一个周期。

9. 雌二醇片 / 雌二醇地屈孕酮片(芬吗通)

【主要成分】雌二醇及雌二醇地屈孕酮复方制剂。白色片为雌二醇 1mg,灰色片为雌二醇地屈孕酮片(雌二醇 1mg/ 地屈孕酮 10mg)。

【适应证】用于自然或术后绝经所致的围绝经期综合征。内分泌科可用于希恩综合征患者人工月经周期。

【剂型规格】片剂:1mg/1mg[10mg × 28 片(14 白 +14 灰)]。

Sig:每日 1 片,每 28 日为 1 个疗程。前 14 日服白色片,后 14 日服灰色片,于第 29 日起继续开始下一疗程。

10. 莉芙敏　Reminfemin

【主要成分】黑升麻。

【适应证】用于更年期综合征,如潮热、盗汗、失眠、烦躁、抑郁、头痛、心悸等。

【剂型规格】片剂:0.28g × 30 片。

Sig:1 片,b.i.d.,用水吞服;连服 4 周后起效,建议疗程为 12 周。

11. 绒促素　Chorionic Gonadotrophin,HCG

【适应证】①垂体功能低下所致的男性性腺功能低下,可与尿促性素合用,常辅以睾酮如十一酸睾酮治疗;②促排卵。

【剂型规格】粉针剂(冻干):1 000U × 10 支。

Sig:治疗男性性腺功能减退,1 000~2 000U,溶于 1~2ml 灭菌注射用水,肌内注射,每周 2~3 次。

12. 尿促素　Menotrophin,HMG

【适应证】①垂体功能低下所致的男性性腺功能低下,可与绒促性素合用,常辅以睾酮如十一酸睾酮治疗;②与绒促性素合用,用于促性腺激素分泌不足所致的原发性或继发性闭经、无排卵所致的不孕症等。

【剂型规格】粉针剂(冻干):75U × 10 支。

Sig:治疗男性性腺功能减退,75U,溶于 1~2ml 灭菌注射用水,肌内注射,每周 2 次。

13. 重组人生长激素(珍怡、思真、赛增、金赛增)　Recombinant Human Growth Hormone,rhGH

【适应证】主要用于各种原因引起的人生长激素缺乏性身材矮小,包括垂体病变和 / 或下丘脑病变所致者,或者因内源性生长激素缺乏所造成的儿童生长缓慢。一般正常男孩、女孩14岁骨骺基本愈合,可拍摄骨龄片看有无生长空间。

【剂型规格】注射液:珍怡5IU:1.6mg/支;思真4IU:1.33mg/支;赛增15IU:5mg(3ml)/支;聚乙二醇重组人生长激素注射液(金赛增):5IU:9mg(1ml)/支。

Sig:促进生长,0.1~0.15U/kg,q.d.,睡前皮下注射,疗程为3个月~3年。

14. 鞣酸加压素(长效尿崩停、精氨酸加压素、抗利尿激素) Vasopressin Tannate

【药理作用】对肾脏有直接的抗利尿作用,过量可引起水中毒。

【适应证】中枢性尿崩症,颅脑手术或创伤后多尿的初期治疗。

【禁忌证】动脉硬化、心力衰竭、冠心病、孕妇等。

【剂型规格】注射液:300U(5ml)/支。

Sig:起始剂量0.1ml,肌内注射,逐渐增加至一次0.2~0.5ml,视病情而定,以一次注射能控制多尿症状3~6天为宜。

15. 醋酸去氨加压素(翰固、瀚宇、中和、弥凝) Desmopressin Acetate

【药理作用】本品与天然精氨酸升压素(AVP)的结构类似,抗利尿作用强,加压(缩血管)作用弱,抗利尿与升压作用之比为4 000:1,是目前最理想的抗利尿剂。

【适应证】中枢性尿崩症;尿崩症的诊断及鉴别诊断;用于肾脏浓缩功能试验;治疗夜间遗尿症(6岁或6岁以上患者)。

【不良反应】疲惫、头痛、恶心和胃痛。对水摄入限制者可出现水潴留,需计24小时出入量,调节药物剂量。

【剂型规格】注射液:翰固4μg(1ml)/支、瀚宇、中和15μg(1ml)/支;片剂:弥凝0.1mg×30片。

Sig:治疗中枢性尿崩症,起始剂量100μg,p.o.,

t.i.d.,根据尿量调节。

16. 托伐普坦(苏麦卡)　Tolvaptan

【药理作用】选择性的血管升压素 V_2 受体拮抗剂;与 V_2 受体的亲和力是 V_{1a} 受体亲和力的 29 倍,是天然 AVP 的 1.8 倍。托伐普坦与集合管上的 V_2 受体结合并阻断其活性,阻止了 V_2 受体介导的肾脏水重吸收,从而降低血容量使血钠离子浓度恢复到正常水平。

【适应证】①适用于抗利尿激素分泌异常综合征(SIADH)所导致的非低容量性低钠血症;②用于袢利尿剂等其他利尿剂治疗效果不理想的心力衰竭引起的体液潴留。

【禁忌证】低容量性低钠血症、高钠血症。

【不良反应】口干、口渴、尿频、乏力最常见。

【注意事项】注意血钠升高速度,24 小时升高 < 12mmol/L,服药后 24 小时内不限液。

【规格剂型】片剂:15mg×5 片。

Sig:通常起始剂量 15mg,p.o.,q.d.,根据血钠浓度变化进行滴定,最大剂量 60mg/d。

17. 溴隐亭(佰莫亭)　Bromocriptine

【药理作用】多肽麦角类生物碱,能选择性地激动多巴胺受体,抑制腺垂体激素催乳素的分泌,恢复下丘脑垂体促性腺激素的周期性分泌,不影响其他垂体激素的正常水平(但能降低肢端肥大症患者已升高的生长激素水平)。

【适应证】高催乳素血症、催乳素瘤、产妇退乳、肢端肥大症等。FDA 妊娠分级 B 级。

【不良反应】较常见的有恶心和直立性低血压。

【剂型规格】甲磺酸溴隐亭片:2.5mg×30 片。

Sig:①高催乳素血症或催乳素瘤,起始剂量 1.25mg,p.o.,b.i.d.~t.i.d.(睡前或进食或餐后服,以减少胃肠道不良反应),逐渐加量,每周增加剂量不超过 1.25~2.5mg/d,直到临床奏效;②退乳,2.5mg,p.o.,

b.i.d.,共 2 周;③肢端肥大症,起始剂量 1.25mg,p.o.,
b.i.d.~t.i.d.,逐渐加量至 10~20mg/d。

18. α- 二氢麦角隐亭(克瑞帕) Dihydro-α-
ergocryptine Mesylate

【药理作用】麦角碱衍生物,可激动 5- 羟色胺
受体和多巴胺受体,同时又可抑制肾上腺素受体。
可以激活中枢神经系统和垂体的多巴胺受体。

【适应证】高催乳素血症、催乳素瘤、产妇退
乳等。

【不良反应】较常见的有恶心和直立性低血压。

【剂型规格】甲磺酸 -α- 二氢麦角隐亭片:
5mg×30 片,20mg×20 片。

Sig:①高催乳素血症或催乳素瘤,起始剂量
5mg,p.o.,b.i.d.,维持剂量,10~20mg,p.o.,b.i.d.;②退
乳,5mg,p.o.,b.i.d.,5~10 天,或遵医嘱。

第八节 内分泌系统辅助用药

目前,我国最常见的内分泌与代谢性疾病为糖
尿病和甲亢。糖尿病导致的胰岛素抵抗综合征、炎
症和免疫反应、内皮细胞损伤以及高凝状态是发生
大血管病变的重要原因,因此推荐应用抗血小板药
(如阿司匹林 / 氯吡格雷 / 西洛他唑)、他汀类药物
等进行动脉粥样硬化性心血管疾病(ASCVD)的一
级和二级预防(参阅第一章)。糖尿病视网膜病、糖
尿病肾病、周围血管病变、周围神经病变以及自主神
经病变是糖尿病最常见的并发症,故本节也介绍一
些常用的改善糖尿病并发症的辅助用药。甲亢患者
需给予低碘、高热量、高维生素饮食,故须适当补充
水溶性和脂溶性维生素。ATD 治疗常会引起白细
胞减少,故在进行 ATD 治疗的同时常需给予一些
升白细胞的药物(参阅第七章第三节)。同时,针对
甲亢患者常表现为兴奋、易激、失眠等症状,可给予

一些具有安神、调节免疫的中成药辅助治疗。

常用药物

1. 依帕司他（唐林）Epalrestat

【药理作用】可逆性的醛糖还原酶非竞争性抑制药，对醛糖还原酶具有选择性抑制作用；能抑制糖尿病外周神经病变患者红细胞中山梨醇的积累。

【适应证】糖尿病神经性病变。

【剂型规格】片剂：50mg×10 片。

Sig：50mg，p.o.，t.i.d.，餐前服用，连用 12 周无效则改用其他药。

2. 甲钴胺（弥可保、博迪同、怡神保、卓和）Mecobalamin

【药理作用】内源性的辅酶 B_{12}。在结构上，甲钴胺在中心钴离子的 β 位上连接的是甲基，对神经元的传导有良好的改善作用。

【适应证】辅助治疗糖尿病神经病变。

【剂型规格】弥可保、博迪同、怡神保、卓和片：500μg×20 片；弥可保注射液：500μg（1ml）/ 支。

Sig：① 口服，500μg，p.o.，t.i.d.；② 静脉，500~1 000μg，i.v.，q.d.。

3. 腺苷钴胺（千安倍、星艾）Cobamamide

【药理作用】氰钴型维生素 B_{12} 的同类物，它是体内维生素 B_{12} 的两种活性辅酶形式之一，是细胞生长增殖和维持神经髓鞘完整所必需的物质，对神经元的传导有良好的改善作用。

【适应证】辅助治疗糖尿病神经病变。

【剂型规格】注射剂：0.5mg/ 支，1mg/ 支。

Sig：0.5~1.5mg+N.S 2ml，i.m.，q.d.。

4. α- 硫辛酸（亚宝力舒、凡可佳、奥力宝）Thioctic Acid

【药理作用】α- 硫辛酸进入人体后，在组织中还原为双氢硫辛酸，具有较强的抗氧化作用。它可以降低神经组织的脂质氧化现象,可以阻止蛋白质的糖基化作用;且可抑制醛糖还原酶,因而可阻止葡萄糖或半乳糖转化为山梨醇,增加神经 Na^+、K^+-ATP 酶活性,防止因高血糖造成的神经病变。

【适应证】糖尿病周围神经病变引起的感觉异常。

【剂型规格】注射液:亚宝力舒、凡可佳 150mg(6ml)/ 支;奥力宝 300mg(12ml)/ 支。

Sig:300~600mg+N.S/G.S 250ml,iv.gtt,q.d.,2~4 周为 1 个疗程。

5. 西洛他唑(培达、赛活灵) Cilostazol

【药物作用】环腺苷酸磷酸二酯酶抑制剂,抗血小板聚集药。

【适应证】改善慢性动脉硬化性闭塞症引起的慢性溃疡、疼痛、发冷及间歇性跛行等症状,尤其适用于糖尿病足的治疗。

【剂型规格】片剂:50mg×10 片。

Sig:100mg,p.o.,b.i.d.。

6. 贝前列腺素钠(德纳、凯那) Beraprost Sodium

【适应证】改善慢性动脉闭塞性疾病引起的溃疡、间歇性跛行、疼痛和冷感等症状。

【剂型规格】德纳片:20μg×10 片;凯那片:40μg×10 片。

Sig:40μg,p.o.,t.i.d.,餐后服,根据实际情况调整。

7. 胰激肽原酶(怡开) Pancreatic Kininogenase

【作用特点】蛋白水解酶类,是激肽体系中的一个组成部分,具有扩张血管、改善微循环及防止血栓形成等作用。

【适应证】血管扩张药,有改善微循环作用。主要用于微循环障碍性疾病,如糖尿病引起的肾病、周围神经病、视网膜病、眼底病及缺血性脑血管病,也可用于高血压的辅助治疗。

【禁忌证】心力衰竭、急性心肌梗死、急性出血者、高颅压者。

【剂型规格】片剂:120U×24片;注射剂:10U/支。

Sig:①口服,120~240U,p.o.,t.i.d.,空腹服;②肌内注射,10~40U+N.S 1.5ml,i.m.,q.d. 或 q.o.d.。

8. 羟苯磺酸钙(可元、多贝斯、安多明、朗仕)
Calcium Dobesilate

【药理作用】通过抑制血管活性物质(组胺、5-羟色胺、缓激肽、前列腺素)引起的高通透作用,降低毛细血管高通透性,降低血液高黏滞性,降低血小板高活性,从而改善基底膜胶原的生物合成。对微血管循环障碍引起的多种疾病均有疗效,如它可减轻视网膜渗出、出血,减少微血管瘤等。

【适应证】糖尿病视网膜病变,糖尿病肾病,其他微循环障碍引起的心、脑、肾疾病,如肾小球动脉硬化症等。

【剂型规格】可元、多贝斯胶囊:0.5g×20粒;安多明胶囊:0.25g×24粒;朗仕片:0.25g×30片。

Sig:0.5g,p.o.,b.i.d.~t.i.d.。

9. 前列地尔(凯时、凯彤、碧凯晴、优帝尔)
Alprostadil,PGE1

【药理作用】外源性前列腺素 E_1(PGE_1),具有抗血小板聚集、改善微循环和扩张血管功能。

【适应证】治疗慢性动脉闭塞症(血栓闭塞性脉管炎、闭塞性动脉硬化症等)引起的四肢溃疡及微小血管循环障碍引起的四肢静息疼痛,改善心脑血管微循环障碍。

【剂型规格】凯时、凯彤、碧凯晴注射液:10μg(2ml)/支;优帝尔干乳剂:10μg/支。

Sig:一般 5~10μg+N.S/5% G.S 10ml,i.v.,q.d.,或直接入小壶缓慢静脉滴注。

10. 加巴喷丁(迭力、派汀) Gabapentin

【适应证】糖尿病痛性神经病变。

【剂型规格】胶囊剂:0.1g×48 粒,0.3g×24 粒。

Sig:起始剂量 0.3g,p.o.,q.d.;第 2 日,0.3g,p.o.,b.i.d.;第 3 日,0.3g,p.o.,t.i.d.;维持量,0.3~0.6g,t.i.d.。儿童一般 25~35mg/(kg·d),分 2~3 次口服。

11. 普瑞巴林(乐瑞卡、莱瑞克) Pregabalin

【适应证】糖尿病周围神经痛、带状疱疹后神经痛及其他神经痛。

【剂型规格】乐瑞卡胶囊:75mg,150mg×8 粒;莱瑞克胶囊:75mg×10 粒。

Sig:起始剂量 75mg,b.i.d.,可在 1 周内酌情增至 150mg,b.i.d.,最大剂量不超过 600mg/d。

12. 度洛西汀(欣百达) Duloxetine

【适应证】糖尿病痛性神经病变。

【剂型规格】胶囊剂:60mg×14 粒。

Sig:起始剂量 60mg,p.o.,q.d.,餐时服用,逐渐增加剂量至有效剂量或患者最大耐受剂量(不超过 120mg/d)。

13. 益气糖康胶囊

【主要成分】绞股蓝、黄芪、天花粉、葛根、山楂、胡芦巴。

【功能主治】益气养阴,温阳活血;用于气阴两虚糖尿病的辅助治疗,可改善口渴喜饮,消谷善饥,小便量多,神疲乏力,自汗盗汗,急躁心烦等症状。

【剂型规格】胶囊剂:0.3g×27 粒。

Sig:3 粒,p.o.,t.i.d.。

14. 地榆升白片

【适应证】防治 ATD 引起的白细胞减少症。

【剂型规格】片剂:0.1g×40 片。

Sig:2~4 片,p.o.,t.i.d.。

15. 复方皂矾丸

【适应证】防治白细胞减少症、血小板减少症。

【剂型规格】丸剂:0.2g×72 丸。

Sig:7~9 丸,p.o.,t.i.d.。

16. 叶绿素铜钠(叶拜克) Copper Chlorophyll Sodium

【适应证】①白细胞减少症;②急慢性肝炎的辅助治疗。

【剂型规格】片剂:20mg×36 片。

Sig:治疗白细胞减少症,40mg,p.o.,t.i.d.。

17. 多维元素片(善存、金施尔康) Vitamins with Minerals Tablets

【适应证】主要用于维生素和微量元素缺乏的预防和治疗。

【剂型规格】片剂:30 片 / 瓶。

Sig:1 片,p.o.,q.d.。

(张利莉 周庆)

内分泌系统

第七章 血液和造血系统疾病用药

第一节 抗贫血药

贫血是指人体外周血红细胞容量减少,不能对组织器官充分供氧的一类临床综合征。贫血的种类很多,病因各异,治疗药物也不同,因此治疗时一定要正确诊断和祛除病因。缺铁性贫血主要以补充铁剂为主,巨幼细胞贫血主要以补充叶酸和/或维生素 B_{12} 为主。抗贫血药(anti-anemia drugs)治疗只起到补充造血原料和促进红细胞系增殖分化的作用。静脉补铁用法可参阅《静脉铁剂应用中国专家共识(2019年版)》,肾性贫血的治疗可参阅第四章第四节。

常 用 药 物

1. **复方硫酸亚铁叶酸片**(益源生) Compound Ferrous Sulfate and Folic Acid Tablets

【主要成分】复方制剂,其组分为每片含硫酸亚铁 50mg、叶酸 1mg、干酵母、当归、黄芪、白术等。

【剂型规格】片剂:50mg×36 片。

Sig:①儿童(1~4 岁),1 片,p.o.,t.i.d.;②儿童(5~15 岁),2 片,t.i.d.;③成人,4 片,t.i.d.,餐后温水送服,连用 5~6 周。

2. **琥珀酸亚铁**(速力菲) Ferrous Succinate

【剂型规格】片剂:0.1g×24 片。

Sig:①治疗,0.1~0.2g,p.o.,b.i.d.,餐后服;②预

防,成人和妊娠妇女预防量分别为 0.1g/d 和 0.2g/d。

3. 葡萄糖酸亚铁　Ferrous Gluconate

【剂型规格】胶囊剂:0.3g×36 粒;糖浆:0.25g(10ml)/ 支。

Sig:①胶囊,0.3g,p.o.,b.i.d.;②糖浆,12 岁以上儿童及成人一般 10~20ml,p.o.,b.i.d.~t.i.d.,餐后服用。

4. 多糖铁复合物胶囊(力蜚能)　Polysaccharide-Iron Complex Capsules

【药理作用】本品是一种铁元素含量高达 46% 的低分子量多糖铁复合物。

【剂型规格】胶囊剂:150mg×10 粒。

Sig:150~300mg,p.o.,q.d.。

5. 乳酸亚铁　Ferrous Lactate

【剂型规格】片剂:0.1g×20 片。

Sig:成人,0.2g,p.o.,t.i.d.,餐后服用。

6. 蔗糖铁(维乐福、森铁能)　Iron Sucrose

【适应证】①口服铁剂效果不好而需要静脉铁剂治疗的患者,如不能耐受口服铁剂或口服铁剂吸收不好的患者;②需要迅速纠正缺铁患者。

【禁忌证】非缺铁性贫血、铁过量或铁利用障碍、已知对单糖或二糖铁复合物过敏者。

【不良反应】①过敏反应罕见,但有潜在致命性的危险;②注射速度太快会引发低血压;③最常见一过性味觉改变、低血压、发热和寒战、注射部位反应和恶心。

【注意事项】①严重肝功能不良、急性感染、有过敏史或慢性感染的患者慎用;②谨防静脉外渗漏,不能肌内注射。

【剂型规格】维乐福注射液:0.1g(5ml)/ 支;森铁能注射液:0.2g(10ml)/ 支。

Sig:①静脉滴注,常用剂量 0.1~0.2g+N.S 100ml,iv.gtt,每周 2~3 次,滴速为 100mg 铁滴注至少 15 分钟,200mg 至少滴注 30 分钟。②静脉注射,速度为每分钟 1ml 本品(至少 5 分钟注射 5ml 本品),每次的最大注射剂量是 10ml 本品(200mg 铁)。静脉注射后,应伸展患者的胳膊。首次用药须先给予一个小剂量进行测试,应备有心肺复苏设备。如果在给药 15 分钟后未出现任何不良反应,继续给予余下的药液。

7. 右旋糖酐铁(科莫非) Iron Dextran

【适应证】【禁忌证】基本同蔗糖铁。

【作用特点】低分子量右旋糖酐铁是目前唯一可以单次大剂量(总剂量)输注的静脉铁剂,可减少患者输注次数。

【不良反应】常见急性过敏反应、皮肤瘙痒、呼吸困难、胸痛、恶心、低血压、消化不良、腹泻、潮红、头痛、心脏停搏等。

【剂型规格】注射液:0.1g(2ml)/ 支。

Sig:①静脉滴注,0.1~0.2g+N.S 100ml,iv.gtt,每周 2~3 次,或按单次总剂量输注的方式给予(4~6 小时缓慢滴注),最大剂量 20mg/kg;②静脉注射,100~200mg 铁(2~4ml)+N.S/G.S 10~20ml 稀释后缓慢静脉推注,每周 2~3 次;③肌内注射不需稀释,首次给药须先用 0.5ml 作为试验剂量,观察有无过敏反应。

8. 甲钴胺(弥可保、博迪同、怡神保、卓和) Mecobalamin

【适应证】主要用于治疗恶性贫血,亦与叶酸合用治疗其他巨幼细胞贫血、抗叶酸药引起的贫血和脂肪泻,也可用于神经疾患(如末梢性神经障碍)、肝脏疾病的辅助治疗。

【剂型规格】弥可保、博迪同、怡神保、卓和片:500μg × 20 片;弥可保注射液:500μg(1ml)/ 支。

Sig:①静脉,500μg,i.m. 或 i.v.,q.d.,每周 3 次,待血象恢复后可改为每次 500μg,每 1~3 个月 1 次维持;恶性贫血患者须终身使用。②口服,500μg,t.i.d.。

9. 腺苷钴胺（千安倍、星艾）**Cobamamide**

【药理作用】氰钴型维生素 B_{12} 的同类物，它是体内维生素 B_{12} 的两种活性辅酶形式之一，是细胞生长增殖和维持神经髓鞘完整所必需的物质。注意与葡萄糖液有配伍禁忌。

【适应证】主要用于巨幼细胞贫血、营养不良性贫血、妊娠期贫血、多发性神经炎、神经根炎、三叉神经痛、坐骨神经痛、神经麻痹。白细胞减少症的辅助治疗。

【剂型规格】片剂：$0.25mg \times 100$ 片；注射剂：$1mg/$ 支。

Sig：①口服，$0.5\!\sim\!1.5mg$，p.o.，t.i.d.；②肌内注射，$0.5\!\sim\!1.5mg$，i.m.，q.d.。

10. 叶酸 Folic Acid

【适应证】①营养不良或妊娠期、婴儿期叶酸需要量增加所致的巨幼细胞贫血；②恶性贫血（与维生素 B_{12} 合用）；③铅、苯、化学物质中毒引起的贫血等；④高同型半胱氨酸血症。

【注意事项】①营养性巨幼细胞贫血常合并缺铁，应同时补铁，并补充蛋白质和其他 B 族维生素；②对于恶性贫血患者，单独使用叶酸会使神经系统症状恶化，因此除非能排除维生素 B_{12} 缺乏，否则不宜单独使用叶酸治疗。大量服用叶酸时，可使尿呈黄色。

【剂型规格】片剂：$5mg \times 100$ 片，$0.4mg \times 30$ 片。

Sig：①治疗贫血，$5\!\sim\!10mg$，p.o.，t.i.d.，至血象恢复；②孕妇预防用量，$0.4mg$，p.o.，q.d.。

11. 亚叶酸钙（同奥、福能）**Calcium Folinate**

【适应证】由叶酸缺乏所引起的巨幼细胞贫血。

【注意事项】禁用于恶性贫血或维生素 B_{12} 缺乏所引起的巨幼细胞贫血。

【剂型规格】片剂：$15mg \times 30$ 片。

Sig：$15mg$，p.o.，q.d.。

12. 重组人促红素（益比奥、赛博尔、利血宝、罗可曼、怡宝） Recombinant Human Erythropoietin，rh-EPO

【适应证】①肾功能不全所致贫血；②外科围手术期的红细胞动员；③治疗非骨髓恶性肿瘤应用化疗引起的贫血；④再生障碍性贫血、低危骨髓增生异常综合征等。

【不良反应】①一般反应：少数患者用药初期可出现头痛、低热、乏力、肌痛、关节痛等；②过敏反应：极少，但可发生过敏性休克，故初次使用或重新使用本品时，建议先使用少量，确定无异常反应后，再注射全量；③血压升高或使原有的高血压恶化；④癫痫。

【注意事项】①本品用药期间应定期检查血细胞比容（用药初期每周 1 次，维持期每 2 周 1 次），注意避免过度的红细胞生成（确认血细胞比容在 36%以下）；②应用本品有时会引起血钾轻度升高，应适当调整饮食；③治疗期间因出现有效造血，铁需求量增加，通常会出现血清铁浓度下降，如果患者血清铁蛋白低于 100ng/ml，或转铁蛋白饱和度低于 20%，应每日补充铁剂；④叶酸或维生素 B_{12} 不足会降低本品疗效，严重铝过多也会影响疗效。

【剂型规格】益比奥、赛博尔注射液：10 000IU（1ml）/ 支；利血宝注射液：6 000IU（0.5ml）/ 支；罗可曼注射液：5 000IU（0.3ml）/ 支；怡宝粉针剂：4 000IU/ 瓶。

Sig：治疗肾性贫血用量应个体化，初始剂量建议 50~100IU/kg 每周 3 次，或 10 000IU 每周 1 次，皮下或静脉给药，治疗期间应根据病情调节剂量。血细胞比容 >40% 时，应减少本品的剂量，直到血细胞比容降至 36% 以下。

13. 罗沙司他（爱瑞卓） Roxadustat

【药理作用】全球首个开发的小分子低氧诱导因子脯氨酰羟化酶抑制剂（HIF-PHI）类治疗肾性贫血的药物。通过抑制低氧诱导因子（HIF）的泛素化降解,促进内源性 EPO 生成,改善铁的吸收,降低铁调素。

【适应证】用于正在接受透析治疗的患者因 CKD 引起的贫血。

【剂型规格】胶囊剂:20mg×3 粒,50mg×3 粒。

Sig:根据体重选择起始剂量,透析患者每次 100mg(45~60kg)或 120mg(≥60kg)起始口服给药,每周 3 次,视具体病情调整。最大建议剂量为 2.5mg/kg。

14. 十一酸睾酮胶丸(安特尔) Testosterone Undecanoate

【药理作用】睾酮不仅刺激肾脏分泌 EPO,促蛋白合成,而且可直接促进红系造血,还可能有延长端粒酶的功能。

【适应证】①非重型再生障碍性贫血;②原发性或继发性性腺功能低下的睾酮补充疗法。

【不良反应】痤疮增多,体毛增加,女性发音变粗、闭经,男子乳房发育等。

【注意事项】前列腺癌患者、孕妇及哺乳期妇女禁用,有水肿倾向的肾脏及心脏病患者慎用。

【剂型规格】胶丸:40mg×20 粒。

Sig:40mg,p.o.,t.i.d.,一般需 6 个月才能判断疗效。

15. 生血宁片(瑞克)

【主要成分】蚕沙提取物。

【功能主治】益气补血。用于轻、中度缺铁性贫血属气血两虚证者。

【剂型规格】片剂:0.25g×24 片。

Sig:2 片,p.o.,b.i.d.~t.i.d.,30 天为 1 个疗程。

16. 益血生胶囊

【主要成分】阿胶、鹿角胶、龟甲胶、鹿血、熟地黄、白芍、当归、牛髓、紫河车等。

【功能主治】健脾生血,补肾填精。用于脾肾两虚,精血不足所致的面色无华,眩晕气短,体倦乏力,腰膝酸软;缺铁性贫血、慢性再生障碍性贫血见上述证候者。

【剂型规格】胶囊剂:0.25g×60 粒。

Sig:4 粒,p.o.,t.i.d.。

17. 健脾生血颗粒

【主要成分】硫酸亚铁、党参、茯苓、白术(炒)、甘草、黄芪、山药、鸡内金(炒)、龟甲(醋制)、麦冬、南五味子(醋制)、龙骨、牡蛎(煅)、大枣等。

【功效主治】健脾和胃,养血安神。用于小儿脾胃虚弱及心脾两虚型缺铁性贫血;成人气血两虚型缺铁性贫血。

【禁忌证】非缺铁性贫血(如珠蛋白生成障碍性贫血)患者。

【剂型规格】颗粒剂:5g×24 袋。

Sig:①1 岁以内,2.5g,t.i.d.;②1~3 岁,5g,t.i.d.;③3~5 岁,7.5g,t.i.d.;④5~12 岁,10g,t.i.d.;⑤成人,15g,t.i.d. 或遵医嘱,餐后用开水冲服,4 周为 1 个疗程。

【关联药物】**地拉罗司**(恩瑞格) Deferasirox

【适应证】用于因需要长期输血而引致铁质积聚的患者(如患有地中海贫血症或其他罕见的贫血症),适用于两岁以上儿童及成人服用。

【不良反应】常见腹泻、呕吐、头痛、腹痛、发热、皮疹、血清肌酐升高等。

【注意事项】①地拉罗司可能会引起皮疹,一般皮疹会自动消失而不需作剂量调整或停止用药;若情况严重或持续,便应停止用药。②患者视觉或听觉可能会有影响。③应在餐前 30 分钟服用。④应在每日相同时间服用。

【剂型规格】片剂:125mg×28 片。

Sig:初始服用 20mg/(kg·d),视血清铁蛋白指标的改善情况,患者可能需要增加服用地拉罗司的剂量,一般会以 5mg/(kg·d) 或 10mg/(kg·d) 为单位作剂量调升,但服用总剂量不应超过 30mg/(kg·d),应在餐前 30 分钟服用。

第二节　血液相关制品及血容量扩充剂

正确的输血可以挽救生命,但是输血仍是有风险的,即使血液质量标准不断提高,输血仍是一项高风险的治疗措施,需要严格掌握输血指征。实施输血治疗前,对患者的综合评估非常重要,评估包括实验室指标、贫血状况、耐受情况、心肺功能、机体代偿情况等。在不输血不足以维持患者的正常生命体征或不能渡过难关时,才考虑为患者实施输血治疗。决定输血后,根据治疗目的,决定输血品种和输血量。输血治疗以成分血为主,全血主要是作为制备其他成分的原料,输全血的适应证被严格限制。输血应严格把握指征。长期输血易产生同种免疫反应,导致输血不良反应并降低输血疗效。输血的不良反应包括急发性输血反应(如急性血管内溶血、细菌污染和败血症休克、液体超负荷、过敏反应和输血相关肺损伤)和迟发性输血反应(如迟发性溶血性输血反应、输血后紫癜、移植物抗宿主病、铁超负荷和输血传播疾病)。

血容量扩充剂(plasma volume expander)主要用于大量失血、失血浆及大面积烧伤等所致的血容量降低、休克等紧急情况,以扩充血容量,维持重要器官的灌注,改善微循环并减少血液制品用量。其特点是:具有一定的胶体渗透压,体内消除慢,不具有抗原性等。

常 用 药 物

1. 压积红细胞　Packed Red Blood Cells

【适应证】①急性失血:急性失血量超过血容量的 20%,Hb<70g/L 或心肺功能不能代偿患者;②慢

性贫血:Hb<60g/L 或血细胞比容 <0.2,伴有明显贫血症状;③贫血严重,虽症状不明显,但需要手术或待产孕妇。

【输注剂量】慢性贫血患者成人每次输注 2U;急性失血应将患者 Hb 浓度提升至 >60g/L。

【输注方法】①输注前充分混匀红细胞,用标准输血器进行输注。②输注速度不宜过快:成人一般按 1~3ml/(kg·h)速度输注;对心、肝、肾功能不全,年老体弱,新生儿及儿童患者可按小于 1ml/(kg·h)速度输注。③红细胞输注时,除必要时加入少量生理盐水外,不允许向红细胞中加任何药物及其他物质。

【注意事项】①贫血越严重,输血速度应越慢;②可代偿性贫血重点要对病因治疗,不轻易输血;③不需要恢复 Hb 至正常水平,升高到足够缓解临床症状的水平即可。

Sig:一般 2U,iv.gtt;输血前地塞米松 5mg,i.v. 或异丙嗪 25mg,i.m.;生理盐水 250ml 冲管用。

2. 洗涤红细胞 Washed Red Blood Cells

【作用特点】本品由于去除了 98% 的蛋白和 80% 以上的白细胞,输血反应更少。但洗涤过程中,红细胞的回收率约为 70%,损失较大。

【适应证】①血浆蛋白过敏者;②自身免疫性溶血性贫血(AIHA)患者;③阵发性睡眠性血红蛋白尿(PNH)患者;④反复输血或多次妊娠已产生抗体而引起输血发热反应患者;⑤高钾血症和肝、肾功能不全患者。

Sig:一般 2U,iv.gtt;输血前地塞米松 5mg,i.v. 或异丙嗪 25mg,i.m.;生理盐水 250ml 冲管用。

3. 血小板 Platelet

【作用特点】血小板的主要功能是参与止血。根据输注目的不同,血小板输注分为治疗性和预防性输注。输注的血小板在患者体内的寿命为 3~5 天。

【适应证】①血小板数量或功能异常,伴有出血倾向或表现;②血小板计数 <20×10⁹/L;③血小板在（20~50）×10⁹/L,根据临床出血情况决定,可考虑输注血小板。

【输注剂量】①成人每次输注 1 个治疗剂量（≥2.5×10¹¹/袋）,严重出血或产生同种免疫反应者应加大输注剂量;②儿童应根据患儿年龄和病情,将 1 个治疗剂量的血小板分为 2~4 次输注;③新生儿 1 次输注成人剂量的 1/10~1/5,体积控制在 20~30ml。

【输注方法】①输注前应轻摇血袋,使血小板和血浆充分混匀;②输注前不需要作交叉配血,ABO 血型同型输注;③运用标准滤网（170μm）的输血器输注,同时以患者可以耐受的最大速度输入。

Sig:一般 1 个治疗量,iv.gtt;输血前地塞米松 5mg,i.v. 或异丙嗪 25mg,i.m.;生理盐水 250ml 冲管用。

4. 冷沉淀　Cryoprecipitate

【主要成分】主要含丰富的凝血因子Ⅷ和纤维蛋白原等。

【适应证】甲型血友病,血管性血友病,先天性或获得性凝血因子Ⅷ、纤维蛋白原缺乏,严重创伤及弥散性血管内凝血致纤维蛋白原降低,大量输注库存血后的患者等。

【输注剂量】①甲型血友病患者:一般认为按 10kg 体重输注 1U 计,每天 1 次,维持 3~4 天。手术出血时,应维持 7~10 天。②纤维蛋白原缺乏症:所需的冷沉淀剂量取决于患者血浆中原来的纤维蛋白原水平,常用剂量为每 10kg 体重输注 1~1.5U,使血浆中纤维蛋白原水平维持在 0.5~1.0g/L 为适度。

【输注方法】冷沉淀在 37℃水浴中 3~5 分钟可完全融化,融化后必须在 4 小时内输注完毕。

Sig:一般 6~8U,iv.gtt;输血前地塞米松 5mg,i.v. 或异丙嗪 25mg,i.m.;生理盐水 250ml 冲管。

5. 新鲜血浆　Fresh Plasma

【适应证】①凝血因子的补充、肝病获得性凝血功能障碍、口服抗凝剂过量引起的出血、抗凝血酶Ⅲ缺乏、血栓性血小板减少性紫癜和治疗性血浆置换术等;②输血量相当于自身血容量,PT 或 APTT>正常的 1.5 倍,创面弥漫性渗血,有先天性凝血功能障碍时。

【输注剂量】输注剂量取决于患者具体的病情需要,一般情况下,凝血因子达到正常水平的 25%基本能满足止血要求。一般成人患者输注剂量为200~400ml,或按 10~15ml/kg 计算。儿童患者酌情减量。

【输注方法】①输注前放入 37℃恒温水浴箱或37℃血浆融化系统中快速融化,融化后在 10℃以下放置不能超过 2 小时,也不可再冻存;②输注前不需要做交叉配血,选择 ABO 同型输注。

【注意事项】①禁用血浆补充血容量;②禁用血浆补充营养。

Sig:一般 200~400ml,iv.gtt;输血前地塞米松 5mg,i.v. 或异丙嗪 25mg,i.m.;生理盐水 250ml 冲管用。

6. 重组人凝血因子Ⅶa(诺其) Recombinant Human Coagulation Ⅶa

【适应证】①凝血因子Ⅷ或Ⅸ的抑制物 >5BU的先天性血友病患者;②预计对注射凝血因子Ⅷ或凝血因子Ⅸ具有高记忆应答的先天性血友病患者;③获得性血友病患者;④先天性 FⅦ缺乏症患者。

【剂型规格】注射粉针剂:50KIU(1.0mg)/ 瓶。

Sig:应在出血发作开始后尽早给予本品。静脉推注给药,一般推荐起始剂量为 90μg/kg。初次注射本品后可能需再次注射。疗程和注射的间隔将随出血的严重性、所进行的有创操作或外科手术而不同。

7. 重组人凝血因子Ⅷ(拜科奇、百因止、科跃奇、康斯平、海莫莱士) Recombinant Coagulation Factor Ⅷ

【作用特点】输用 1U/kg 的人凝血因子Ⅷ,可使循环血液中的因子Ⅷ水平增加 2%~2.5%。生物半衰期为 8~12 小时,须每日 2 次给药。

【适应证】主要用于防治甲型血友病和获得性凝血因子Ⅷ缺乏而致的出血症状,以及这类患者的手术出血治疗。

【不良反应】寒战、恶心、头晕或头痛,这些症状通常是暂时的。可能发生过敏反应。

【注意事项】①稀释时应用塑料注射器,配制好的溶液勿激烈振荡,制品溶解后应立即使用,并在 1 小时内输完,不得放置;②输液器应带有滤网装置;③大量输注本品可产生溶血反应或超容量性心力衰竭,1 日输注 >20U/kg 时可出现肺水肿。

【剂型规格】拜科奇注射剂:250IU/ 支,500IU/ 支,1 000IU/ 支;百因止注射剂:250IU/ 支;科跃奇注射剂:500IU/ 支;康斯平注射剂:200IU/ 支;海莫莱士粉针剂:300IU/ 支。

Sig:10~40IU/kg+N.S 250ml,iv.gtt,q12h.,一般 3~7 天。给药剂量必须参照体重、是否存在抑制物、出血的严重程度等因素。

8. 重组人凝血因子Ⅸ(贝赋) Recombinant Coagulation Factor Ⅸ

【适应证】适用于控制和预防乙型血友病(先天性凝血因子Ⅸ缺乏症或 Christmas 病)成人及儿童患者出血。

【剂型规格】注射剂:250 万 IU/瓶,500 万 IU/瓶。

Sig:替代治疗的剂量和持续时间取决于患者因子Ⅸ活性水平、出血部位和程度,以及患者的临床状况。1 个国际单位(IU)的因子Ⅸ活性相当于 1ml 正常人血浆中的因子Ⅸ的量。一般按需治疗,所需本品的剂量是根据每 1kg 体重给予 1IU 的因子Ⅸ,预期可以使体内因子Ⅸ水平增加多少来计算的,具体公式详见药品说明书。

9. 人凝血酶原复合物（普舒莱士、康舒宁）
Human Prothrombin Complex

【适应证】主要用于凝血因子Ⅱ、Ⅶ、Ⅸ、Ⅹ缺乏症；维生素 K 缺乏症；逆转香豆素类抗凝剂诱导的出血；弥散性血管内凝血；各种原因所致的凝血酶原时间延长而拟做手术等。

【不良反应】快速滴注时可引起发热、潮红、头痛等不良反应，减缓或停止滴注后上述症状即可消失。

【剂型规格】普舒莱士注射粉针剂：300IU/ 瓶；康舒宁注射剂：200PE/ 支，300PE/ 支，400PE/ 支。

Sig：10~20IU/kg，稀释后静脉滴注 30~60 分钟，以后因子Ⅶ缺乏者每隔 6~8 小时，因子Ⅸ缺乏者每隔 24 小时，因子Ⅱ和Ⅹ缺乏者每隔 24~48 小时静脉滴注 1 次，一般历时 2~3 天。

10. 人纤维蛋白原（法布莱士）Human Fibrinogen

【适应证】①先天性纤维蛋白原减少或缺乏症；②获得性纤维蛋白原减少症：如严重肝脏损伤、肝硬化、弥散性血管内凝血、产后大出血，和因大手术、创伤或内出血等引起的纤维蛋白原缺乏而造成的凝血障碍。

【注意事项】一旦溶解应尽快使用，专供静脉输注，用于输注的输血器应带有滤网装置。

【剂型规格】注射剂：0.5g/ 支。

Sig：①一般首次给予 1~2g，iv.gtt，滴速 <60 滴 /min，根据需要可继续给药；②大出血时，4~8g，iv.gtt，滴速 <60 滴 /min。

11. 人免疫球蛋白 Human Immunoglobulin

【适应证】①严重的自身免疫性疾病，如特发性血小板减少性紫癜、SLE 等；②严重细菌和病毒感染；③原发性免疫球蛋白缺乏或低下症。

【剂型规格】注射液：2.5g（50ml）/ 支。

Sig：一般 400mg/kg，iv.gtt，q.d.，连用 5 天，或 1g/kg，iv.gtt，q.d.，连用 2 天，或遵医嘱。

12. 羟乙基淀粉（天晴宁、万汶、万衡）Hydroxyethyl Starch

【适应证】血容量扩充药，用于预防和治疗各种原因引起的血容量不足和休克、急性等容血液稀释和治疗性血液稀释，改善微循环。多用于外科手术中维持血容量。

【禁忌证】严重凝血功能异常、充血性心力衰竭、脑出血、肾衰竭合并无尿或少尿、明显高血容量者。

【不良反应】可产生过敏样反应；大剂量输注可抑制凝血因子，出现一过性凝血时间延长；可引起血淀粉酶升高。

【剂型规格】羟乙基淀粉 130/0.4 氯化钠注射液：30g（500ml）/ 瓶。

Sig：500~1 000ml，iv.gtt，q.d.，输注前注意补液，或遵医嘱。

13. 右旋糖酐 40　Dextran 40

【药理作用】本品能提高血浆胶体渗透压，吸收血管外的水分而补充血容量，维持血压；改善微循环，防止血栓形成；尚具渗透利尿作用。根据聚合分子数目的不同，右旋糖酐临床常用制剂分为右旋糖酐 70（中分子量，平均为 70kD）、右旋糖酐 40（低分子量，平均为 40kD）、右旋糖酐 10（小分子量，平均为 10kD）。

【适应证】①失血、创伤、烧伤、中毒等引起的休克；②血栓性疾病如脑血栓形成、心绞痛和心肌梗死等；③肢体再植和血管外科手术，预防术后血栓形成。

【禁忌证】基本同羟乙基淀粉代血浆。

【不良反应】少数患者用药后可出现皮肤过敏反应；偶见发热反应；用量过大可致出血。

【剂型规格】右旋糖酐 40 葡萄糖注射液：30g

（500ml）/瓶。

Sig：常用量一次 250~500ml，iv.gtt，24 小时最大量不超过 1 000~1 500ml；治疗休克第 1 天最大剂量可用至 20ml/kg，滴注速度为 20~40ml/min，在使用前必须纠正脱水。

第三节　刺激造血类药物

各种原因可引起人体骨髓造血功能发生障碍，患者表现为贫血、感染和 / 或出血，严重者可危及患者的生命。针对病因的治疗非常重要，但对于病因一时无法祛除的患者，刺激骨髓造血的治疗可以缩短患者病程，减轻患者症状，并减少患者的输血需要量。随着分子生物学技术的发展，很多人类基因重组造血细胞生长因子成为生物制剂并应用于临床。此类药物直接作用于骨髓内造血前体细胞，促进其增殖、分化并形成定向成熟细胞克隆。此外，部分中药在刺激造血的治疗中也有确切疗效。应用本类药物期间需要密切监测血象（如红细胞、白细胞、中性粒细胞、血小板等）的变化，根据情况调整剂量或停药。

常 用 药 物

1. **重组人促红素**（益比奥、赛博尔、利血宝、怡宝，rh-EPO）参阅本章第一节。

2. **重组人粒细胞刺激因子**（瑞白、瑞血新、惠尔血、吉粒芬、吉赛欣）Recombinant Human Granulocyte Colony Stimulating Factor，rhG-CSF

【药理作用】选择性地作用于粒系造血细胞，促进其增殖、分化，并可增加粒系终末分化细胞即外周血中性粒细胞的数量和功能。

【适应证】①骨髓移植后促进中性粒细胞的恢复；②防治肿瘤放、化疗及骨髓增生异常综合征

（MDS）、再生障碍性贫血等各种原因引起的中性粒细胞减少症；③外周血造血干细胞移植前供者外周血造血干细胞的动员；④与化疗联合治疗急性白血病，以增强化疗疗效。

【不良反应】主要为骨和/或肌肉酸痛乏力；少数可见皮疹、发热、流涕等感冒样症状，转氨酶升高等。

【剂型规格】注射剂：100μg/支（瑞白），200μg/支（大瑞白）；125μg/支（瑞血新）；150μg/支（惠尔血）；50μg/支（吉粒芬）；75μg/支（吉赛欣）。

Sig：$100\sim400\mu g/m^2$，i.h. 或 i.v.，q.d.，至中性粒细胞升到 5×10^9/L 或白细胞升到 10×10^9/L 时停药。

3. 聚乙二醇化重组人粒细胞刺激因子（新瑞白、津优力）Pegylated Recombinant Human Granulocyte Colony-stimulating Factor

【适应证】适用于非髓性恶性肿瘤患者在接受易引起临床上显著的发热性中性粒细胞减少的骨髓抑制性抗癌药物治疗时，降低以发热性中性粒细胞减少症为表现的感染的发生率。

【注意事项】①请勿在使用细胞毒性化疗药物前 14 天到化疗后 24 小时内注射本品；②可能发生脾破裂、急性呼吸窘迫综合征和严重过敏反应，一旦发生，不建议继续使用；③严重肝、肾、心、肺功能障碍者禁用。

【剂型规格】注射剂：3mg（1.35×10^8IU）/支。

Sig：6mg，i.h.，q.d.，或按 100μg/kg 进行个体化治疗，应在化疗药物给药结束后 48 小时使用。

4. 普乐沙福（释倍灵）Plerixafor

【药理作用】造血干细胞（HSCs）动员药，可拮抗 CXCR4 趋化因子受体，阻断其与同源配体结合，使循环中造血祖细胞增多。

【适应证】用于非霍奇金淋巴瘤（NHL）和多发性骨髓瘤（MM）患者的 HSCs 收集（随后进行自体移植），与粒细胞集落刺激因子（G-CSF）联用。

【注意事项】①用药后至少30分钟内应观察有无过敏反应;②与G-CSF联用患者可出现脾区和/或肩胛部疼痛,应对脾进行评估;③用药期间监测血象;④本药不用于白血病患者HSCs的动员和收集。

【剂型规格】注射液:24mg(1.2ml)/支。

Sig:NHL和MM患者的HSCs收集,第1~4日每日早晨给予G-CSF 10μg/kg,第4日晚上(血浆分离置换法开始前约11小时)给予本药(体重≤80kg者,一次20mg或0.24mg/kg;体重>80kg者,一次0.24mg/kg),一日1次,最大日剂量40mg,采集期间最多连用4日,使用本药期间亦应每日早晨给予G-CSF 10μg/kg。

5. 重组人粒细胞巨噬细胞刺激因子(特尔立)

Recombinant Human Granulocyte Macrophage Colony Stimulating Factor,rhGM-CSF

【药理作用】作用于造血祖细胞,促进其增殖和分化,刺激粒、单核巨噬细胞成熟,促进成熟细胞向外周血释放,并能促进巨噬细胞及嗜酸性粒细胞的多种功能。

【适应证】①防治肿瘤放疗或化疗后引起的白细胞减少症;②治疗骨髓造血功能障碍及低危MDS;③预防白细胞减少可能导致的感染;④使感染引起的中性粒细胞减少恢复加快。

【不良反应】最常见发热、寒战、恶心、呼吸困难、腹泻,其次有皮疹、胸痛、骨痛等。

【注意事项】孕妇、高血压患者及有癫痫病史者慎用。

【剂型规格】注射剂:100μg/支。

Sig:3~10μg/(kg·d),i.h.或i.v.,q.d.,至中性粒细胞升到5×10^9/L或白细胞升到10×10^9/L时停药。

6. 重组人白介素-11(巨和粒、百杰依、迈克尔)

Recombinant Human Interleukin-11,rh IL-11

【药理作用】直接刺激骨髓造血干细胞和巨核

祖细胞的增殖,诱导巨核细胞的成熟分化,增加体内血小板的生成,从而提高血小板计数,而对血小板功能无明显改善作用。

【适应证】用于实体瘤、非髓性白血病化疗后Ⅲ、Ⅳ度血小板减少症的治疗;实体瘤及非髓性白血病患者,前一疗程化疗后发生Ⅲ/Ⅳ度血小板减少症(即血小板数≤50×10^9/L)者,下一疗程化疗前使用本品,以减少患者因血小板减少引起的出血和对血小板输注的依赖性。同时有白细胞减少症的患者必要时可合并使用 rhG-CSF。

【不良反应】常见水肿、头痛、发热、心悸、心动过速、房颤、恶心、呕吐、眩晕、失眠、呼吸困难、皮疹等。

【注意事项】①肿瘤化疗患者应在化疗后使用,不宜在化疗前或化疗中使用;②在血小板升至100×10^9/L 时应及时停药;③器质性心脏病患者,尤其有充血性心力衰竭及房颤、房扑病史的患者慎用;④使用期间应注意"毛细血管渗漏综合征"的监测,如体重增加、水肿、浆膜腔积液等。

【剂型规格】注射剂:巨和粒 1.5mg(1 200 万AU)/支,3mg(2 400 万 AU)/支;百杰依 1.5mg(1 200万 AU)/支;迈格尔 0.75mg(600 万 AU)/支。

Sig:推荐剂量为 25~50μg/kg 体重,于化疗结束后 24~48 小时开始或发生血小板减少症后,以 2ml注射用水溶解皮下注射,每日 1 次,疗程一般 7~14日。血小板计数恢复后应及时停药。

7. 重组人血小板生成素(特比澳) Recombinant Human Thrombopoietin,rh-TPO

【药理作用】血小板生成素(TPO)是刺激巨核细胞生长及分化的内源性细胞因子,对巨核细胞生成的各阶段均有刺激作用,包括前体细胞的增殖和多倍体巨核细胞的发育及成熟,从而升高血小板数量。

【适应证】①适用于治疗实体瘤化疗后所致的

血小板减少症,适用对象为血小板低于 50×10^9/L 且医师认为有必要升高血小板治疗的患者;②用于特发性血小板减少性紫癜(ITP)的辅助治疗,适用对象为血小板低于 20×10^9/L 的糖皮质激素治疗无效的未接受脾切除治疗的患者。

【剂型规格】注射液:7 500IU(1ml)/支,15 000IU(1ml)/支。

Sig:300IU/(kg·d),每日 1 次,连续应用 14 日;用药过程中待血小板计数恢复至 100×10^9/L 以上,或血小板计数绝对值升高≥50×10^9/L 时即应停用。当化疗中伴粒细胞严重减少或出现贫血时,本品可分别与 rhG-CSF 或 rh-EPO 合并使用。

8. 艾曲泊帕乙醇胺(瑞弗兰) Eltrombopag Olamine(Revolade)

【药理作用】本品是一种血小板生成素受体(TPOR)激动剂。

【适应证】适用于治疗慢性特发性血小板减少性紫癜(ITP),对糖皮质激素、免疫球蛋白及脾切除疗效不佳的患者。

【不良反应】最常见恶心、呕吐、月经过多、肌肉痛、感觉异常、白内障、消化不良、瘀斑、血小板减少、ALT/AST 升高和结膜出血等。

【注意事项】①空胃给药(餐前 1 小时或 2 小时);②为减低出血风险调整每天剂量至达到和维持血小板计数≥50×10^9/L;③如最大剂量后 4 周血小板计数不增加,重要肝功能检验异常或血小板高于 100×10^9/L 应停用。

【剂型规格】片剂:25mg × 28 片。

Sig:推荐起始剂量为 25mg,p.o.,q.d.;肝功能不良者应减量使用;最大剂量 75mg/d。

9. 升血小板胶囊

【主要成分】青黛、连翘、仙鹤草、牡丹皮、甘草。

【功能主治】清热解毒,凉血止血,散瘀消斑。

适用于原发性血小板减少性紫癜。

【注意事项】骨髓巨核细胞减少型的血小板减少症及白细胞减少者慎用;定期复查血象;孕妇忌服。

【剂型规格】胶囊剂:0.45g×24 粒。

Sig:4 粒,p.o.,t.i.d.。

10. 血美安胶囊

【主要成分】猪蹄甲、地黄、赤芍、牡丹皮。

【功能主治】清热养阴,凉血活血。用于原发性血小板减少性紫癜血热伤阴挟瘀证,症见皮肤紫癜,齿衄、鼻衄,妇女月经过多,口渴,烦热,盗汗等。亦可用于肿瘤放化疗引起的白细胞减少症,中医属热毒伤阴血瘀证患者。

【不良反应】偶见轻度腹胀、呕吐,大便稀,一般不需停药,可自行缓解。

【剂型规格】胶囊剂:0.27g×60 粒。

Sig:6 粒,p.o.,t.i.d.,疗程 1 个月,或遵医嘱。

11. 地榆升白片

【主要成分】地榆等。

【适应证】用于白细胞减少症。

【剂型规格】片剂:0.1g×40 片。

Sig:2~4 片,p.o.,t.i.d.。

12. 复方皂矾丸

【主要成分】皂矾、西洋参、海马、肉桂、大枣(去核)、核桃仁。

【功能主治】温肾健髓,益气养阴,生血止血,另有改善免疫功能作用。适用于再生障碍性贫血、白细胞减少症、血小板减少症、MDS 及放疗、化疗引起的骨髓损伤、血细胞减少,属肾阳不足,气血两虚证者。

【剂型规格】丸剂:0.2g×72 丸。

Sig:7~9 丸,p.o.,t.i.d.,餐后即服。

13. 咖啡酸片　Caffeic acid

【药理作用】止血升白细胞药,具有收缩增固

血液系统

微血管,提高凝血因子的功能,升高白细胞和血小板的作用。

【适应证】防治各种原因引起的白细胞减少、血小板减少症。用于外科手术时,以及内科、妇产科等出血性疾病的止血。

【剂型规格】片剂:0.1g×36 片。

Sig:0.1~0.3g,p.o.,t.i.d.,14 天为 1 个疗程,或遵医嘱。

第四节 化疗药物

传统的化疗药物(chemotherapeutics)根据药物作用的分子靶点可分为:①作用于 DNA 化学结构的药物;②影响核酸合成的药物;③作用于 DNA 模板,影响 DNA 转录或抑制 DNA 依赖 RNA 聚合酶而抑制 RNA 合成的药物,影响蛋白质合成的药物;④其他类型。另一分类根据其来源和作用机制分为烷化剂、抗代谢物、抗生素、植物药、激素和其他六大类。还可根据各期肿瘤细胞对药物的敏感性不同,分为周期非特异性药(CCNSA)和周期特异性药(CCSA)。但是目前抗肿瘤药物发展很快,以上分类多不能概括现有的药物和即将进入临床的药物。近年来,随着分子生物学技术水平的提高和对发病机制从细胞、分子水平的进一步认识,一些新型的针对细胞受体、关键基因和调控分子为靶点的药物已进入临床。

化疗方案和剂量的选择应遵循个体化的原则,应根据患者的年龄、体表面积、疾病类型、脏器功能以及既往接受治疗的情况综合考虑。老年患者对化疗耐受性差,对于年龄 >60 岁的老年患者其化疗剂量应为标准剂量的 1/3~1/2。本类药物多可引起骨髓抑制,心脏毒性,肝、肾毒性等不良反应,故用药期间需密切监测血象,肝、肾功能,心脏体征及心电图。

急性/慢性髓性白血病,淋巴瘤,多发性骨髓瘤等疾病的诊治可参阅近期发布的一系列美国国家综合癌症网络(NCCN,National Comprehensive Cancer Network)临床实践指南。本节对血液科常用的化疗药物进行介绍。附成人体表面积计算公式(许文生公式):体表面积(m^2)=0.006 1× 身高(cm)+0.012 8× 体重(kg)−0.152 9。

常用药物

1. 柔红霉素(红比霉素)　Daunorubicin,DNR

【药理作用】蒽环类抗生素,直接嵌入 DNA,可抑制 DNA 和 RNA 的合成,为周期非特异性药物。

【适应证】急性白血病和中高危 MDS。

【不良反应】常见可逆性脱发、胃肠道反应、黏膜炎尤其是口腔黏膜炎。其他有骨髓抑制、心脏毒性等。使用本药 1~2 天后尿液可呈现红色。

【注意事项】①累积剂量超过 25mg/kg 时其引起心脏毒性的风险显著增加;②治疗过程应注意监测患者的心脏功能,血象,肝、肾功能,血尿酸;③漏出血管外时,可致严重的局部组织坏死。

【剂型规格】注射剂:20mg/ 支。

Sig:30~60mg/m^2+N.S 100ml,iv.gtt,q.d.。

2. 伊达比星(去甲氧柔红霉素、善唯达、艾诺宁)　Idarubicin

【药理作用】蒽环类抗生素,有抗有丝分裂和细胞毒作用,作用于拓扑异构酶 II,抑制核酸合成。蒽环结构 4 位的改变使该化合物具有亲脂性,提高了细胞对药物的摄入。

【适应证】用于成人急性非淋巴细胞白血病(ANLL)的一线治疗,以及复发和难治患者的诱导缓解治疗。作为二线治疗药物用于成人和儿童的急性淋巴细胞白血病(ALL)。

【不良反应】严重骨髓抑制和心脏毒性,致死性的感染,可逆性脱发,胃肠道反应如恶心、呕吐,黏膜炎尤其是口腔黏膜炎,出现于治疗后 3~10 天。使用本药 1~2 天后尿液呈现红色。

【注意事项】基本同柔红霉素。

【剂型规格】注射剂:善唯达 5mg/ 支,10mg/ 支;艾诺宁 10mg/ 支。

Sig:12mg/m² + 注射用水 20ml,i.v.,q.d.,连续使用 3 天。

3. **阿柔比星**(阿克拉霉素) Aclarubicin

【药理作用】一种新的蒽环类抗生素,对多种肿瘤均有良好的抗肿瘤活性。

【适应证】急性白血病、恶性淋巴瘤,也可试用于其他实体恶性肿瘤,对多柔比星、柔红霉素耐药的病例亦有效。

【不良反应】心脏毒性、白细胞及血小板减少、胃肠道反应、脱发、色素沉着、头痛、发热等。

【注意事项】心功能不全患者、孕妇禁用。静脉注射外渗会引起严重的局部组织坏死。

【剂型规格】注射剂:20mg/ 支。

Sig:治疗白血病和淋巴瘤,15~20mg + N.S 100ml,iv.gtt,q.d.,连用 7~10 日,间隔 2~3 周后可重复。

4. **多柔比星**(阿霉素) Doxorubicin

【药理作用】广谱抗肿瘤抗生素,作用机制与柔红霉素相同。

【适应证】急性白血病、淋巴瘤、软组织和骨肉瘤、儿童恶性肿瘤及成人实体瘤,尤其用于乳腺癌和肺癌。

【不良反应】骨髓抑制、脱发、胃肠道反应、心脏毒性均较常见。

【注意事项】总量不宜超过 450mg/m²,以免发生心脏毒性。

【剂型规格】注射剂:10mg/ 支。

Sig:① 急性白血病和淋巴瘤,40~50mg/m² + N.S

100ml,iv.gtt,q.d.;②多发性骨髓瘤,9mg/m²+N.S 250ml,iv.gtt,q.d.,24 小时持续静脉滴注。

5. 多柔比星脂质体（楷莱、多美素） Doxorubicin（Caelyx）

【作用特点】一种脂质体制剂,可延长其在血液循环中的时间。

【不良反应】基本同多柔比星。滴注时不良反应主要有潮红、气短、面部水肿、头痛、寒战、背痛、胸部和喉部收窄感、低血压。在多数情况下,不良反应发生在第 1 个疗程。采用相应对症处理,暂停滴注或减缓滴速后,经过数小时即可消除这些反应。

【注意事项】①禁用于孕妇和哺乳期妇女;②当累积剂量 >400mg/m² 时应注意心脏毒性。

【剂型规格】注射液:20mg（10ml）/ 支。

Sig:20~30mg/m²,iv.gtt,每 2~3 周给药 1 次,给药间隔应大于 10 天。

6. 表柔比星（表阿霉素、法玛新、艾达生） Epirubicin

【作用特点】新的蒽环类抗生素,本药治疗指数高于多柔比星,全身及心脏毒性反应较低。

【适应证】恶性淋巴瘤、白血病、多发性骨髓瘤和其他实体肿瘤。

【不良反应】基本同多柔比星。

【注意事项】①用药后 1~2 天可出现尿液红染,需交代患者;②以往未接受过蒽环类治疗的患者,仅在表柔比星蓄积剂量 >1 000mg/m² 时,才出现充血性心力衰竭;③静脉注射外渗会引起严重的局部组织坏死。

【剂型规格】注射剂:10mg/ 支。

Sig:60~135mg/m²+N.S 20ml,i.v.,q.d.。

7. 米托蒽醌（米西宁） Mitoxantrone,NVT

【药理作用】合成的蒽环类抗生素。

【适应证】主要用于恶性淋巴瘤、急性白血病、乳腺癌等。

【不良反应】骨髓抑制、消化道反应、脱发反应轻，累积剂量超过 $160mg/m^2$ 可能出现明显的心脏毒性。

【剂型规格】注射液：5mg（5ml）/支。

Sig：①单用本品，按体表面积一次 $12\sim14mg/m^2$，每 $3\sim4$ 周 1 次；或按体表面积 $4\sim8mg/m^2$，一日 1 次，连用 $3\sim5$ 日，间隔 $2\sim3$ 周。②联合用药，按体表面积一次 $5\sim10mg/m^2$。溶于 50ml N.S 或 5% G.S，静脉滴注时间不少于 30 分钟。

8. 右丙亚胺（奥诺先） Dexrazoxane

【适应证】减轻或减少蒽环类抗生素（如多柔比星）化疗引起的心脏毒性发生率和严重程度，适用于接受多柔比星治疗累积量达 $300mg/m^2$，并且医师认为继续使用多柔比星有利的女性转移性乳腺癌患者。

【剂型规格】注射剂：250mg，并配有 25ml 的 0.167mol/L 乳酸钠注射液作为溶剂。

Sig：推荐剂量比为 10∶1（右丙亚胺 $500mg/m^2$：多柔比星 $50mg/m^2$）。本品需用 0.167mol/L 乳酸钠 25ml 配成溶液，缓慢静脉推注或转移入输液袋内，浓度为 10mg/ml，快速静脉滴注，30 分钟后方可给予多柔比星。用 0.167mol/L 乳酸钠溶液配成的溶液可用 N.S 或 5% G.S 进一步稀释成右丙亚胺 $1.3\sim5.0mg/ml$ 溶液，转移入输液袋，快速静脉滴注。配制成这样的溶液，在室温 $15\sim30℃$ 或冷藏 $2\sim8℃$，只能保存 6 小时。

9. 阿糖胞苷（赛得萨） Cytarabine, Ara-C

【药理作用】主要作用于 S 期的细胞周期特异性药物。大剂量静脉注射时可穿透血脑屏障，并达到有效杀灭白血病细胞的浓度，可用于防治中枢神经系统白血病。

【适应证】急性白血病、淋巴瘤的治疗，以及鞘内注射治疗中枢神经系统白血病。

【不良反应】常见骨髓抑制、消化道反应，少数患者可有肝功能异常、发热、皮疹。大剂量可引起小脑白质变性、心脏毒性。

【剂型规格】注射剂：100mg/支，500mg/支。

Sig：①低剂量，15mg/m²，i.h.，q.d. 或 15mg/m²+N.S 250ml，iv.gtt，q.d.；②标准剂量，100~200mg/m²，i.m.，q12h.；③中剂量，0.5~1g/m²+N.S 500ml，iv.gtt，q12h.，滴注时间 >4 小时；④大剂量，2~3g/m²+N.S 500ml，iv.gtt，q12h.，滴注时间 >4 小时；⑤鞘内注射，50~100mg+ 地塞米松 5mg 鞘内注射，治疗性用药为每周 1~2 次，预防性用药则为每 4~8 周 1 次。

10. 氟达拉滨（福达华、莱福乐）Fludarabine

【药理作用】核苷相似物，具有 Ara-C 相似的抗肿瘤作用，但不被腺苷酸脱氨酶脱氨灭活，可抑制 DNA 和 RNA 的合成。

【适应证】B 细胞慢性淋巴细胞白血病、滤泡细胞淋巴瘤、套细胞淋巴瘤、难治复发急性白血病的治疗和非清髓性造血干细胞移植的预处理。

【不良反应】约 59% 患者出现与剂量有关的骨髓抑制（可逆转），应定期监测外周血细胞数。有时还会出现"肿瘤溶解综合征"，可表现为胸痛、血尿、高尿酸血症、低钙血症、高钾血症、肾衰竭，可发生于治疗的第 1 周。

【剂型规格】粉针剂：50mg/支；片剂：10mg×10 片。

Sig：①静脉，25mg/m²+N.S 100ml，iv.gtt，q.d.，每 28 天静脉给药连续 5 天，滴注时间 >30 分钟，与阿糖胞苷联合用药时，应在阿糖胞苷使用前 4 小时静脉滴注。②口服，每天口服 40mg/m²，每 28 天连续服用 5 天。必须用水吞服，不可嚼服或把药片弄碎后服用。

11. 地西他滨（达珂、晴唯可、康达莱、昕美）Decitabine

【药理作用】一种天然 2′- 脱氧胞苷酸的腺苷类似物，通过抑制 DNA 甲基转移酶，减少 DNA 的甲基化，从而抑制肿瘤细胞增殖以及防止耐药的发生。

【适应证】适用于已经治疗、未经治疗、原发性和继发性骨髓增生异常综合征（MDS）。

【剂型规格】粉针剂：50mg/ 支。

Sig：首次给药周期，15mg/m²，连续静脉输注 3 小时，q8h.，连续 3 天；可预先使用常规止吐药，每 6 周重复 1 个周期，至少重复 4 个周期。

12. 长春新碱 Vincristine，VCR

【药理作用】细胞周期特异性药物，除作用于微管蛋白外，还可干扰蛋白质代谢及抑制 RNA 聚合酶的活性，并抑制细胞膜类脂质的合成和氨基酸在细胞膜的转运。

【适应证】用于治疗急性白血病、霍奇金淋巴瘤、恶性淋巴瘤、乳腺癌、支气管肺癌等。

【不良反应】骨髓抑制和胃肠道反应较轻，但周围神经系统毒性较大。周围神经炎可表现为指（趾）尖麻木、四肢疼痛、肌肉震颤、反射消失、头痛等。血液学毒性较轻微。

【剂型规格】注射剂：1mg/ 支。

Sig：1.4mg/m²+N.S 20ml，i.v.，每周 1 次，最高用量为 2mg/d，或遵医嘱。

13. 长春地辛（西艾克） Vindesine

【药理作用】主要作用于 S 期的细胞周期特异性药物，与长春碱和长春新碱无交叉耐药性。

【适应证】急性淋巴细胞白血病、恶性淋巴瘤、肺癌、乳腺癌等。

【不良反应】毒性介于长春新碱与长春碱之间。神经毒性只有长春碱的 1/2，骨髓抑制较长春碱轻，但较长春新碱强。便秘、脱发、发热、静脉炎常见。

【剂型规格】注射剂:1mg/ 支。

Sig: 单次 $3mg/m^2$+N.S 20ml,i.v.,每周 1 次,或 $4mg/m^2$+N.S/G.S 250ml,iv.gtt,每周 1 次(慢滴)。

14. 甲氨蝶呤 Methotrexate,MTX

【药理作用】联合化疗方案中常用的细胞周期特异性药物,通过抑制二氢叶酸还原酶,引起肿瘤细胞 DNA、RNA 和蛋白质合成的抑制,使细胞阻断在 S 期。可口服、静脉注射和鞘内注射。大剂量静脉注射可穿透血脑屏障,在脑脊液中达到有效浓度,故可防治中枢神经系统白血病。

【适应证】白血病尤其是急性淋巴细胞白血病以及淋巴瘤,还用于异基因造血干细胞移植后防治移植物抗宿主病。

【不良反应】骨髓抑制,口腔炎,胃肠道反应,肝、肾功能损害,脱发,色素沉着等,妊娠早期可致畸胎。鞘内注射剂量过高可引起抽搐。

【注意事项】用药期间应密切监测血象。肝、肾功能不全和孕妇禁用。

【剂型规格】片剂:5mg×100 片;注射剂:50mg/ 支,100mg/ 支,1 000mg/ 支。

Sig:①口服,10~15mg,每周 1 次;②鞘内注射,每次 10~15mg,和地塞米松 5mg 一起缓慢鞘内注射,每周 1~2 次;③静脉注射,$0.2g/m^2$,iv.gtt,q.d.,大剂量时可用到 1.5~$3g/m^2$,甚至 $6g/m^2$。

15. 门冬酰胺酶 Asparaginase,ASP

【药理作用】本品能水解门冬酰胺,从而选择性抑制肿瘤细胞的生长。单用不但缓解期短,且易产生耐药,故主要与其他药物合用。

【适应证】急性淋巴细胞白血病、淋巴瘤、黑色素瘤等。

【不良反应】常见发热、胃肠道反应、头痛、嗜睡、精神错乱、氮质血症、肝功能损伤、骨髓抑制、过敏反应等。

【注意事项】①可引起过敏反应,用药前必须先作皮试;②肝、肾功能严重损害者禁用,妊娠早期禁用。

【剂型规格】注射剂:10 000U/支。

Sig:10 000U/m^2+N.S 500ml,iv.gtt,q.d.。根据不同病种、不同的治疗方案,本品的用量有较大差异。

16. 培门冬酶 Pegasparagase

【药理作用】聚乙二醇化门冬酰胺酶,其抗肿瘤机制与门冬酰胺酶(L-ASP)完全相同,但骨髓抑制轻,过敏反应少见。

【适应证】急性淋巴细胞白血病、NK/T 细胞淋巴瘤,ASP 过敏者也可以使用。

【不良反应】主要不良反应为恶心、呕吐、腹泻、腹痛。多数患者的凝血酶原时间和凝血因子出现异常。

【注意事项】①从培门冬酶用药前 3 天开始低糖低脂饮食,选择清淡易消化的食物,避免暴饮暴食,延续至用药后 2~4 周;②用药前考虑给予预防过敏处理,用药后 3 小时内做好过敏抢救准备;③以下患者禁用:对培门冬酶有严重过敏史或既往使用门冬酰胺酶治疗出现过严重的血栓症、胰腺炎、严重出血事件。

【剂型规格】注射液:3 750IU(5ml)/支。

Sig:2 500IU/m^2+N.S 2ml,i.m.,每 2 周 1 次,或遵医嘱。

17. 高三尖杉酯碱 Homoharringtonine

【药理作用】植物提取药,可抑制肿瘤细胞 DNA 和蛋白质合成,诱导细胞分化。

【适应证】急性非淋巴细胞白血病、慢性粒细胞白血病(CML)、真性红细胞增多症。

【不良反应】常见骨髓抑制、恶心、呕吐、口干、畏食等。部分病例可见心肌损害。

【剂型规格】注射剂:1mg/支。

Sig：1~4mg+5%G.S 500ml，iv.gtt，q.d.，缓慢滴注3 小时以上，或遵医嘱。

18. 维 A 酸（全反式维 A 酸、维甲酸、迪维、艾力可）Tretinoin，ATRA

【药理作用】细胞诱导分化药，可抑制白血病细胞的增殖，诱导白血病细胞分化成熟。

【适应证】PML/RAR-α 基因阳性的急性早幼粒细胞白血病（APL）的一线化疗药物和维持治疗药物；还可用于治疗 MDS、各种皮肤病。

【不良反应】常见唇炎、黏膜干燥、结膜炎、甲沟炎、脱发、高脂血症、肝功能受损等。在诱导分化治疗急性早幼粒细胞白血病时，应特别注意其引起的白细胞增高、维 A 酸综合征、高组胺综合征、治疗相关性颅内高压综合征等不良反应，并及时予以处理。孕妇禁用。

【剂型规格】迪维胶囊：20mg×20 粒；艾力可片：10mg×10 片，20 片。

Sig：治疗 APL 的剂量一般为 20mg，p.o.，b.i.d.~t.i.d.；或按体表面积每天口服 45mg/m²，分 2~4 次服用，疗程 4~8 周，最大剂量 120mg/d。

19. 三氧化二砷（亚砷酸）Arsenious Acid

【药理作用】本品能够引起 NB4 人急性早幼粒细胞白血病细胞的形态学变化、DNA 断裂和凋亡，也可以引起早幼粒细胞白血病/维 A 酸受体融合蛋白（PML/RAR-α）的损伤和退化。

【适应证】维 A 酸治疗后复发的 APL、原发性肝癌晚期的治疗。

【禁忌证】非白血病所致的严重肝、肾功能损害者，孕妇及长期接触砷或有砷中毒者。

【不良反应】主要为胃肠道反应、皮肤干燥、红斑或色素沉着、肝功能改变等。最严重的为"诱导分化综合征"，应及时处理。

【剂型规格】注射剂：5mg/ 支，10mg/ 支。

Sig：5~10mg+N.S/5% G.S 500ml，iv.gtt，q.d.，滴注时间 >3 小时，4~6 周为 1 个疗程。

20. 伊马替尼（格列卫、昕维、格尼可） Imatinib

【药理作用】本品能在细胞水平上抑制 BCR-ABL 酪氨酸激酶，选择性抑制 BCR-ABL 阳性细胞系细胞、费城染色体阳性的慢性粒细胞白血病（Ph$^+$CML）和 ALL 患者新鲜细胞的增殖并诱导其凋亡。同类药物还包括达沙替尼和尼洛替尼等。

【适应证】CML 急变期、加速期和慢性期患者；也用于 Ph 染色体阳性急性淋巴细胞白血病患者，多与化疗联合使用。

【不良反应】很常见中性粒细胞减少症、血小板减少症、贫血、头痛、恶心、呕吐、肌痛、肌痉挛、液体潴留等。可引起水肿，严重者出现胸腹腔积液、心力衰竭。

【注意事项】应用本类药物需注意：①定期监测体重，如用药过程中体重出乎意料地快速增加，应作详细检查，必要时采取适当支持治疗和处理措施；②有肝功能损害者慎用；③治疗第 1 个月宜每周查 1 次血象，第 2 个月每 2 周查 1 次，以后则视需要而定（如每 2~3 个月查 1 次）；④哺乳期妇女禁用。

【剂型规格】片剂：格列卫、昕维 100mg×60 片；格尼可 100mg×12 片。

Sig：① Ph$^+$CML 慢性期，400mg，p.o.，q.d.；② CML加速期和急变期，600~800mg，q.d.。根据患者耐受情况调整剂量，最低有效剂量为 300mg/d。同时大量饮水。

21. 达沙替尼（施达赛、依尼舒） Dasatinib

【药理作用】本品为多靶点酪氨酸激酶抑制剂，可抑制 BCR-ABL、SRC 家族、c-KIT、EPHA2、PDGFRS等激酶。在体外，本品对多种不同的伊马替尼敏感或耐药的白血病细胞株有活性，可抑制 BCR-ABL 阳性 CML 和 ALL 细胞株的生长。

【适应证】用于治疗对甲磺酸伊马替尼耐药，或不耐受的 Ph$^+$CML 慢性期、加速期和急变期（急粒变和急淋变）成年患者。

【不良反应】最常见的不良反应包括体液潴留（包括胸腔积液）、腹泻、头痛、恶心、皮疹、呼吸困难、出血、疲劳、肌肉骨骼疼痛、感染、呕吐、咳嗽、腹痛和发热。

【剂型规格】片剂：施达赛 70mg，50mg×60 片；依尼舒 20mg，50mg×7 片。

Sig：① Ph$^+$ 慢性期 CML，100mg，p.o.，q.d.，可增加至 140mg，p.o.，q.d.；② Ph$^+$ 加速期和急变期 CML，初始剂量 70mg，p.o.，b.i.d.，可增加至 100mg，p.o.，b.i.d.。

22. 尼洛替尼（达希纳） Nilotinib

【药理作用】第二代 BCR-ABL 激酶抑制剂，可结合并稳定 ABL 蛋白激酶位点的非活性构象，抑制 BCR-ABL 激酶介导的白血病细胞系的增殖和来源于 Ph$^+$CML 患者的细胞系增殖并诱导细胞凋亡。

【适应证】用于对既往治疗（包括伊马替尼）耐药或不耐受的 Ph$^+$CML 慢性期或加速期成人患者。

【禁忌证】伴有低钾血症、低镁血症或长 QT 综合征的患者禁用。

【不良反应】常见的血液学不良反应包括血小板减少症、中性粒细胞减少症和贫血。非血液学不良反应有皮疹、瘙痒症、恶心、疲劳、头痛、便秘、腹泻、呕吐、肌肉痛。大多数不良反应为轻度至中度。

【注意事项】本品可延长 Q-T 间期，导致尖端扭转型室性心动过速、晕厥、惊厥和/或死亡，基线、服药开始 7 天后、有临床指征时应定期作心电图检查。

【剂型规格】胶囊剂：150mg×120 粒，200mg×120 粒。

Sig：400mg，p.o.，q12h.，空腹服用（餐前 1 小时或餐后 2 小时以后）。

血液系统

23. 伊布替尼（亿珂） Ibrutinib

【药理作用】布鲁顿酪氨酸激酶（BTK）抑制剂。

【适应证】①套细胞淋巴瘤二线治疗；②慢性淋巴细胞白血病/小淋巴细胞淋巴瘤。

【不良反应】出血、感染、血细胞减少、间质性肺疾病、房颤、白细胞淤滞、高血压、继发恶性肿瘤、肿瘤溶解综合征、腹泻、房扑等。

【注意事项】①本品可能增加抗血小板或抗凝血治疗患者出血风险，建议华法林或其他维生素 K 拮抗剂不与本品联合使用。根据手术类型和出血风险，应在术前和术后暂停本品至少 3~7 天。②房颤患者禁用。③治疗前应确定乙型肝炎病毒状态，如乙型肝炎血清学检测结果阳性，应予监测并控制病情，防止乙型肝炎激活。④使用本品的部分患者有疲乏、头晕和乏力，要考虑对患者驾驶或操作机器能力的影响。

【剂型规格】胶囊剂：140mg×90 粒。

Sig：①套细胞淋巴瘤，420mg，p.o.，q.d.；②慢性淋巴细胞白血病/小淋巴细胞淋巴瘤，560mg，p.o.，q.d.。

24. 芦可替尼（捷恪卫） Ruxolitinib

【药理作用】JAK1/JAK2 激酶抑制剂，介导对造血和免疫功能重要的细胞因子和生长因子信号。

【适应证】①用于中危或高危骨髓纤维化（PMF），包括原发性骨髓纤维化、真性红细胞增多症后骨髓纤维化和原发性血小板增多症后骨髓纤维化；②真性红细胞增多症。

【不良反应】贫血、血小板减少、中性粒细胞减少、感染、非黑色素瘤皮肤癌、血脂升高等。

【剂型规格】磷酸芦可替尼片：5mg×60 片，15mg×60 片，20mg×60 片。

Sig：①骨髓纤维化，根据血小板计数决定初始剂量。血小板 >200×10^9/L 者，20mg，p.o.，b.i.d.；血小

板 $100\sim200\times10^9/L$ 者,15mg,p.o.,b.i.d.;血小板 $50\sim100\times10^9/L$ 者,5mg,p.o.,b.i.d.;血小板 $<50\times10^9/L$ 者,终止治疗。②真性红细胞增多症,初始剂量 10mg,p.o.,b.i.d.。

25. 羟基脲 Hydroxycarbamide,HU

【药理作用】周期特异性药,本品是一种核苷二磷酸还原酶抑制剂,选择性地阻碍 DNA 合成。

【适应证】CML、真性红细胞增多症、原发性血小板增多症、多发性骨髓瘤、原发性骨髓纤维化。

【不良反应】①主要为骨髓抑制,停药后 1~2 周可恢复;②胃肠道反应较常见;③偶有中枢神经系统症状和脱发。

【注意事项】水痘、带状疱疹及各种严重感染者、孕妇禁用。服用本品时应适当增加液体的摄入量,以增加尿量及尿酸的排泄。应定期监测血象、血尿酸及肾功能。

【剂型规格】片剂:0.5g×100 片。

Sig:0.5~2.0g,p.o.,b.i.d.,根据白细胞或血小板计数调整用药剂量。

26. 沙利度胺(反应停、爱然) Thalidomide

【药理作用】具有免疫调节和抗肿瘤血管生成的作用。

【适应证】多发性骨髓瘤。

【禁忌证】孕妇及哺乳期妇女、儿童、驾驶员、机器操纵者。

【不良反应】口鼻黏膜干燥、头晕、倦怠、恶心、面部水肿、过敏反应及多发性神经炎等。

【剂型规格】片剂:25mg×20 片;爱然胶囊:25mg×48 粒。

Sig:治疗多发性骨髓瘤,25~50mg/ 次,100~200mg/d。

27. 来那度胺(瑞复美) Lenalidomide

【药理作用】沙利度胺的化学类似物,具有免疫调节和抗肿瘤血管生成的作用。

【适应证】本品与地塞米松合用，治疗曾接受过至少一种疗法的多发性骨髓瘤的成年患者。

【不良反应】中性粒细胞减少和血小板减少最常见，可能引起深静脉血栓形成和肺动脉栓塞。服用后可能导致胎儿出生缺陷。其他常见的不良反应包括疲劳、腹泻、便秘、肌肉痉挛、贫血和皮疹等。

【剂型规格】胶囊剂：5mg×21粒，10mg×21粒，15mg×21粒，25mg×21粒。

Sig：①治疗多发性骨髓，25mg，p.o.，q.d.，d1~21，每28天1周期，直至疾病进展，处方医师应根据患者的肾功能状况谨慎选择本品的起始剂量和随后的剂量调整；②治疗 MDS，10mg，p.o.，q.d.，直至疾病进展或不耐受。

28. 帕马度胺 Pomalidomide

【药理作用】一种沙利度胺类似物，具有免疫调节、抗肿瘤和抗肿瘤血管生成的作用。

【适应证】适用于曾接受至少两种既往治疗，包括来那度胺和硼替佐米，对治疗无应答或治疗60天内进展（复发或难治）多发性骨髓瘤患者。

【不良反应】白细胞（中性粒细胞）减少、疲劳和虚弱、红细胞计数降低（贫血）、便秘、腹泻、血小板减少、上呼吸道感染、背部疼痛和发热。

【剂型规格】片剂：4mg×21片。

Sig：4mg，p.o.，q.d.，d1~21，每28天1周期，直至疾病进展。

29. 硼替佐米（万珂、昕泰） Bortezomib

【药理作用】本品是哺乳动物细胞中 26S 蛋白酶体糜蛋白酶样活性的可逆抑制剂，对 26S 蛋白酶体的抑制可防止特异蛋白的水解，因此对肿瘤细胞发挥毒性作用。

【适应证】多发性骨髓瘤、套细胞淋巴瘤、复发难治T细胞淋巴瘤等。

【不良反应】骨髓抑制、虚弱、恶心、腹泻、食欲下降、便秘、周围神经病变、发热、呕吐。

【剂型规格】注射剂：万珂 1mg/ 支，3.5mg/ 支；昕泰 1mg/ 支。

Sig：单药治疗，1.3mg/m^2，i.h. 或 i.v.；每周注射 2 次，连续注射 2 周（即在第 1、4、8 和 11 天注射）后停药 10 天（即从第 12~21 天）；3 周为 1 个疗程，两次给药至少间隔 72 小时。

30. 伊莎佐米（恩莱瑞） Ixazomib

【药理作用】口服的、具有高选择性的蛋白酶体抑制剂。

【适应证】与来那度胺和地塞米松联用，治疗已接受过至少一种既往治疗的多发性骨髓瘤成人患者。

【不良反应】较常见的不良反应为腹泻、血小板减少、中性粒细胞减少、便秘、周围神经病变、恶心、外周水肿、呕吐、上呼吸道感染和带状疱疹等。

【注意事项】①患者应该在每个治疗周期第 1、8 和 15 天大致相同的时间服药，在进餐前至少 1 小时或进餐后至少 2 小时服用本品。应用水送服整粒胶囊，勿压碎、咀嚼或打开胶囊。如果延误或漏服一剂本品，只有当距离下次计划给药时间≥72 小时，方可补服漏服剂量。距离在下次计划给药的 72 小时内不得补服。②在开始一个新的治疗周期前，中性粒细胞绝对计数应为≥1.0×10^9/L，血小板计数应≥75×10^9/L。③对于需要长于 24 个周期的联合给药治疗，应基于患者个体获益风险评估结果。

【剂型规格】枸橼酸伊沙佐米胶囊：4mg×3 粒。

Sig：4mg，p.o.，d1，d8，d15，4 周为 1 个疗程，同时联合使用来那度胺和地塞米松。

31. 达雷妥尤单抗（兆珂） Daratumumab

【药理作用】本品是一种能与 CD38 结合的 IgG1κ 人源化单克隆抗体，可直接通过 Fc 介导的交联诱导的细胞凋亡作用,也可通过补体依赖的细胞毒性(CDC)、抗体依赖细胞介导的细胞毒作用(ADCC)、抗体依赖的细胞吞噬作用(ADCP)等免疫介导的肿瘤细胞溶解作用,抑制表达 CD38 的肿瘤细胞的生长。

【适应证】单药治疗复发和难治性多发性骨髓瘤成年患者,患者既往接受过包括蛋白酶体抑制剂和免疫调节剂的治疗且最后一次治疗时出现疾病进展。

【不良反应】最常见的不良反应为输注相关反应(IRR)。其他常见的不良反应包括疲乏、贫血、中性粒细胞减少症、恶心、背痛、咳嗽、发热、上呼吸道感染和血小板减少症。

【剂型规格】注射液:100mg(5ml)/瓶,400mg(20ml)/瓶。

Sig:16mg/kg+N.S 配置浓度 9mg/ml,iv.gtt,每周1 次(8 次),第 9 周开始每 2 周 1 次(8 次),第 25 周开始每 4 周 1 次,直至病情进展。输注前常规预防性应用抗过敏药物。

32. 阿扎胞苷(维达莎) Azacitidine

【药理作用】嘧啶类抗代谢药,干扰核苷酸的合成,以假嘧啶形式掺入 DNA 和 RNA 中,并与之结合。

【适应证】中高危 MDS、急性髓细胞白血病(AML)等。

【禁忌证】非白血病所致的严重肝、肾功能损害者,孕妇及长期接触砷或有砷中毒者。

【不良反应】①骨髓抑制:白细胞于 12~14 天降至最低,偶见抑制持续超过几周;②恶心、呕吐等胃肠道反应;③皮肤黏膜反应:黏膜炎和皮肤红疹偶见;④其他反应有腹泻、肌肉疼痛、虚弱、嗜睡、昏迷、肝毒性、暂时性发热等。

【注意事项】每瓶应当使用 4ml 无菌注射用水复溶。

【剂型规格】注射剂:100mg/支。

Sig:75mg/m², 皮下注射,共 7 天,或遵医嘱。给予患者预防用药,以预防恶心和呕吐。

33. 依托泊苷(足叶乙苷) Etoposide, VP-16

【药理作用】细胞周期非特异性药物,对 S 期和 G_2 期细胞有较强的杀伤作用。

【适应证】急性白血病、恶性淋巴瘤、小细胞肺癌、睾丸肿瘤等。

【不良反应】骨髓抑制、消化道反应、脱发、直立性低血压。

【注意事项】治疗后应监测血象,注射于血管外可引起局部刺激。

【剂型规格】片剂:50mg/片;注射剂:50mg/支。

Sig:治疗白血病,①静脉滴注,50~100mg/m²+N.S 100ml, iv.gtt, q.d., 连用 5 日;②口服,同前剂量,连服 10 日或加倍剂量连服 5 日,每 3~4 周为 1 个疗程,或遵医嘱。

34. 替尼泊苷(卫萌、邦莱) Teniposide, VM-26

【作用特点】作用机制同依托泊苷,但作用较后者强 5~10 倍,与依托泊苷有交叉耐药。

【适应证】恶性淋巴瘤、中枢神经系统肿瘤和膀胱癌。

【剂型规格】注射液:50mg(5ml)/支。

Sig:50~100mg+N.S 250ml, iv.gtt, q.d., 或遵医嘱。

35. 环磷酰胺(安道生) Cyclophosphamide, CTX

【药理作用】双功能烷化剂及细胞周期非特异性药,它可与鸟嘌呤第 7 位氮共价结合,产生 DNA 的同链内不同碱基的交叉联结。

【适应证】急性淋巴细胞白血病、恶性淋巴瘤、多发性骨髓瘤及乳腺癌、卵巢癌;造血干细胞移植预处理的常用化疗药物;自身免疫性疾病。

【不良反应】骨髓抑制、消化道反应、脱发、口腔炎、膀胱炎及膀胱纤维化等。长期用药可产生免疫抑制、不育症和继发性肿瘤。超高剂量时可引起心肌损害和肾毒性。

【注意事项】本品使用时应鼓励患者多饮水，大剂量应用时应水化、碱化尿液、利尿，也可同时应用美司钠预防（一般用量为 CTX 的 20%）。

【剂型规格】注射剂：0.2g/ 支。

Sig：$400{\sim}750mg/m^2$，iv.gtt，q.d.，使用时请根据不同化疗方案注意选择。

36. 异环磷酰胺（和乐生、匹服平） Ifosfamide

【药理作用】环磷酰胺的同分异构体。

【适应证】【不良反应】【注意事项】基本同环磷酰胺。

【剂型规格】粉针剂：和乐生 1.0g/ 支；匹服平 0.5g/ 支。

Sig：$1.2{\sim}2.5g/m^2$（单药治疗）或 $1.2{\sim}2g/m^2$（联合治疗）+250ml N.S，iv.gtt，q.d.，5 天为 1 个疗程。

【关联药物】美司钠（美安） Mesna

【剂型规格】注射液：0.2g(2ml)/ 支。

Sig：一般 0.4g+N.S 10ml，i.v.，或环磷酰胺或异环磷酰胺用量的 20%，在两者使用后 0 小时、4 小时和 8 小时各 1 次，共 3 次。

37. 苯丁酸氮芥（留可然） Chlorambucil，CLB

【作用特点】烷化剂，属细胞周期非特异性药物，起效较慢，选择性低，局部刺激性强，对骨髓持久抑制，现已少用。

【适应证】主要用于慢性淋巴细胞白血病，也用于恶性淋巴瘤、晚期卵巢腺癌、乳腺癌。

【剂型规格】片剂：2mg×25 片。

Sig：常用剂量 $0.1{\sim}0.2mg/(kg\cdot d)$，分次口服；若出现骨髓抑制则减量至 $0.1mg/(kg\cdot d)$，持续治疗 4~8 周，或遵医嘱。

38. 西达本胺（爱谱沙） Chidamide

【药理作用】组蛋白去乙酰化酶（HDAC）选择性抑制剂，具有对肿瘤异常表观遗传功能的调控作用。

【适应证】既往至少接受过一次全身化疗的复发或难治的外周 T 细胞淋巴瘤患者。

【禁忌证】禁用于严重心功能不全患者（NYHA 心功能分级IV级）。

【不良反应】①血液学不良反应，包括白细胞（中性粒细胞）减少、血小板减少、血红蛋白降低。②全身不良反应，包括乏力、发热；胃肠道不良反应，包括腹泻、恶心、呕吐。③代谢及营养系统不良反应，包括食欲下降、低钾血症和低钙血症。④其他不良反应，包括头晕、皮疹等。

【注意事项】使用本品前，应进行血常规检查，相关指标满足以下条件方可开始用药：中性粒细胞绝对值≥1.5×10^9/L，血小板≥75×10^9/L，血红蛋白≥90g/L。用药期间需每周行血常规检查。

【剂型规格】片剂：5mg×24 片。

Sig：30mg，p.o.，每周服药2次，间隔不少于3天，早餐后 30 分钟服用，直至疾病进展或出现不可耐受的不良反应。

39. 利妥昔单抗（美罗华） Rituximab

【药理作用】抗人 CD20 的单克隆抗体，该抗体与肿瘤性 B 淋巴细胞表面的 CD20 抗原结合后，通过补体依赖的细胞毒性和抗体依赖细胞介导的细胞毒作用破坏肿瘤细胞。

【适应证】多与其他化疗药物联合用于 CD20 阳性 B 细胞性非霍奇金淋巴瘤（NHL）的化疗和维持治疗；也用于造血干细胞移植前的体内净化，在移植后使用可防止肿瘤的复发；难治性重症系统性红斑狼疮；类风湿关节炎。

【禁忌证】禁用于已知对该产品的任何成分及

血液系统

鼠蛋白高敏感的患者,哺乳期妇女,儿童,严重心力衰竭,严重活动性感染或免疫应答严重损害患者。

【不良反应】滴注相关不良反应首先表现为发热和寒战,主要发生在第1次滴注时,通常在2小时内。通常较轻微,严重者需停药并给予对症处理。循环中肿瘤细胞较多时,可能发生"细胞因子释放综合征"。

【剂型规格】注射液:100mg(10ml)/支,500mg(50ml)/支。

Sig:375mg/m^2 或 500mg/m^2+N.S 500ml,iv.gtt,每2~3周1次,疗程视病情遵医嘱;用药前异丙嗪25mg,i.m.;地塞米松5mg,i.v.。

第五节 抗血小板药和抗凝血药

(参阅第一章第九节)

第六节 纤维蛋白溶解药

(参阅第一章第十节)

第七节 止 血 药

出血性疾病是由于止血机制(包括血管、血小板、凝血因子)异常引起的自发性出血或创伤后出血不止的一类疾病。出血性疾病的病因、病理及出血性质、部位和严重程度互不相同,治疗方法和效果也各异。病因治疗是出血性疾病的根本治疗方法。按作用机制可以将止血药(又称为"促凝血药")分为以下几类:①作用于血管的止血药物,如垂体后叶素、生长抑素、去甲肾上腺素;②抗纤维蛋白溶解药物,如氨甲环酸、氨甲苯酸、二乙酰氨乙酸乙二胺;③凝血酶,如蛇毒血凝酶、凝血酶原复合物;④促进凝血因子活化药物,如维生素 K_1、硫酸鱼精蛋白;⑤凝血因子;⑥纤维蛋白原;⑦其他。如本节主要介绍血液科常用的止血药物,部分止血药用法参阅本章第二节。呼吸道和消化道出血的常用药物及用法可分别参阅第二章第八节和第三章第八节。

1. 维生素 K_1 Vitamin K_1

【药理作用】维生素 K 是肝脏合成因子 Ⅱ、Ⅶ、Ⅸ、Ⅹ 所必需的物质,维生素 K 缺乏可引起这些凝血因子合成障碍或异常。

【适应证】用于维生素 K 缺乏引起的出血,如梗阻性黄疸、胆瘘、慢性腹泻等所致出血,香豆素类、水杨酸钠等所致的低凝血酶原血症,新生儿出血,以及长期应用广谱抗生素所致的体内维生素 K 缺乏。

【不良反应】静脉注射速度过快时,可出现面部潮红、出汗、胸闷等,偶有血压急剧下降死亡者。

【注意事项】静脉注射速度宜缓慢(<1mg/min)。对肝素引起的出血倾向无效,严重肝脏疾患或肝功能不良者禁用。

【剂型规格】注射液:10mg(1ml)/ 支。

Sig:10~20mg+N.S 100ml,iv.gtt,q.d.~b.i.d.;也可肌内注射或深部皮下注射,24 小时内总量不超过 40mg。

2. 酚磺乙胺(止血敏、力制凝) Etamsylate

【药理作用】本品能增加血液中血小板数量,增强其聚集性和黏附性,促使其释放凝血活性物质,缩短凝血时间,加速血块收缩。尚可增强毛细血管抵抗力,降低毛细血管通透性,减少血液渗出。

【适应证】用于防治各种手术前后的出血,也可用于血小板功能不良、血管脆性增加而引起的出血,亦可用于呕血、尿血。

【注意事项】毒性较低,但有静脉注射时发生休克者。可与维生素 K、氨甲苯酸混合使用,但不可与氨基己酸注射液混合使用;右旋糖酐可拮抗本药。

【剂型规格】注射液:0.5g(2ml)/支。

Sig:①一般肌内注射或静脉注射,0.25~0.5g/次,0.5~1.5g/d。静脉滴注,0.25~0.75g/次,b.i.d.~t.i.d.,稀释后滴注,或遵医嘱。②预防手术后出血,术前15~30分钟静脉滴注或肌内注射0.25~0.5g,必要时2小时后再注射0.25g。

3. 氨基己酸(6-氨基己酸、抗血纤溶酸) Aminocaproic Acid

【适应证】预防和治疗纤维蛋白溶解功能亢进所致的出血,如内脏出血、手术后出血、肝硬化出血等。

【注意事项】本品不宜与酚磺乙胺混合注射。本药有一定的不良反应,剂量增大,不良反应增多,症状加重。而且药效维持时间较短,现已逐渐少用。

【剂型规格】注射液:2g(10ml)/支。

Sig:一般首剂为4~6g,稀释后静脉滴注,15~30分钟滴完;持续剂量为1g/h,维持时间依病情而定。1日量不超过20g,可连用3~4日。

4. 氨甲苯酸(止血芳酸) Aminomethylbenzoic Acid

【药理作用】本品具有抗纤维蛋白溶解作用,与氨基己酸相比,抗纤溶活性强5倍。

【适应证】①纤维蛋白溶解过程亢进所致出血;②对一般慢性渗血效果较显著,但对癌症出血以及创伤出血无止血作用;③链激酶或尿激酶过量引起的出血。

【注意事项】①用量过大,可促进血栓形成。对有血栓形成倾向或有血栓栓塞病史者慎用。②不能单用于弥散性血管内凝血所继发的纤溶性出血。③禁用于泌尿系统出血患者。

【剂型规格】注射液:0.1g(10ml)/支。

Sig:0.1~0.3g+G.S 250ml,iv.gtt,q.d.,最大剂量0.6g/d。

5. 氨甲环酸(菲敏、妥塞敏)　Tranexamic Acid

【药理作用】本品化学结构与赖氨酸(1,5-二氨基己酸)相似,因此能竞争性阻抑纤溶酶原在纤维蛋白上吸附,从而防止其激活,保护纤维蛋白不被纤溶酶所降解和溶解,最终达到止血效果。

【适应证】用于全身或局部纤维蛋白溶解亢进所致的出血,以及手术中和手术后的异常出血。

【不良反应】常可引起恶心、呕吐、头痛、头晕、胸闷等,但不良反应较氨基己酸为少。

【剂型规格】菲敏注射液:0.5g(5ml)/支;妥塞敏注射液:1.0g(10ml)/支;片剂:0.5g×20片。

Sig:① 静脉,0.5~1.0g+N.S 100ml,iv.gtt,q.d.~b.i.d.;②口服0.5g,p.o.,b.i.d.~q.i.d.。

6. 二乙酰氨乙酸乙二胺(迅刻)　Ethylenediamine Diaceturate

【作用机制】本品可抑制纤维蛋白的溶解,增强血小板的聚集性和黏附性,降低毛细血管的通透性,产生止血作用。

【适应证】适用于预防和治疗各种原因出血。对手术渗血、外科出血、呼吸道出血、五官出血、妇科出血、痔出血、泌尿道出血、癌出血、消化道出血、颅脑出血等均有较好疗效。

【不良反应】头晕、心率减慢、乏力、皮肤麻木、发热感、口干、呕吐、恶心等,大多能自行消失或停药后能消失。

【剂型规格】注射液:0.2g(2ml)/支。

Sig:一般 0.6g+5% G.S 250ml,iv.gtt,q.d.,最大剂量 1.2g/d,或遵医嘱。

7. 血凝酶(立芷雪、邦亭、巴曲亭、苏灵)　Hemocoagulase

【适应证】可用于需减少流血或止血的各种医疗情况;也可用来预防出血,如手术前用药,可避免或减少手术部位及手术后出血。

【注意事项】①弥散性血管内凝血及血液病所致的出血不宜使用。②血中缺乏血小板或某些凝血因子(如凝血酶原)时,宜在补充血小板或缺乏的凝血因子,或输注新鲜血液的基础上应用。③在原发性纤溶系统亢进的情况下,宜与抗纤溶酶的药物联合应用;有血栓病史者禁用。

【剂型规格】血凝酶(立芷雪)注射剂:1KU/支;白眉蛇毒血凝酶粉针剂(邦亭):1KU/支;矛头蝮蛇血凝酶(巴曲亭)粉针剂:0.5KU/支,2KU/支;尖吻蝮蛇血凝酶(苏灵):1U/支。

Sig:一般 1~2KU+5% G.S 250ml,iv.gtt,q.d. 或稀释后直接静脉推注;也可直接肌内注射或皮下注射。

8. 维生素C   Vitamin C

【作用机制】本品可增强毛细血管的抵抗力。

【适应证】毛细血管脆性和通透性增加所致的出血;防治维生素C缺乏症,也可用于各种急慢性传染性疾病及紫癜等辅助治疗。

【注意事项】①长期应用 2~3g/d 突然停药可引起停药后维生素C缺乏症(又称"坏血病"),宜逐渐减量停药;②长期应用大量维生素C偶可引起尿酸盐、半胱氨酸盐或草酸盐结石;③静脉注射过快可引起头晕、晕厥。

【剂型规格】片剂:0.1g×100 片;注射液:0.5g (2ml)/支。

Sig:①口服,100~200mg,t.i.d.;②静脉滴注,一般 1~2g,q.d.~t.i.d.,或遵医嘱。

9. 醋酸去氨加压素(翰固、瀚宇、中和、弥凝)
Desmopressin Acetate

【适应证】主要用于治疗 I 型血管性血友病,轻、中型血友病,以及遗传性或获得性血小板功能缺陷导致出血的治疗;也可用于中枢性尿崩症。

【禁忌证】①习惯性及精神性烦渴症患者;②不稳定型心绞痛患者;③代偿失调的心功能不全患者;

④ⅡB型血管性血友病的患者;⑤需要用利尿剂的其他疾病患者。

【不良反应】疲劳、眩晕、头痛、恶心、胃痛,高剂量可引起一过性血压降低及反射性心动过速。治疗时若没有对水分摄入进行限制,则有可能导致水潴留,并伴发血钠降低、体重增加,严重情形下可发生痉挛。过量时可致水中毒。

【注意事项】①慎用于年幼及老年患者,体液或电解质失衡患者,具有颅内压升高危险患者;②使用本品前应测定凝血因子的浓度及出血时间,监测患者的尿量和尿渗透压,部分患者需监测血浆渗透压。

【剂型规格】注射液:翰固4μg(1ml)/支,瀚宇、中和15μg(1ml)/支;片剂(弥凝):0.1mg×30片。

Sig:控制出血或手术前预防出血,0.3μg/kg,i.h. 或 0.3μg/kg+N.S 50~100ml,iv.gtt,滴注时间<30分钟,间隔6~12小时重复给药1~2次。

(李泉　王珏)

血液系统

第八章　病毒性肝炎及肝病用药

第一节　抗乙型肝炎病毒药物

病毒性肝炎(viral hepatitis)是由多种肝炎病毒引起的常见传染病。其中,乙型肝炎(简称乙肝)是由乙型肝炎病毒(hepatitis B virus,HBV)引起的传染病,在我国广泛流行,人群感染率高。携带 HBV 长期未规范治疗者,可引起乙型肝炎肝硬化,甚至诱发肝癌,是危害健康最严重的常见传染病之一。乙型肝炎的一般治疗原则是以适当休息、合理营养为主,适当辅以药物,避免饮酒、过度劳累和使用对肝脏有损害的药物。抗病毒治疗是阻断乙型肝炎疾病进展,控制 HBV 传染,改善预后,提高患者生活质量的最重要手段,主要一线药物包括干扰素(interferon,IFN)和核苷(酸)类似物(nucleoside analogs,NAs)两大类型。具体可参阅《慢性乙型肝炎防治指南(2019 年版)》。

【抗病毒治疗的适应证】

(1)推荐接受抗病毒治疗的人群需满足以下条件之一:

1)血清 HBV DNA 阳性,谷丙转氨酶(GPT)水平持续异常,排除其他原因。

2)血清 HBV DNA 阳性的代偿期肝硬化患者。

3)HBsAg 阳性的失代偿期肝硬化患者。

(2)血清 HBV DNA 阳性、GPT 正常患者,如有以下情形之一,则疾病进展风险较大,建议行抗病毒治疗。

（1）肝组织学存在明显的肝脏炎症（≥G2）或纤维化（≥S2）。

2）GPT 持续正常（每 3 个月检查 1 次，持续 12 个月），但有肝硬化 / 肝癌家族史且年龄 >30 岁。

3）GPT 持续正常（每 3 个月检查 1 次，持续 12 个月），无肝硬化 / 肝癌家族史但年龄 >30 岁，建议行肝纤维化无创诊断技术检查或肝组织学检查，发现存在明显肝脏炎症或纤维化。

4）GPT 持续正常（每 3 个月检查 1 次，持续 12 个月），有 HBV 相关的肝外表现（肾小球肾炎、血管炎、结节性多动脉炎、周围神经病变等）。

（3）需要特别提醒的是，在开始治疗前应排除合并其他病原体感染或药物、酒精和免疫等因素所致的 GPT 升高，尚需注意应用降酶药物后 GPT 暂时性正常。

一、干扰素

目前用于抗肝炎病毒的主要是干扰素 α，包括普通干扰素 α（2a、2b、1b）和聚乙二醇化干扰素 α（Peg IFN-α2a、2b），后者较前者能取得相对较高的 HBeAg 血清学转换率（HBeAg 转阴，anti-HBe 转阳）、HBV DNA 抑制及生物化学应答率。干扰素 α 是一种糖蛋白，与其受体结合后，可诱导抗病毒蛋白的产生，抑制病毒复制。干扰素 α 还能调节患者免疫活性，清除患者体内病毒。具有高 HBeAg 血清学转换率，停药后疗效持久，复发率低，病毒变异较少等优点。干扰素 α 治疗慢性乙型肝炎有效患者的疗程一般为 48 周，可以根据病情适当延长疗程，但不宜超过 96 周。Peg IFN-α 可与 NAs 联合使用，但优选人群和最佳疗程仍有待研究。

【干扰素的禁忌证】

（1）绝对禁忌证：包括妊娠或短期内有妊娠计

划,精神病史(具有精神分裂症或严重抑郁症等病史),未能控制的癫痫,失代偿期肝硬化,未控制的自身免疫性疾病,伴有严重感染、视网膜疾病、心力衰竭和 COPD 等基础疾病。

（2）相对禁忌证:包括甲状腺疾病,既往抑郁症史,未有效控制的糖尿病和高血压。

【干扰素的不良反应】

（1）流感样症状:主要表现为发热、头痛、肌肉酸痛、乏力等,可用解热镇痛药对症处理。

（2）一过性外周血细胞减少:主要表现为外周血白细胞(中性粒细胞)和血小板减少。轻者可用刺激造血药物,重者需减量或停药。

（3）精神异常:可表现为抑郁、妄想、重度焦虑等精神病症状,可根据症状调整用量,严重者需停药。

（4）诱发自身免疫性疾病:一些患者可出现自身抗体,仅少部分患者出现甲状腺疾病(甲状腺功能减退或亢进)、糖尿病、血小板减少、银屑病、白斑、类风湿关节炎和系统性红斑狼疮样综合征等。

（5）其他少见的不良反应包括肾脏损害(间质性肾炎、肾病综合征和急性肾衰竭等)、心血管并发症(心律失常、缺血性心脏病和心肌病等)、视网膜病变、听力下降和间质性肺炎等,应停止干扰素治疗。

常 用 药 物

1. 聚乙二醇干扰素 α-2a(派罗欣) Peginterferon α-2a(Pegasys)

【药理作用】长效干扰素。

【剂型规格】注射液:180μg(0.5ml)/ 支,135μg(0.5ml)/ 支。

Sig:推荐剂量为 180μg,每周 1 次,腹部或大腿皮下注射。对于中度和重度不良反应(包括临床表现和 / 或实验室指标异常)的患者应给予调整剂量,初始剂量一般减至 135μg,但有些病例需要将剂量减至 90μg 或 45μg。随着不良反应的减轻,可以考虑逐渐增加或恢复至常规使用剂量。

2. 聚乙二醇干扰素 α-2b(佩乐能、派格宾）Peginterferon α-2b

【药理作用】长效干扰素。

【剂型规格】佩乐能注射剂:50μg/ 支,80μg/ 支,100μg/ 支;派格宾注射液:180μg(0.5ml)/ 支。

Sig:(1)佩乐能,①治疗慢性乙型肝炎推荐剂量为 1.0μg/kg,每周 1 次,皮下注射,疗程 24 周。②治疗慢性丙型肝炎,皮下注射,每周 1 次。体重 65kg 以下者,每次 40μg;体重 65kg 以上者,每次 50μg。同时口服利巴韦林。(2)派格宾,180μg,每周 1 次,皮下注射。

3. 重组人干扰素 α-2a(因特芬、罗扰素、贝尔芬、万复洛、福康泰、迪恩安） Recombinant Human Interferon α-2a

【药理作用】短效干扰素。

【剂型规格】注射剂:100 万 IU/ 支,300 万 IU/ 支,500 万 IU/ 支,600 万 IU/ 支。

Sig:①治疗成人慢性乙型肝炎一般推荐 500 万 IU(可根据患者耐受情况调整剂量)/ 儿童 600 万 IU/m^2(最大 500 万 IU),i.m. 或 i.h.,初始 q.d.,共 15 天,随后 q.o.d.(每周 3 次),可单用也可与其他药物合用;②联合利巴韦林治疗慢性丙型肝炎,300 万 ~500 万 IU,i.m. 或 i.h.,q.o.d.(每周 3 次),根据病情调整。

4. 重组人干扰素 α-2b(安福隆、安达芬、凯因益生、英特龙、甘乐能、利分能、远策素、莱福隆、万复因、隆化诺） Recombinant Human Interferon α-2b

【药理作用】短效干扰素。

【剂型规格】注射剂:100 万 IU/ 支,300 万 IU/ 支,500 万 IU/ 支,600 万 IU/ 支。

Sig:用法基本同干扰素 α-2a。

肝炎肝病用药

5. 重组人干扰素 α-1b（运德素、赛若金）

Recombinant Human Interferon α-1b

【药理作用】短效干扰素。

【剂型规格】注射剂：300万 IU/支，500万 IU/支。

Sig：用法基本同干扰素 α-2a。

二、核苷（酸）类似物

核苷（酸）类似物（nucleoside analogs，NAs）作用于病毒的逆转录过程，从而抑制乙型肝炎病毒复制，对干扰素无应答或过敏患者可联合使用核苷（酸）类似物，也可单独使用。对于 HBeAg 阳性患者，NAs 的总疗程建议至少 4 年，在达到 HBV DNA 低于检测值下限，GPT 复常，HBeAg 血清学转换后，再巩固治疗至少 3 年（每隔 6 个月复查 1 次）仍保持不变者，可考虑停药。对于 HBeAg 阴性患者，NAs 治疗建议达到 HBsAg 消失且 HBV DNA 检测不到后停药随访。对于乙型肝炎肝硬化患者，推荐长期服药。长期用药最主要的问题是病毒变异及病毒变异后发生耐药，因此应尽量选择强效、低耐药的抗病毒药物，如恩替卡韦（ETV）、富马酸替诺福韦酯（TDF）、富马酸丙酚替诺福韦（TAF），以减少治疗失败。治疗前和治疗过程中应监测肝功能、乙肝三系、HBV-DNA。根据病情需要，检测血常规、血清肌酐和 CK 等，必要时可检测血磷和乳酸。

【核苷（酸）类似物的分类】

NAs 可分为 3 类：①L-核苷类，如拉米夫定、替比夫定和恩曲他滨；②脱氧鸟苷类似物，如恩替卡韦；③无环核苷磷酸盐化合物，如阿德福韦酯、替诺福韦酯。

【核苷（酸）类似物的适应证】

适用于治疗有乙型肝炎病毒活动复制证据，并伴有血清 GPT 或 GOT 持续升高或肝脏组织学活动性病变的肝功能代偿的成年慢性乙型肝炎患者。尤其适合于使用干扰素有禁忌的患者,如肝衰竭、失代偿性肝硬化、自身免疫性疾病、有精神病史、正在接受化疗或免疫抑制剂治疗者。

【核苷(酸)类似物的不良反应】

常见的有头痛、虚弱、疲劳、眩晕、腹泻、腹痛、恶心、胃肠胀气和消化不良、轻度白细胞减少、中度脱发。症状一般较轻并可自行缓解。

常 用 药 物

1. 恩替卡韦(博路定、润众、雷易得、维力青、贝双定、木畅、恩甘定) Entecavir,ETV

【作用特点】脱氧鸟苷类似物。双倍剂量对拉米夫定耐药株有效,可单用,也可与其他药物合用。有研究表明,恩替卡韦有助于改善肝衰竭患者预后。

【剂型规格】①片剂:博路定 0.5mg,1mg×7 片;润众、雷易得、维力青、木畅 0.5mg×7 片;雷易得、贝双定 0.5mg×14 片;②胶囊剂:维力青、恩甘定 0.5mg×7 粒。

Sig:推荐剂量 0.5mg,p.o.,q.d.。拉米夫定治疗时发生病毒血症或出现拉米夫定耐药突变的患者为 1mg,q.d.。

2. 富马酸替诺福韦二吡呋酯(韦瑞德、倍信、代韦、晴众) Tenofovir Disoproxil Fumarate,TDF

【作用特点】TDF 是一种新型核苷酸类逆转录酶抑制剂,与阿德福韦酯结构相似,但肾毒性较小,可用于抗 HIV 和 HBV 治疗。替诺福韦酯具有水溶性,可被迅速吸收并降解成活性物质替诺福韦,然后替诺福韦再转变为活性代谢产物替诺福韦双磷酸盐。给药后 1~2 小时内替诺福韦达血药峰值。妊娠 B 级药物,可用于孕妇。报道显示可减少 HBV 相关肝癌发生率。需注意范科尼综合征的发生。

【剂型规格】片剂:300mg×30 片。

Sig:300mg,p.o.,q.d.,与食物同服。

3. 富马酸丙酚替诺福韦（韦立得）　Tenofovir alafenamide Fumarate，TAF

【作用特点】本品是替诺福韦的一种亚磷酰胺药物前体（2′-脱氧腺苷一磷酸类似物）。丙酚替诺福韦通过被动扩散以及肝脏摄取性转运体 OATP1B1 和 OATP1B3 进入原代肝细胞。在原代肝细胞内丙酚替诺福韦主要通过羧酸酯酶 1 进行水解以形成替诺福韦。细胞内替诺福韦随后经过磷酸化，形成药理学活性代谢产物二磷酸替诺福韦。二磷酸替诺福韦借助 HBV 逆转录酶整合嵌入病毒 DNA（这会导致 DNA 链终止），从而抑制 HBV 复制。尚未确定 TAF 在 12 岁以下或体重 <35kg 的儿童中的安全性和疗效。孕妇使用丙酚替诺福韦的数据非常有限。

【不良反应】最常见头痛、恶心、疲劳。

【剂型规格】片剂：25mg×30 片。

Sig：25mg，p.o.，q.d.，与食物同服。

4. 拉米夫定（贺普丁、贺甘定、健甘灵、银丁）　Lamivudine，LAM

【作用特点】2′,3′-双脱氧 -3- 硫代胞嘧啶（3TC），抑制病毒从前基因组 RNA 合成 HBV 负链的逆转录过程，能改善肝脏坏死炎症性病变，减少纤维化程度，长期治疗能增加 HBeAg 血清转换。起效较快，但随着治疗时间延长，病毒耐药发生率增高。

【剂型规格】片剂：0.1g×14 片。

Sig：0.1g，p.o.，q.d.。

5. 替比夫定（素比伏）　Telbivudine（Sebivo），LdT

【作用特点】胸腺嘧啶核苷（酸）类似物，具有强效的抗病毒作用，在基线 GPT≥2×ULN 患者中具有更高的 HBeAg 血清学转换率，治疗患者的长期结果可预测。抗病毒活性和耐药发生率均优于拉米夫定。

【注意事项】慎与其他肾毒性药物合用，治疗过程中应监测肾功能和肌酸激酶（CK）。

【剂型规格】片剂：600mg×7 片。

Sig：600mg，p.o.，q.d.。

6. 阿德福韦酯（名正、爱路韦、阿迪仙、欣复诺、代丁、贺维力、阿甘定、丁贺） Adefovir Dipivoxil，ADV

【作用特点】前体药物，5- 单磷酸脱氧阿糖腺苷的无环类似物，在体内水解为阿德福韦发挥作用，适用于拉米夫定以及替比夫定耐药患者。治疗过程中应监测肾功能。

【剂型规格】名正、爱路韦胶囊：10mg×14 粒；阿迪仙胶囊：10mg×10 粒，20 粒；欣复诺胶囊：10mg×10 粒，14 粒；代丁、贺维力、阿甘定、丁贺片：10mg×14 片。

Sig：10mg，p.o.，q.d.。

三、具有抗病毒作用的中成药

参照 2017 年中华中医药学会肝胆病分会制定的《病毒性肝炎中医辨证标准（2017 年版）》，可将慢性乙型肝炎分为湿热内结证、肝郁脾虚证、肝肾阴虚证、瘀血阻络证、脾肾阳虚证等五种类型。《慢性乙型肝炎中医诊疗指南（2018 年版）》推荐根据中医证候选择中成药，比如肝胆湿热证患者推荐使用叶下珠胶囊、苦参素胶囊、乙肝清热解毒颗粒（胶囊）、垂盆草颗粒等。研究表明，叶下珠制剂、苦参素制剂等中药制剂均具有一定的抑制病毒复制的作用。

1. 叶下珠片（胶囊）

【主要成分】叶下珠等。

【功能主治】清热解毒，祛湿退黄。具有抑制乙型肝炎病毒作用。

【剂型规格】片剂：0.3g×54 片；胶囊剂：0.25g×36 粒。

Sig：①片剂，4~6 片，p.o.，t.i.d.；②胶囊剂，2~4 粒，p.o.，t.i.d.。

2. 苦参素胶囊（天晴复欣） Marine Capsules

【主要成分】氧化苦参碱。

【剂型规格】胶囊剂：0.1g×24粒。

Sig：2~3粒，p.o.，t.i.d.。

3. 乙肝清热解毒胶囊（颗粒）

【主要成分】虎杖、白花蛇舌草、北豆根、拳参、茵陈、白茅根等。

【功能主治】清肝利胆，利湿解毒。主要有抑制乙型肝炎病毒及免疫调节等作用。

【剂型规格】胶囊剂：0.4g×96粒；颗粒剂：10g×9袋。

Sig：①胶囊剂，6粒，p.o.，t.i.d.；②冲剂，1袋，冲服，t.i.d.。

4. 双虎清肝颗粒

【主要成分】金银花、黄连、虎杖、白花蛇舌草等。

【功能主治】清热利湿，化痰宽中，理气活血。适用于肝胆湿热型慢性乙型肝炎。

【剂型规格】颗粒剂：12g×4袋。

Sig：1~2袋，冲服，b.i.d.，3个月观察疗效。

5. 九味肝泰胶囊

【主要成分】三七、蜈蚣、郁金、姜黄、黄芩等。

【功能主治】化瘀通络，疏肝健脾。

【注意事项】孕妇禁用，用药期间应避免烟、酒、辛辣食物刺激。

【剂型规格】胶囊剂：0.35g×36粒。

Sig：4粒，p.o.，t.i.d.，或遵医嘱。

6. 珠子肝泰胶囊

【主要成分】珠子草、青叶胆、黄芪、甘草。

【功能主治】清热利湿，益气健肝。本品是一种傣药，在改善临床症状和清除乙型肝炎病毒感染，特别是防止肝纤维化方面都有显著疗效；对肝囊肿也有一定的疗效。

【剂型规格】胶囊剂：0.2g×36粒。

Sig:4 粒,p.o.,t.i.d.,餐后服。

第二节 丙型肝炎的抗病毒治疗药物

丙型肝炎是一种主要经血液传播的疾病,丙型肝炎病毒(HCV)慢性感染可导致肝脏慢性炎症坏死和纤维化,部分患者可发展为肝硬化甚至肝细胞癌(HCC)。抗丙型肝炎病毒药物根据其作用机制大致分为两大类:直接抗病毒药物(direct-acting antiviral agents,DAAs)和宿主靶向药物(host targeting agents,HTAs)。DAAs 药物主要包括NS3/4A 蛋白酶抑制剂、NS5A 抑制剂、NS5B 聚合酶抑制剂。目前慢性 HCV 感染者的抗病毒治疗已经进入 DAAs 的泛基因型时代,优先推荐无干扰素的泛基因型方案,其在已知主要基因型和主要基因亚型的 HCV 感染者中都能达到 90% 以上的持续病毒学应答,并且在多个不同临床特点的人群中方案统一,药物相互作用较少。然而在今后一段时间内,基因型特异性方案仍然推荐用于临床,主要考虑其在中国的可负担性优于泛基因型方案,以及一些特殊人群(如失代偿期肝硬化、儿童/青少年和肾损伤等的患者)。优先推荐不需要联合利巴韦林(RBV)的DAAs 方案,具体用法方案可参考《丙型肝炎防治指南(2019 年版)》。HTAs 主要包括环孢素受体抑制剂,miR-122 拮抗剂,抑制病毒包装、复制和入胞的药物,大部分仍处于临床试验阶段。

【HCV 基因分型】

HCV RNA 基因分型方法较多,国内外在抗病毒疗效考核研究中,应用 Simmonds 等 1~6 型分型法最为广泛。HCV 1b 和 2a 基因型在我国较为常见,其中以 1b 型为主(56.8%),其次为 2 型(24.1%)和 3型(9.1%),未见基因 4 型和 5 型报告,6 型相对较少(6.3%)。HCV RNA 基因分型结果有助于判定治疗的难易程度及制订抗病毒治疗的个体化方案。

【抗病毒治疗的适应证】

所有 HCV RNA 阳性的患者,不论是否有肝硬化、合并慢性肾脏疾病或者肝外表现,均应接受抗病毒治疗。

常 用 药 物

1. 干扰素 α(IFN-α):(参阅本章第一节)

IFN-α 是抗 -HCV 的有效药物,包括普通 IFN-α 和聚乙二醇化干扰素 α(Peg-IFN-α),后者是在 IFN-α 分子上交联无活性、无毒性的 Peg 分子,延缓 IFN-α 注射后的吸收和体内清除过程,其半衰期较长,每周 1 次给药即可维持有效血药浓度。国外最新临床试验结果显示,Peg-IFN-α2a(180μg)或 Peg-IFN-α2b(1.5μg/kg)每周 1 次皮下注射联合利巴韦林口服治疗 48 周的疗效相似,持续病毒学应答(SVR)率可达 54%~56%。Peg IFN-α 联合 RBV 治疗丙型肝炎的过程中应根据治疗中病毒学应答情况进行个体化治疗和选择合适的疗程。此外,Peg IFN-α+RBV 方案还可以联合 DAAs 药物(如达诺瑞韦 + 利托那韦)治疗,一般疗程 12 周。

2. 利巴韦林　Ribavirin,RBV

【作用特点】本品多与干扰素联用治疗丙型肝炎,疗程一般推荐 1 年。

【不良反应】①溶血:该药对红细胞以及血红蛋白的再生有较强的抑制作用,使用过程中应配合使用刺激造血药物,每个月应查血常规。在肾功能不全者可引起严重溶血,应禁用利巴韦林。当 Hb 降至≤100g/L 时应减量;Hb≤80g/L 时应停药。②致畸性:男女患者在治疗期间及停药后 6 个月内均应采取避孕措施。③恶心、皮肤干燥、瘙痒、咳嗽和高尿酸血症等。

【剂型规格】胶囊剂:150mg×30 粒。

Sig：一般推荐 300mg，p.o.，t.i.d.，具体剂量视体重和病毒基因型调整，或遵医嘱。

3. 阿舒瑞韦（速维普）　Asunaprevir

【药理作用】NS3/4A 蛋白酶抑制剂。

【适应证】阿舒瑞韦与盐酸达拉他韦联合，用于治疗成人基因 1b 型慢性丙型肝炎（非肝硬化或代偿期肝硬化）。

【注意事项】治疗过程中可出现转氨酶、胆红素升高，以及疲劳、头痛、恶心等症。有较多药物配伍禁忌。孕妇禁用。

【剂型规格】软胶囊剂：100mg×28 粒。

Sig：100mg，p.o.，b.i.d.，与盐酸达拉他韦片联合给药 24 周。

4. 达诺瑞韦（戈诺卫）　Danoprevir（Ganovo）

【药理作用】NS3/4A 蛋白酶抑制剂。

【适应证】本品应与利托那韦（细胞色素 P450 3A4 酶强力抑制剂）、聚乙二醇干扰素 α 和利巴韦林联合组成抗病毒治疗方案，用于治疗初治的非肝硬化的基因 1b 型慢性丙型肝炎成人患者。

【注意事项】孕妇禁用。有较多药物配伍禁忌。使用过程中可出现肝功能损害。

【剂型规格】达诺瑞韦钠片：100mg×28 片。

Sig：100mg，p.o.，b.i.d.，连续 12 周。服用本品时须同时应用药代动力学增强剂利托那韦、聚乙二醇干扰素 α 和利巴韦林。

5. 达拉他韦（百立泽）　Daclatasvir

【药理作用】NS5A 抑制剂。同类药物还有艾尔巴韦（Elbasvir，EBR）、来迪派韦（Ledipasvir，LDV）、哌仑他韦（Pibrentasvir，PIB）、拉维达韦（Ravidasvir，RDV）、依米他韦（Yimitasvir，YMV）、可洛派韦（Coblopasvir，CLP）。

【适应证】一般联合其他 DAAs 治疗成人慢性 HCV 感染，不得作为单药治疗。

【注意事项】孕妇禁用。治疗过程中可出现转氨酶、胆红素升高，以及疲劳、头痛、恶心等症。有较多药物配伍禁忌。

【剂型规格】盐酸达拉他韦片：60mg×14片。

Sig：60mg，p.o.，q.d.，整片吞服，餐前或餐后服药均可，疗程12周或24周。

6. 索磷布韦（索华迪） Sofosbuvir（Sovaldi）

【药理作用】NS5B聚合酶核苷（酸）类似物抑制剂。

【适应证】适于与其他药品联合使用，治疗成人与12~18岁青少年的慢性HCV感染。不推荐单药治疗。

【注意事项】孕妇禁用，一般不用于失代偿期肝硬化患者，不推荐与胺碘酮合用。eGFR<30ml/（min·1.73m^2）的肾功能不全患者应尽量避免应用包含索磷布韦的治疗组合。

【剂型规格】片剂：400mg×28片。

Sig：1片，p.o.，q.d.，随食物服用，一般疗程12~24周。

7. 达塞布韦（易奇瑞） Dasabuvir（Exviera）

【药理作用】NS5B聚合酶非核苷（酸）类似物抑制剂。

【适应证】联合奥比帕利用于治疗成人基因1型慢性丙型肝炎，包括无肝硬化或伴代偿期肝硬化的患者。该治疗方案是全口服的，无干扰素，可联合或不联合利巴韦林。

【剂型规格】达塞布韦钠片：250mg×14片。

Sig：250mg，po，b.i.d.，整片吞服，早晚随食物服用。

8. 奥比帕利（维建乐） Viekirax（Ombitasvir, Paritaprevir and Ritonavir Tablets）

【药理作用】第一代NS3-NS4A-NS5B抑制剂。

【适应证】基因1型初治无肝硬化或代偿期肝

硬化患者和既往 Peg IFN-α 联合 RBV 治疗失败的患者均可应用。基因 4 型无肝硬化或代偿期肝硬化患者。

【注意事项】①最常见的反应是皮肤瘙痒、血管神经性水肿；②可出现转氨酶升高或胆红素升高；③有较多药物配伍禁忌；④对肾功能损害者不需调整剂量。

【剂型规格】复方制剂：奥比他韦 12.5mg/ 帕立瑞韦 75mg/ 利托那韦 50mg×14 片。

Sig：2 片，p.o.，q.d.，需与食物同服，一般疗程 12~24 周。

9. 艾尔巴韦格拉瑞韦（择必达） Elbasvir and Grazoprevir（Zepatier）

【药理作用】NS5A 抑制剂 /NS3/4A 蛋白酶抑制剂。

【适应证】基因 1 型或 4 型初治无肝硬化或既往 Peg IFN-α 联合 RBV 治疗失败的患者。

【注意事项】常见的不良反应是过敏、胃肠道反应、乏力等。可出现转氨酶升高或胆红素升高。有较多药物配伍禁忌。对肾功能损害者不需调整剂量。

【剂型规格】复方制剂：艾尔巴韦 50mg/ 格拉瑞韦 100mg×28 片。

Sig：1 片，p.o.，q.d.，空腹或与食物同服，疗程 12 周。

10. 格卡瑞韦哌仑他韦（艾诺全） Glecaprevir and Pibrentasvir，GLE/PIB

【药理作用】格卡瑞韦是 NS3/4A 蛋白酶抑制剂，哌仑他韦是 NS5A 抑制剂。

【适应证】泛基因型抗丙型肝炎药物，慢性丙型肝炎患者和既往 Peg IFN-α 联合 RBV 治疗失败的患者均可应用。不能用于肝硬化失代偿患者。

【不良反应】常见头痛、疲劳、瘙痒等。

【剂型规格】复方制剂：格卡瑞韦 100mg/ 哌仑

他韦 40mg×21 片。

Sig:3 片,p.o.,q.d.,需与食物同服。初治无肝硬化患者一般疗程8周,肝硬化代偿期患者为12周。

11. 来迪派韦索磷布韦(夏帆宁) Ledipasvir and Sofosbuvir(Harvoni)

【药理作用】NS5A 抑制剂 /NS5B 聚合酶核苷(酸)类似物抑制剂,一般只需 1 个疗程(12 周),对慢性丙型肝炎患者的治疗有效率达到 95%~99%。代偿期肝硬化患者疗程需要延长至 24 周。

【适应证】泛基因型抗丙型肝炎药物,初治患者或既往 Peg IFN-α 联合 RBV 治疗失败的患者均可应用。1~6 型慢性丙型肝炎病毒(HCV)感染的成人及 12~18 岁青少年患者。

【不良反应】常见头痛、疲劳、皮疹。

【剂型规格】复方制剂:来迪派韦 90mg/ 索磷布韦 400mg×28 片。

Sig:1 片,p.o.,q.d.,随食物或者不随食物服用,疗程 12 周。

12. 索磷布韦维帕他韦(丙通沙) Sofosbuvir and Velpatasvir(Epclusa)

【药理作用】NS5B 聚合酶核苷(酸)类似物抑制剂 /NS5A 抑制剂,适用于所有丙型肝炎基因型(1~6 型),治愈率近 100%。

【适应证】泛基因型抗丙型肝炎药物,初治患者或既往 Peg IFN-α 联合 RBV 治疗失败的患者均可应用。对肝硬化失代偿患者亦可使用,有时需联用利巴韦林。

【不良反应】常见头痛、乏力、皮疹、咽喉不适、恶心呕吐。

【剂型规格】复方制剂:索磷布韦 400mg/ 维帕他韦 100mg×28 片。

Sig:1 片,p.o.,q.d.,随食物或不随食物服用,疗程 12 周。

第三节　抗肝纤维化及抗肝癌药物

肝纤维化是向肝硬化甚至原发性肝细胞癌发展的中心环节,在我国导致肝纤维化的主要疾病是乙型肝炎。根据发病机制,抗肝纤维化治疗大致可以分为3个范畴:首先,祛除肝损害的病因是重要的治疗步骤之一,如 HBV、HCV 的抗病毒治疗等;其次为阻断肝脏星状细胞激活,并促进其凋亡;再次为促进纤维蛋白降解。广义的抗肝脏纤维化药物包括抗病毒药物如干扰素、核苷(酸)类似物,抗氧化剂,以及某些中成药如安络化纤丸、复方鳖甲软肝片、鳖甲煎丸、扶正化瘀胶囊等[具体用法可参阅《慢性乙型肝炎中医诊疗指南(2018年版)》]。

原发性肝癌是全球导致死亡的第二大癌症,我国肝癌人群中多数存在明确的 HBV 感染背景,治疗措施包括外科手术、局部消融、经动脉栓塞化疗、放射治疗以及药物治疗等。目前 NMPA 获批晚期肝细胞癌(HCC)系统治疗的一线药物包括索拉非尼(sorafenib)、仑伐替尼(lenvatinib)、FOLFOX4化疗方案,二线药物包括瑞戈非尼(regorafenib)、卡博替尼(cabozantinib)、纳武利尤单抗、帕博利珠单抗和雷莫芦单抗(抗 VEGFR2 单抗)等靶向治疗药物,系统化疗药还包括奥沙利铂、亚砷酸等,联合靶向治疗方案仍在探索中。抗肝癌中药制剂包括康莱特、华蟾素、消癌平、槐耳颗粒、肝复乐、艾迪注射液等。以上药物具体用法可参阅《中国临床肿瘤学会(CSCO)原发性肝癌诊疗指南(2018年版)》和《原发性肝癌诊疗规范(2019年版)》。

常用药物

1. 重组人干扰素 γ(伽玛、上生雷泰、丽珠因得福)　Recombinant Human Interferon γ

【药理作用】世界上第一个批准肝纤维化适应证的西药,具有双向调节机体免疫功能,诱导抗病毒蛋白合成,抑制病毒复制,防止受感染细胞转化等作用。对肝星状细胞的活化、增生和分泌细胞外基质具有很强的抑制作用,并能抑制胶原合成,促进胶原降解。对类风湿关节炎患者的滑膜成纤维细胞有抑制作用。

【适应证】肝纤维化,常用药物疗效不佳的类风湿关节炎。

【禁忌证】①已知对干扰素制品、人肠杆菌来源的制品过敏者;②有心绞痛、心肌梗死病史,以及其他严重心血管病史者;③有其他严重疾病,不能耐受本品可能有的不良反应者;④癫痫和其他中枢神经系统功能紊乱者。

【不良反应】最常见发热,一般持续数小时自行消退。

【剂型规格】粉针剂:伽玛 100 万 IU/ 支;上生雷泰 50 万 IU/ 支,100 万 IU/ 支;丽珠因得福 100 万 IU/ 支。

Sig:100 万 IU/m^2,i.m.,q.o.d.,6 个月观察疗效,或遵医嘱。

2. 安络化纤丸

【主要成分】地黄、三七、水蛭、地龙等。

【功能主治】健脾养肝,凉血活血,软坚散结。主治慢性乙型肝炎,乙型肝炎后早、中期肝硬化,表现为肝脾两虚,瘀热互结证候者。有研究表明,安络化纤丸联合恩替卡韦或阿德福韦酯治疗慢性乙型肝炎肝纤维化患者可显著改善肝纤维化指标。

【注意事项】孕妇禁用抗肝纤维化中成药。

【剂型规格】丸剂:6g×10 袋。

Sig:6g,p.o.,b.i.d.,或遵医嘱,3 个月为 1 个疗程。

3. 鳖甲煎丸

【主要成分】鳖甲胶、阿胶、蜂房、鼠妇虫、土鳖虫(炒)、蜣螂、厚朴(姜制)、桂枝、白芍(炒)、射干、桃仁、牡丹皮、大黄、凌霄花、葶苈子、石韦、瞿麦等。

【药理作用】鳖甲、土鳖虫、桃仁均有抑制结缔组织增生作用。

【功能主治】活血化瘀,软坚散结。用于胁下癥块。

【剂型规格】丸剂:50g/瓶;3g×30袋。

Sig:3g,p.o.,b.i.d.~t.i.d.,温开水送服。

4. 复方鳖甲软肝片

【主要成分】鳖甲(制)、莪术、赤芍、当归、三七、党参等。

【功能主治】软坚散结,化瘀解毒,益气养血。用于慢性乙型肝炎肝纤维化,以及早期肝硬化属瘀血阻络,气血亏虚,兼热毒未尽证。

【剂型规格】片剂:0.5g×36片,0.5g×84片。

Sig:4片,p.o.,t.i.d.,6个月为1个疗程,或遵医嘱。

5. 扶正化瘀胶囊

【主要成分】丹参、发酵虫草菌粉、桃仁、松花粉、绞股蓝、五味子(制)。

【功能主治】活血祛瘀,益精养肝。用于乙型肝炎肝纤维化属"瘀血阻络,肝肾不足"证者。

【剂型规格】胶囊剂:0.3g×60粒。

Sig:5粒,p.o.,t.i.d.,6个月为1个疗程,或遵医嘱。

6. 大黄䗪虫丸

【主要成分】熟大黄、土鳖虫、水蛭(制)、虻虫(去翅足,炒)、蛴螬(炒)、干漆(煅)、桃仁、苦杏仁(炒)、黄芩、地黄、白芍、甘草。

【功能主治】活血破瘀,通经消癥。临床研究表明,大黄䗪虫丸联合恩替卡韦、拉米夫定、阿德福韦酯或 Peg IFN-α2a 治疗慢性乙型肝炎肝硬化或肝纤维化患者,可以显著改善患者肝功能和肝纤维化指标。

【剂型规格】丸剂:3g×10 丸。

Sig:1~2 丸,p.o.,q.d.~b.i.d.。

7. 索拉非尼(多吉美) Sorafenib

【药理作用】本品是一种口服多激酶抑制药,靶向作用于肿瘤细胞和肿瘤血管丝氨酸和/或苏氨酸及受体酪氨酸激酶,具有抑制肿瘤细胞增殖和血管形成的双重作用。

【适应证】①治疗无法手术或远处转移的原发肝细胞癌;②治疗不能手术的晚期肾细胞癌。

【不良反应】最常见的有腹泻、乏力、脱发、感染、手足皮肤反应、皮疹、肝功能损害等。

【剂型规格】甲苯磺酸索拉非尼片:0.2g×60 片。

Sig:0.4g,po,b.i.d.,空腹或伴低脂、中脂饮食服用。

8. 仑伐替尼(乐伐替尼、乐卫玛) Lenvatinib (Lenvima)

【药理作用】本品是一种能够抑制多种受体酪氨酸激酶功能的口服抑制剂,能抑制 VEGF 受体的激酶活性和其他与病理血管增生和肿瘤生长相关的受体酪氨酸激酶,包括 FGFR1~4、PDGFRα、KIT 和 RET 等。

【适应证】①用于不能手术的晚期肝癌的一线治疗;②晚期甲状腺癌的治疗;③联合依维莫司用于抗血管生成药物失败的晚期肾细胞癌。

【不良反应】最常见高血压、疲劳、腹泻、关节痛、肌痛、食欲下降、恶心、呕吐、口腔炎、头痛、蛋白尿、发声障碍、肝功能损害等。

【剂型规格】胶囊剂:4mg×30 粒,10mg×20 粒。

Sig:治疗肝癌,①体重 <60kg,8mg,p.o.,q.d.;②体重≥60kg,12mg,p.o.,q.d.。

9. 瑞戈非尼(拜万戈) Regorafenib(Stivarga)

【药理作用】本品是一种口服的多激酶抑制

剂,可阻断涉及肿瘤生长和进展过程中的多种激酶,这些激酶包括涉及血管形成、肿瘤形成和肿瘤微环境的激酶。

【适应证】①既往接受过索拉非尼治疗的肝细胞癌患者;②转移性结直肠癌(mCRC)患者;③转移性胃肠道间质瘤(GIST)。

【不良反应】最常见疲乏、乏力、食欲减退、手足皮肤反应、腹泻、口腔黏膜炎、体重减轻、感染、高血压、肝功能损害和发声障碍等。

【剂型规格】片剂:40mg×28 片。

Sig:推荐 160mg,q.d.,第 1~21 天口服,然后休息 7 天,28 天为 1 个周期。

10. 纳武利尤单抗(欧狄沃) Nivolumab(Opdivo)

【适应证】晚期肝细胞癌系统治疗的二线治疗。

【剂型规格】注射液:100mg(10ml)/支。

Sig:3mg/kg 或 240mg/次,iv.gtt,每 2 周 1 次;或者 480mg,iv.gtt,每 4 周 1 次。

11. 甲基斑蝥胺片

【主要成分】甲基斑蝥胺,斑蝥虫的活性提取物的衍生物。

【适应证】主要用于治疗原发性肝癌。

【注意事项】已患泌尿系统疾病的患者,易出现尿路刺激,应注意多饮水,并经常查尿常规。

【剂型规格】片剂:10mg×50 片。

Sig:5~10 片,p.o.,t.i.d.~q.i.d.。

12. 复方斑蝥胶囊(康赛迪、希尔安)

【主要成分】斑蝥、刺五加、黄芪、人参、女贞子、山茱萸、半枝莲等。

【药理作用】多靶点抗肿瘤中成药,提高肿瘤患者机体免疫功能,促进术后康复,巩固放、化疗疗效,防止肿瘤复发和转移。

【适应证】原发性肝癌、消化道肿瘤、肺癌、泌尿系肿瘤、恶性淋巴瘤、妇科恶性肿瘤等。

肝炎肝病用药

【剂型规格】胶囊剂:康赛迪 0.25g×60 粒;希尔安 0.25g×72 粒。

Sig:3 粒,p.o.,b.i.d.。

13. 槐耳颗粒(金克)

【主要成分】多孔菌科槐耳菌的菌质。

【功能主治】扶正固本,活血消癥。适用于正气虚弱,瘀血阻滞,原发性肝癌不宜手术和化疗者辅助治疗用药,有改善肝区疼痛、腹胀、乏力等症状的作用。

【剂型规格】颗粒剂:20g×6 袋。

Sig:1袋,p.o.,t.i.d.,1 个月为 1 个疗程,或遵医嘱。

14. 艾迪注射液

【主要成分】斑蝥、人参、黄芪、刺五加。

【药理作用】多靶点抗肿瘤中成药,能直接杀灭肿瘤细胞,增强放、化疗疗效,具有骨髓保护和调节免疫作用。

【适应证】清热解毒,消瘀散结。适用于原发性肝癌、消化道肿瘤、肺癌、鼻咽癌、泌尿系肿瘤、恶性淋巴瘤、妇科恶性肿瘤等。

【剂型规格】注射液:10ml/ 支。

Sig:50~100ml+10% G.S/N.S 450~400ml,iv.gtt,q.d.;与放、化疗合用时,疗程与放、化疗同步;手术前后使用 10 天为 1 个疗程;介入治疗 10 天为 1 个疗程;晚期恶病质患者,连用 30 天为 1 个疗程。

15. 康艾注射液

【主要成分】黄芪、人参、苦参素。

【功能主治】益气扶正,增强机体免疫功能。用于原发性肝癌、直肠癌、恶性淋巴瘤、妇科肿瘤;各种原因引起的白细胞减少症;慢性乙型肝炎的治疗。

【剂型规格】注射液:10ml/ 支。

Sig:40~60ml+5% G.S 或 N.S 250~500ml,iv.gtt,q.d.,30 天为 1 个疗程,或遵医嘱。

肝炎肝病用药

第四节 降酶护肝药物

此类药物主要通过稳定肝细胞膜,促进肝细胞酶的代谢,促进肝坏死后修复和肝细胞再生,抗炎,解毒等多种机制降低血清转氨酶水平,发挥护肝作用。其中,甘草、五味子、茵陈、灵芝等中草药提取物或复方制剂均具有较好的降酶护肝作用。部分药物在降酶护肝的同时也具有退黄利胆的作用。可单用也可与其他药物合用,视疗效减停。

【降酶护肝药的分类】

(1)基础代谢类药物:主要包括水溶性维生素及辅酶类。此外,重型肝炎患者肝脏代谢功能较差,且容易发生低血糖反应,因此对患者一般常规给予10%葡萄糖静脉配伍滴注,必要时还可加入50%高糖静脉滴注,目前一般认为高糖还可以抑制体内蛋白质的分解反应,减少肝性脑病的发生(糖尿病患者除外)。

(2)肝细胞膜保护剂:如多烯磷脂酰胆碱、水飞蓟宾制剂。

(3)促进肝细胞代谢药物(解毒护肝):如葡醛内酯、还原型谷胱甘肽、硫普罗宁等。

(4)促进肝细胞再生药物:如重组促肝细胞生长素。

(5)甘草酸制剂(抗炎护肝):如甘草酸二铵、异甘草酸镁、复方甘草酸苷等。

(6)五味子制剂:如联苯双酯、五酯胶囊、五灵丸等。

(7)双环醇制剂:代表药物为双环醇。

(8)其他中药制剂:齐墩果酸、金酸萍颗粒等。

常 用 药 物

1. 多烯磷脂酰胆碱(易善复、易必生)

【药理作用】保护肝细胞膜,降酶护肝。通过直

肝炎肝病用药

接影响膜结构使受损的肝功能和酶活力恢复正常；调节肝脏的能量平衡；促进肝组织再生；将中性脂肪和胆固醇转化成容易代谢的形式；稳定胆汁。

【适应证】辅助改善中毒性肝损伤（如药物、毒物、化学物质和酒精引起的肝损伤等），以及脂肪肝和肝炎患者的食欲减退、右上腹压迫感。

【注意事项】新生儿和妊娠前 3 个月孕妇禁用，大剂量口服可导致腹泻。

【剂型规格】胶囊剂（易善复）：228mg×24 片；注射液（易必生）：232.5mg（5ml）/ 支。

Sig：①口服，1~2 粒，p.o.，t.i.d.；②静脉滴注，一般 1~2 支 +10% G.S 250ml，iv.gtt，q.d.，严重病例可每天缓慢输注 2~4 支。

2. 水飞蓟素（利加隆） Silymarin

【药理作用】水飞蓟素为 4 种异构体的混合物，能够稳定肝细胞膜，保护肝细胞的酶系统，清除肝细胞内的活性氧自由基，抗过氧化，提高肝脏的解毒能力，增强肝细胞的修复能力和再生能力。

【适应证】适用于慢性肝炎、肝纤维化及肝硬化、脂肪肝、酒精性肝炎、中毒性肝损伤；对脂肪肝、酒精性肝炎及药物性肝损害有良好的预防作用。

【剂型规格】胶囊剂：70mg×20 粒；140mg×10 粒。

Sig：常规剂量 140mg，p.o.，b.i.d.，餐前服；重症患者可增至 140mg，t.i.d.。

3. 水飞蓟宾（水林佳） Silybin

【药理作用】水飞蓟宾主要成分是从菊科水飞蓟属植物水飞蓟果实中提出分离而得的一种黄酮类化合物，能够稳定肝细胞膜，保护肝细胞的酶系统，清除肝细胞内的活性氧自由基，从而提高肝脏的解毒能力，避免肝细胞在长期接触毒物、服用肝毒性药物、吸烟、饮酒等情况下受到损伤。

【适应证】用于急慢性肝炎、脂肪肝的肝功能异常的恢复。

【剂型规格】胶囊剂：35mg×20 粒。

Sig：70~140mg，p.o.，t.i.d.。

4. 水飞蓟宾葡甲胺（西利宾胺、益肝灵） Silybin Meglumine

【药理作用】增高肝细胞的微粒体酶活性，加速肝的解毒能力。

【适应证】适用于急性肝炎、慢性肝炎、初期肝硬化、脂肪肝、中毒性肝损害。

【剂型规格】片剂：50mg×48 片。

Sig：100~200mg，p.o.，t.i.d.，或遵医嘱。

5. 甘草酸二铵（甘利欣、天晴甘平） Diammonium Glycyrrhizinate

【作用特点】甘草酸制剂在化学结构上与醛固酮的类固醇环相似，可阻碍可的松与醛固酮的灭活，有激素样作用，可减轻肝脏的非特异性炎症，降酶易反弹。

【注意事项】本类药物有类固醇样作用，可引起水钠潴留，所以有严重低钾血症、高钠血症、高血压、心力衰竭、肾衰竭患者禁用。应定期测血压和血清钾、钠浓度，孕妇禁用。

【剂型规格】注射液：50mg（10ml）/ 支；甘利欣、天晴甘平胶囊：50mg×24 粒。

Sig：①静脉，150mg+10% G.S 250ml，iv.gtt，q.d.；②口服，150mg，t.i.d.。

6. 复方甘草酸苷（欧力康、力捷迅、美能、卫伊兴） Compound Glycyrrhizin

【主要成分】复方制剂（以 40mg/ 支规格为例），其成分为：每瓶含甘草酸苷 40mg，盐酸半胱氨酸 20mg，甘氨酸 0.4g。辅料为：甘露醇、亚硫酸钠。

【适应证】①治疗慢性肝病，改善肝功能异常；②可用于治疗湿疹、皮肤炎、荨麻疹。

【剂型规格】欧力康粉针剂：80mg/ 支；力捷迅、

美能、卫伊兴注射液：40mg（20ml）/支。

Sig：160~240mg+10% G.S 250ml，iv.gtt，q.d.。

7. 复方甘草酸单铵 S（诺豪、远博、帮君松）：Compound Ammonium Glycyrrhetate S

【主要成分】复方制剂，其组分为：每瓶含甘草酸单铵 S 80mg，L-盐酸半胱氨酸 60mg，甘氨酸 800mg。

【适应证】用于急慢性、迁延性肝炎引起的肝功能异常；对中毒性肝炎、外伤性肝炎以及癌症有一定的辅助治疗作用。亦可用于食物中毒、药物中毒、药物过敏等。

【剂型规格】①粉针剂：诺豪 80mg/支；远博 40mg/支；②复方甘草酸单铵 S 氯化钠溶液（帮君松）：80mg（100ml）/瓶。

Sig：80~160mg+5% G.S/N.S 250~500ml，iv.gtt，q.d.。

8. 异甘草酸镁（天晴甘美） Magnesium Isoglycyrrhizinate

【药理作用】肝细胞保护剂，具有抗炎、保护肝细胞膜及改善肝功能的作用。

【适应证】适用于慢性病毒性肝炎和急性药物性肝损伤，改善肝功能异常。

【剂型规格】注射液：50mg（10ml）/支。

Sig：100~200mg+10% G.S 250ml，iv.gtt，q.d.。

9. 还原型谷胱甘肽（阿拓莫兰、古拉定、泰特、双益健、绿汀诺） Reduced Glutathione

【药理作用】本品由谷氨酸、半胱氨酸和甘氨酸组成，结构中含有活性的 -SH 基团，能维持细胞的正常代谢和膜的完整性，肝细胞受损时为谷胱甘肽过氧化物酶提供还原剂，从而抑制或减少自由基的产生，保护肝细胞免受损害。

【剂型规格】注射剂：阿拓莫兰、古拉定、泰特 0.6g/支；双益健 0.9g/支；绿汀诺 1.2g/支。

Sig：1.2~2.4g+10% G.S 250ml，iv.gtt，q.d.。

10. 硫普罗宁（凯西莱、康酮索） Tiopronin

【主要成分】N-(2- 巯基丙酰基)- 甘氨酸。

【药理作用】本品结构中的游离巯基具有还原性，有对抗脂质过氧化和清除自由基的作用，促进乙醇和乙醛的排泄和降解，抑制甘油三酯在肝脏的蓄积，治疗酒精性脂肪肝有明显效果，对药物性肝炎以及中毒性肝炎具有较好的效果。

【剂型规格】凯西莱片：0.1g×12 片；凯西莱粉针剂：0.2g/ 支；康酮索注射液：0.1g（2ml）/ 支。

Sig：①凯西莱片，0.1~0.2g，p.o.，t.i.d.；②注射剂，0.2g+10% G.S 250ml，iv.gtt，q.d.。

11. 促肝细胞生长素（威佳、肝复肽、福锦） Hepatocyte Growth Promoting Factors

【药理作用】促进肝细胞再生和肝坏死后的修复，改善肝脏库普弗细胞的吞噬功能。

【剂型规格】①注射剂：威佳 30μg/ 支；肝复肽 20mg/ 支。②福锦肠溶胶囊：0.05g×24 粒。

Sig：① 威佳，120μg+10% G.S 250ml，iv.gtt，q.d.；②肝复肽，80~100mg+10% G.S 250ml，iv.gtt，q.d.；③福锦肠溶胶囊，2~3 粒，p.o.，t.i.d.。

12. 联苯双酯滴丸 Bifendate Pills

【主要成分】五味子中间体。

【药理作用】保护肝细胞生物膜的结构和功能，改善蛋白代谢功能，加强解毒功能。

【禁忌证】肝硬化患者、孕妇及哺乳期妇女禁用。

【剂型规格】丸剂：1.5mg×250 丸。

Sig：一般 5 丸，p.o.，t.i.d.；必要时 6~10 丸，p.o.，t.i.d.。

13. 五酯滴丸

【主要成分】五味子醇浸膏等。

【剂型规格】滴丸：33mg×135 粒。

Sig：9 丸，p.o.，t.i.d.，或遵医嘱。

14. 五灵丸

【主要成分】五味子、丹参、柴胡、灵芝。

【功能主治】疏肝解郁，镇痛，活血化瘀，改善微循环；调节免疫，促进蛋白合成，促进受损肝细胞修复，改善肝功能。

【剂型规格】丸剂：9g×9 袋。

Sig：1 袋，p.o.，t.i.d.，餐后半小时服用。

15. 金酸萍颗粒

【主要成分】阴行草、酸模、萍。

【功能主治】清热解毒，利湿退黄。有恢复肝功能、降低转氨酶的作用。

【剂型规格】颗粒剂：15g×6 袋。

Sig：15g，冲服，b.i.d.~t.i.d.。

16. 澳泰乐颗粒

【主要成分】返魂草、郁金、黄精、白芍、麦芽等。

【功能主治】疏肝理气，清热解毒。主治肝郁型慢性肝炎。

【剂型规格】颗粒剂：15g×9 袋。

Sig：15g，冲服，t.i.d.，30 天为 1 个疗程。

17. 肝速康胶囊

【主要成分】齐墩果酸、云芝多糖。

【功能主治】降酶，降浊。具有调整机体免疫功能，改善代谢障碍、肝病症状及加速肝功能恢复等作用。用于急慢性、迁延性肝炎。

【剂型规格】胶囊剂：0.23g×24 粒，0.23g×36 粒，0.23g×40 粒。

Sig：2~3 粒，p.o.，t.i.d.。

18. 护肝宁片

【主要成分】垂盆草、虎杖、丹参、灵芝等。

【功能主治】清热利湿，益肝化瘀，疏肝止痛；退黄、降低 GPT。用于急、慢性肝炎。

【剂型规格】片剂：0.3g/ 片。

Sig：4~5 片，p.o.，t.i.d.。

19. 和络舒肝胶囊

【主要成分】香附(制)、莪术、三棱、柴胡、虎杖、土鳖虫、半边莲、蜣螂等 27 味。

【功能主治】疏肝理气,清化湿热,活血化瘀,滋养肝肾。用于慢性迁延性、活动性肝炎及早期肝硬化。

【剂型规格】胶囊剂:0.93g×60 粒。

Sig:5 粒,p.o.,t.i.d.

20. 海麒舒肝胶囊

【主要成分】昆布、麒麟菜。

【功能主治】化痰散结,利水排毒。适用于急慢性肝炎、脂肪肝、肝硬化、中毒性肝损伤。

【剂型规格】胶囊剂:0.2g×20 粒。

Sig:1 粒,p.o.,t.i.d.。

21. 复方牛胎肝提取物(安珐特)

【主要成分】牛胎肝提取物、维生素 B_{12}、肌醇。

【作用机制】通过胰岛素样生长因子-1(IGF-1)、成纤维细胞生长因子(FGF)等细胞因子及肌醇的作用,诱导肝细胞膜及线粒体膜的聚糖蛋白受体,提高 ATP 合成酶的活性,促进细胞对葡萄糖的摄取和利用,增加能量合成。

【适应证】用于急、慢性肝炎,肝纤维化,脂肪肝,肝硬化等症的辅助治疗。

【剂型规格】片剂:40mg×36 片。

Sig:40~80mg,p.o.,t.i.d.,15~30 天为 1 个疗程。

22. 双环醇片(百赛诺) Bicyclol

【作用特点】本品具有显著保肝作用和一定的抗肝炎病毒效果,对 γ-GT 降酶作用较强,并有一定抗肝纤维化作用。

【剂型规格】片剂:25mg×18 片。

Sig:25~50mg,p.o.,t.i.d.,建议至少服 6 个月,或遵医嘱。

23. 混合核苷片（泰苷）

【药理作用】本品为合成人体核酸和多种辅酶的前体物质之一，是细胞活动的重要物质，参与体内核酸代谢、能量代谢和核蛋白的合成。

【适应证】用于急慢性肝炎、肝损伤及肝硬化的辅助治疗。也用于因辐射及放疗或化疗引起的白细胞减少症和非特异性血小板减少症或白细胞减少症。

【剂型规格】片剂：20mg×36片。

Sig：60mg，p.o.，t.i.d.。

24. 肌苷 Inosine

【药理作用】辅酶类药，具有改善机体代谢的作用。

【适应证】急、慢性肝炎的辅助治疗。也用于各种原因所致的白细胞减少和血小板减少、心力衰竭、心绞痛等的辅助治疗。也可用于视神经萎缩、中心性浆液性脉络膜视网膜病变的辅助治疗。

【剂型规格】片剂：0.2g×100片；注射液：0.1g（2ml）/支。

Sig：①口服，0.2~0.6g，p.o.，t.i.d.；②肌内注射，100~200mg，q.d.~b.i.d.；③静脉注射或滴注，200~600mg，q.d.~b.i.d.。

第五节 退黄利胆护肝药物

此类药物多通过促进肝脏胆汁代谢从而降低血清胆红素水平，主要包括胆酸制剂和中成药制剂。熊去氧胆酸是正常胆汁成分的异构体，它可以增加胆汁的分泌，抑制肝脏胆固醇的合成，减少脂肪肝的形成，松弛奥迪括约肌，促进胆汁排出。中成药制剂如岩黄连、苦黄、舒肝宁等主要通过清热解毒、利湿退黄、疏肝利胆、益肝化瘀等机制发挥功效。糖皮质激素和苯巴比妥也有一定的退黄作用。退黄利胆护肝药物同时也多具有一定的降低转氨酶作用,与降酶护肝药并无严格的界限。对病毒复制引起的血清胆红素升高减量要缓。

常 用 药 物

1. 熊去氧胆酸胶囊(优思弗) Ursodeoxycholic Acid Capsules

【药理作用】正常胆汁成分的异构体,它可以增加胆汁的分泌,抑制肝脏胆固醇的合成,减少脂肪肝的形成,促进胆汁排出。另有降低甘油三酯浓度、抑制消化酶分泌的作用。

【适应证】①胆囊胆固醇结石(必须是 X 射线能穿透的结石),同时胆囊收缩功能须正常;②胆汁淤积性肝病(如原发性胆汁性肝硬变);③胆汁反流性胃炎。

【禁忌证】孕妇、重症肝炎及胆管闭塞者。

【剂型规格】胶囊剂:250mg×25 粒。

Sig:①胆囊胆固醇结石和胆汁淤积性肝病,一般 250mg,p.o.,t.i.d. 或 10mg/(kg·d);②胆汁反流性胃炎,250mg,p.o.,q.n.。

2. 牛磺熊去氧胆酸胶囊(滔罗特) Tauroursodeoxycholic Acid Capsules

【功能主治】主要用于溶解胆固醇结石。

【注意事项】应避免与考来烯胺及避孕药合用。

【剂型规格】胶囊剂:250mg×20 粒。

Sig:250mg,p.o.,b.i.d.~t.i.d.,餐后服用。

3. 丁二磺酸腺苷蛋氨酸(思美泰) Ademetionine 1,4-Butanedisulfonate

【药理作用】本品作为甲基供体和生理性巯基化合物的前体,参与体内重要的生化反应,对于肝细胞摄入和分泌胆盐起着重要作用。

【注意事项】可用于妊娠期和哺乳期,并可有效治疗妊娠期间肝内胆汁淤积。

肝炎肝病用药

【剂型规格】注射剂:0.5g(10ml)/支;肠溶片:0.5g×10片。

Sig:①初始治疗,0.5~1.0g+10% G.S 250ml,iv.gtt,q.d.,共2周;②维持治疗,1~2g,p.o.,q.d.,必须整片吞服,不得嚼碎。

4. 甲硫氨酸 B_1(孚尔健、甲维比) Methionine and Vitamin B_1

【药理作用】甲硫氨酸为人体必需的8种氨基酸之一,可以促进肝细胞膜磷脂甲基化,减少肝内胆汁淤积,促进黄疸消退和肝功能恢复。肝昏迷患者禁用。

【剂型规格】注射液:2ml/支(每支含甲硫氨酸40mg,维生素 B_1 4mg)。

Sig:100~200mg+10% G.S/N.S 250~500ml,iv.gtt,q.d.。

5. 托尼萘酸(加诺) Tolynicate and Naphthylacetic Acid

【药理作用】复方制剂,其中二甲基苯甲醇是从姜黄科植物中提取的主要活性物质,可确切促进肝细胞生成和分泌含所有活性物质的生理性胆汁;与烟酸酯化可缓解伴有炎症过程的胆道痉挛所致的疼痛,并可使对甲基苯甲醇在水相和脂相之间分布更佳。α-萘乙酸为一有机弱酸,它除了能促进生理性胆汁分泌作用外,尚有极强的抗炎作用,能有效消除胆道的炎性水肿,保持胆道通畅。

【适应证】①胆囊及胆管组织所发生的功能性和炎症性疾病(如胆囊炎、胆管炎、胆石症);②肝内胆汁淤积及黄疸;③胆囊术后综合征;④因胆汁分泌功能不良、进食脂肪及/或饱食后引起消化不良性疼痛的预防性治疗;⑤肝炎及肝炎后综合征的辅助治疗。

【禁忌证】胆管梗阻性疾病(如结石嵌顿)、严重肝衰竭、肝性脑病、胆囊气肿。

【剂型规格】片剂:4- 二甲基苯甲醇烟酸酯 37.5mg/α- 萘乙酸 75mg×20 片。

Sig:1~2 片,p.o.,t.i.d.,餐前 30 分钟服用。

6. 茴三硫(甘维宁、胆维他) Anethol Trithione

【药理作用】本品能提高肝脏谷胱甘肽(GSH)水平,明显增强谷氨酰半胱氨酸合成酶、谷胱甘肽还原酶和谷胱甘肽硫转移酶活性,降低谷胱甘肽过氧化物酶活性,从而增强肝细胞活力,使胆汁分泌增多,有利胆作用。

【注意事项】甲亢患者慎用本品;胆管完全梗阻患者忌用。

【剂型规格】甘维宁片:25mg×24 片;胆维他胶囊剂:12.5mg,25mg×24 粒。

Sig:25mg,p.o.,t.i.d.,或遵医嘱。

7. 苦参碱注射液 Matrine Injection

【适应证】适用于活动性慢性迁延性肝炎,尚有抗癌及抗心律失常作用。

【剂型规格】注射液:50mg(5ml)/ 支。

Sig:150mg+10% G.S 500ml,iv.gtt,q.d.,疗程为 2 周。

8. 岩黄连注射液

【主要成分】岩黄连总碱。

【功能主治】清热解毒。用于急、慢性肝炎属肝胆湿热证者。

【注意事项】严重胃、十二指肠溃疡患者禁用。

【剂型规格】注射液:2ml/ 支。

Sig:6~10ml+10% G.S 250ml,iv.gtt,q.d.。

9. 苦黄注射液

【主要成分】苦参、大黄、大青叶、茵陈、春柴胡。

【功能主治】清热利湿,疏肝退黄。用于湿热内蕴,胆汁外溢,黄疸胁痛,乏力,纳差等症;黄疸型病毒性肝炎见上述证候者。

【剂型规格】注射液:10ml/ 支。

Sig：10~60ml+5%/10% G.S 500ml，iv.gtt，q.d.，慢滴，15 天为 1 个疗程，或遵医嘱。

10. 舒肝宁注射液

【主要成分】茵陈提取物、栀子提取物、黄芩苷、板蓝根提取物、灵芝提取物。

【功能主治】清热解毒，利湿退黄，益气扶正，保肝护肝。用于急、慢性肝炎。

【剂型规格】注射液：10ml/ 支。

Sig：10~20ml+10% G.S 250~500ml，iv.gtt，q.d.。

11. 茵栀黄

【主要成分】茵陈提取物、栀子提取物、黄芩苷、金银花提取物。

【功能主治】清热解毒，利湿退黄。用于肝胆湿热，面目悉黄，胸胁胀痛，恶心呕吐，小便黄赤；急性、迁延性、慢性肝炎，属上述证候者。

【剂型规格】注射液：10ml/ 支；口服液：10ml/ 支。

Sig：①静脉，10~20ml+10% G.S 250~500ml，iv.gtt，q.d.，最长用 8 天；②口服，10ml，t.i.d.。

12. 藏茵陈胶囊

【功能主治】清热解毒，舒肝利胆，退黄。用于急慢性肝炎、慢性胆囊炎。

【剂型规格】胶囊剂：0.35g×48 粒。

Sig：2~3 粒，p.o.，t.i.d.。

13. 茵胆平肝胶囊

【主要成分】茵陈、龙胆、黄芩、猪胆粉、栀子、炒白芍、当归、甘草。

【功能主治】清热，利湿。用于肝胆湿热所致的胁痛、口苦、尿黄。

【剂型规格】胶囊剂：0.5g×20 粒，0.5g×36 粒。

Sig：2 粒，p.o.，t.i.d.。

14. 克癀胶囊

【主要成分】三七、黄连、黄芩、黄柏、大黄、白花蛇舌草等。

【功能主治】清热解毒,化瘀散结。适用于胁肋胀痛或刺痛,胁下痞块,口苦口黏,纳呆腹胀,面目黄染,小便短赤,舌质黯红或瘀斑、瘀点,舌苔黄腻,脉弦滑或涩等湿热毒邪内蕴,瘀血阻络证及急、慢性肝炎。

【剂型规格】胶囊剂:0.4g×18 粒,0.4g×24 粒。

Sig:4 粒(重者可加至 6 粒),p.o.,t.i.d.。

15. 熊胆舒肝利胆胶囊

【主要成分】熊胆粉、龙胆、木香、茵陈、姜黄、大黄等。

【功能主治】利湿热,舒肝止痛。用于肝胆湿热所致的急性病毒性肝炎。

【剂型规格】胶囊剂:0.5g×24 粒。

Sig:2~3 粒,p.o.,t.i.d.。

16. 利肝片

【主要成分】金钱草、猪胆汁等。

【功能主治】清肝,利胆。用于急慢性传染性肝炎、胆囊炎以及肝脏分泌功能障碍等。

【剂型规格】片剂:0.2g×24 片。

Sig:2~4 片,p.o.,t.i.d.。

第六节 抗肝性脑病药物

肝性脑病是由严重肝病引起的、以代谢紊乱为基础、中枢神经系统功能失调的综合征,主要表现为意识障碍、行为失常和昏迷。及早识别并纠正或祛除诱因是其一般治疗的基本原则,也是药物治疗的基础。药物治疗主要包括减少肠道氨源性毒物的生成和吸收(如乳果糖、抗生素),促进体内氨的清除(如门冬氨酸鸟氨酸、谷氨酸钠／钾、精氨酸谷氨酸、乙酰谷酰胺),拮抗神经毒素对神经递质的抑制作用(如支链氨基酸、氟马西尼),以及相应的营养支持治疗。

肝炎肝病用药

1. 门冬氨酸鸟氨酸（瑞甘、雅博司） Ornithine Aspartate

【适应证】因急、慢性肝病引发的血氨升高及治疗肝性脑病，如伴发或继发于肝脏解毒功能受损（如肝硬化）的潜在性或发作期肝性脑病，尤其适用于治疗肝昏迷早期或肝昏迷期的意识模糊状态。

【注意事项】对氨基酸类药物过敏者及严重的肾衰竭（血清肌酐 >3mg/dl）患者禁用。500ml 液体中加入雅博司最好不超过 6 支，每天不超过 20 支为宜。

【剂型规格】瑞甘粉针剂：0.5g/ 瓶，2.5g/ 瓶；瑞甘颗粒剂：3g×20 包；雅博司注射液：5g（10ml）/ 支。

Sig：①瑞甘粉针剂，一般 10~20g+10% G.S 250ml，iv.gtt，q.d.，或遵医嘱；②瑞甘颗粒剂，每天 1~3 次，每次 3g，将每包内容物溶于足够的溶液中（如水、茶和果汁），餐后服用；③雅博司，一般 20g+10% G.S 500ml，iv.gtt，q.d.，或遵医嘱。

2. 谷氨酸钠 Sodium Glutamate

【作用特点】本品与氨结合生成无害的谷氨酰胺，由尿排出，用于降低肝性脑病患者血氨水平，改善蛋白质代谢。使用过程中检测血氨水平。

【剂型规格】注射液：5.75g（20ml）/ 支。

Sig：11.5g（2 支）+10% G.S 250ml，iv.gtt，q.d.，每日不超过 4 支。

3. 谷氨酸钾 Potassium Glutamate

【适应证】用于血氨过多所致的肝性脑病、肝昏迷及其他精神症状。

【剂型规格】注射液：6.3g（20ml）/ 支。

Sig：18.9g（3 支）+5%/10% G.S 500~1 000ml，iv.gtt，q.d.~b.i.d.。

4. 精氨酸 Arginine

【药理作用】参与鸟氨酸循环，促进氨转化为尿素排出，降低血氨水平。适用于禁忌钠的肝性脑病患者。

【注意事项】其盐酸盐可引起高氯酸血症,肾功能不全者禁用。

【剂型规格】注射液:5g(20ml)/支。

Sig:15~20g+10% G.S 500~1 000ml,iv.gtt,q.d.,滴注宜慢(每次 4 小时以上)。

5. 精氨酸谷氨酸(思瑞雪) Arginine Glutamate Injection

【适应证】用于慢性肝病引起的高氨血症的辅助治疗。

【剂型规格】注射液:20g(200ml)/袋。

Sig:20g,iv.gtt,q.d.,滴注宜慢(每次 2 小时以上)。

6. 乙酰谷酰胺(讯博、苏意、新瑙素) Aceglutamide

【作用特点】降低肝性脑病患者血氨水平,改善蛋白质代谢。一般与甘草酸类及谷氨酸合用,使用过程中检测血氨水平。也可用于其他原因引起的昏迷,如脑外伤、术后昏迷等。

【剂型规格】注射剂:讯博 200mg/支;苏意、新瑙素 0.25g/支。

Sig:100~600mg+5% 或 10% G.S 250ml,iv.gtt,q.d.。

7. 乙酰半胱氨酸(阿思欣泰) Acetylcysteine

【作用特点】乙酰半胱氨酸为还原型谷胱甘肽(GSH)的前体,属体内氧自由基清除剂。用于降低肝性脑病患者血氨水平,改善蛋白质代谢。

【剂型规格】注射液:4g(20ml)/支。

Sig:8g+10% G.S 250ml,iv.gtt,q.d.。

8. 肝脑清

【主要成分】支链氨基酸。

【作用特点】增加血清支链氨基酸水平,促进芳香族氨基酸减少,用于降低肝性脑病患者血氨水平,改善蛋白质代谢。使用过程中监测血氨水平。

肝炎肝病用药

【剂型规格】注射液：250ml/瓶。

Sig：250~500ml，iv.gtt，q8~12h.。

9. 醒脑静

【主要成分】麝香、冰片、栀子、郁金。

【功能主治】开窍醒脑，凉血行气，活血化瘀，清热解毒。适用于各种病因引起的意识障碍，如肝性昏迷、脑卒中、中枢神经系统感染、药物毒物中毒、酒精中毒等。

【剂型规格】注射液：10ml/支。

Sig：10~20ml+G.S/N.S 250ml，iv.gtt，q.d.，或遵医嘱。

10. 乳果糖（杜密克） Lactulose

【药理作用】降低肠道内 pH，增加结肠内容量，刺激结肠蠕动，保持排便通畅，缓解便秘，同时恢复结肠的生理节律；使肠道内氨转变成离子状态，减少氨的吸收。

【注意事项】长期大量服用可导致腹泻，出现电解质紊乱；禁用于半乳糖血症、肠梗阻、急腹痛，以及对乳果糖及其成分过敏者；不宜与其他导泻剂合用。

【剂型规格】口服液：10g（15ml）/袋。

Sig：治疗肝昏迷及昏迷前期起始剂量，30~50ml，p.o.，t.i.d.，根据病情调整剂量。

第七节 免疫调节药物

慢性肝炎患者免疫功能失衡，致使肝炎病毒在体内持续存在，通过免疫反应产生肝细胞坏死。有研究表明，调节患者免疫有助于清除体内病毒，促进疾病康复。常用的免疫调节药物有免疫核糖核酸、胸腺肽、丙种球蛋白、白细胞介素 -2、猪苓多糖、香菇菌糖、云芝多糖、人工虫草菌丝粉等。感染科主要用于对抗病毒治疗应答不佳患者，可与干扰素或核苷

（酸）类似物合用治疗乙肝患者。本类药物无特异性，也可用于肿瘤的辅助治疗及其他因免疫功能低下引起的各种疾病（如反复感冒、复发性口疮、皮肤疾病等）等。

常 用 药 物

1. **胸腺肽**（赛威、司特立、梦内欣、康司艾、奇莫欣、迪赛）　Thymic Peptide

【药理作用】双向免疫调节制剂，含多种生物活性多肽，如胸腺肽 α_1、α_5、α_7、β_3 和 β_4 等，可促进不同阶段 T 细胞分化和成熟。

【适应证】用于治疗各种原发性或继发性 T 细胞缺陷病，某些自身免疫性疾病，各种细胞免疫功能低下的疾病及肿瘤的辅助治疗。其中包括各型重症肝炎、慢性活动性肝炎、慢性迁延性肝炎及肝硬化等。

【剂型规格】赛威注射剂：50mg，100mg/ 支；司特立注射液：60mg（10ml）/ 支；梦内欣注射剂：40mg/ 支；康司艾肠溶胶囊：5mg×24 粒；奇莫欣肠溶片：20mg×16 片；迪赛肠溶片：5mg×15 片，30mg×10 片。

Sig：① 赛威，100mg+G.S/N.S 500ml，iv.gtt，q.d.；② 司特立，20~80mg+G.S/N.S 500ml，iv.gtt，q.d.；③ 梦内欣，40~80mg+G.S/N.S 500ml，iv.gtt，q.d.；④ 康司艾胶囊，一般 5~15mg（1~3 粒），p.o.，t.i.d.；⑤ 奇莫欣、迪赛肠溶片，5~30mg，p.o.，q.d.~t.i.d.。

2. **胸 腺 肽 α_1**（基泰、日 达 仙、迈 普 新）Thymosin Alpha-1

【药理作用】增强机体非特异性免疫功能，可与干扰素合用治疗慢性乙型肝炎患者。

【注意事项】需要皮试。正在接受免疫抑制治疗的患者如器官移植者禁用。

【剂型规格】注射剂：1.6mg/ 支。

Sig：1.6mg+1ml N.S 溶解，i.m.，每周 2 次，抗乙

型肝炎病毒疗程 6 个月，或遵医嘱。

3. 胸腺五肽（沙赛、欧宁、和信、通达、太普汀）
Thymopentin

【药理作用】免疫双向调节药，具有诱导和促进 T 淋巴细胞及其亚群分化、成熟和活化，调节和增强人体细胞免疫功能的作用，同时通过对 T 辅助细胞的激活作用来增强淋巴细胞反应，可抑制病毒复制。

【适应证】①用于 18 岁以上的慢性乙型肝炎患者；②各种原发性或继发性 T 细胞缺陷病（如儿童先天性免疫缺陷病）；③某些自身免疫性疾病（如类风湿关节炎、系统性红斑狼疮）；④各种细胞免疫功能低下的疾病；⑤肿瘤的辅助治疗。

【剂型规格】注射剂：10mg/ 支。

Sig：10mg，i.m.，q.d.~b.i.d. 或 +250ml N.S 静脉滴注；15~30 天为 1 个疗程，或遵医嘱。

4. 重组人白细胞介素 -2（德路生） Recombinant Human Interleukin-2，IL-2

【药理作用】本品是一种淋巴因子，能诱导细胞毒性 T 细胞、自然杀伤细胞和淋巴因子激活的杀伤细胞增殖，并使其杀伤活性增强，进而清除体内肿瘤细胞；还可以增进抗体和干扰素的分泌。

【适应证】本品为免疫调节剂，用于肿瘤的生物治疗，尤其适用于肾癌、恶性黑色素瘤及癌性胸、腹腔积液的治疗，也可以适用于其他恶性肿瘤和免疫功能低下患者的综合治疗。

【不良反应】最常见的为发热、寒战，且与剂量有关。使用较大剂量时，可能会引起毛细血管渗漏综合征，表现为低血压、末梢水肿、暂时性肾功能不全等，需停药对症处理。

【剂型规格】注射液：50 万 IU（0.4ml）/ 瓶，100 万 IU（0.8ml）/ 瓶。

Sig：用于癌症治疗，一般可静脉输注、皮下或肌

肝炎肝病用药

内注射,每日 20 万 ~100 万 IU/m²,每日 1 次,4 周为 1 个疗程。癌性胸、腹腔积液腔内注射应尽量排出胸腔积液、腹水后,每次注射 50 万 ~100 万 IU/m²,每周 1~2 次,注射 2~4 周。

5. 胎盘多肽　Placenta polypeptide

【适应证】细胞免疫功能降低或失调引起的疾病,术后愈合,病毒性感染引起的疾病,各种原因所致的白细胞减少症。

【剂型规格】注射液:4ml/支。

Sig:4~8ml+5% G.S 250ml,iv.gtt,q.d.,10 天为 1 个疗程,或遵医嘱。

6. 核糖核酸Ⅱ(BP 素、菲特)　Ribonucleic Acid for Injection Ⅱ

【适应证】免疫调节药,适用于胰腺癌、肝癌、胃癌、肺癌、乳腺癌、软组织肉瘤及其他癌症的辅助治疗,对乙型肝炎的辅助治疗有较好的效果。亦可用于其他免疫功能低下引起的各种疾病。

【剂型规格】注射剂:50mg/支。

Sig:①肌内注射,50~100mg(1~2 支),i.m.,q.d.;②静脉滴注,100~300mg(2~6 支)+5% G.S/N.S 250ml,iv.gtt,q.d.。

7. 脱氧核苷酸钠(丽迪兴、赛盛)　Sodium Deoxyribonucleotide

【主要成分】本品为复方制剂,其组分为脱氧核糖胞嘧啶核苷酸、脱氧核糖腺嘌呤核苷酸、脱氧核糖胸腺嘧啶核苷酸及脱氧核糖鸟嘌呤核苷酸钠盐。

【适应证】用于急、慢性肝炎,白细胞减少症,血小板减少症及再生障碍性贫血等的辅助治疗。

【不良反应】偶有一过性血压下降。

【剂型规格】注射剂:50mg/支。

Sig:①肌内注射,50~100mg(1~2 支),i.m.,q.d.;②静脉滴注,50~150mg(1~3 支)+5% G.S 250ml,iv.gtt,q.d.,30 天为 1 个疗程。

8. **香菇菌多糖** Lentinus Edodes Mycelia Polysacharide

【主要成分】甘露聚糖肽，是从香菇菌深层培养的菌丝体和发酵液中获得的多糖体。

【适应证】用于因自身免疫功能低下而引起的各种疾病，可用于慢性病毒性肝炎、保肝治疗；也可以作为肿瘤化疗辅助药物。

【剂型规格】片剂：10mg×24片。

Sig：20~40mg，p.o.，b.i.d.。

9. **香菇多糖**（力提能）Lentinan

【药理作用】一种具有免疫调节作用的抗肿瘤辅助药物，能促进T、B淋巴细胞增殖，提高NK细胞活性。

【剂型规格】注射液：1.0mg（2ml）/支。

Sig：1.0mg，稀释后静脉注射或滴注，每周2次，或遵医嘱。

10. **益精口服液**

【主要成分】黄精。

【功能主治】益气养阴，健脾润肺。用于气阴两虚的久病虚弱者。

【剂型规格】口服液：10ml×12支。

Sig：10ml，p.o.，b.i.d.~t.i.d.。

11. **转移因子胶囊** Transfer Factor Capsules

【主要成分】以健康猪或牛脾脏中提取的多肽、氨基酸和多核苷酸等。

【适应证】恶性肿瘤或免疫缺陷病的辅助治疗，也用于辅助治疗抗生素难以控制的病毒性或真菌性细胞内感染。

【剂型规格】胶囊剂：3mg×24粒，6mg×24粒。

Sig：3~6mg，p.o.，b.i.d.~t.i.d.。

12. **心肝宝胶囊**

【主要成分】人工虫草菌丝粉。

【功能主治】补虚损，益精气，保肺益肾，扶正固本。用于慢性活动性乙型肝炎、肝硬化;房性、室性期前收缩,心动过速,心动过缓;顽固性失眠症及肾病综合征,癌症辅助治疗,增强机体免疫力。

【剂型规格】胶囊剂:0.25g×50 粒。

Sig:一般 2~4 粒(肝炎 6~8 粒),p.o.,t.i.d.,餐后半小时服用,1 个月为 1 个疗程。

13. 至灵胶囊

【主要成分】冬虫夏草。

【功能主治】补肺益气。用于肺肾两虚所致咳喘,浮肿等症,亦可用于各类肾病、慢性支气管哮喘、慢性肝炎及肿瘤的辅助治疗。

【剂型规格】胶囊剂:0.25g×50 粒。

Sig:2~3 粒,p.o.,b.i.d.~t.i.d.。

(李文庭)

第九章 风湿免疫性疾病用药

第一节 非甾体抗炎药

非甾体抗炎药（non-steroid anti-inflammatory drugs，NSAIDs）是最常用的抗风湿药物，作用快，能缓解症状但不能阻止病情进展。本类药物的作用机制是抑制环加氧酶（cyclooxygenase，COX）产生前列腺素（PG），达到解热、镇痛、抗炎的目的。使用NSAIDs应根据患者及病情，个体化选择药物。小剂量具有止痛作用，大剂量才有抗炎作用，在用药3~4周才能评估其疗效。可以与慢作用药物联用，但是一般不推荐联合使用两种及以上NSAIDs。具体可参阅2010年《类风湿关节炎诊断及治疗指南》和《2018中国类风湿关节炎诊疗指南》。

【非甾体抗炎药的分类】

（1）根据化学结构不同，可分为：①水杨酸类；②吲哚乙酸类；③芳基丙酸类；④苯乙酸类（杂环芳基乙酸类）；⑤吡喃羧酸类；⑥非酸类；⑦昔康类；⑧磺酰苯胺类；⑨昔布类；⑩灭酸类（甲酸类）；⑪苯胺类。

（2）根据作用机制不同，可分为：①传统类，即非选择性COX抑制剂，包括吲哚类、丙酸衍生物、丙酰酸衍生物、吡喃羧酸类；②环加氧酶-2（COX-2）抑制剂，非酸类、昔康类、磺酰苯胺类属于选择性COX-2抑制剂，昔布类属于特异性COX-2抑制剂。

【非甾体抗炎药的使用原则】

(1)剂量个体化。应明确即使按体重给药,仍可因个体差异而使血药浓度各不相同。应结合临床,对不同患者选择不同剂量。老年人宜用半衰期短的药物。

(2)中、小剂量 NSAIDs 有退热止痛作用,大剂量才有抗炎、抗风湿作用。

(3)通常选用一种 NSAIDs,在足量使用 2~3 周后无效,则更换另一种,待有效后再逐渐减量。不推荐同时使用两种 NSAIDs,因为疗效不增加,而不良反应增加。

(4)若有 2~3 种胃肠道危险因素存在时,应加用保护胃黏膜药物。具有一种肾脏危险因素时,应选用合适的 NSAIDs(如舒林酸);有两种以上肾脏危险因素时,避免使用 NSAIDs。

(5)使用 NSAIDs 时,应注意与其他药物的相互作用,如 β 受体拮抗剂可降低 NSAIDs 药效;与洋地黄合用时,应注意防止洋地黄中毒。

(6)必须明确,NSAIDs 虽常作为治疗类风湿关节炎(rheumatoid arthritis,RA)的一线药物,能减轻临床症状和某些体征,是由于其只有抗炎作用,不能根治炎症,对 RA 的免疫病理机制无决定性影响,因此不能防止组织损伤、关节的破坏和畸形。

【非甾体抗炎药的不良反应】

(1)消化道症状:消化不良、腹痛、恶心、呕吐、腹泻、畏食、腹胀、胃肠道出血、结肠炎等。选择性 COX-2 抑制剂对胃肠道的不良反应明显减少,而疗效与传统的 NSAIDs 相当。NSAIDs 对下消化道不良反应有黏膜炎症,溃疡,肠道狭窄,出血,穿孔等。对于有消化道风险患者,建议选用 COX-2 选择性抑制剂,必要时加用质子泵抑制剂或米索前列醇。对近期有消化道溃疡及出血的患者,禁用 NSAIDs。

(2)肾损害:急性肾功能不全、间质性肾炎、肾乳头坏死及水钠潴留、高钾血症等。已有报道,布洛芬、萘普生可致肾病综合征,酮洛芬可致膜性肾病,吲哚美辛可致肾衰竭和水肿。COX-2 选择性抑制剂对肾脏的损害不等,美国风湿病学会(American College of Rheumatology, ACR)2002 年指南建议对肾功能不全患者尽量避免使用 NSAIDs。

(3)肝损害:大多数 NSAIDs 均可导致肝损害,如长期大剂量使用对乙酰氨基酚可致严重肝脏损害,尤以肝坏死多见;大剂量使用保泰松可致肝损害,产生黄疸、肝炎;特异质患者使用水杨酸类可致肝损害。

(4)升高心血管事件风险:选择性/特异性 COX-2 抑制剂发生血栓事件(尤其是心肌梗死和脑卒中)的危险性较高,且心血管危险性可能会随剂量升高和用药时间延长而增加,因此应尽可能缩短用药时间和使用每日最低有效剂量。ACR 指南建议,对充血性心力衰竭、心肌梗死患者避免使用 NSAIDs。对有心血管风险的患者需要使用 NSAIDs,可参考传统弗雷明汉危险因素(Framingham Risk Factor),并使用血压、血糖、血脂、吸烟状况及家族史等计算患者年度心血管危险评分。避免昔布类或 COX-2 抑制剂。

(5)骨发育:动物实验发现 NSAIDs 抑制骨折愈合和异位骨形成,建议在骨折愈合期,避免使用 NSAIDs。

(6)哮喘与过敏:阿司匹林和非特异性 NSAIDs 可能导致哮喘患者病情恶化,尤其是对血管运动性鼻炎、鼻息肉和哮喘三联征患者,COX-2 特异性抑制剂相对安全,仍有其他过敏反应发生的可能。

(7)其他不良反应:多数 NSAIDs 可抑制血小板聚集,使出血时间延长。阿司匹林、氨基比林、对氨基水杨酸可致粒细胞减少,保泰松、吲哚美辛及双氯芬酸有发生再生障碍性贫血的危险;美洛昔康、非那西丁等可引起荨麻疹、瘙痒、剥脱性皮炎等皮肤损害;多数 NSAIDs 可引起头痛、头晕、耳鸣、视神经炎等中枢神经系统疾病;布洛芬、舒林酸偶可致无菌性脑膜炎。应当提醒女性,长时间服用 NSAIDs 可能损害生育能力。

常 用 药 物

一、吲哚乙酸类

1. 吲哚美辛(消炎痛、意施丁、万特力、必艾得)Indomethacin

【适应证】①关节炎:可缓解疼痛和肿胀;②软组织损伤和炎症;③解热;④镇痛:可用于治疗偏头痛、痛经、手术后痛、创伤后痛等。

【禁忌证】活动性溃疡病患者,溃疡性结肠炎患者,癫痫患者,帕金森病及精神病患者,肝、肾功能不全者,血管神经性水肿或支气管哮喘者,孕妇和哺乳期妇女禁用。

【剂型规格】普通片:25mg×100 片;意施丁缓释片:25mg×10 片;万特力贴片:7cm×10cm/ 片;吲哚美辛巴布膏(必艾得):14cm×10cm×6 片;栓剂:50mg/ 粒,100mg/ 粒。

Sig:(1) 成人常用量,①抗风湿,起始剂量 25~50mg,p.o.,b.i.d.~t.i.d.,最大剂量 150mg/d;②镇痛,首剂每次 25~50mg,继之 25mg,p.o.,t.i.d.,直到疼痛缓解停药;③退热,每次 6.25~12.5mg,1 日不超过 3 次。(2) 小儿常用量,1.5~2.5mg/(kg·d),分 3~4 次,待有效后减至最低量。

2. 阿西美辛(高顺松) Acemetacin

【作用特点】健康成人口服阿西美辛缓释胶囊后,血液中以吲哚美辛和阿西美辛形式存在。孕妇、儿童禁用。

【剂型规格】缓释胶囊剂:90mg×7 粒。

Sig：90mg，p.o.，q.d.，餐时服；急性痛风发作可增加到 180mg/d。

3. 舒林酸（枢力达） Sulindac

【药理作用】本品为活性极小的前体药物，口服吸收后在体内代谢成为硫化物后才具有明显抗炎、镇痛作用，硫化物为选择性的 COX 抑制剂，可减少前列腺素的合成，其作用较舒林酸本身强 500 倍，但对肾脏中生理性前列腺素的合成影响不大。由于其以非活性形式通过胃肠道，因此对胃肠道刺激性小，对肾血流量和肾功能影响亦较少。还能抑制 5-羟色胺的释放，以及抑制胶原诱发的血小板聚集作用，延长出血时间。

【剂型规格】片剂：0.1g×24 片。

Sig：①成人常用量，0.2g，p.o.，b.i.d.。镇痛首次 0.2g，8 小时后重复。②2 岁以上儿童常用量，按体重一次 2.25mg/kg，p.o.，b.i.d.，每日剂量不得超过 6mg/kg。

二、芳基丙酸类

1. 布洛芬（芬必得、贝思、美林、托恩、吉浩）
Ibuprofen

【剂型规格】芬必得缓释胶囊：0.3g×20 粒；贝思口服液：100mg（10ml）/ 支；美林、托恩、吉浩混悬液：2g（100ml）/ 瓶；布洛芬搽剂：2.5g（50ml）/ 支。

Sig：①芬必得，0.3~0.6g，p.o.，b.i.d.~t.i.d.；②贝思口服液，10~15ml，p.o.，q4~6h.，24 小时内不超过 4次；③美林混悬液，成人常用量 10~20ml，p.o.，t.i.d.~q.i.d.，儿童用药按体重不同，可口服每次 4~10ml，可间隔 4~6 小时用药 1 次；④布洛芬搽剂，外用。

2. 洛索洛芬钠（乐松） Loxoprofen

【药理作用】洛索洛芬钠为前体药物，经消化道吸收后在体内转化为活性代谢物，其活性代谢物通过抑制前列腺素的合成而发挥镇痛、抗炎及解热作用。起效快，但是作为短效药物，维持药效时间在6~8小时，故需多次给药或者短期临时控制症状。

【注意事项】消化性溃疡、炎症性肠病、支气管哮喘、高血压、心力衰竭患者慎用。

【剂型规格】片剂：60mg×20片；贴剂：50mg×3帖。

Sig：60mg，p.o.，t.i.d.。

3. 萘普生（甲氧萘丙酸、澳普利、适洛特）Naproxen

【作用特点】萘普生是 NSAIDs 中被认为不会导致心血管疾病风险增加的品种。

【剂型规格】普通片：0.1g/片，0.25g/片；缓释片（澳普利）：0.25g×12片；缓释胶囊（适洛特）：0.25g×12粒；注射液：100mg/支，200mg/支；栓剂：0.25g/枚。

Sig：(1) 口服，①普通片，首次0.5g，以后0.25g/次，必要时 q6~8h.；②缓释片/缓释胶囊，0.5g，p.o.，q.d.。(2) 肌内注射，100~200mg，q.d.。(3) 栓剂，0.25g，b.i.d.，直肠给药。

三、苯乙酸类

双氯芬酸钠（扶他林、戴芬、迪克乐克、英太青、静青）Diclofenac Sodium

【作用特点】NSAIDs 中作用较强的一种，其镇痛、抗炎及解热作用比吲哚美辛强 2~2.5 倍，比阿司匹林强 26~50 倍；其镇痛、抗炎作用是通过除抑制 COX，减少 PG 生成外，尚有一定抑制脂加氧酶而减少白三烯、缓激肽等产物的作用。

【剂型规格】①扶他林缓释片：75mg×10片；扶他林乳胶：20g/支。②戴芬双释放肠溶胶囊：75mg×10粒（采用的制剂技术将 1/3 的药物制成肠溶速释颗粒，一旦服用，迅速起效；将另外 2/3 的药物制成缓释颗粒，维持长时间药效，对付关节炎症及相关疼痛，作用迅速又持久，每日 1 粒）。③迪克乐克缓释片:75mg×10 片[包含 12.5mg 的速释成分(粉色部分),服用 20 分钟后即可迅速崩解,快速缓解疼痛;另外的 62.5mg 缓释部分(白色部分)在体内缓慢释放,保证 24 小时的低且有效的血药浓度,可以每日 1 次持久缓解疼痛]。④英太青缓释胶囊:50mg×20 片。⑤双氯芬酸钠栓剂(静青):50mg×10 枚。

【注意事项】临床上部分科室常采用双氯芬酸钠栓剂塞肛抗炎镇痛,需注意用药后大量出汗可能导致的脱水,严重情况下可能导致休克等危急情况。故建议塞肛治疗需谨慎,且监测血压和心率等生命体征,必要时及时补液。

Sig:(1) 口服,①扶他林、戴芬、迪克乐克,一般 75mg,p.o.,q.d.,必要时增至 75mg,b.i.d.;②英太青,一般 50mg,p.o.,b.i.d.。(2) 栓剂,用时将栓剂取出,以少量温水湿润后,轻轻塞入肛门 2cm 处,成人 50mg,q.d.~b.i.d.;老年人或体质较差者可从 25mg 起始。(3) 乳胶剂,外搽患处。

四、吡喃羧酸类

依托度酸(舒雅柯、依芬) Etodolac

【适应证】骨关节炎(退行性关节病变)、类风湿关节炎、疼痛症状。

【剂型规格】普通片(舒雅柯):0.2g×12 片;缓释片(依芬):0.4g×12 片。

Sig:(1) 普通片,①急性疼痛,推荐剂量 0.2~0.4g,q8h.,最大剂量≤1.2g/d;②骨关节炎、类风湿关节炎,推荐剂量 0.4~1.2g/d,分次口服,最大剂量≤1.2g/d。(2) 缓释片,推荐起始剂量 0.4~1.0g,po,q.d.,最大剂量≤1.2g/d。

五、非酸类

萘丁美酮(瑞力芬、科芬汀) Nabumetone

【作用特点】非酸性、非离子性前体药物,在吸收过程中对胃黏膜无明显的局部直接影响；同时对胃黏膜生理性 COX 的抑制作用较小，故引起的胃肠黏膜糜烂和出血的发生率较低。

【剂型规格】片剂（瑞力芬）：500mg×10 片；胶囊剂（科芬汀）：250mg×24 粒。

Sig：①成人常规剂量，1.0g，p.o.，q.d.（餐后或晚间服），最大剂量 2g/d，分 2 次服；②体重 <50kg 的成人可以 0.5g/d 起始，逐渐上调至有效剂量。

【安全性数据】来自关节炎、风湿病和老年医学信息系统（Arthritis，Rheumatism and Aging Medical Information System，ARAMIS）数据显示，依托度酸和萘丁美酮是已知仅有的两种无严重胃肠道出血或其他需要住院治疗的严重不良事件的 NSAIDs。（引自《凯利风湿病学》第 8 版）

六、昔康类

1. 吡罗昔康（炎痛喜康、特乐思特）　Piroxicam

【作用特点】半衰期长（约为 50 小时），2~4 小时后达到血药浓度高峰，不良反应小。

【注意事项】孕妇、儿童、消化性溃疡、慢性胃病患者禁用。长期服药应监测血象及肝、肾功能。

【剂型规格】片剂（炎痛喜康）：20mg×25 片；贴片（特乐思特）：48mg×3 片。

Sig：20mg，p.o.，q.d.，或 10mg，p.o.，b.i.d.，餐后服用。

2. 美洛昔康（莫比可、莫刻林）　Meloxicam

【作用特点】对 COX-2 有高选择性抑制作用；经口服能很好地吸收，进食时服用药物对吸收没有影响；能很好地穿透进入滑液，浓度接近在血浆中的一半；代谢非常彻底。

【剂型规格】片剂：7.5mg×7 片；注射液：15mg（1.5ml）/ 支；栓剂：15mg×6 枚。

Sig：①口服，7.5~15mg，p.o.，q.d.，最大剂量 15mg/d。

②注射,7.5~15mg,i.m.,q.d.,仅在治疗的最初几天使用肌内注射。持续治疗时,应当口服给药。③栓剂,每日 1 次,每次 15mg,直肠给药。

3. 氯诺昔康(可塞风) Lornoxicam

【适应证】①片剂:用于各种急性轻至中度疼痛和由某些类型的风湿性疾病引起的关节疼痛和炎症;②注射剂:主要用于急性中度手术后疼痛以及急性腰痛、坐骨神经痛相关的疼痛。

【剂型规格】片剂:4mg × 10 片,4mg × 20 片,8mg × 10 片,8mg × 20 片;冻干粉针剂:8mg/ 瓶。

Sig:①片剂,常用剂量 4~8mg,p.o.,b.i.d.,最大剂量 16mg/d。②注射剂,起始剂量 8mg,可根据病情需要加用 1 次 8mg,有些病例在术后第 1 天可能需要另加 8mg,即当天最大剂量 24mg;其后氯诺昔康的剂量为 8mg,b.i.d.,每日剂量不应超过 16mg。

七、磺酰苯胺类

尼美舒利(力美松、瑞普乐) Nimesulide

【作用特点】其有效成分 4- 硝基 -2- 苯氧甲磺酰苯胺是一种高选择性 COX-2 抑制剂,具多重抗炎、镇痛、解热作用机制和胃肠黏膜双重保护作用,具有起效快、作用强、胃肠耐受性好等特点。

【适应证】仅在至少一种其他 NSAIDs 治疗失败的情况下使用。可用于慢性关节炎(如骨关节炎等)的疼痛、手术和急性创伤后的疼痛、原发性痛经的症状治疗。

【注意事项】由于尼美舒利的肝毒性导致 2002 年从芬兰、西班牙撤市,建议在必须使用该药物时监测肝功能,避免儿童用药。

【剂型规格】力美松胶囊:100mg × 30 粒;瑞普乐片:100mg × 10 片。

Sig:50~100mg,p.o.,b.i.d.,餐后服用;最大单次剂量不超过 100mg,疗程不能超过 15 天。

八、昔布类

昔布类药物为选择性 COX-2 抑制剂,对胃肠道并发症风险小,而心血管风险增高。对于有心血管高风险患者或近期有心血管事件患者,不建议服用昔布类 NSAIDs。昔布类药物与小剂量阿司匹林联用的研究提示,抵消了昔布类药物的胃肠道优势,增加消化道出血风险,故不推荐两者联用。

1. 塞来昔布(西乐葆) Celecoxib

【作用特点】特异性抑制 COX-2,与基础表达的 COX-1 亲和力较弱,因此不干扰组织中与 COX-1 相关的正常生理过程,尤其在胃、肠、血小板和肾等组织中。胃肠道的不良反应明显减少,而疗效与传统的 NSAIDs 相当。

【适应证】缓解成人骨关节炎和 RA 的症状和体征,家族性腺瘤息肉病(FAP)的辅助治疗。

【禁忌证】严重心力衰竭、活动性消化性溃疡、磺胺过敏者。

【剂型规格】胶囊剂:200mg×6 粒。

Sig:① RA 和骨关节炎,100~200mg,p.o.,b.i.d.;② FAP,400mg,p.o.,b.i.d.。

2. 帕瑞昔布(特耐、齐立舒) Parecoxib

【适应证】手术后疼痛的短期治疗。

【剂型规格】注射粉针剂:20mg/ 支,40mg/ 支。

Sig:每次 40mg,i.v 或 i.m.,随后视需要间隔 6~12 小时给予 20 或 40mg,最大剂量 80mg/d,疗程不超过 3 天。

3. 艾瑞昔布(恒扬) Imrecoxib

【适应证】用于缓解骨关节炎的疼痛症状。

【剂型规格】片剂:0.1g×10 片。

Sig:0.1g,p.o.,b.i.d.,餐后服用。

4. 依托考昔(安康信) Etoricoxib

【适应证】急性痛风性关节炎、骨关节炎。

风湿免疫性疾病

【禁忌证】充血性心力衰竭,确诊的缺血性心脏病,外周动脉疾病和/或脑血管病,有活动性消化道溃疡/出血,严重肾病或肝病患者。

【剂型规格】片剂:60mg×5片,120mg×5片。

Sig:①轻至中度疼痛(关节炎、骨关节炎),30~60mg,p.o.,q.d.,最大剂量60mg/d,4周以后疗效仍不明显时,其他治疗手段应该被考虑;②重度疼痛(如急性痛风性关节炎、原发性痛经),120mg,p.o,q.d.,只适用于症状急性发作期,一般使用不超过8日。

九、其他类

丙帕他莫(锡妥、丰原) Propacetamol

【药理作用】本品是对乙酰氨基酚前体药物,进入人体被血浆酯酶水解后释放出对乙酰氨基酚发挥解热镇痛作用,可抑制前列腺素E_1、缓激肽和组胺的合成及释放。

【适应证】在临床急需静脉给药治疗疼痛或高度发热时,其他给药方式不适合的情况下,用于中度疼痛的短期治疗,尤其是外科手术后疼痛。也可用于发热的短期治疗。

【禁忌证】①冠脉搭桥手术围手术期止痛;②活动性消化道溃疡出血和穿孔患者;③重度心力衰竭患者;④有阿司匹林哮喘病史患者;⑤孕妇及哺乳期患者;⑥避免与其他NSAIDs联用。

【剂型规格】盐酸丙帕他莫粉针剂:丰原1.0g/支;锡妥2.0g/支。

Sig:1.0~2.0g+N.S 100ml,iv drip,b.i.d.~q.i.d.,给药间隔最少不得短于4小时,日剂量不超过8g。

第二节 慢作用抗风湿药

慢作用抗风湿药(slow action anti-rheumatic drugs,SAARDs)是一组作用机制迥异的药物,通过抑制免疫反应不同阶段中的不同环节发挥抗风湿作用,包括缓解病情抗风湿药(disease modifying anti-rheumatic drugs,DMARDs)及细胞毒性药物,一般起效慢,能缓解病情,但控制病情进展尚不理想,缓解疼痛作用差。DMARDs能够改善并维持关节功能,减轻滑膜炎症,防止或明显缓减关节结构破坏的进展,主要用于RA和血清阴性脊柱关节病的治疗。常用的有甲氨蝶呤、柳氮磺吡啶、氯喹、羟氯喹、来氟米特、青霉胺、金制剂等,其中金制剂和青霉胺由于不良反应较多,临床应用已日趋减少。细胞毒性药物通过不同途径产生免疫抑制作用,主要用于系统性红斑狼疮(systemic lupus erythematosus,SLE)、血管炎等弥漫性结缔组织病的治疗。常用的有环磷酰胺、硫唑嘌呤、吗替麦考酚酯、环孢素,该类药物不良反应较多且较严重,如骨髓抑制,性腺损害,胎儿致畸和肝、肾毒性,但对于弥漫性结缔组织病的预后有很大帮助。细胞毒性药物的相关用法可参阅第四章第二节。SAARDs具体用法可参阅2010年和2018年《类风湿关节炎诊断及治疗指南》,2010年《系统性红斑狼疮诊断及治疗指南》。

【DMARDs的选用原则】

(1)《2018中国类风湿关节炎诊疗指南》推荐:① RA患者一经确诊,应尽早开始传统合成DMARDs治疗,推荐首选甲氨蝶呤单用。存在甲氨蝶呤禁忌时,考虑单用来氟米特或柳氮磺吡啶。②单一传统合成DMARDs治疗未达标时,建议联合另一种或两种传统合成DMARDs进行治疗;或一种传统合成DMARDs联合一种生物制剂DMARDs进行治疗;或一种传统合成DMARDs联合一种靶向合成DMARDs进行治疗。③生物制剂使用可根据病情活动度推荐用于关节侵蚀严重且病情活动度较高的RA患者早期使用。生物制剂包括依那西普、英夫利西单抗、阿达木单抗、利妥昔单抗等。RA患者在使用生物制剂 DMARDs 或靶向合成 DMARDs（即 JAK 抑制剂，如托法替布、巴瑞替尼等）治疗达标后，可考虑对其逐渐减量，减量过程中需严密监测，谨防复发。在减量过程中，如 RA 患者处于持续临床缓解状态 1 年以上，临床医师和患者可根据实际情况讨论是否停用。④中/高疾病活动度的 RA 患者建议传统合成 DMARDs 联合糖皮质激素治疗以快速控制症状。治疗过程中应密切监测不良反应。不推荐单用或长期大剂量使用糖皮质激素。⑤青霉胺、金制剂和硫唑嘌呤等 DMARDs 对国内的部分 RA 患者仍然适用。而且，我国的国情以及 RA 患者对这些药物的反应可能有别于西方国家。⑥建议 RA 患者注意生活方式的调整，包括禁烟、控制体重、合理饮食和适当运动。

（2）对于细菌感染、结核、带状疱疹、真菌感染及严重的上呼吸道感染者，不应使用甲氨蝶呤（MTX）、来氟米特（LEF）和生物制剂；对于肝脏转氨酶升高 2 倍以上、急性乙型肝炎或丙型肝炎患者，不应使用 MTX、LEF、柳氮磺吡啶（SSZ）和生物制剂；对于未经治的慢性乙型肝炎或丙型肝炎患者，则不应使用 MTX、LEF 和生物制剂。而对于治疗后慢性乙型肝炎或丙型肝炎患者，应根据 Child-Pugh 分级决定是否可用 SSZ、米诺环素（MIN）或羟氯喹（HCQ），达 Child-Pugh B 级或 C 级的患者不主张使用生物制剂。对于合并严重间质性肺疾病的患者，不宜使用 MTX 或者 LEF 等药物。

（3）绝大部分的 DMARDs 孕妇和哺乳期妇女禁用。免疫缺陷、未控制的感染、活动性胃肠道疾病、肾功能不全、骨髓发育不良的患者慎用。长期使用 DMARDs 的患者应定期复查血常规和肝、肾功能。

（4）使用 DMARDs 患者不建议用药期间使用减毒活疫苗等，但可根据患者具体情况，考虑接受灭活疫苗注射剂接种，需充分告知患者相关风险并进行评估。

【DMARDs 调整剂量或中断治疗的原则】

（1）如果服药期间出现转氨酶升高,调整剂量或中断治疗的原则如下。①如果 GPT 升高在正常值的 2 倍(<80U/L)以内,继续观察。②如果 GPT 升高在正常值的 2~3 倍(80~120U/L),减半量服用,继续观察;若 GPT 继续升高或仍然维持 80~120U/L,应中断治疗。③如果 GPT 升高超过正常值的 3 倍(>120U/L),应停药观察。停药后若 GPT 恢复正常可继续用药,同时加强护肝治疗及随访。

（2）如果服药期间出现白细胞(WBC)下降,调整剂量或中断治疗的原则如下。①若 WBC≥3.0×10^9/L,继续服药观察。②若 WBC 在$(2.0~3.0) \times 10^9$/L,减半量服药观察;继续用药期间,多数患者可以恢复正常;若复查 WBC 仍低于 3.0×10^9/L,中断服药。③若 WBC<2.0×10^9/L,中断服药。建议中性粒细胞计数不低于 1.5×10^9/L。

常 用 药 物

1. 甲氨蝶呤　Methotrexate,MTX

【药理作用】二氢叶酸还原酶抑制剂,可抑制细胞增殖和复制,修复骨破坏,是目前治疗 RA 等弥漫性结缔组织病的首选药物之一。与生物制剂联用可预防抗体产生,故针对没有用药禁忌的 RA 患者,MTX 是治疗首选。MTX 具有抑制白细胞趋化作用,故有直接抗炎作用。肝、肾功能不良可增加本品毒性。小剂量叶酸或亚叶酸与 MTX 同时使用,可减少MTX 的毒副作用而不影响疗效。

【不良反应】①胃肠道反应;②肝功能损害;③大剂量应用时,可导致高尿酸血症肾病;④长期用药可引起咳嗽、气短、肺炎或肺纤维化;⑤骨髓抑制:主要为白细胞和血小板减少;⑥脱发、皮肤瘙痒或皮疹等。

【禁忌证】肺间质纤维化患者、重要脏器及系统严重病变（尤其是肾功能不全、肝酶严重升高、血三系减少）患者、重症感染患者、妊娠及哺乳期女性等。

【注意事项】①补充叶酸可减少口腔溃疡和肝功能损害，建议每周 5~10mg，在甲氨蝶呤服用后 24 小时再用；②甲氨蝶呤过量/中毒时，立即停用，并肌内注射或静脉推注甲酰四氢叶酸（亚叶酸钙）解毒；③不宜合用使血药浓度升高的药物：苯妥英钠、苯巴比妥、糖皮质激素、磺胺类、四环素、氯霉素、对氨基苯甲酸、水杨酸类和丙磺舒；④出现明显腹泻和溃疡性口腔炎时需停药，以免严重出血性肠炎和致命性肠穿孔；⑤若口服超过 6 个月，为避免生物利用度下降，可以改为肌内注射。（参阅《图表式临床风湿病学》，刘湘源主编）

【剂型规格】片剂：2.5mg×16 片；粉针剂：100mg/支；注射液：50mg（2ml）/支，1g（10ml）/支。

【注意事项】注射剂 50mg（2ml）规格为等渗性；1g（10ml）为高渗性，不能用于鞘内注射。

Sig：治疗 RA 一般 7.5~15mg，p.o.，每周 1 次，最大剂量不超过每周 20mg，用药 3~12 周起效。对于口服不能耐受胃肠道反应的患者，建议使用皮下注射等剂量甲氨蝶呤。

【关联药物】**亚叶酸钙**（同奥） Calcium Folinate

【适应证】用作叶酸拮抗剂（如甲氨蝶呤、乙胺嘧啶或甲氧苄啶等）的解毒剂。

【剂型规格】注射液：50mg（5ml）/支，100mg（10ml）/支；片剂：15mg×30 片。

Sig：甲氨蝶呤的"解救"疗法，①注射剂，9~15mg/m^2，i.m. 或 i.v.，q6h.×12 次；②片剂，5~15mg，po，q6~8h.，连续 2 天，直至甲氨蝶呤血清浓度在 $5×10^{-8}$mol/L 以下，或遵医嘱。

2. 柳氮磺吡啶（维柳芬、常态宁） Sulfasalazine，SSZ/SASP

【药理作用】抑制血栓素合成酶、脂肪氧化

酶和蛋白水解酶的活性,抑制白细胞的运动,抑制IL-1、IL-6、TNF-α等促炎因子的产生。

【适应证】病程较短或轻症 RA,或与其他DMARDs 联合应用于中重度 RA。

【禁忌证】磺胺过敏者;孕妇、哺乳期妇女;新生儿及 2 岁以下小儿。

【不良反应】①过敏反应;②中性粒细胞减少或缺乏症、血小板减少症及再生障碍性贫血;③溶血性贫血及血红蛋白尿;④肝、肾损害;⑤胃肠不适等。

【剂型规格】片剂:维柳芬 0.25g×60 片;常态宁 0.25g×48 片。

Sig:起始剂量 0.25~0.5g,p.o.,t.i.d.;之后渐增至0.75g,t.i.d.,如疗效不明显可增至 3g/d,分次服用,1~2 个月起效。若 6 个月无效换药,无不良反应可长期服用。

3. 来氟米特(爱若华、妥抒、关平)　Leflunomide,LEF

【药理作用】新型抗代谢免疫抑制剂,主要通过抑制二氢乳酸脱氢酶(低浓度下)和酪氨酸激酶(高浓度下)的活性,二氢乳酸脱氢酶被抑制可抑制核苷生成,从而抑制嘧啶通路,进而干扰 DNA 的合成。还能抑制白细胞在血管内皮的黏附,阻止白细胞渗出及局部炎症。

【适应证】狼疮肾炎、RA、银屑病关节炎、干燥综合征、白塞综合征、皮肌炎等。

【不良反应】主要有腹泻、瘙痒、肝酶升高、脱发、皮疹、高血压、致畸、骨髓抑制、体重下降等。

【注意事项】①严重肝脏损害和明确的乙型肝炎或丙型肝炎血清学指标阳性的患者慎用。②准备生育的男性应考虑中断服药,同时服用考来烯胺;③在服药期间不应使用免疫活疫苗。孕妇及哺乳期禁用。

【剂型规格】爱若华片:10mg×16 片;妥抒片:

10mg×10 片,20 片;关平片:10mg×10 片。

Sig:①成人 RA,一般 10~20mg,p.o.,q.d.;半衰期较长,建议间隔 24 小时给药;建议开始治疗的最初 3 天给予负荷剂量 50mg/d,之后给予维持剂量 10~20mg/d。在使用本药治疗期间可继续使用 NSAIDs 或低剂量糖皮质激素。②狼疮肾炎,20~40mg,p.o.,q.d.,根据病情选择适当剂,病情缓解后适当减量。可与糖皮质激素联用,或遵医嘱。

4. 金制剂(Gold salts):**金诺分**(瑞得,Auranofin)/**金硫丁二钠**(Gold Sodium Thiomalate)

【药理作用】抑制白细胞趋化、血管渗透性、溶酶体酶释放及胶原合成,对滑膜病变有效。

【适应证】多用于早期或轻症 RA 患者。

【不良反应】在用药前 1~2 个月出现皮疹、瘙痒和稀便,个别有白细胞减少和蛋白尿,罕见再生障碍性贫血。

【剂型规格】金诺分片剂:3mg×60 片;金硫丁二钠注射剂:10mg/ 支。

Sig:①金诺分片,起始剂量 3mg,p.o.,q.d.,2 周后增至 6mg/d 维持,4~6 个月起效,病情控制后需长期维持;②金硫丁二钠注射剂,10mg,i.m.,每周 1 次,从小剂量开始直至耐受。

5. 青霉胺 Penicillamine

【药理作用】通过巯基改变 T 细胞、自然杀伤细胞、单核细胞的受体,改变细胞反应性,阻止胶原合成。

【适应证】一般用于病情较轻的 RA,或与其他 DMARDs 联合应用于重症 RA。

【不良反应】主要有胃肠道反应、味觉异常、蛋白尿、血尿、白细胞或血小板减少。由于该药不良反应大,目前临床应用日趋减少。

【剂型规格】片剂:125mg×100 片。

Sig:起始剂量 125~250mg,p.o.,q.d.,以后每个

月增加 125mg 直至 500~750mg/d,病情缓解后减量至初始量。

6. 艾拉莫德(艾得辛) Iguratimod

【作用特点】一个全新结构类型的 DMARDs,可显著改善 RA 患者的疾病症状和炎症指标。服药初始阶段应定期复查肝功能。近期艾拉莫德也被推荐用于干燥综合征的治疗。

【适应证】活动性 RA 的症状治疗,适用于治疗期间无生育要求的女性及男性患者。

【不良反应】最常见可逆性的肝脏转氨酶升高,其他包括血象异常、胃肠道反应、皮疹、皮肤瘙痒、视物模糊、脱发、失眠、心电图异常、月经失调、体重下降等。可能导致感染风险、恶性肿瘤风险、静脉血栓栓塞风险升高。

【禁忌证】严重肝损害、血三系减少、消化性溃疡、过敏,以及近期准备生育者。

【剂型规格】片剂:25mg×14 片。

Sig:25mg,p.o.,b.i.d.,餐后服用。

7. 沙利度胺(反应停、爱然) Thalidomide

【药理作用】抑制单核细胞产生 TNF-α,协同刺激人 T 淋巴细胞,辅助 T 淋巴细胞应答,还可抑制血管形成和黏附分子活性。具有镇静止痒、免疫调节及抗炎、抑制新生血管及抗肿瘤等作用。

【适应证】风湿科主要用于 RA、轻型 SLE(对抗疟药无效的顽固性皮损)、脊柱关节病、白塞综合征等。

【不良反应】①口干、便秘、胃肠道症状;②嗜睡、头昏;③可致畸胎;④头皮屑增多。

【禁忌证】①因其严重致畸性(海豹肢),生育期女性用药期间严格避孕。育龄期女性使用前必须查血、尿 HCG,男性患者使用期间应确保性接触对象不会妊娠;如果避孕失败,应立即终止妊娠。②儿童禁用。③驾驶员、机器操纵者禁用。

风湿免疫性疾病

【剂型规格】片剂(反应停):25mg×20 片;胶囊剂(爱然):25mg×48 粒。

Sig:50~100mg,p.o.,q.n,从小剂量开始;由于其嗜睡的副作用,可用于改善患者由于使用激素后导致的兴奋失眠。

8. 硫唑嘌呤(依木兰) Azathioprine,AZA

【药理作用】干扰嘌呤核苷酸相互转化,减少嘌呤的生物合成。

【适应证】难治性 RA、中度活动性 SLE、血管炎患者。

【剂型规格】依木兰片:50mg×100 片;国产片剂:50mg×60 片。

Sig:①难治性 RA,常用剂量 1~2mg/(kg·d),一般 100~150mg/d;②中度活动性 SLE,常用剂量 1~2.5mg/(kg·d),一般 50~100mg/d,起效后减至 50mg/d维持。

9. 氯喹 Chloroquine

【药理作用】氯喹和羟氯喹等抗疟药抑制淋巴细胞转化、中性粒细胞趋化、吞噬细胞和浆细胞活性,稳定溶酶体酶,抑制脂加氧酶,减少 PG 合成,从而发挥免疫抑制、抗炎、光保护、抗血栓形成、抗感染和抗高脂血症等作用。

【适应证】主要用于盘状红斑狼疮及 SLE。

【不良反应】①中枢神经系统反应。②神经 - 肌肉反应。③眼反应:如睫状体调节障碍,伴视觉模糊;视网膜黄斑水肿、萎缩,异常色素沉着,出现"牛眼"(bull's eye)外观,中心凹反射消失,视网膜病变即使停药后仍会进展;视野缺损。④皮肤反应:脱发、瘙痒、色素沉着、皮疹。⑤血液学反应:如再生障碍性贫血,粒细胞、白细胞和血小板减少等。⑥胃肠道反应等。

【剂型规格】磷酸氯喹片:250mg×24 片。

Sig:250mg,p.o.,q.d.;2~4 个月后改为 250mg,

q.o.d.。

10. 羟氯喹(纷乐、赛能)　Hydroxychloroquine, HCQ

【作用特点】羟氯喹对 SLE 患者的皮疹、发热和关节症状(尤其是皮疹)、减轻光过敏疗效显著,且能减少血栓的发生。目前已广泛用于各种结缔组织病,也可用于病程较短、病情较轻的 RA。

【注意事项】羟氯喹眼损害和心脏相关的不良反应(如传导阻滞)发生率较氯喹低。用药前及用药后半年作 1 次眼科检查,若出现视网膜毒性反应立即停药,并使用大剂量维生素 C、氯化铵、硫酸软骨素等促进排泄。已经有心脏传导阻滞的患者禁用。

【剂型规格】硫酸羟氯喹片:纷乐 0.1g × 14 片;赛能 0.2g × 10 片。

Sig:①治疗 SLE,0.1~0.2g,p.o.,b.i.d.,3~6 个月起效;②治疗 RA,0.2g,p.o.,b.i.d.。

11. 环孢素(新赛斯平、新山地明、丽珠环明、山地明)　Ciclosporin, CsA

【药理作用】T 淋巴细胞调节剂,在明显抑制宿主细胞免疫的同时,对体液免疫亦有抑制作用。本品不产生明显的骨髓抑制作用,可明显缓解关节肿痛及晨僵,并降低 ESR、CRP 及类风湿因子滴度,使滑膜破坏减缓。

【适应证】多用于重症及其他药物无效的自身免疫疾病,如难治性狼疮肾炎、RA(病程长、病情较重或有预后不良因素者)、难治性血小板减少症。

【禁忌证】水痘、带状疱疹等病毒感染。

【不良反应】胃肠道反应、肾功能损害、高血压、牙龈增生、可能诱发血栓形成。

【剂型规格】软胶囊剂:新赛斯平 10mg,50mg × 50 粒;新山地明 25mg × 50 粒;丽珠环明 25mg × 48 粒。山地明注射液:250mg(5ml)/ 支。新赛斯平口服液:5g(50ml)/ 支。

风湿免疫性疾病

Sig：① RA，常用 1~3mg/（kg·d），分次口服，一般 2~4 个月起效；②狼疮肾炎，常用 3~5mg/（kg·d），分 2 次口服。需监测血药浓度调整剂量。

12. 环磷酰胺（安道生）Cyclophosphamide，CTX

【药理作用】双功能烷化剂及细胞周期非特异性药物，可干扰 DNA 及 RNA 功能，尤其对前者的影响更大。白细胞计数对指导环磷酰胺治疗有重要意义。

【适应证】难治性自身免疫性疾病，主要用于狼疮肾炎/脑病、重症 RA、血管炎等。

【不良反应】①骨髓抑制；②出血性膀胱炎及膀胱纤维化；③生殖系统毒性；④长期用药可能产生继发性肿瘤等。

【剂型规格】片剂：50mg×24 片；注射剂：0.2g/支。

Sig：① 重症 SLE 静脉冲击疗法，常用 0.5~1.0g/m² +N.S 250ml，iv.gtt，每 3~4 周 1 次；欧洲抗风湿病联盟推荐小剂量、短程诱导方案（0.5g，每 2 周 1 次，共 7 次）；常与糖皮质激素联合治疗，疗程和剂量根据具体病情调整。②重症 RA，1~2mg/（kg·d），p.o.，q.d. 或 0.4g+N.S 250ml，iv.gtt，每 2~4 周 1 次，应用较少。

13. 吗替麦考酚酯（骁悉、赛可平、麦考芬）Mycophenolate Mofetil，MMF

【药理作用】主要选择性抑制淋巴细胞鸟嘌呤经典合成途径，对非淋巴细胞和/或器官无毒性作用。

【适应证】狼疮肾炎。

【不良反应】腹泻、白细胞减少、脓毒症和呕吐，还有频繁的某些类型的感染，联合应用免疫抑制药物时，有增加淋巴瘤和其他恶性肿瘤（特别是皮肤癌）发生的危险。

【注意事项】吗替麦考酚酯片不能与硫唑嘌呤

同时使用。

【剂型规格】胶囊剂（骁悉）:0.25g×40片;分散片（赛可平、麦考芬）:0.25g×40片。

Sig:①诱导期,1.5~2.0g/d,分2次口服,东方人耐受量较西方人低,一般选用小剂量,使用3~6个月;②维持期,0.5~0.75g/d,使用1~2年。可与糖皮质激素联合应用。注意监测血药浓度,过低则达不到疗效,过高则易诱发不良反应。

14. 他克莫司（FK-506、普乐可复）　Tacrolimus

【药理作用】属大环内酯类抗生素,抑制多种细胞因子如IL-2、IFN-γ的产生,阻断T细胞活化,且抑制细胞毒性T细胞的增殖和IL-2受体的表达。

【适应证】在肝移植抗排斥反应方面的应用较多,近年来用于难治性自身免疫性疾病（如膜性肾病、SLE）的治疗。

【注意事项】应监测血压,血糖,血电解质（尤其是钾）,心电图,视力,尿量,血象及肝、功能。避免与环孢素联合应用,否则延长环孢素的半衰期。在从环孢素换用他克莫司治疗时,需注意在转换前后均要检测环孢素血药浓度。

【剂型规格】胶囊剂:0.5mg,1mg×50粒;注射液:5mg(1ml)/支。

Sig:①胶囊,0.5~1.0mg,b.i.d.,于餐前1小时或餐后2~3小时以水服用。②注射剂,应以5% G.S或N.S稀释后应用,稀释后溶液浓度为0.004~0.1mg/ml。每天总剂量为0.05~0.1mg/kg。注射用浓缩液未经稀释不能使用,也不能一次性应用。静脉治疗时间不超过7天。需监测血药浓度调整剂量。

15. 托法替尼（尚杰）　Tofacitinib

【药理作用】JAK1/JAK3抑制剂,新型靶向合成小分子DMARD,作用于细胞内酪氨酸激酶（JAK）的小分子口服抑制剂,通过JAKs调节信号转导通路,阻止STATs的磷酸化和激活;剂量依赖性地降低体内 CD16/56[+] 自然杀伤细胞,并且在用药 8~10 周后降到谷值,这一现象会在停药 2~6 周后改善。另外,还可剂量依赖性地增加体内 B 细胞的计数,但对 T 淋巴细胞和 T 淋巴细胞子集(CD3[+]、CD4[+] 和 CD8[+])的影响较小。

【适应证】用于治疗成人 MTX 反应不佳或不能耐受的中度至重度活动性 RA。可以单独用药,也可以和 MTX 或非生物类 DMARDs 联合用药,但不与生物类 DMARDs 或免疫抑制剂(如咪唑硫嘌呤、环孢素)合用。

【不良反应】最严重的不良反应就是感染,并且患肺结核、机会性感染、恶性肿瘤的患者例数有所增加。其次腹泻、头痛、高血压、贫血、胃肠不适、失眠、皮肤病变等不良反应也时有发生。

【剂型规格】枸橼酸托法替尼片:5mg×60 片。

Sig:5mg,p.o.,b.i.d.;用于中重度肝、肾功能损害者,剂量调整减为 5mg,q.d.。

16. 巴瑞替尼(艾乐明) Baricitinib

【药理作用】可逆的选择性 JAK1/JAK2 抑制剂,亦属于新型小分子靶向药物。治疗 RA 机制与托法替尼类似,区别在于除阻断 JAK1,巴瑞替尼还阻断 JAK2,可以避免前者的部分不良反应。近期正在开展巴瑞替尼用于 SLE 的临床研究。

【适应证】用于对一种或多种 DMARDs 疗效不佳或不耐受的中重度活动性 RA 成年患者。可以与甲氨蝶呤或其他非生物改善病情抗风湿药联合使用。

【不良反应】禁用于妊娠期及哺乳期女性及儿童。动物实验提示存在生殖毒性。用药结束至少 1 周之内需避孕,以免不良后果。

【剂型规格】片剂:2mg×28 片。

Sig:2~4mg,p.o.,q.d.,餐时或空腹时均可。

第三节　生 物 制 剂

随着对风湿免疫性疾病发病机制认识的深入，相应的一些生物靶向治疗应运而生。生物制剂（biologic agents）在风湿免疫性疾病的治疗史上被认为是一场革命，被称之为"生物DMARDs"。从早期的TNF-α受体抗体在RA治疗及抗CD20、CD22抗体在SLE治疗中的应用，到近年来针对各种细胞因子如IL-1、IL-6、IL-17的靶向治疗，还有以去除血浆中异常免疫球蛋白及免疫细胞的免疫净化/吸附等治疗措施，已经在临床上极大地改善了风湿免疫性疾病的预后。但是，由于风湿性疾病是具有复杂免疫学背景的自身免疫疾病，针对单个致病环节的治疗效果毕竟有限。因此，研究针对多个致病环节的多靶点的个体化联合药物治疗应值得进一步探讨。

常 用 药 物

1. 依那西普（益赛普、恩利、强克、安佰诺、英利昔） Etanercept

【药理作用】重组人Ⅱ型肿瘤坏死因子受体-抗体融合蛋白；竞争性地与体内TNF-α结合，阻断它和细胞表面TNF受体结合，降低其活性。

【适应证】2种以上DMARDs无效的中、重度RA，强直性脊柱炎，儿童特发性关节炎，银屑病关节炎及炎症性肠病患者。

【禁忌证】活动期感染、SLE、活动性结核病及病毒性肝炎患者。孕妇及哺乳期妇女慎用。

【不良反应】常见注射部位的局部反应，其他有头痛、眩晕、皮疹、腹痛、增加恶性肿瘤发生率等。

【剂型规格】益赛普注射剂：12.5mg/支；恩利注射剂：25mg/支；强克、英利昔冻干粉针剂：25mg/支；安佰诺注射剂：25mg/支。

风湿免疫性疾病

Sig：推荐剂量 25mg，i.h.，每周 2 次，或 50mg，i.h.，每周 1 次。注射前用 1ml 注射用水溶解，溶解后可冷藏，建议尽快使用。常规疗程至少 3~6 个月。

2. 英夫利西单抗（类克） Infliximab

【药理作用】人 / 鼠嵌合抗 TNF-α 单抗，阻断 TNF-α 与其受体结合，使 TNF 无法发挥生物活性。

【适应证】① RA；② 克罗恩病；③ 溃疡性结肠炎；④ 强直性脊柱炎；⑤ 银屑病。

【禁忌证】心力衰竭；对本品任何成分产生过敏者；对鼠蛋白质产生过敏者；余同依那西普。

【不良反应】呼吸道感染、咳嗽、恶心、胃痛、背部疼痛、腹泻、头痛、头晕、疲倦、瘙痒和尿道感染。部分患者会出现过敏反应。如接受治疗时受到感染，应该立即通知医师检查及尽早医治。

【剂型规格】注射剂：100mg/ 支。

Sig：治疗 RA，起始剂量 3mg/kg，静脉输注，推荐在第 0、2 和 6 周给药，以后每 4~8 周给药 1 次。疗效不好可增至 10mg/kg，或每 4 周给药 1 次。常规疗程至少 3~6 个月。

3. 阿达木单抗（修美乐） Adalimumab

【药理作用】重组全人源化抗人 TNF-α 单克隆抗体，与英夫利西单抗相比具有较低的免疫原性。本品能减缓 RA 患者关节损伤的进展，使其主要疗效指标得到明显改善和维持，且不受联用 DMARDs 药物选择的影响。

【适应证】用于缓解 DMARDs 治疗无效的结构性损伤的中至重度 RA 成年患者的体征与症状。

【不良反应】最严重为重度感染、神经功能影响以及淋巴系统的某些恶性肿瘤。最常见为注射部位反应。

【注意事项】目前没有充分证据表明上述 3 种药物（依那西普、英夫利西单抗、阿达木单抗）疗效优劣，已发表的临床观察数据表明疗效及不良反应相当。

【剂型规格】注射液:40mg(0.8ml)/支。

Sig:对于 RA 成人患者,建议用量为每次 40mg,每 2 周 1 次,i.h.。在本品治疗的过程中,应继续使用甲氨蝶呤。

4. 戈利木单抗(欣普尼) Golimumab

【药理作用】新一代针对 TNF-α 的人源化单克隆抗体。

【适应证】DMARDs 疗效不佳的中到重度活动性类风湿关节炎、银屑病关节炎和活动性强直性脊柱炎。

【不良反应】感染(结核、肝炎、侵袭性真菌等)、注射部位疼痛、过敏、脱髓鞘病变少见。

【剂型规格】注射液:50mg(0.5ml)/支。

Sig:50mg,i.h.,每月 1 次。

5. 培塞利珠单抗(希敏佳) Certolizumab (Cimzia)

【药理作用】本品是由大肠埃希菌表达并与聚乙二醇耦联的抗肿瘤坏死因子抗体 Fab 段,缺乏 Fc 段,不引起补体激活,聚乙二醇化修饰,延长作用时间。

【适应证】美国和欧洲批准用于类风湿关节炎、银屑病关节炎、强直性脊柱炎、其他脊柱关节炎以及克罗恩病等。NMPA 于 2019 年 7 月批准适应证为:中重度活动性类风湿关节炎,尤其适用于有生育要求和哺乳需求的女性患者。

【不良反应】感染、肿瘤风险、超敏反应等。

【剂型规格】预充式注射液:200mg(1ml)/支。

Sig:负荷剂量,在 0、2、4 周皮下注射 400mg,推荐治疗期间联用甲氨蝶呤;维持剂量,200mg,i.h.,每 2 周 1 次。

6. 利妥昔单抗(美罗华) Rituximab

【药理作用】一种嵌合鼠/人的抗 CD20 单克隆

抗体,该抗体与 B 淋巴细胞上纵贯细胞膜的 CD20 结合,并引发 B 细胞溶解的免疫反应。

【适应证】① FDA 批准与甲氨蝶呤联合治疗对一种或多种抗 TNF-α 治疗方案不敏感的中度至重度成年 RA 患者;②欧洲硬皮病试验研究组(EUSTAR)队列研究发现,利妥昔单抗对硬皮病患者临床治疗有效且相对安全,可改善皮肤纤维化和肺纤维化;③对难治性免疫性血小板减少亦有一定疗效。

【禁忌证】已知对该产品的任何成分及鼠蛋白高敏感的患者。不应用于妊娠妇女。

【不良反应】约 50% 接受利妥昔单抗治疗的患者会出现输液相关不良反应。这些反应通常是轻微的,类似流感,但大约 10% 的患者较严重,出现低血压、呼吸困难和支气管痉挛。患者用药后清除 B 细胞,感染风险较高,需注意预防。

【剂型规格】注射剂:100mg(10ml)/支,500mg(50ml)/支。

Sig:治疗 RA,第 1 个疗程可先予静脉输注 500~1 000mg,2 周后重复 1 次。根据病情可在 6~12 个月后接受第 2 个疗程。每次注射利妥昔单抗之前的半小时内先静脉给予适量甲泼尼龙。

7. 依帕珠单抗 Epratuzumab

【作用特点】本品为人源化抗 CD22 单克隆抗体。CD22 仅表达在成熟 B 淋巴细胞表面,因此抗 CD22 抗体仅能使 B 淋巴细胞下降 40%~60%。依帕珠单抗通过抑制 B 淋巴细胞受体(BCR),从而反向控制极度活跃的 B 淋巴细胞。开放性试验显示使用依帕珠单抗治疗 SLE 具有较好的疗效,但仍有待国际多中心、随机、安慰剂对照、双盲临床试验进一步验证。目前依帕珠单抗正在申请经美国 FDA 批准用于中重度 SLE 治疗。

8. 阿那白滞素(IL-1 Ra) Anakinra

【作用特点】重组人 IL-1 受体拮抗剂,可竞争性抑制 IL-1 的活性,不仅可以控制关节症状,改善血清学异常,同时还可以减低骨结构破坏。现已被推荐用于治疗 RA,但该药的半衰期短,需要每天注射。

【适应证】难治性 RA。近年来研究发现阿那白滞素还可用于痛风急性发作。

【剂型规格】预充式注射液:100mg(0.67ml)/支。

Sig:推荐剂量 100mg,i.h.,q.d.。建议每天在同一时刻给药。

9. 卡那单抗(康奈单抗) Canakinumab(Ilaris)

【药理作用】一种选择性的完全人源抗 IL-1β 单克隆抗体药物,具有显著抗炎作用。

【适应证】2012 年发表于《新英格兰医学杂志》的 III 期随机双盲临床试验结果证明,卡纳单抗对全身性幼年型特发性关节炎(JIA)有效;同年发表于 *Ann Rheumatoid Dis* 的临床研究指出,该药对急性痛风性关节炎有效。2013 年美国 FDA 批准用于治疗对 NSAIDs 及秋水仙碱有禁忌,以及反复使用激素疗效不理想的痛风患者。欧盟药品管理局亦批准该药用于发作频繁且对传统药物疗效欠佳或有禁忌的痛风患者。2017 年,CANTOS 研究显示该单抗可进一步降低心肌梗死后心血管事件发生风险。目前国内尚未上市。

【不良反应】感染风险、注射部位局部症状、超敏反应。

【剂型规格】注射剂:150mg/瓶。

Sig:① JIA 患者按照 4mg/kg,i.h.,每 8 周 1 次;②痛风性关节炎,150mg,i.h.,单次给药。

10. 利纳西普 Rilonacept(Arcalyst)

【药理作用】人免疫球蛋白 Fc 的可溶性 IL-1R 融合蛋白,可以与 IL-1β 和 IL-1α 进行有效结合,进而阻断 IL-1 生物活性,在痛风性关节炎急性发作期发挥快速止痛抗炎效应。目前研究发现,利纳西普

风湿免疫性疾病

可有效降低痛风复发次数,但疗效与传统药物相比尚无显著优势。

【适应证】国外用于治疗对 NSAIDs 及秋水仙碱有禁忌,以及反复使用激素疗效不理想的痛风患者。国内尚未获批。

【不良反应】胃肠道反应、神经系统症状如头痛等、肾脏功能受损、注射部位局部反应、过敏反应等。

Sig:国外用法参考,160mg,i.h.,每周 1 次。

11. 托珠单抗(雅美罗) Tocilizumab

【药理作用】托珠单抗是全球首个针对 IL-6 受体的人源化单克隆抗体。IL-6 是一种多效能促炎细胞因子。托珠单抗特异性结合至可溶性和膜结合 IL-6 受体(sIL-6R 和 mIL-6R)两者,减轻炎症反应。由于 IL-6 在许多自身免疫性疾病中发挥重要致病作用,近年来,有多项临床研究使用托珠单抗用于系统性硬化、成人 Still 病、难治性干燥综合征、抗核抗体阳性的 RA 以及痛风患者,但尚未列入药品说明书适应证。

【适应证】用于治疗对改善病情抗风湿药物治疗应答不足的中到重度活动性 RA 成年患者。托珠单抗可与 MTX 或其他抗风湿药物联用。

【不良反应】常见的是感染(结核、侵袭性真菌)、骨髓抑制、胃肠道症状、肝酶升高、憩室炎、皮疹和头痛等,可能诱发高血压和高胆固醇血症。

【剂型规格】注射剂:80mg(4ml)/ 支。

Sig:8mg/kg,稀释于 100ml 无菌生理盐水,iv.gtt,静脉滴注时间大于 1 小时,每 4 周 1 次。对于体重 > 100kg 患者,使用剂量不超过 800mg/ 次。

12. 阿巴西普(CTLA4-Ig) Abatacept(Orencia)

【药理作用】细胞毒性 T 淋巴细胞相关抗原 4-免疫球蛋白(CTLA4-Ig)是一种将 CTLA4 的胞外区与 IgG1 的 Fc 段融合构建的可溶性蛋白,它通过模拟 CTLA4 而起到免疫抑制的作用。Abatacept 是用于临床的第一个 CTLA4-Ig,可选择性地调节 T 细胞活化,于 2005 年被美国 FDA 批准用于治疗 RA。

【适应证】病情较重或 TNF-α 拮抗剂反应欠佳的 RA 患者。

【不良反应】主要是头痛、恶心,可能增加感染和肿瘤的发生率。

Sig:根据患者体重不同,推荐剂量分别是:500mg(<60kg)、750mg(60~100kg)、1 000mg(>100kg),分别在第 0、2 和 4 周经静脉给药,以后每 4 周注射 1 次。

13. 贝利尤单抗(倍力腾) Belimumab(Benlysta)

【作用特点】贝利尤单抗是一种 B 淋巴细胞刺激因子(BLyS)特异性抑制剂,阻断可溶性 BLyS 与其在 B 细胞受体上的结合,抑制 B 细胞(包括自身反应性 B 细胞)的生存,减少 B 细胞分化至产生免疫球蛋白的浆细胞。本品联合标准药物治疗能够抑制狼疮患者的病情发展,部分患者病情突然复发风险降低,部分患者可降低激素用量。东北亚研究显示,贝利尤单抗对于累及关节、血液系统、皮肤黏膜,以及蛋白尿 <6 000mg/24h 的活动期 SLE 患者具有较好的临床效应。

【适应证】贝利尤单抗与常规治疗联合,适用于在常规治疗基础上仍具有高疾病活动(例如:抗 ds-DNA 抗体阳性及低补体、SELENA-SLEDAI 评分≥8)的活动性、自身抗体阳性的 SLE 成年患者。近年美国 FDA 已批准用于治疗儿童 SLE。

【不良反应】严重感染、超敏反应、输液反应、抑郁症、恶性肿瘤、免疫抑制。最常见的不良反应为恶心、腹泻、发热、鼻咽炎、支气管炎、失眠症、肢体疼痛、沮丧、偏头痛、咽炎、膀胱炎、白细胞减少症、病毒性肠胃炎等。

【剂型规格】注射剂:120mg/ 支,400mg/ 支。

Sig:推荐给药方案是前 3 次每次间隔 2 周

10mg/kg，其后治疗每次间隔 4 周，静脉输注（输注时间 >1 小时），给药前必须配制和稀释，不要静脉推注或弹丸式注射给药。输注过程注意严重输液反应及超敏反应发生。与葡萄糖溶剂不兼容，只能用 0.9% 氯化钠溶液配制。应持续评估患者的病情，如果治疗 6 个月后疾病控制无改善，应考虑终止本品治疗。

14. 司库奇尤单抗（可善挺）Secukinumab（Cosentyx）

【药理作用】具有高亲和性的全人源 IL-17 单克隆抗体，属于 IgG1/κ 同种型亚类，对银屑病及银屑病性关节炎具有靶向治疗作用。

【适应证】适用为中度至严重斑块性银屑病，为全身治疗或光治疗被选者成年患者的治疗。不建议儿童、孕妇、哺乳期女性及有生育要求男性应用此药。

【不良反应】①感染；②克罗恩病的加重；③超敏反应。

【剂型规格】预充式注射液：150mg（1ml）/ 支。

Sig：推荐剂量为每次 300mg（150mg，i.h.，b.i.d.），分别在第 0、1、2、3、4 周进行皮下注射初始给药，随后维持该剂量每 4 周给药 1 次。

15. 乌司奴单抗（喜达诺）Ustekinumab（Stelara）

【药理作用】全人源"双靶向"IL-12 和 IL-23 单克隆抗体。

【适应证】本品适用于对环孢素、MTX 或 PUVA（补骨脂素和紫外线 A）等其他系统性治疗不应答、有禁忌或无法耐受的成年中重度斑块状银屑病患者。

【不良反应】最常见鼻咽炎和头痛。最严重为严重超敏反应。

【剂型规格】预充式注射液：45mg（0.5ml）/ 支，90mg（1ml）/ 支。

Sig：推荐剂量为首次 45mg 皮下注射，第 2 次注射间隔 4 周,此后每 12 周给予 1 次相同剂量。28 周无效需考虑停药。体重 >100kg 患者建议使用 90mg 的剂量。

第四节　植物提取药及中成药制剂

植物提取药及中成药制剂是以祖国传统中药材为基础,或为提取中草药中最具有药效的单一成分而制成,或为多种中草药配伍制成。无论是在几千年的用药实践中还是用现代科研方法,都认定此类药物在风湿性疾病中具有重要地位。常用的有雷公藤多苷、白芍总苷、青藤碱等。其中,部分药物对缓解关节肿痛、晨僵均有较好的作用。但是,长期缓解病变的作用尚待进一步研究。中药成分复杂,对于孕妇、哺乳期女性、短期之内考虑生育的成年患者以及儿童可能存在不良反应,不宜使用。

常　用　药　物

1. 雷公藤多苷(雷公藤多甙) Tripterygium Glycosides

【药理作用】具有抑制淋巴细胞、单核细胞作用,抑制免疫球蛋白合成及抗炎作用。近期疗效肯定,尤其对活动期患者效果更佳。

【适应证】RA、SLE、紫癜性及狼疮肾炎、强直性脊柱炎、白塞综合征、原发性肾小球肾病、肾病综合征等。

【禁忌证】孕妇禁用。

【不良反应】性腺抑制、皮肤色素沉着、肝功能损害、胃肠道反应。

【剂型规格】片剂:10mg×50 片,10mg×100 片。(参阅第四章第二节)

Sig:20mg,p.o.,t.i.d.,平均 7 天起效,或遵医嘱。

风湿免疫性疾病

2. 白芍总苷（帕夫林） Total Glycosides of White Paeony

【药理作用】具有明显的抗炎和免疫调节作用。

【适应证】RA、干燥综合征等。

【不良反应】偶有轻度腹痛、纳差、软便。不需处理,可以自行消失。

【剂型规格】胶囊剂:0.3g×60粒。

Sig:0.6g,p.o.,b.i.d.~t.i.d.。

3. 正清风痛宁（青藤碱） Kukoline

【主要成分】盐酸青藤碱。

【功能主治】祛风除湿,活血通络,消肿止痛。用于风寒湿痹证,症见肌肉酸痛,关节肿胀、疼痛,屈伸不利,麻木僵硬等及风湿性与类风湿关节炎具有上述证候者。

【禁忌证】支气管哮喘患者。

【注意事项】①本品具有强烈的释放组胺作用,部分患者在注射后 1~10 分钟出现瘙痒、面部潮红、出汗、痛肿加重现象,一般不需特殊处理,在 0.5~1 小时内上述现象可自行消失(一过性);反应严重者,剂量可适当减少或停药。必要时,可用异丙嗪 25~50mg 对抗。②注射过程中,患者若出现手足或口唇发麻、胸闷、胸痛等症,可能是误入血管致快速降压所致,应立即停药,必要时对症处理。③偶见过敏性休克,少数出现白细胞减少等骨髓抑制。

【剂型规格】普通片:20mg×24 片;缓释片:60mg×18 片(每片含盐酸青藤碱 20mg);注射液:50mg(2ml)/支。

Sig:①普通片,1~4 片,p.o.,t.i.d.,2 个月为 1 个疗程。②缓释片,1~2 片,p.o.,b.i.d.,2 个月为 1 个疗程。③注射剂,可肌内注射或关节腔局部注射,首次注射剂量为 25mg(1ml),且务必要在医院使用(可能发生严重过敏反应);隔日 1 次,5 次为 1 个疗程。严密监测预防超敏反应发生。

4. 三乌胶丸

【主要成分】生草乌、生川乌、何首乌、附子、乳香、鲜猪蹄等。

【功能主治】祛寒除湿，祛风通络，活血止痛，强筋健骨。用于风寒湿邪、风痰、瘀血引起的风湿麻木，骨节肿痛，腰腿疼痛，四肢瘫痪，陈伤劳损，中风偏瘫，口眼㖞斜，失语及风湿性关节炎、RA、肌炎、骨质增生、坐骨神经痛、肩周炎、创伤性关节炎等。

【剂型规格】丸剂:5g×8 袋,5g×12 袋,每 20 粒重 1g。

Sig:5g,p.o.,b.i.d.,餐后服。老年人、少年酌减；重症、顽症酌加。

5. 积雪苷片（软膏）

【主要成分】积雪草总苷。

【功能主治】有促进创伤愈合作用,用于治疗创伤、手术创伤、烧伤、瘢痕疙瘩及硬皮病。

【剂型规格】片剂:6mg×48 片（以积雪草总苷计);软膏:20g/ 支。

Sig:①常用剂量,2 片,p.o.,t.i.d.;②瘢痕及硬皮病,2~4 片,p.o.,t.i.d.;③软膏,外用,涂患处,每日 3~4 次。

6. 夏天无胶囊

【主要成分】夏天无。

【功能主治】活血通络,行气止痛。用于瘀血阻络,气行不畅所致的中风,症见半身不遂,偏身麻木,或跌打损伤,气血瘀阻所致的肢体疼痛,肿胀麻木;风湿性关节炎、坐骨神经痛见上述证候者。孕妇慎用。

【剂型规格】胶囊剂:0.38g×50 粒。

Sig:4~6 粒,p.o.,b.i.d.~t.i.d.。

7. 羚羊角胶囊（颗粒）

【主要成分】羚羊角。

【功能主治】平肝息风,清肝明目,散血解毒。

用于高热惊痫,神昏痉厥,子痫抽搐,癫痛发狂,头痛眩晕,目赤翳障,温毒发斑,痈肿疮毒。风湿免疫科可用于有难治性皮疹及发热患者的辅助治疗。

【剂型规格】胶囊剂:0.3g×12 粒;颗粒剂:2.5g×6 袋。

Sig:①胶囊剂,0.3~0.6g,p.o.,b.i.d.;②颗粒剂,2.5g,冲服,t.i.d.。

8. 脉管复康胶囊

【主要成分】丹参、鸡血藤、郁金、乳香、没药。

【功能主治】活血化瘀,通经活络。用于瘀血阻滞,脉管不通引起的脉管炎、硬皮病、动脉硬化性下肢血管闭塞症,对冠心病、脑血栓后遗症也有一定治疗作用。

【剂型规格】胶囊剂:0.45g×36 粒。

Sig:4 粒,p.o.,t.i.d.。

9. 复方玄驹胶囊

【主要成分】黑蚂蚁、淫羊藿、枸杞子、蛇床子等。

【功能主治】温肾,壮阳,益精,祛风湿。用于肾阳虚,症见神疲乏力,精神不振,腰膝酸软,少腹阴器发凉,精冷滑泄,肢冷尿频,性欲低下,功能性勃起功能障碍等。亦可用于改善 RA 肾阳不足,风寒痹阻证引起的关节疼痛、肿胀症状。

【剂型规格】胶囊剂:0.42g×54 粒,72 粒。

Sig:3 粒,p.o.,t.i.d.,1 个疗程 4 周。

10. 金乌骨通胶囊

【主要成分】狗脊、淫羊藿、威灵仙、乌梢蛇、土牛膝、木瓜、葛根、姜黄、补骨脂、土党参。

【功能主治】滋补肝肾,祛风除湿,活血通络。用于肝肾不足,风寒湿痹,骨质疏松,骨质增生,引起的腰腿酸痛,肢体麻木等症。

【剂型规格】胶囊剂:0.5g×60 粒。

Sig:3 粒,p.o.,t.i.d.,或遵医嘱。

第五节　糖皮质激素

糖皮质激素(glucocorticoid,GC)是一类具有强大的抗炎、抗过敏、抗休克和免疫抑制作用的药物,是目前治疗风湿性疾病的一线药物,尤其适用于疾病的急性期、活动期或急危重症患者,能够明显改善SLE等结缔组织病的症状和预后,但不能根治这些疾病。可通过口服、静脉注射、关节腔内给药等多种途径发挥作用。但其众多的副作用随剂量加大和疗程延长而增加,主要为继发感染、向心性肥胖、糖尿病、动脉硬化、上消化道出血、缺血性骨坏死等,故在应用时要权衡其疗效和副作用,严格把握适应证,并强调用药个体化。糖皮质激素治疗风湿免疫性疾病的使用剂量及疗程迥异,主要依据病情及个体差异而调整。

【糖皮质激素在风湿性疾病中的应用指征】

(1) **类风湿关节炎**:一般不作首选,以下4种情况可选用GC。①类风湿血管炎,包括多发性神经炎、Felty综合征、类风湿肺及浆膜炎等;②桥接治疗,在重症RA患者,可用小剂量激素缓解病情;③经正规慢作用抗风湿药治疗无效的患者;④局部应用,如关节腔内注射可有效缓解关节的炎症。

(2) **系统性红斑狼疮**:GC是治疗SLE的基础药。对已有重要脏器受侵乃至出现狼疮危象的严重病例,如合并肾炎、心肌炎、心包炎、狼疮肺、狼疮脑病、溶血性贫血、粒细胞缺乏症者,应首先采用较大剂量甚至使用甲泼尼龙冲击治疗,控制后减量维持。

(3) **系统性血管炎**:GC是治疗血管炎的基础药,尤其是结节性多动脉炎、Churg-Strauss综合征、巨细胞动脉炎、多发性大动脉炎等的首选药物。

(4) **多发性肌炎(PM)和皮肌炎(DM)**:GC是

首选药,也可与细胞毒性药物合用。

(5) **血清阴性脊柱关节病**:一般不建议全身应用 GC 治疗,但在以下情况时可考虑,①合并有急性虹膜睫状体炎等关节外症状者;② NSAIDs 不能控制症状时;③顽固性外肘关节炎肌腱端病患者。

【欧洲抗风湿病联盟(EULAR)关于激素治疗风湿病疾病的 10 点建议】

证据水平分级:① I A 级,随机对照试验的荟萃分析;② I B 级,随机对照试验;③ II A 级,非随机对照试验;④ II B 级,Quasi 试验性研究;⑤ III 级,描述性研究(比较、相关、病例对照);⑥ IV 级,专家委员会报告 / 建议和 / 或权威人士意见。

(1) 在激素治疗前应考虑其副作用,并告诉患者激素使用的利弊(证据水平IV级)。

(2) 起始剂量、减药量以及长期维持量依赖于患者所患风湿病种类、疾病活动程度、危险因素及个体反应性(证据水平 I ~III级)。

(3) 在开始激素治疗之前,应对并发症以及易引发副作用的危险因素进行评估和治疗,包括高血压、糖尿病、白内障、青光眼、消化性溃疡等(证据水平IV级)。

(4) 对于长期治疗患者,激素剂量应维持于最小量,并在病情得到缓解或减轻的情况下尽可能减少激素用量,并定期对激素应用的指征进行评价(证据水平IV级)。

(5) 在治疗期间,应根据患者的个体危险因素、激素用量和时间,对患者的体重、血压、水肿情况、心功能状态、血脂、血糖等进行监测(证据水平IV级)。

(6) 对于用泼尼松剂量≥7.5mg/d 且持续超过 3 个月的患者,应补充钙和维生素 D。根据患者存在的危险因素,如低骨密度,给予双膦酸盐抗骨吸收治疗(证据水平 I 级)。

（7）对于激素与 NSAIDs 合用的患者，应适当给予胃黏膜保护药，如 PPI 或米索前列醇，或换用选择性 COX-2 抑制剂（证据水平 I 级）。

（8）激素治疗超过 1 个月的患者，如将接受手术，则须在术前和术后给予足量的激素替代治疗，以防止可能发生的肾上腺功能不全（证据水平 IV 级）。

（9）除激素本身常见的副作用，妊娠期应用激素治疗对母婴均无不良影响（妊娠妇女证据水平 IV 级，婴儿 I ~ III 级）。但推荐使用最低剂量，慎用于孕早期，以免增加新生儿唇裂风险。可选用泼尼松或泼尼松龙（大部分经胎盘 11β- 羟基类固醇脱氢酶代谢为无活性产物）

（10）对接受激素治疗的儿童应定期检查生长情况，并考虑给予生长激素替代治疗以防止生长发育不良（证据水平 I 级）。

以上 10 项建议并非根据其重要性排序，但在一定程度上体现了激素治疗过程中应重点考虑的先后顺序。

应用举例：

（1）SLE 的激素应用：泼尼松标准治疗剂量为 1mg/（kg·d），维持量尽量小于 10mg/d；甲泼尼龙冲击疗法为 500~1 000mg+5% G.S 250ml，iv.gtt，q.d.，连续 3 天为 1 个疗程。

（2）多发性肌炎 / 皮肌炎的激素治疗：一般为泼尼松 1~2mg/（kg·d）。

（3）系统性血管炎：活动期应用泼尼松 1.0~1.5mg/（kg·d），对病情严重者如中枢神经系统血管炎、肺泡出血、进行性肾衰竭等可采用冲击疗法，甲泼尼龙 1.0g/d，连续 3 天。一般应用 4~6 周病情缓解后减量，并以小剂量维持。

第六节 风湿科特殊治疗

一、关节腔内注射

1. 复方倍他米松（得宝松） Betamethasone

【药理作用】本品为由一种高度溶解性和一种低溶解性的倍他米松酯类构成的复合制剂,具有抗炎、抗风湿和抗过敏的功效。注射后,可溶性倍他米松磷酸酯钠能被很快吸收而迅速起效,而微溶性的二丙酸倍他米松可储存起来被缓慢吸收,维持疗效,从而更长时间地控制症状。

【适应证】肌肉、骨骼和软组织疾病,如 RA、骨关节炎、滑膜炎、脊神经根炎、坐骨神经痛、腰痛、筋膜炎等。

【不良反应】偶有局部红肿、疼痛等炎症反应,重者可出现软骨损伤及其他组织的变性退变或骨质疏松。

【剂型规格】注射液:1ml/ 支,每支含二丙酸倍他米松 5mg,倍他米松磷酸酯二钠 2mg。

Sig:关节内注射的推荐剂量,①大关节（膝、髋、肩）,每次 1~2ml;②中等关节（肘、腕、踝）,每次 0.5~1ml;③小关节（足、手、胸）,每次 0.25~0.5ml。

2. 曲安奈德（去炎舒松） Triamcinolone Acetonide

【药理作用】长效糖皮质激素,抗炎和抗过敏作用较强且较持久。在数小时内生效,经 1~2 日达最大效应,作用可维持 2~3 周。

【适应证】各种皮肤病（如神经性皮炎、湿疹、银屑病等）、关节痛、支气管哮喘、肩周炎、腱鞘炎、急性扭伤、慢性腰腿痛及眼科炎症等。

【剂型规格】注射液:40mg（1ml）/ 支。

Sig:关节腔内注射起始剂量,小关节 2.5~5mg 不等,大关节 5~15mg 不等,剂量取决于病情。成人较小范围用 10mg,较大范围则可达 40mg。如关节内有过量的液体,须将部分液体抽出,以减少疼痛和避免注入的药物过度稀释。

3. 地塞米松棕榈酸酯(菱东美松、利美达松、多力生) Dexamethasone Palmitate

【药理作用】中长效糖皮质激素,通过剂型改变增强药物在关节腔的作用。

【适应证】基本同曲安奈德。

【剂型规格】注射液:4mg(以地塞米松棕榈酸酯计)(1ml)/ 支。

Sig:关节腔注射,按关节大小每次用量为 0.5~2 支,必要时隔 2~4 周可再加强注射 1 次以巩固疗效。

4. 玻璃酸钠(施沛特、阿尔治) Sodium Hyaluronate

【药理作用】玻璃酸钠(透明质酸钠)为关节滑液的主要成分,在关节腔内起润滑作用,减少组织之间的摩擦,缓冲应力对关节软骨的作用。关节腔内注入高分子量、高浓度、高黏弹性的玻璃酸钠,能明显改善滑液组织的炎症反应,增强关节液的黏稠性和润滑功能,保护关节软骨,促进关节软骨的愈合与再生,缓解疼痛,增强关节活动度。

【适应证】膝、肩骨关节炎,肩周炎等。

【不良反应】个别患者注射部位可出现疼痛、皮疹、瘙痒等症状,一般 2~3 天内可自行消失,若症状持续不退,应停止用药,进行必要的处理。

【剂型规格】注射液:施沛特 20mg(2ml)/ 支;阿尔治 25mg(2.5ml)/ 支。

Sig:关节腔内注射,通常成人每次 1 支(以玻璃酸钠计 25mg),每周 1 次,连续 5 次注入膝关节腔内或肩关节(肩关节腔、肩峰下滑液囊或肱二头肌长头腱鞘)内,按症状轻重适当增减给药次数。

5. 正清风痛宁

【剂型规格】注射液:50mg(2ml)/ 支。

風湿免疫性疾病

Sig：关节腔内注射，首次注射剂量为 25mg（1ml），且务必要在医院使用（可能发生严重过敏反应）；隔日 1 次，5 次为 1 个疗程，或遵医嘱。

【关节腔内注射注意事项】

（1）为了便于关节内容物重新悬浮，操作前应使患者的关节作主动或被动的全方面运动。操作应遵循无菌原则，术前消除患者紧张情绪。

（2）对于负重关节如膝关节，术后尽可能休息 1~2 天，尤其是接受抗凝治疗的患者，应制动 1~2 天。

（3）关节腔内注射皮质激素的患者，1 天内注射的关节数量只限于 2 个以内，1 年内同一关节注射的次数最好不超过 3 次。

二、局部外用药治疗

1. 双氯芬酸二乙胺乳胶剂（扶他林膏）

【适应证】用于缓解肌肉、软组织和关节的中度疼痛。

【注意事项】禁止接触眼和黏膜；避免长期大面积使用，切勿入口。

【剂型规格】乳胶剂：20g/支，每 1g 含双氯芬酸二乙胺 10mg。

Sig：外用。按痛处面积大小确定使用剂量。通常每次使用 3~5cm 或更多，轻轻揉搓使渗透皮肤，每日 3~4 次。

2. 复方南星止痛膏

【功能主治】散寒除湿，活血止痛。用于寒湿瘀阻所致的关节疼痛，肿胀，活动不利，遇寒加重。

【注意事项】孕妇禁用，不可剪开使用。

【剂型规格】膏剂：10cm×13cm/张 ×2 张。

Sig：外贴。选最痛部位，最多贴 3 个部位，贴 24 小时，隔日 1 次，共贴 3 次。

3. 辣椒碱软膏（力菲） Capsaicin Ointment

【药理作用】辣椒碱主要是通过影响与神经肽

P物质的释放、合成和贮藏而起镇痛、止痒作用。

【适应证】主要用于RA、骨关节炎引起的疼痛、肌肉疼痛、背痛、运动扭伤与带状疱疹后遗留神经痛等。

【不良反应】偶有在用药部位产生烧灼感与刺痛感,但随时间的延长与反复用药,会减轻或者消失。

【剂型规格】软膏:10g/支,20g/支。

Sig:外用。按痛处面积大小确定使用剂量。用药后立即用肥皂水洗手。

4. 奇正消痛贴膏

【主要成分】独一味、水柏枝、莪达夏、水牛角等。

【功能主治】活血化瘀,消肿止痛。

【适应证】急慢性扭挫伤、跌打瘀痛、骨质增生、风湿及类风湿疼痛。亦适用于落枕、肩周炎、腰肌劳损和陈旧性伤痛等。

【剂型规格】贴膏:90mm×120mm/贴 ×5贴。

Sig:外用。将小袋内润湿剂均匀涂在药垫表面,润湿后直接敷于患处,每贴敷24小时。急性疼痛患者如由急性扭挫伤、闭合性创伤等引起的疼痛1贴为1个疗程,慢性疼痛患者如由腰椎病、颈椎病、骨关节炎等导致的疼痛5贴为1个疗程。

5. 酮洛芬贴剂(基多托膏)

【药理作用】芳基烷酸类化合物,具有镇痛、消炎及解热作用。

【适应证】RA及各种关节炎,肩周炎,腱鞘炎、肌腱炎,肌肉痛,创伤引起的疼痛、肿胀(挫伤、扭伤)等。

【剂型规格】透皮给药缓释控剂:7cm×10cm/张 ×6张。

Sig:外用。取本品贴于患处,每张使用时间不超过24小时。本品为处方药。

6. 青鹏软膏

【主要成分】镰形棘豆、亚大黄、铁棒锤、诃子、毛诃子、余甘子、安息香、宽筋藤、麝香。

【适应证】RA、痛风性关节炎、骨关节炎、下肢脉管炎、肩周炎，以及急慢性扭挫伤等引起的关节和肌肉疼痛、肿胀等。

【剂型规格】水包油软膏剂：20g/支。

Sig：外用。取本品适量涂于患处，一日 3~4 次。本品为处方药。

7. 雪山金罗汉止痛涂膜剂

【主要成分】铁棒槌、延胡索、五灵脂、雪莲花、川芎、红景天、秦艽、桃仁、西红花、冰片、麝香。

【功能主治】活血，消肿，止痛。用于急慢性扭挫伤、风湿性关节炎、RA、痛风、肩周炎、骨质增生所致的肢体关节疼痛、肿胀，以及神经性头痛。

【剂型规格】涂膜剂：45ml/瓶。

Sig：外用，涂在患处，一日 3 次。

8. 多磺酸粘多糖乳膏（喜疗妥） Mucopolysaccharide Polysulfate Cream

【适应证】浅表性静脉炎、血栓性静脉炎、静脉曲张性静脉炎、血肿挫伤，抑制瘢痕形成和软化瘢痕。

【剂型规格】乳膏剂：14g/支。

Sig：每次涂 3~5cm，每日 2~3 次，涂在疼痛部位轻轻按摩，可酌情加量。

9. 依托芬那酯凝胶（澳托芬） Etofenamate Gel

【适应证】骨骼肌肉系统等软组织风湿病。

【剂型规格】凝胶剂：20g/支。

Sig：取本品适量均匀涂在疼痛部位，并轻轻按摩，每日 3~4 次，疗程通常为 2~4 周。

第七节 抗骨质疏松药和抗痛风药

（抗骨质疏松药与抗痛风药可分别参阅第六章

第五节和第六节）

第八节　其他药物

目前有研究认为，类风湿关节炎起病可能与支原体及某些细菌感染相关，并建议试验性使用抗生素如米诺环素、多西环素、利福平等，具体用法可参阅第二章第二节。米诺环素治疗 RA 并非仅源于其抗微生物活性，它还可以通过免疫调节、抑制金属蛋白酶、抑制胶原降解等机制发挥作用，已有多项大型研究证实该药能明显降低 RA 急性期反应物和类风湿因子，改善病情。此外，新药锝(^{99}Tc)亚甲基双膦酸盐等可降低胶原酶对关节滑膜组织的破坏作用，调节人体自身免疫，目前也被广泛应用于风湿免疫性疾病骨关节损害的防治和辅助治疗。治疗骨关节炎的药物主要包括基质补充药（如氨基葡萄糖）、滑液补充药（如透明质酸），以及缓解症状药物（如NSAIDs、双醋瑞因）。

1. 锝(^{99}Tc)亚甲基双膦酸盐注射液（云克）^{99}Tc-MDP

【药理作用】本品是人工微量元素锝[^{99}Tc]与亚甲基双膦酸（MDP）的螯合物，能明显抑制巨噬细胞产生 IL-1、TNF-α、IL-6 等炎性因子，具有抗炎作用。MDP 可通过螯合金属离子，降低胶原酶对关节滑膜组织的破坏作用；人工微量元素锝可以清除人体内的自由基，调节人体自身免疫，能抑制前列腺素的合成，具有明显镇痛作用。本品对骨关节部位有明显的靶向性。

【适应证】RA、强直性脊柱炎、银屑病和银屑病性关节炎，能抑制癌症骨转移，对癌骨转移有镇痛作用，可防止和治疗骨质疏松，防止骨折、肩周炎、痛风、风湿性关节炎等骨关节疾病。

【禁忌证】过敏体质，血压过低，严重肝、肾功能不良患者禁用。

【不良反应】偶见皮疹、注射局部红肿、纳差、乏力、月经增多,罕见全身水肿;严重时需停药处理。

【剂型规格】A 剂:人工微量元素溶液,每瓶 5ml,内含锝[^{99}Tc]0.05μg;B 剂:注射用亚甲基二膦酸盐冻干粉,每瓶内含亚甲基双膦酸 5mg,氯化亚锡 0.5mg。

【配制方法】临用前,在无菌操作条件下,将 A 剂 5ml 注入到 B 剂瓶中,充分振摇 1 分钟以上,使冻干物溶解,室温静置 5 分钟,即制得锝[^{99}Tc]亚甲基双膦酸盐螯合物注射液。

Sig:云克 A、B 剂 2~4 套,加入 250ml 生理盐水静脉滴注,q.d.,时间大于 1 小时;一般 7~10 天为 1 个疗程,间隔一个月后可以进行下一疗程,每年可进行 3 个疗程。或遵医嘱调整。

2. 人免疫球蛋白　Human Immunoglobulin

【作用机制】竞争性抑制自身抗原抗体反应,溶解沉积在血管壁及组织中的免疫复合物,中和循环中的自身抗体,增强机体的非特异性免疫功能,预防感染等。在免疫反应的各个环节发挥作用:干扰协同刺激分子的表达,抑制抗原的呈递和识别;中和细菌超抗原;减少自身抗体的产生,加速自身抗体的清除;抑制补体结合及膜攻击复合物形成;调节吞噬细胞表面 Fc 受体;抑制致病性细胞因子和其他免疫调节分子。

【适应证】重症狼疮(难治性狼疮肾炎、难治性重度血小板减少、狼疮出血性肺泡炎、狼疮脑病等)、血管炎(川崎病)、皮肌炎、类风湿关节炎、干燥综合征等。作为二线用药,可联合激素和免疫抑制剂治疗复发性、难治性弥漫性结缔组织病,也可用于患有免疫缺陷症禁忌使用激素和免疫抑制剂的患者。

【不良反应】较少见。部分患者首次使用时可出现流感样综合征、胸闷、呼吸困难、发热、头痛、心动过速、嗜睡,可导致血黏度增高和血栓事件。严重者可导致过敏性休克。极少数患者可能发生溶血反应、无菌性脑膜炎、急性肾小管坏死和非心源性肺水肿。

Sig：冲击治疗常用 400mg/(kg·d)，iv.gtt，连续 3~5 天为 1 个疗程；也可 1 000mg/(kg·d)，静脉滴注，连续 2 天为 1 个疗程。后者尤适用于年轻无肾功能损害和心血管疾病者。

3. 氨基葡萄糖（唯固力、留普安、伊索佳、葡立）Glucosamine

【药理作用】本品是一种天然的氨基单糖，可以刺激软骨细胞产生有正常多聚体结构的蛋白多糖，抑制损伤软骨的酶如胶原酶和磷脂酶 A_2，并可防止损伤细胞的超氧化自由基的产生，从而可延缓骨关节炎的病理过程和疾病的进展，改善关节活动，缓解疼痛。

【适应证】用于治疗和预防全身各种关节的骨关节炎，包括膝关节、肩关节、髋关节、手腕关节、颈及脊椎关节和踝关节等。可缓解和消除骨关节炎的疼痛、肿胀等症状，改善关节活动功能。

【剂型规格】胶囊剂：唯固力、留普安 250mg×20 粒；伊索佳 250mg×24 粒；葡立 240mg×180 粒。

Sig：①维固力、留普安、伊索佳胶囊，500mg，p.o.，t.i.d.，连用 6 周或以上，间隔 2 个月可重复使用。②葡立胶囊，240~480mg，p.o.，t.i.d.。根据患者病情，连续服用 4~12 周，如有必要，在医师指导下可延长服药时间。每年重复治疗 2~3 次。

4. 双醋瑞因（安必丁）Diacerein

【药理作用】IL-1 抑制剂，研究证实：①本品可诱导软骨生成，具有止痛、抗炎及退热作用；②不抑制前列腺素合成；③对骨关节炎有延缓疾病进程的作用。

【适应证】用于髋、膝关节的骨关节炎治疗。

【注意事项】由于本品起效慢（于治疗后 2~4

周显效)以及良好的胃肠道耐受性,建议在给药的前 2~4 周可与其他止痛药或 NSAIDs 联合应用。常规疗程不短于 3 个月,若连续治疗 3 个月以后停药,疗效至少可持续 1 个月(后续效应)。

【剂型规格】胶囊剂:50mg×30 粒。

Sig:长期治疗(>3 个月),50mg,p.o.,q.d.~b.i.d.,餐后服用。由于服用的首 2 周可能引起轻度腹泻,因此建议在治疗的首 4 周每日 1 粒,晚餐后口服。患者对药物适应后,剂量便应增加至每日 2 次,餐后口服。

(宋优)

中文药名索引

10% 葡萄糖酸钙　231,295

1α- 羟化维生素 D₃　305,
　431

20% 甘露醇　382

20% 人血白蛋白　127,383

50-50 混合人胰岛素　421

50% 高渗葡萄糖　383

5- 氨基水杨酸　266

6- 氨基己酸　498

70-30 混合人胰岛素　421

70% 中效 -30% 常规混合
　人胰岛素　421

BP 素　541

FK-506　565

GIK 溶液　128

IL-1 Ra　570

α- 二氢麦角隐亭　321,450

α- 硫辛酸　451

β 肾上腺素受体激动剂
　103

A

阿巴西普　572

阿贝他　80

阿比多尔　182

阿必鲁肽　416

阿达木单抗　268,568

阿德福韦酯　509

阿迪仙　509

阿地溴铵福莫特罗干粉吸
　入剂（Duaklir）　192

阿地溴铵吸入粉雾剂　189

阿尔马尔　29

阿尔维林　253

阿尔治　583

阿法迪三　305,431

阿法骨化醇　305,431

阿法替尼　211

阿夫唑嗪　310

阿甘定　509

阿戈美拉汀　332

阿格列汀　411

阿加曲班　68,380

阿卡波糖　409

阿可达　222,433

阿克拉霉素　478

阿拉明 107

阿来替尼 212

阿乐 78

阿乐欣 150

阿立哌唑 344

阿利吉仑 22

阿利沙坦酯 22,291

阿利西尤单抗 82

阿仑单抗 391

阿仑膦酸钠 431

阿仑膦酸钠维 D₃ 片 432

阿罗洛尔 29

阿洛西林钠 150

阿霉素 478

阿美宁 332

阿米迪 188

阿米福汀 222

阿米卡星 164

阿米替林 339

阿莫西林 148

阿莫西林钠克拉维酸钾
149

阿莫西林钠舒巴坦钠 149

阿莫仙 148

阿那白滞素 570

阿尼西坦 355

阿帕替尼 213

阿哌沙班 65

阿普唑仑 329

阿奇霉素 166,295

阿柔比星 478

阿沙吉尔 224

阿舒瑞韦 513

阿司匹林 54,376

阿司匹林双嘧达莫缓释片
377

阿思欣泰 537

阿斯美 198

阿糖胞苷 480

阿特珠单抗 215

阿替洛尔 27

阿替普酶 72,140,203,
378

阿托伐他汀 78

阿托品 108,250

阿拓莫兰 526

阿西美辛 547

阿昔洛韦 182

阿昔莫司 80

阿扎胞苷 492

阿扎司琼 246

埃克替尼 211

艾本 222,433

艾达生 479

艾得辛 561

艾迪莎 266

艾迪注射液 220,522

艾地苯醌 357

艾多沙班 65

艾尔巴韦格拉瑞韦 515

艾尔力康 153

艾恒 208

艾卡特 57
艾可索 236
艾可拓 407
艾拉莫德 561
艾乐明 566
艾乐妥 65
艾力 209
艾力达 113
艾力可 485
艾诺吉 358
艾诺宁 477
艾诺全 515
艾朴 252
艾普拉唑 235
艾曲泊帕乙醇胺 474
艾瑞卡 216
艾瑞昔布 553
艾塞那肽 414
艾塞那肽微球 415
艾司奥美拉唑 235
艾司洛尔 27,45,89,135
艾司西酞普兰 336
艾司佐匹克隆 331
艾司唑仑 329
艾思瑞 205
艾斯能 372
艾素 209
艾速平 235
艾坦 213
爱大 164
爱尔辛泰 102

爱路韦 509
爱伦多 272
爱络 27,45,89,135
爱普列特 310
爱谱沙 495
爱全乐 188
爱然 489,561
爱瑞卓 302,460
爱若华 286,559
爱通立 72,140,203,378
爱西特 298
爱益 164
安佰诺 567
安必丁 589
安必仙 148
安博诺 22
安博维 22,291
安步乐克 57
安达芬 505
安达唐 413
安道生 285,296,388,
493,564
安定 328
安多明 298,453
安珐特 529
安非他酮 338
安浮特克 180
安福达 310
安福隆 505
安伽宁 271
安果 123

安吉奥 115

安吉驰 269

安捷利 365

安康欣胶囊 221

安康信 440,553

安理申 372

安立格 410

安立生坦 114

安立泽 410

安利博 22

安利亚 35

安律凡 344

安罗替尼 214

安络化纤丸 518

安灭菌 149

安命 269

安内强 20

安内真 4

安齐来 324

安锐特 364

安赛玛 186

安圣莎 212

安适 338

安斯平 245

安坦 323

安唐平 404

安特尔 444,461

安体舒通 34

安通克 187

安痛定 224

安维汀 213

安闲 351

安信 159

安雄 444

安云 331

安卓 63

桉柠蒎肠溶胶囊 201

氨苯蝶啶 35

氨苄西林 148

氨苄西林钠舒巴坦钠 148

氨茶碱 185

氨酚羟考酮片 230

氨酚双氢可待因片 197,
228

氨基己酸 225,380,498

氨基葡萄糖 589

氨基酸型肠内营养剂 272

氨甲苯酸 225,381,498

氨甲环酸 499

氨磷汀 222

氨氯地平 4

氨氯地平阿托伐他汀钙
5

氨氯地平贝那普利 5

氨麻美敏片/胶囊 184

氨曲南 157

氨酰心安 27

氨溴索 199

胺碘酮 90,136

昂丹司琼 245

昂润 188

傲朴舒 114

傲坦 21,290

奥巴捷 392

奥比帕利 514

奥达特罗吸入喷雾剂 188

奥氮平 343

奥德金 356

奥卡西平 350

奥克斯都保 187

奥拉西坦 355

奥力宝 451

奥立妥 169

奥利达 356

奥罗那 210

奥马珠单抗 194

奥麦伦 336

奥美拉唑 234,266

奥美沙坦酯 21,290

奥美沙坦酯氨氯地平 21

奥美沙坦酯氢氯噻嗪 21

奥美真 234

奥诺美 229

奥诺先 480

奥派 344

奥普力农 102

奥曲肽 264

奥瑞珠单抗 391

奥沙拉秦 267

奥沙利铂 208

奥沙西泮 329

奥施康定 229

奥司他韦 181

奥思平 337

奥替溴铵 252

奥维加 236

奥西康 234

奥希替尼 211

奥硝唑 169

奥扎格雷 56,377

澳苷 360

澳普利 549

澳泰乐颗粒 528

澳托芬 586

B

巴氯芬 385

巴曲酶 379

巴曲亭 499

巴仁 172

巴瑞替尼 566

白眉蛇毒血凝酶 500

白三平 193

白芍总苷 576

百安新 5

百奥 380

百达扬 415

百服咛 183

百杰依 472

百介民 331

百乐眠胶囊 333

百立泽 513

百令胶囊 292

百洛特 336

百泌达 414

百普乐 5

百普力 274

百赛诺 529

百适可 336

百舒平 251

百因止 466

百忧解 336

佰莫亭 321,449

佰塞通 121

柏诺特 313

柏西 261

拜阿司匹灵 54,376

拜复乐 162

拜科奇 466

拜瑞妥 64

拜唐苹 409

拜万戈 520

拜新同 3

班布特罗 187

邦尅敏 231

邦莱 493

邦罗力 222,433

邦平 57,293

邦特林 432

邦亭 499

邦之 79

帮备 187

帮君松 526

包醛氧淀粉胶囊 299

胞磷胆碱 359

胞磷胆碱钠 358

宝乐佳 366

保列治 309

葆至能 81

贝邦 436

贝达喹啉 175

贝尔芬 505

贝伐珠单抗 213

贝赋 467

贝科能 125,272

贝利尤单抗 573

贝林 127,383

贝那鲁肽 416

贝那普利 14,290

贝那普利氢氯噻嗪 14

贝尼地平 6

贝苹 5

贝前列素钠 113,293

贝前列腺素钠 452

贝双定 507

贝思 548

贝唐宁 407

贝特类 294

贝雪 231,294

倍博特 20

倍力腾 573

倍林达 55,376

倍氯米松 189

倍氯米松福莫特罗气雾剂 191

倍美力 446

倍能 158

倍清星 355

倍司特克 155

倍他乐克 26,89

倍他米隆 158

倍他司汀 368

倍泰龙 390

倍通 121

倍欣 409

倍信 507

倍悦 22

奔达 271

苯巴比妥 349

苯丁酸氮芥 494

苯海索 323

苯妥英钠 347

苯溴马隆 442

苯乙哌啶 256

苯扎贝特 80

苯扎托品 323

比阿培南 159

比伐芦定 67

比索洛尔 26

吡贝地尔 321

吡非尼酮 205

吡格列酮 407

吡格列酮二甲双胍片 407

吡拉西坦 355

吡仑帕奈 353

吡罗昔康 551

吡嗪酰胺 397

吡嗪酰胺（PZA，Z） 175

彼迪 39

彼迈乐 336

俾哥的斯 440

必艾得 547

必存 357

必和 363

必可酮 189

必洛斯 20

必奇 255

必嗽平 199

必亚欣 38,311

碧凯晴 293,453

标准桃金娘油肠溶胶囊 200

表阿霉素 479

表柔比星 479

鳖甲煎丸 518

别嘌醇 441

别嘌呤醇 441

丙氨酰谷氨酰胺 269

丙吡胺 86

丙磺舒 441

丙硫氧嘧啶 426

丙米嗪 339

丙帕他莫 554

丙赛优 426

丙酸氟替卡松吸入气雾剂 189

丙通沙 516

丙戊酸镁 349

丙戊酸钠 349

病毒唑 181

波贝 207

波开清 21

波立达 82

波立维 55,376

波利特 235

波生坦 114

波舒达 197,228

波依定 4

玻璃酸钠 583

泊沙康唑 178

博迪同 359,451,458

博帝 312

博健 364

博朗瑞宁 271

博乐欣 336

博利康尼 187

博路定 507

博拿 156

博宁 222

博思清 344

博苏 26

搏力高 20

薄芝糖肽 395

布地奈德都保吸入剂 190

布地奈德福莫特罗粉吸入

　剂 191

布地奈德气雾剂 190

布地奈德吸入粉雾剂 190

布桂嗪 230

布拉氏酵母菌散 259

布洛芬 227,548

布洛芬缓释胶囊 184

布洛芬混悬液 225

布瑞德 383

布斯哌隆 340

C

茶碱缓释片 186

长春地辛 482

长春瑞滨 209

长春西汀 364

长春新碱 482

长链脂肪乳注射液 270

长天欣平 124

长效尿崩停 448

长秀霖 423

肠内营养混悬液（SP） 274

肠内营养混悬液（TPF）

　274

常规人胰岛素 420

常态宁 558

常欣怡 13,46

畅邦 384

畅美 267

畅泰 83

畅欣达 49

辰佑 269

重组甘精胰岛素 423

重组链激酶 72

重组人 TNK 组织型纤溶酶
　　原激活剂　74
重组人白介素 -11　472
重组人白细胞介素 -2　540
重组人促红素　301,460,
　　470
重组人促红细胞生长素
　　301
重组人干扰素 α-1b　506
重组人干扰素 α-2a　505
重组人干扰素 α-2b　505
重组人干扰素 γ　517
重组人粒细胞刺激因子
　　470
重组人粒细胞巨噬细胞刺
　　激因子　472
重组人脑利钠肽　103,138
重组人尿激酶原　72
重组人凝血因子Ⅶa　466
重组人凝血因子Ⅷ　466
重组人凝血因子Ⅸ　467
重组人生长激素　447
重组人血管内皮抑素　213
重组人血小板生成素　473
重组人胰岛素　420
重组人组织型纤溶酶原激
　　活剂　72,203,378
重组人组织型纤溶酶原激
　　酶衍生物　74
川威　364

传统固定配比单片复方制
　　剂　40
喘定　186
喘康速　187
创成　164
垂体后叶素　226,265
雌二醇地屈孕酮片　446
雌二醇片　446
促肝细胞生长素　527
醋酸钙　305
醋酸泼尼松　388
醋酸去氨加压素　448,500

D

达贝　68,380
达比加群酯　66
达伯舒　216
达菲　181
达肝素钠　61
达格列净　413
达吉　242
达珂　482
达克普隆　236
达克替尼　211
达拉他韦　513
达雷妥尤单抗　491
达力邦　152
达力能　155
达力新　156
达利全　29
达灵复　320

达美康 401

达纳康 119

达诺瑞韦 513

达塞布韦 514

达沙替尼 486

达舒平 86

达爽 14

达托霉素 173

达托美 173

达希纳 487

达喜 238

达新宁 91

达英 -35 445

大扶康 177

大黄䗪虫丸 519

大仑丁 347

代丁 509

代韦 507

代文 18,290

戴芬 440,549

黛力新 339

丹奥 56,377

丹参川芎嗪注射液 121

丹参酮 II a 磺酸钠注射液 120

丹臣 155

丹方 260

丹红注射液 121

丹仑 56

丹同静 366

单唾液酸四己糖神经节苷脂 360

单硝酸异山梨酯 50

胆维他 533

得宝松 280,582

得高宁 3

得理多 348

得每通 242

得舒特 252

得妥 313

得佑 260

锝 (^{99}Tc) 亚甲基双膦酸盐注射液 587

德巴金 349

德尔巴 176

德谷胰岛素 423

德拉玛尼 176

德链 71

德路生 540

德纳 113,293,452

灯盏生脉胶囊 118

低分子量肝素 294

低精蛋白锌胰岛素 421

迪都 183

迪恩安 505

迪克乐克 549

迪巧 305,430

迪赛 539

迪赛诺 28

迪沙 338

迪维 485

的灵 305

地奥心血康胶囊 119

地尔硫䓬 7,46,94,134

地芬尼多 368

地高辛 100

地拉罗司 462

地塞米松 195,196,224,
280,444

地塞米松棕榈酸酯 583

地索高诺酮 446

地特胰岛素 423

地西泮 328

地西他滨 482

地衣芽孢杆菌活菌胶囊
257

地榆升白片 454,475

帝益洛 16

颠茄酊及复合维生素 B 溶
液 251

颠茄合剂 251

碘苯六醇 132

碘比醇 132

碘海醇 132

碘克沙醇 132

碘普罗胺 132

迭力 353,454

碟脉灵 121

丁胺卡那霉素 164

丁苯酞 357

丁二磺酸腺苷蛋氨酸 531

丁贺 509

丁螺环酮 340

丁齐尔 235

丁溴东莨菪碱 251

东菱迪芙 379

冬眠灵 341

杜玛 124

杜密克 261,538

度伐利尤单抗 215

度拉糖肽 416

度洛西汀 337,454

度他雄胺 310

度易达 416

对乙酰氨基酚 184

多巴胺 104,136

多巴酚丁胺 105,136

多巴丝肼片 319

多贝斯 298,453

多达一 5

多磺酸粘多糖乳膏 586

多吉美 213,520

多力生 583

多美康 329

多美素 479

多奈哌齐 372

多黏菌素 169

多廿烷醇 83

多帕菲 209

多潘立酮 247

多柔比星 478

多柔比星脂质体 479

多瑞吉 230

索
引
D

多塞平 339

多沙唑嗪 38,311

多索茶碱 186

多糖铁复合物胶囊 303,
457

多维元素片 455

多西环素 171

多西他赛 209

多烯磷脂酰胆碱 523

多泽润 211

E

厄贝沙坦 22,291

厄贝沙坦氢氯噻嗪 22

厄洛替尼 211

厄他培南 159

恩必普 357

恩度 213

恩甘定 507

恩格列净 413

恩经复 361

恩莱瑞 491

恩利 567

恩瑞格 462

恩他卡朋 324

恩他卡朋双多巴片 320

恩替卡韦 507

二丁酰环磷腺苷钙 126

二甲双胍 406

二甲双胍维格列汀片 411

二羟丙茶碱 186

二氢麦角碱 361

二十五味珊瑚胶囊 370

二乙酰氨乙酸乙二胺
226,499

F

伐地那非 113

伐昔洛韦 182

法安明 61,294

法布莱士 468

法罗培南 159

法玛新 479

法莫替丁 237

法舒地尔 364

凡可佳 451

凡林 153

凡瑞克 114

反应停 489,561

泛夫伟特 155

泛福舒 202

泛捷复 156

泛昔洛韦 183

泛影葡胺 132

非布司他 441

非布坦索 441

非洛地平 4

非那根 231

非那雄胺 309

非诺贝特 79

菲迪克 197

菲敏 499

菲特 541

菲迅奇 161

肺力咳 199

芬必得 184,227,548

芬必清 363

芬戈莫德 392

芬吗通 446

芬太尼 230

纷乐 563

酚苄明 39

酚磺乙胺 225,380,497

酚咖片 367

酚麻美敏片 / 口服液 183

酚妥拉明 39,44,108,
133,226

奋乃静 342

丰迪 156

丰海能 270

丰原 554

风定宁 441

锋克松 180

锋迈欣 157

锋青扬 153

锋替新 153

锋沃灵 155

夫西地酸 172

呋塞米 32,382

伏格列波糖 409

伏立康唑 178

芙琦星 166,295

扶他林 440,549,584

扶正化瘀胶囊 519

孚尔健 532

孚来迪 403

孚来美 415

氟达拉滨 481

氟伐他汀 78

氟伏沙明 336

氟桂利嗪 366

氟康唑 177

氟马西尼 363

氟吗宁 155

氟美松 444

氟哌丁苯 342

氟哌啶醇 342

氟哌利多 342

氟哌噻吨美利曲辛 339

氟西汀 336

氟氧头孢 155

福达华 481

福丁宁 352

福多司坦 200

福锦 527

福静清 259

福康泰 505

福可维 214

福美加 432

福能 459

福善美 431

福斯利诺 305

福松 260

福辛普利 14,290

辅酶 Q_{10} 123

辅舒酮 189

复傲坦 21

复达欣 154

复代文 19

复方阿桔片 198

复方阿米洛利 35

复方阿嗪米特肠溶片 243

复方氨基酸螯合钙 430

复方氨基酸双肽注射液 269

复方氨基酸注射液 269

复方氨林巴比妥 224

复方斑蝥胶囊 521

复方倍他米松 280,582

复方吡拉西坦脑蛋白水解物 355

复方鳖甲软肝片 519

复方丹参滴丸 116

复方地芬诺酯 256

复方碘溶液 426

复方甘草合剂（片） 198

复方甘草酸单铵 S 526

复方甘草酸苷 525

复方枸橼酸阿尔维林软胶囊 254

复方谷氨酰胺肠溶胶囊 268

复方磺胺甲噁唑 170

复方甲氧那明胶囊 198

复方聚乙二醇电解质散 259

复方卡托普利制剂 12

复方可待因糖浆 197

复方苦参注射液 220

复方利血平氨苯蝶啶片 41

复方利血平片 41

复方硫酸亚铁叶酸片 456

复方罗布麻片 41

复方氯唑沙宗 385

复方南星止痛膏 584

复方牛胎肝提取物 529

复方 α- 酮酸 300

复方胃蛋白酶颗粒 243

复方消化酶胶囊 242

复方新诺明 170

复方玄驹胶囊 578

复方皂矾丸 454,475

复合辅酶 125,272

复锐 178

复泰奥 435

富露施 200

富马酸丙酚替诺福韦 508

富马酸二甲酯 392

富马酸福莫特罗 187

富马酸替诺福韦二吡呋酯 507

G

伽玛 517

钙尔奇 D 305,430

钙通道阻滞剂 111

盖诺 209

盖平 306

盖三淳 304,430

溉纯 304

干扰素 α 512

干扰素 β1a 390

干扰素 β1b 390

甘草酸二铵 525

甘精胰岛素 423

甘乐能 505

甘利欣 525

甘瑞宁 383

甘舒霖 30R 421

甘舒霖 R 420

甘维宁 533

甘油灌肠剂 262

甘油果糖 383

肝复肽 527

肝脑清 537

肝速康胶囊 528

高三尖杉酯碱 484

高舒达 237

高顺松 547

高特灵 38,310

戈利木单抗 569

戈诺卫 513

格华止 406

格卡瑞韦哌仑他韦 515

格拉司琼 245

格拉替雷 390

格雷西龙 245

格列本脲 402

格列吡嗪 401

格列喹酮 401

格列美脲 402

格列默 390

格列齐特 401

格列卫 486

格隆溴铵 189

格隆溴铵福莫特罗定量气
雾剂 192

格尼可 486

格平 22,291

葛兰心宁软胶囊 118

葛酮通络胶囊 370

根德 432

更昔洛韦 183

枸橼酸铋钾 239

古拉定 526

谷安光 269

谷氨酸钾 536

谷氨酸钠 536

谷参肠安 268

谷维素 333

骨化三醇 304,430

固邦 431

固力康 437

固令　433
关平　286,559
冠爽　79
管通　131
广维　157,389
广愈　271
鲑鱼降钙素　434
桂哌齐特　365
国大欣通　72
国瑞　357
果糖二磷酸钙　124
果糖二磷酸钠　123
果糖注射液　270

H

哈伯因　373
哈乐　311
海合天欣　102
海捷亚　18
海昆肾喜胶囊　299
海兰赛　256
海丽　154
海美兰　157
海莫莱士　466
海麒舒肝胶囊　529
海舒必　153
海斯维　270
海替舒　153
海正美特　158
含山梨醇　262
汉光诺　152

翰固　448,500
翰唯　265
瀚宇　448,500
郝智　385
皓舒　153
合贝爽　7,46,94,134
合心爽　7
和乐生　494
和络舒肝胶囊　529
和美新　210
和宁　264
和爽　259
和信　540
荷普欣　183
核黄素磷酸钠　271
核糖核酸Ⅱ　541
贺甘定　508
贺普丁　508
贺维力　509
恒奥普康　183
恒丹　156
恒恩　391
恒捷　172
恒康正清　259
恒坤　236
恒特　166
恒扬　553
弘明远　4
弘森　39
红比霉素　477
红霉素　165

鸿源　356

琥珀酸亚铁　303,456

护川　270

护肝宁片　528

华蟾素胶囊　221

华迪　240

华法林　62

华益迈　56

华益通　56

槐耳颗粒　522

还原型谷胱甘肽　526

环孢素　281,388,563

环孢素口服液　282

环丙沙星　161

环磷酰胺　285,296,388,
　493,564

环磷腺苷　126

环索奈德吸入气雾剂　190

黄葵胶囊　291

黄连素　256

黄芪注射液　127

黄杨宁片　97

磺达肝癸钠　63

辉灵　260

茴拉西坦　355

茴三硫　533

汇德立康　178

惠迪　266

惠尔血　470

惠菲宁　198

混合核苷片　530

J

肌苷　530

肌生　394

积华固松　432

积华尤敏　357

积雪苷片（软膏）　577

基多托膏　585

基泰　539

吉法酯　241

吉非替尼　210

吉浩　548

吉加　22,291

吉粒芬　470

吉诺欧　247

吉诺通　200

吉欧停　247

吉赛欣　470

吉泰瑞　211

吉西他滨　209

吉欣　334

极化液　128

济得　169

济诺　235

济特　379

加巴喷丁　353,454

加博　156

加兰他敏　373

加立信　168

加诺　532

加斯清　248

佳静安定　329

佳乐同欣　161

佳洛坦　149

佳维乐　411

家能　409

甲氨蝶呤　483,557

甲钴胺　359,451,458

甲基斑蝥胺片　521

甲基多巴　40

甲基泼尼松龙　195,279

甲基强的松龙　195,279

甲硫氨酸 B_1　532

甲泼尼龙　195,196,279,
　444

甲泼尼龙琥珀酸钠　388

甲强龙　195,279

甲氰咪胍　237

甲巯咪唑　425

甲维比　532

甲硝唑　169

甲氧氯普胺　244,247

甲氧萘丙酸　549

钾结合剂　130

尖峰　155

尖吻蝮蛇血凝酶　500

间苯三酚　252

间羟胺　107

健甘灵　508

健朗星　355

健脾生血颗粒　462

健润　222,432

健择　209

胶体果胶铋　239

杰澳　238

杰润　192

洁罗维　182

结合雌激素　446

捷佰舒　208

捷赐瑞　16

捷恪卫　488

捷灵亚　392

捷诺达　410

捷诺维　410

解痉灵　251

今辰清　260

金博瑞　357

金迪林　264

金尔力　434

金丐　305

金刚烷胺　182,320

金康速力　200

金克　522

金硫丁二钠　560

金路捷　361

金络　29

金诺分　560

金磐嗪　155

金赛增　447

金施尔康　455

金双歧　258

金水宝胶囊　292

金思平　323

金酸萍颗粒　528

金乌骨通胶囊　578

金制剂　560

津优力　471

劲博　124

京诺　78

精氨酸　536

精氨酸谷氨酸　537

精氨酸加压素　448

精蛋白生物合成人胰岛素
　预混 50R　421

精蛋白锌重组赖脯胰岛素
　混合注射液（25R）　422

精蛋白锌重组人胰岛素
　421

静青　549

九维他　271

九味肝泰胶囊　510

巨和粒　472

锯叶棕果实提取物软胶囊
　313

聚苯乙烯磺酸钙　130

聚乙二醇 4000 散　260

聚乙二醇干扰素 β1a　390

聚乙二醇干扰素 α-2a　504

聚乙二醇干扰素 α-2b　505

聚乙二醇化重组人粒细胞
　刺激因子　471

聚乙二醇洛塞那肽　415

聚乙二醇重组尿酸酶　440

决奈达隆　91

君亮　271

俊宁　79

K

卡巴拉汀　372

卡泊芬净　179

卡铂　207

卡博平　409

卡尔特　124,300

卡格列净　413

卡仑西　152

卡马西平　348

卡那单抗　571

卡佩莱　235

卡曲　366

卡瑞利珠单抗　216

卡双平　407

卡司平　407

卡托普利　12

卡维地洛　29

卡文　272

卡左双多巴控释片　319

咖啡酸片　475

开博通　12

开富特　12

开克　336

开林　149

开浦兰　351

开普拓　209

开瑞坦　231,294

开塞露　262

开素达 15
开同 300
开文通 364
凯帝欣 152
凯福隆 155
凯复定 154
凯莱通 384
凯莱止 295
凯兰欣 148
凯力康 378
凯美纳 211
凯那 113,293,452
凯时 293,453
凯思立 D 305,430
凯斯 153
凯彤 293,453
凯韦可 149
凯西莱 527
凯因诺彤 362
凯因益生 505
楷莱 479
坎地氢噻片 21
坎地沙坦酯 20
坎立宁 264
康艾注射液 522
康达莱 482
康莱特 219
康丽能 155
康纳欣 126
康奈单抗 571
康泉 245

康容 355
康瑞欣 154
康赛迪 521
康舒宁 468
康司艾 539
康斯平 466
康酮索 527
康忻 26
慷彼申 243
糠酸氟替卡松维兰特罗吸
入粉雾剂 191
糠酸氟替卡松乌美溴铵维
兰特罗三联复方吸入粉
雾剂 193
抗利尿激素 226,448
抗血纤溶酸 498
考来维仑 81
珂丹 324
科德平 402
科芬汀 550
科密固 432
科莫非 303,458
科赛斯 179
科苏 22,291
科素亚 18,290
科跃奇 466
咳必清 197
咳特灵胶囊 199
可必特 191
可达龙 90,136
可待因 196

可定 78

可多华 38,311

可福乐 156

可拉明 203,397

可兰特 51,96

可乐必妥 162

可力洛 6

可立泰 169

可利美特 130

可利新 265

可瑞达 215

可塞风 552

可善挺 574

可威 181

可益能 124,300

可元 298,453

克倍宁 158

克必信 173

克癀胶囊 534

克拉霉素 166

克拉仙 166

克林澳 365

克林霉素 167

克林美 167

克凌诺 270

克龄蒙 445

克瑞帕 321,450

克赛 60,294

克之 198

克唑替尼 212

刻苏 92

口服抗凝药 111

枯草杆菌二联活菌肠溶胶
　　囊 257

苦参碱注射液 533

苦参素胶囊 510

苦碟子注射液 121

苦黄注射液 533

奎尼丁 86

喹硫平 344

坤达 312

L

拉贝洛尔 28,44,134

拉呋替丁 237

拉考沙胺 352

拉米夫定 508

拉莫三嗪 351

拉西地平 5

拉氧头孢 155

辣椒碱软膏 584

来得时 423

来迪派韦索磷布韦 516

来氟米特 286,559

来可信 167

来立信 162

来那度胺 489

来士普 336

来适可 78

莱博通 124

莱福乐 481

莱福隆 505

莱美净 161

莱美舒 235

莱瑞克 354,454

莱意 363

赖氨匹林 224

赖氨酸阿司匹林 224

赖诺普利 16

兰勃素 199

兰川 236

兰迪 4

兰菌净 201

兰释 336

兰索拉唑 236

蓝乐 309

朗迪 305,430

朗铭 186

朗仕 298,453

劳拉替尼 212

劳拉西泮 329

乐伐替尼 520

乐凡命 269

乐孚亭 338

乐健素 254

乐卡地平 5

乐力 430

乐灵 153

乐美汀 237

乐瑞卡 354,454

乐沙定 208

乐松 439,548

乐卫玛 520

乐息平 5

乐喜林 361

乐友 336

乐元 336

乐知苹 80

雷贝拉唑 235

雷公藤多甙 288,575

雷公藤多苷 288,295,575

雷洛昔芬 436

雷美尔通 331

雷美替胺 331

雷蒙欣 184

雷米封 396

雷米普利 15

雷莫司琼 246

雷奈酸锶 437

雷尼替丁 237

雷诺考特 190

雷沙吉兰 324

雷特迈星 155

雷易得 507

类克 267,568

冷沉淀 465

莉芙敏 447

里尔统 124

里拉通 254

里先安 65

力奥来素 385

力邦特 270

力保舫宁 270

力备 322

力比泰　209

力尔宁　264

力菲　584

力蜚能　303,457

力基　270

力捷迅　525

力洛　249

力美松　552

力勉　155

力命　269

力能　270

力平之　79

力扑素　208

力清之　79

力时　271

力素　126

力太　269

力提能　542

力纬　181

力扬　149

力益临　373

力援　153

力月西　329

力制凝　225,380,497

力制同　385

立复欣　175

立加利仙　442

立普妥　78

立适同　172

立思丁　172

立斯平　155

立肖均　155

立芷雪　499

丽奥佳　234

丽迪兴　541

丽科分　182

丽科乐　183

丽科爽　183

丽科伟　183

丽泉　33,382

丽生乐欣　356

丽芝　33

丽珠肠乐　257

丽珠得乐　239

丽珠风　183

丽珠环明　282,388,563

丽珠赛乐　356

丽珠因得福　517

利奥西呱　115

利巴韦林　181,512

利比　390

利必非　79

利必通　351

利动　261

利多卡因　87,136

利伐沙班　64

利分能　505

利福霉素钠　175

利福喷汀　175

利福平　174,397

利复星　162

利肝片　535

利格列汀　411

利格列汀二甲双胍片　411

利加隆　524

利君派舒　153

利拉鲁肽　415

利美达松　583

利那洛肽　262

利纳西普　571

利奈唑胺　172

利尿合剂　35

利培　22

利培酮　344

利其丁　39,44,108,133

利塞膦酸钠　432

利时敏　415

利司那肽　415

利妥昔单抗　287,393,
　495,569

利维爱　436

利喜定　39,44,133

利血宝　302,460,470

利扎曲普坦　367

郦拜宁　126

联苯双酯滴丸　527

链激酶　71

链霉蛋白酶颗粒　260

链霉素　164,397

链霉素（SM,S）　175

两性霉素 B　180

两性霉素 B 脂质体　180

林可宏　183

磷霉素钠　173

磷酸肌酸钠　124

磷酸钠盐口服液　260

灵孢多糖　394

灵流旷　152

灵素菲　153

铃兰欣　153

菱东美松　583

羚羊角胶囊（颗粒）　577

令泽舒　262

留可然　494

留普安　589

硫必利　343

硫普罗宁　527

硫酸抗敌素　169

硫酸镁　46,96

硫糖铝　240

硫唑嘌呤　284,296,388,
　562

柳氮磺吡啶　267,558

六味地黄丸　292

隆化诺　505

卢帕他定　231

卢苏　231

芦可替尼　488

颅痛定　367

鲁贝　208

鲁比前列酮　263

鲁米那　349

鲁南贝特　385

鲁南力康　101,137

路盖克　197,228

铝碳酸镁　238

律康　340

绿汀诺　526

氯吡格雷　55,376

氯丙嗪　341

氯氮平　342

氯化钾　129

氯化钠　130

氯喹　562

氯雷他定　231,294

氯膦酸二钠　433

氯诺昔康　552

氯羟安定　329

氯沙坦　290

氯沙坦钾　18

氯沙坦钾氢氯噻嗪　18

氯硝安定　328

氯硝西泮　328,350

仑伐替尼　520

罗氟司特　193

罗盖全　304,430

罗格列酮　407

罗红霉素　166

罗可曼　302,460

罗拉　329

罗力得　166

罗匹尼罗　322

罗扰素　505

罗沙司他　302,460

罗沙替丁醋酸酯　238

罗施立　166

罗氏芬　154

罗替高汀　322

罗西维林　254

螺内酯　34

洛安命　269

洛贝林　204,397

洛伐他汀　79

洛哌丁胺　255

洛普思　6

洛普欣　123

洛赛克　234,266

洛索洛芬钠　439,548

洛汀新　14,290

络活喜　4

M

妈富隆　446

马来酸氯苯那敏　231,295

马来酸茚达特罗吸入粉雾

　剂　188

马斯平　155

马西替坦　114

马昔腾坦　114

玛诺苏　182

吗丁啉　247

吗啡　131,229

吗替麦考酚酯　284,296,

　389,564

迈达龙　91

迈克尔　472

索 M 引

迈普新 539

迈之灵片 120

麦考芬 284,296,564

麦洛平 122

麦特美 406

脉管复康胶囊 578

脉宁平 37

鳗鱼降钙素 435

曼宁 156

慢心律 87

毛花苷 C 101

矛头蝮蛇血凝酶 500

玫满 171

每素玉 338

美爱克 157

美安 494

美奥泰 234

美百乐镇 79

美吡哒 401

美常安 257

美多芭 319

美菲康 229

美嘉素 20

美金刚 374

美卡素 20,290

美林 225,548

美罗华 287,393,495,569

美罗培南 158

美洛林 55,376

美洛西林钠 149

美洛西林钠舒巴坦钠 149

美洛昔康 551

美满霉素 171

美敏伪麻溶液 198

美能 525

美平 158

美沙拉秦 266

美施康定 229

美时玉 338

美士灵 152

美司钠 494

美索巴莫 385

美托洛尔 26,89

美西律 87

美心力 126

美卓乐 196,279,444

门冬氨酸鸟氨酸 536

门冬酰胺酶 483

门冬胰岛素 30 注射液
    422

门冬胰岛素 422

蒙诺 14,290

蒙脱石散 255

孟得新 153

孟鲁司特 193

梦内欣 539

咪达普利 14

咪达唑仑 329

咪多吡 323

咪唑安定 329

弥可保 359,451,458

弥凝 448,500

弥他乐 284

糜蛋白酶 201

米氮平 339

米多君 131

米尔宁 339

米卡芬净 179

米开民 179

米力农 101,137

米那普仑 337

米诺环素 171

米曲菌胰酶片 243

米索前列醇 241

米托蒽醌 391,479

米西宁 391,479

泌特 243

密盖息 434

密固达 432

苗畅 152

妙纳 384

敏迪 231

敏使朗 368

名正 509

明佳欣 175

明可欣 152

明竹欣 182

铭复乐 74

膜固思达 240

莫比可 551

莫刻林 551

莫沙必利 248

莫西沙星 162

漠宜林 269

木安 269

木畅 507

沐而畅 190

沐舒坦 199

N

那格列奈 404

那兰欣 155

那屈肝素钙 61

那他珠单抗 391

纳催离 34

纳乐枢 362

纳洛酮 109,362

纳美芬 362

纳武利尤单抗 214,521

奈必洛尔 28

奈达铂 208

奈诺沙星 162

奈替米星 164

奈西立肽 103

奈西雅 246

耐信 235

萘丁美酮 550

萘哌地尔 312

萘普生 549

脑安胶囊 369

脑蛋白水解物 356

脑复康 355

脑活素 356

脑灵素 333

脑心清　369

脑心通胶囊　369

能倍乐　189

能量合剂　128

能气朗　123

能全力　274

能全素　273

尼达尔　6,365

尼达尼布　205

尼非卡兰　92

尼卡地平　7,45,134

尼可地尔　51

尼可刹米　203,397

尼立苏　6,365

尼洛替尼　487

尼麦角林　361

尼美舒利　552

尼膜同　6,365

尼莫地平　6,365

尼莫同　6

尼群地平　6

尼欣那　411

尼扎替丁　238

倜福达　3

倜利安　20

尿促性素　447

尿毒清颗粒　299

尿激酶　71,378,203

宁斯舒灵　152

宁通　313

宁新宝　348

牛磺熊去氧胆酸胶囊　531

诺安平　157

诺邦　166

诺保思泰　68,380

诺贝嗪　155

诺豪　526

诺和达　423

诺和力　415

诺和灵 30R　421

诺和灵 50R　421

诺和灵 N　421

诺和灵 R　420

诺和龙　403

诺和平　423

诺和锐 30　422

诺和锐　422

诺加南　159

诺科飞　178

诺可　236

诺其　466

诺森　236

诺仕帕　253

诺维本　209

诺维乐　306

诺欣妥　19

诺新康　120

诺压坦　20

诺誉　336

O

欧贝　245

欧必亭　246

欧泊　180

欧得曼　38,310

欧狄沃　214,521

欧卡维　271

欧来宁　355

欧兰宁　343

欧兰同　355

欧乐欣　192

欧力康　525

欧立停　367

欧美宁　20,290

欧乃派克　132

欧宁　540

欧赛　247

欧双宁　411

欧思美　437

欧唐静　413

欧唐宁　411

P

帕博利珠单抗　215

帕夫林　576

帕格　344

帕拉米韦　181

帕罗西汀　336

帕洛诺司琼　247

帕马度胺　490

帕米膦酸二钠　222,433

帕尼培南　158

帕瑞昔布　553

帕斯坦　267

帕珠沙星　161

哌拉西林钠　150

哌拉西林钠他唑巴坦钠
　149

哌马色林　325

哌唑嗪　37

派迪生　339

派格宾　505

派罗欣　504

派奇　166

派纾　150

派汀　353,454

潘生丁　57,377

潘妥洛克　236

泮立苏　236

泮托拉唑　236

泮卫平　236

培达　57,293,377,452

培哚普利　15,290

培哚普利氨氯地平　15

培哚普利吲达帕胺　5

培菲康　257

培磊能　361

培美曲塞二钠　209

培门冬酶　484

培塞利珠单抗　569

佩尔　7,45,134

佩乐能　505

佩罗欣　153

喷托维林　197

喷昔洛韦 183

硼替佐米 490

匹伐他汀 79

匹服平 494

匹维溴铵 252

平奇 193

平欣 18

泼尼松 195,279,388,443

泼尼松龙 279

颇得斯安 266

扑尔敏 231,295

葡立 589

葡萄糖 272

葡萄糖酸亚铁 457

葡萄糖 - 胰岛素 - 钾溶液 128

普德欣 153

普伐他汀 79

普拉格雷 55

普拉固 79

普拉克索 321

普来乐 209

普乐安 314

普乐可复 283,389,565

普乐沙福 471

普利康 270

普芦卡必利 249

普罗布考 83

普罗帕酮 88

普米克 190

普米克都保 190

普米克令舒 190

普萘洛尔 27,427

普诺安 114

普瑞巴林 354,454

普瑞凯西 440

普适泰 314

普舒莱士 468

普通肝素 59

普托平 236

普佑克 72

Q

七叶皂苷钠 384

齐立舒 553

齐佩能 158

齐索 311

齐征 294

芪苈强心胶囊 118

其仙 166,295

奇比特 340

奇方键 362

奇谷生 271

奇迈特 228

奇曼丁 228

奇莫欣 539

奇信 359

奇正消痛贴膏 585

琪瑞泰 154

琦效 182

祺尔 183

祺利 364

蕲蛇酶 379

启尔畅 191

千安倍 359,451,459

前列安栓 315

前列倍喜胶囊 315

前列地尔 293,453

前列康 314

前列康舒胶囊 314

前列舒通胶囊 315

强的松 195,279,443

强的松龙 279

强骨胶囊 437

强克 567

强力阿莫仙 149

强力定眩片 368

强力感冒片 184

强力霉素 171

强林坦 149

强痛定 230

羟苯磺酸钙 298,453

羟基脲 489

羟考酮 229

羟氯喹 563

羟萘酸沙美特罗吸入粉雾剂 188

羟哌氯丙嗪 342

羟乙基淀粉 469

羟乙膦酸钠 432

切诺 201

青尔齐 330

青霉胺 560

青鹏软膏 586

青藤碱 576

氢化可的松 278

氢化可的松琥珀酸钠 195

氢化泼尼松 279

氢氯噻嗪 34

氢溴酸右美沙芬 197

晴尔 377

晴唯可 482

晴众 507

庆大霉素 164

庆尼安 238

庆派乐 154

庆余堂 155

琼力舒 153

秋水仙碱 439

曲安奈德 582

曲莱 350

曲马多 228

曲美布汀 249

曲美他嗪 51,122

曲宁 331

曲前列尼尔 112

曲晴 154

曲优 336

曲唑酮 338

屈他维林 253

去甲肾上腺素 106

去甲万古霉素 168

去甲氧柔红霉素 477

去氢可的松 279,443

去炎舒松 582

去氧孕烯炔雌醇 446

去乙酰毛花苷 101

全反式维 A 酸 485

全可利 114

全威康宁 355

全再乐 193

全泽复 156

荃康诺 193

泉迪 56,377

炔雌醇环丙孕酮 445

R

热淋清颗粒 316

人免疫球蛋白 386,468, 588

人凝血酶原复合物 468

人纤维蛋白原 468

人正规胰岛素 420

仁苏 166

仁怡 222,433

日达仙 539

日理达 184

绒促性素 447

柔红霉素 477

鞣酸加压素 448

乳果糖 261,538

乳酸菌素片 244

乳酸亚铁 457

锐达康 364

锐思力 22

瑞安吉 123

瑞巴派特 240

瑞白 470

瑞百安 81

瑞必乐 336

瑞波特 235

瑞得 560

瑞弗兰 474

瑞复美 489

瑞甘 536

瑞戈非尼 520

瑞格列奈 403

瑞克 461

瑞琅 241

瑞力芬 550

瑞陵彤 153

瑞美隆 339

瑞莫杜林 112

瑞普康 231,294

瑞普乐 552

瑞琪 248

瑞舒伐他汀 78

瑞素坦 15

瑞太 329

瑞泰 15

瑞替普酶 74

瑞通立 74

瑞血新 470

瑞扬 441

瑞易宁 401

瑞旨 78

瑞智宁 358

润可隆 260

润坦 364

润众 507

若奇 155

S

萨兰欣 153

塞来昔布 227,553

塞曲司特 193

塞瑞替尼 212

噻吗灵 155

噻托溴铵 189

噻托溴铵奥达特罗软雾吸
入剂 192

赛百 379

赛博尔 302,460,470

赛得萨 480

赛法雷 238

赛福定 156

赛格恩 246

赛活灵 57,293,377,452

赛可平 284,296,389,
564

赛可瑞 212

赛克欣 355

赛乐特 336

赛洛多辛 311

赛能 563

赛若金 506

赛升 395

赛盛 541

赛威 539

赛维 199

赛增 447

赛珍 209

赛治 425

三辰 330

三磷酸胞苷二钠 358

三磷酸腺苷二钠氯化镁
358

三七通舒胶囊 370

三羧力 358

三乌胶丸 577

三氧化二砷 485

桑塔 310

森得宁 325

森福罗 321

森铁能 303,457

沙巴棕软胶囊 313

沙芭特 313

沙丁胺醇 186

沙丁胺醇吸入粉雾剂 187

沙格雷酯 57

沙格列汀 410

沙格列汀二甲双胍缓释片
410

沙库巴曲缬沙坦钠 19

沙利度胺 489,561

沙美特罗替卡松粉吸入剂
190

沙赛 540

索
引

S

莎尔福　266

山地明　282,563

山梗菜碱　204,397

山坦　18,290

善存　455

善达　269

善宁　264

善唯达　477

善卫得　237

上生雷泰　517

尚杰　565

舍尼亭　313

舍尼通　314

舍曲林　336

麝香保心丸　117

麝香通心滴丸　117

参附注射液　125

参麦注射液　125

参芪扶正注射液　220

参松养心胶囊　97

参芎葡萄糖注射液　121

申捷　360

申维　357

神威　122

肾上腺素　106

肾炎康复片　291

肾炎温阳胶囊　292

升达　57,377

升血小板胶囊　474

生长抑素　264

生祺　356

生物合成人胰岛素　420

生血宁片　461

圣诺　169

圣诺安　169

圣通平　3

圣妥　406

施达赛　486

施复捷　156

施慧达　4

施捷因　360

施立稳　188

施沛特　583

施太可　93

施维舒　240

十一酸睾酮　444,461

石杉碱甲　373

史比欣　168

史达平　80

世扶尼　156

世福素　157

适洛特　549

释倍灵　471

寿比山　34

抒纳　362

枢芬　385

枢复宁　245

枢力达　548

舒巴坦钠　150

舒必利　343

舒喘灵　186

舒夫坦　78

舒弗美 186
舒肝宁注射液 534
舒降之 79
舒可捷 240
舒乐安定 329
舒丽启能 249
舒利迭 190
舒林酸 548
舒洛地特 297
舒马普坦 366
舒美社复 152
舒敏 228
舒普深 153
舒萨林 149
舒绪 338
舒血宁注射液 122
舒雅柯 550
鼠神经生长因子 361
薯蓣皂苷片 119
帅泰 55,376
双成博维 124,300
双醋瑞因 589
双虎清肝颗粒 510
双环醇片 529
双氯芬酸二乙胺乳胶剂 584
双氯芬酸钠 224,440,549
双嘧达莫 57,377
双歧杆菌活菌制剂 257
双歧杆菌乳杆菌三联活菌片 258

双歧杆菌三联活菌胶囊 257
双歧杆菌四联活菌片 258
双氢克尿噻 34
双赛普利 14
双益 348
双益健 526
双益平 373
水飞蓟宾 524
水飞蓟宾葡甲胺 525
水飞蓟素 524
水乐维他 271
水林佳 524
顺铂 208
顺而忻 187
顺尔宁 193
顺儒 237
顺坦 355
瞬吉 245
司库奇尤单抗 574
司来吉兰 323
司来帕格 116
司乐平 5
司立泰 231
司特立 539
司维拉姆 306
思尔明 361
思福妥 154
思富迪 188
思合华 192
思吉宁 323

索引 S

思凯通　72

思考林　358

思力华　189

思连康　258

思美泰　531

思密达　255

思诺思　330

思瑞康　344

思瑞雪　537

思他宁　264

思卫卡　21

思泽　183

思真　447

斯巴敏　252

斯迪诺　435

斯莫纳　253

斯耐瑞　175

斯帕丰　252

斯皮仁诺　177

斯沃　172

四烯甲萘醌　437

松龄血脉康胶囊　118

苏黄止咳胶囊　199

苏莱乐　26

苏灵　499

苏麦卡　33,449

苏诺　109,362

苏奇　222,432

苏肽生　361

苏沃雷生　332

苏意　537

素比伏　508

素得　240

素可立　240

速碧林　61,294

速力菲　303,456

速尿　32,382

速维普　513

速效救心丸　117

羧甲司坦　200

索法酮　241

索华迪　514

索拉非尼　213,520

索乐　344

索雷尔　194

索利那新　312

索磷布韦　514

索磷布韦维帕他韦　516

索马鲁肽　416

索尼特　50

索他洛尔　28,93

T

他巴唑　425

他达那非　113

他格适　168

他克莫司　283,389,565

他克欣　157

他汀类　294

他唑仙　149

胎盘多肽　541

太捷信　162

太罗 407
太普汀 540
肽力佳 270
泰吡信 154
泰必利 343
泰毕安 66
泰毕全 66
泰得欣 154
泰苷 530
泰阁 171
泰加宁 67
泰嘉 55,376
泰克 215
泰勒宁 230
泰力特 166,295
泰纳 335
泰能 158
泰诺 183
泰诺林 184
泰瑞沙 211
泰舒达 321
泰素 208
泰索帝 209
泰特 526
泰仪 55,376
泰脂安胶囊 83
坦度螺酮 340
坦洛新 311
坦索罗辛 311
碳酸钙 D_3 咀嚼片 305
碳酸钙-维生素 D_3 430

碳酸镧 305
碳酸锂 426
碳酸氢钠 442
唐力 404
唐林 451
唐瑞 404
糖皮质激素 268,296,
　427,440
糖适平 401
滔罗特 531
特比澳 473
特布他林 187
特尔立 472
特非那定 231
特福猛 149
特拉唑嗪 38,310
特乐思特 551
特立氟胺 392
特立帕肽 435
特利加压素 265
特林那 335
特罗凯 211
特美汀 150
特耐 553
特苏尼 33
特素 208
特治星 149
替比夫定 508
替勃龙 436
替格瑞洛 55,376
替加环素 171

索
引
T

替卡西林钠克拉维酸钾　150

替考拉宁　168

替罗非班　57,139,377

替米沙坦　20,290

替米沙坦氢氯噻嗪　20

替奈普酶　74

替尼泊苷　493

替普瑞酮　240

替他欣　153

替硝唑　169

替扎尼定　384

天册　159

天解　171

天伦　209

天晴复欣　510

天晴甘安　383

天晴甘美　526

天晴甘平　525

天晴宁　469

天晴日安　246

天晴速乐　189

天晴依泰　222,432

天兴 2+1　271

田力　270

通达　540

通心络胶囊　117

同奥　459,558

肜苏　364

酮洛芬贴剂　585

酮替芬　194

头孢吡肟　155

头孢丙烯　156

头孢泊肟酯　156

头孢地尼　156

头孢地嗪钠　155

头孢呋辛钠　152

头孢呋辛酯　156

头孢甲肟　155

头孢克洛　156

头孢克肟　157

头孢拉定　156

头孢硫脒　152

头孢孟多酯钠　153

头孢米诺钠　152

头孢哌酮钠舒巴坦钠　153

头孢哌酮钠他唑巴坦钠　153

头孢匹胺钠　154

头孢匹罗　154

头孢曲松钠　154

头孢噻利　156

头孢噻肟　155

头孢他啶　154

头孢他啶阿维巴坦钠　154

头孢他啶他唑巴坦钠　154

头孢替安　153

头孢妥仑匹酯　157

头孢西丁钠　157

头孢西酮钠　152

头孢唑肟　155

托吡酯　351

托泊替康　210

托恩　548

托伐普坦　33,449

托法替尼　565

托卡朋　325

托拉塞米　33,382

托尼萘酸　532

托特罗定　313

托烷司琼　246

托珠单抗　572

脱氧核苷酸钠　541

妥洛特罗　188

妥塞敏　499

妥抒　286,559

妥苏　169

妥泰　351

拓赛　33

W

万艾可　113

万复洛　505

万复因　505

万古霉素　167

万衡　469

万珂　490

万祺　183

万瑞舒　191

万生力乐　336

万爽力　51,122

万苏敏　407

万苏平　402

万他维　112

万特力　547

万托林　186

万唯　246

万汶　469

万迅　168

望悠　335

威澳　121

威尔曼　190

威凡　178

威佳　527

威君定　153

威视哌克　132

韦贝仙　270

韦立得　508

韦瑞德　507

韦司平　356

为快乐　240

为力苏　248

唯固力　589

唯他停　336

维A酸　485

维奥欣　119

维达莎　492

维德思　182

维度新　332

维尔亚　20

维格列汀　411

维加特　205

维甲酸　485

维建乐　514

维拉帕米 8,94

维乐福 303,457

维力青 507

维柳芬 267,558

维派特 352

维瑞特 246

维生素 B_1 360

维生素 B_6 247,360

维生素 C 127,500

维生素 K_1 227,381,497

维思通 344

维他利匹特 271

维予清 161

卫克泰 353

卫萌 493

卫喜康 312

卫伊兴 525

伟素 297

伟特 93

胃蛋白酶 243

胃复安 244,247

胃加强 -G 241

温肾前列胶囊 315

文迪雅 407

文飞 331

文拉法辛 336

稳可信 167

稳心颗粒 96

握尔泰 395

乌拉地尔 39,44,133

乌灵胶囊 334

乌美溴铵粉雾剂 189

乌美溴铵维兰特罗吸入粉
雾剂 192

乌司奴单抗 574

五灵丸 528

五水头孢唑林钠 152

五酯滴丸 527

武都力 35

戊酸雌二醇 - 醋酸环丙孕
酮 445

X

西艾克 482

西比灵 366

西达本胺 495

西地兰 101

西地那非 113

西格列汀 410

西格列汀二甲双胍片
410

西甲硅油乳剂 261

西可韦 231

西乐葆 227,553

西力欣 152,156

西利宾胺 525

西洛他唑 57,293,377,
452

西咪替丁 237

西木生 364

西那卡塞 306

西普乐 161

西斯塔 237
西酞普兰 335
西替利嗪 231
吸入用布地奈德混悬液 190
吸入用复方异丙托溴铵溶液 191
希德 340
希尔安 521
希福尼 156
希刻劳 156
希敏佳 569
希润 189
希舒美 166,295
析清 299
息宁 319
息斯敏 231,294
悉君宁 20
悉能 164
锡妥 554
洗涤红细胞 464
喜达诺 574
喜格迈 51
喜克馈 241
喜疗妥 586
喜普妙 335
细菌溶解产物胶囊 202
细菌溶解物 201
夏帆宁 516
夏天无胶囊 577
仙必他 153

仙定 190
仙力素 152
纤溶酶 379
现唯宁 337
腺苷 95
腺苷钴胺 359,451,459
腺苷三磷酸 95
香菇多糖 542
香菇菌多糖 542
翔通 360
骁悉 284,296,389,564
消癌平注射液 220
消渴丸 402
消心痛 49
消旋卡多曲 256
消旋山莨菪碱 250
消炎痛 228,439,547
硝苯地平 3
硝普钠 43,132
硝酸甘油 43,48,132,226
硝酸异山梨酯 49
小牛血清去蛋白注射液 356
小苏打 442
小优帝尔 293
缬沙坦 18,290
缬沙坦氨氯地平 20
缬沙坦氢氯噻嗪 19
心宝丸 97
心得安 27,427
心肝宝胶囊 542

心可舒片 119

心律平 88

心痛定 3

辛贝 56

辛伐他汀 79

昕美 482

昕泰 490

昕维 486

欣安林 148

欣百达 337,454

欣达嗪 155

欣复诺 509

欣康 50

欣坤畅 269

欣力佳 358

欣洛平 27,45

欣诺尔 358

欣普尼 569

欣他 4

欣维 271

欣维宁 57,139,377

欣炜歌 113

欣无忧 92

新福欣 152

新活素 103,138

新康泰克 184

新克君 150

新朗欧 153

新络纳 248

新瑙素 537

新欧瑞 356

新瑞白 471

新瑞普欣 153

新赛斯平 282,388,563

新山地明 282,388,563

新斯的明 387

新泰林 152

新泰洛其 197

新鲜血浆 465

鑫贝科 125,272

信必可都保 191

信达怡 14,290

信迪利单抗 216

信力威 155

信立坦 22,291

信立欣 152

信龙浣肠 262

星艾 359,451,459

星瑙灵 369

醒脑静 363,538

杏雪 122

胸腺肽 α_1 539

胸腺肽 539

胸腺五肽 540

熊胆舒肝利胆胶囊 535

熊去氧胆酸胶囊 531

修美乐 268,568

溴吡斯的明 387

溴己新 199

溴隐亭 321,449

恤彤 121

玄宁 4

眩晕宁 368

眩晕停 368

雪山金罗汉止痛涂膜剂 586

血管加压素 226

血美安胶囊 475

血凝酶 499

血栓通注射液 120

血小板 464

血脂康胶囊 82

讯博 537

迅刻 226,499

Y

压积红细胞 463

压氏达 4

鸦胆子油口服乳液 221

雅博司 536

雅乐 169

雅美罗 572

雅施达 15,290

亚胺培南西司他丁 158

亚宝力舒 451

亚莫利 402

亚宁定 39,44,133

亚砷酸 485

亚叶酸钙 459,558

岩黄连注射液 533

岩舒 220

炎痛喜康 551

盐酸小檗碱 256

药用炭片 298

叶拜克 455

叶绿素铜钠 455

叶酸 459

叶下珠片（胶囊） 509

伊班膦酸钠 222,433

伊布利特 92

伊布替尼 488

伊达比星 477

伊伐布雷定 51,96

伊格迈 33

伊缓 93

伊立替康 209

伊洛前列素 112

伊马替尼 486

伊诺舒 199

伊曲茶碱 325

伊曲康唑 177

伊瑞可 210

伊莎佐米 491

伊索佳 589

伊坦宁 331

伊托必利 248

依达拉奉 357

依达赛珠单抗 66

依度沙班 65

依芬 550

依降钙素 435

依康宁 119

依克沙 164

依立雄胺 310

索 Y 引

依膦 432
依伦平 22
依洛尤单抗 81
依姆多 50
依木兰 284,296,388,562
依那普利 13
依那普利拉 13,46
依那普利叶酸片 13
依那西普 567
依尼舒 486
依诺肝素钠 60
依诺沙星 162
依帕司他 451
依帕珠单抗 570
依匹斯汀 295
依普比善 264
依前列醇 111
依琼 246
依思汀 14
依苏 13
依替巴肽 58,140
依替膦酸二钠 432
依替米星 164
依托泊苷 209,493
依托度酸 550
依托芬那酯凝胶 586
依托考昔 440,553
依叶 13
依折麦布 81
依折麦布辛伐他汀片 81
壹丽安 235

怡宝 302,460,470
怡方 18,290
怡开 452
怡可安 413
怡那林 13
怡诺思 336
怡神保 359,451,458
怡万之 159
宜合瑞 411
宜欣 3
胰激肽原酶 452
胰酶肠溶胶囊 242
乙胺丁醇 175,397
乙肝清热解毒胶囊（颗粒）
    510
乙哌立松 384
乙酰半胱氨酸 200,537
乙酰谷酰胺 537
乙酰水杨酸钠 54
亿活 259
亿珂 488
亿唛佳 294
亦殊 295
异丙吡仑 354
异丙嗪 231
异丙肾上腺素 107,135
异丙托溴铵 188
异搏定 8,94
异甘草酸镁 526
异环磷酰胺 494
异帕米星 164

异舒吉 49
异烟肼 174,396
易倍申 374
易必生 523
易达乐 18,290
易达生 357
易蒙停 255
易奇瑞 514
易瑞沙 210
易善复 523
易坦净 199
易维特 436
益保世灵 155
益比奥 301,460,470
益丁欣 157
益盖宁 435
益肝灵 525
益精口服液 542
益平 80
益气复脉 126
益气糖康胶囊 454
益然 271
益赛普 567
益肾排毒丸 300
益适纯 81
益索瑞阳 186
益血生胶囊 461
益源生 456
谊生泰 416
意施丁 547
因特芬 505

茵胆平肝胶囊 534
茵栀黄 534
银丹心脑通软胶囊 120
银丁 508
银力舒 156
银杏叶滴丸 119
银杏叶片 119
吲达帕胺 34
吲哚布芬 56
吲哚美辛 228,439,547
蚓激酶 380
茚达特罗格隆溴铵吸入粉
　雾剂 192
英贝齐 154
英多舒 155
英非凡 215
英夫利西单抗 267,568
英利昔 567
英太青 549
英特龙 505
英脱利匹特 270
优必罗 337
优帝尔 293,453
优菲 329
优甲乐 427
优降糖 402
优乐灵 423
优立通 441
优立新 148
优利福 311
优伦 169

优泌乐 25　422

优泌林 70/30　421

优泌林 N　421

优泌林 R　420

优普洛　322

优赛乐　260

优思弗　531

优拓比　116

优维显　132

尤金　196,279,444

尤尼舒　294

尤尼泰　356

尤诺　442

尤瑞克林　378

右丙亚胺　480

右旋糖酐 40　469

右旋糖酐铁　303,458

右佐匹克隆　331

佑苏　402

愈畅　312

元齐　93

远博　526

远策素　505

悦安欣　121

悦康　236

悦康凯欣　155

悦宁定　13

悦文　102,138

云克　587

云南白药胶囊　227

运德素　506

Z

再畅　312

再宁平　5

再普乐　343

再泰　154

赞可达　212

藏茵陈胶囊　534

枣仁安神颗粒　334

藻酸双酯钠　364

择必达　515

择泰　222,432

泽菲　209

泽合　264

泽朗　67

泽瑞妥　63

泽坦　171

泽通　33,382

泽昕　65

泽悦　58,140

扎来普隆　331

兆珂　491

蔗糖铁　303,457

珍固　435

珍菊降压片　41

珍怡　447

整肠生　257

整蛋白型肠内营养剂粉剂
　273

正清风痛宁　576,583

之乐　83